Gerhard Köhler
Lehrbuch der Homöopathie Bd. II

In dankbarer Erinnerung
an meine Eltern

Lehrbuch der Homöopathie

Band II
Praktische Hinweise zur Arzneiwahl

Gerhard Köhler

Hippokrates Verlag Stuttgart

CIP-Kurztitelaufnahme der Deutschen Bibliothek
Köhler, Gerhard:
Lehrbuch der Homöopathie / Gerhard Köhler. –
Stuttgart: Hippokrates-Verlag
Bd. 2. Praktische Hinweise zur Arzneiwahl. – 1986.
ISBN 3-7773-0665-7

Anschrift des Verfassers:
Dr. med. Gerhard Köhler
Schlehenrain 18
7800 Freiburg/Br.

Wichtiger Hinweis
Medizin als Wissenschaft ist ständig im Fluß. Forschung und klinische Erfahrung erweitern unsere Kenntnisse, insbesondere was Behandlung und medikamentöse Therapie anbelangt. Soweit in diesem Werk eine Dosierung oder eine Applikation erwähnt wird, darf der Leser zwar darauf vertrauen, daß Autoren, Herausgeber und Verlag größte Mühe darauf verwandt haben, daß diese Angabe genau dem **Wissensstand bei Fertigstellung** des Werkes entspricht. Dennoch ist jeder Benutzer aufgefordert, die Beipackzettel der verwendeten Präparate zu prüfen, um in eigener Verantwortung festzustellen, ob die dort gegebene Empfehlung für Dosierungen oder die Beachtung von Kontraindikationen gegenüber der Angabe in diesem Buch abweicht. Das gilt nicht nur bei selten verwendeten oder neu auf den Markt gebrachten Präparaten, sondern auch bei denjenigen, die vom Bundesgesundheitsamt (BGA) in ihrer Anwendbarkeit eingeschränkt worden sind.
Geschützte Warennamen (Warenzeichen) werden nicht besonders kenntlich gemacht. Aus dem Fehlen eines solchen Hinweises kann also nicht geschlossen werden, daß es sich um einen freien Warennamen handele.

ISBN 3-7773-0665-7

Printed in Germany 1986
Gesetzt in der 9/10 Times (Grundschrift) Linotype
Satz und Druck: Buch- und Offsetdruckerei Sommer, 8805 Feuchtwangen

Inhalt

Vorwort

Der zweite Band enthält die weiterentwickelten Skripten und Begleittexte, die den Hörern meiner Vorträge, Vorlesungen und Kurse schon bekannt sind und die sich in vielen Praxen bereits bewährt haben.
Durch anregende Mitarbeit, kritische Diskussion und schriftliche Hinweise haben die Teilnehmer dieser Lehrveranstaltungen und auch viele Leser des ersten Bandes erheblichen Anteil am fertigen Werk.
Mein Dank gebührt den Damen und Herren des Verlages, dem Verleger Herrn *Albrecht Hauff* und der Cheflektorin Frau *Dorothee Seiz*; ebenso Frau *Ilse Lässig*, Freiburg, die in bewunderungswürdiger Genauigkeit und Aktivität die gesamten Schreibarbeiten – wie im ersten Band – erledigt hat und Inhalt mit Form in Einklang brachte.
Die Zeichnungen und Tabellen wurden von Herrn *Udo Hoffmann*, Freiburg, angefertigt.

Freiburg im Breisgau
Juli 1986

Gerhard Köhler

Einführung

Ohne Kenntnis der Grundlagen und Regeln des homöopathischen Heilverfahrens sollte man diesen zweiten Band nicht beurteilen oder einzelne Teile daraus für die Behandlung kranker Menschen verwenden. Hinweise zur Arzneiwahl können nicht wie der Tip eines Kochbuches verstanden werden, der auf leichte Weise das beste Menu zaubert.

Denn Homöopathie ist eine individuelle und ganzheitliche Therapie-Methode. Sie legt besonderen Wert auf die leiblich-seelische *Besonderheit* des Kranken, auf seine Biographie, Konstitution und sein Verhalten zur Umwelt.

Ich kann Ihnen also keine pauschalen Therapie-Empfehlungen zu kollektiven Krankheitsdiagnosen geben, sondern möchte Sie sensibilisieren, bei der Anamnese darauf zu achten, daß viele Kranke bei ähnlicher Krankheit unterschiedlich reagieren. Daraus folgt, daß Sie diese unterschiedlichen Reaktionsweisen doch nicht einfach „unterschlagen“ können und eine nivellierende Pauschaltherapie durchführen. Dieses Buch möchte Ihnen helfen, diese auffallenden, sonderlichen und charakteristischen Reaktionsweisen bei anscheinend gleichem Krankheitssyndrom zu nutzen für die sichere und rasche Entscheidung bei der Arzneiwahl.*[1]

Im ersten Band wurde darauf hingewiesen, daß *vollständige Symptome* zur sicheren Arzneiwahl führen. Zu einem vollständigen Symptom gehören die Angaben, weshalb und wo eine krankhafte Störung, ein Schmerz, eine Sensation aufgetreten ist, wodurch und wann diese besser oder stärker wird.*[2] Eine zielsichere Anamnese und Untersuchung muß sich darum bemühen, vollständige Symptome zu erhalten – damit haben Sie das Basismaterial für die Stellung der klinischen Diagnose und für die differential-therapeutische Arzneiwahl. *Art* und *Ort* der Störung repräsentieren ausgeprägter die klinische Diagnose, *Auslösung* und *Modalitäten* differenzieren die Arzneiwahl. Das funktionale Zusammenspiel dieser vier Faktoren möge Ihnen die folgende Tabelle bildhaft darstellen.

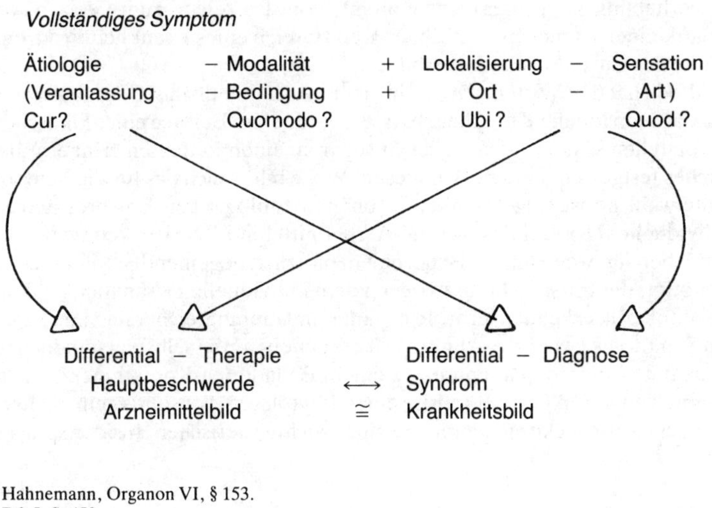

*[1] Vgl. Hahnemann, Organon VI, § 153.
*[2] Vgl. Bd. I, S. 45f.

Ein vollständiges Symptom kann so charakteristisch und deutlich sein, daß es als „Kern des Ganzen" (*Dostojewski*) das gesamte Krankheitsbild verkörpert. Damit wird es bei der Suche nach dem ähnlichen Arzneimittelbild zum „Erkennungszeichen der heilenden Arznei" (*Georg von Keller*).
Und damit sind wir bei den beiden Aufgaben, die sich dieses Buch stellt: Hilfe bei der Arzneiwahl und beim Erlernen der Arzneimittelbilder.
Bei der Suche nach der passenden Arznei gehen Sie von der *Übersicht* des entsprechenden Kapitels eines Krankheitssyndromes aus. Dort können Sie sich rasch orientieren, an welche Arzneimittel bei einer bestimmten *Phase* der Krankheit besonders zu denken ist. Die Mittel sind meist alphabetisch geordnet, gelegentlich sind einige wegen ihrer besonderen Wertigkeit vorangestellt. Mit der differenzierten Beschreibung der Arzneisymptome werden Sie eine passende Arzneiwahl treffen können. Diese Wahl sollten Sie mit einer größeren Arzneimittellehre nachprüfen, bestätigen oder ablehnen. Reichen diese Informationen im Einzelfall einmal nicht aus, so erhalten Sie mit den *Querverweisen* die Möglichkeit, den gesamten Krankheitsfall mit Hilfe Ihres Repertoriums doch noch zu lösen. Damit möchte ich erreichen, daß Sie offen bleiben für die verschiedenen Wege zur Arzneifindung für kurze oder lange Wege.*[3]
Die zweite Aufgabe dieses Buches hat fast noch größeres Gewicht: Es möchte Ihnen helfen, die vielfältigen und umfangreichen Symptome der homöopathischen Arzneimittellehre zu lernen oder Ihr vorhandenes Wissen aufzufrischen und zu erweitern.
Um die „richtige" Lern- oder Lehrmethode wird oft diskutiert und gestritten. Ich beteilige mich nicht an diesem Streit. Aus der Erfahrung im Umgang mit Lernenden und aus Lehrveranstaltungen weiß ich, daß jeder Lernende und Lehrende seine eigene Methode entwickelt. Die moderne Didaktik hat die alte Erfahrung bestätigt, daß wir besser lernen beim Umgang mit Patienten. Die Arzneisymptome, die man während der Anamnese von einem Patienten hört und durch den Behandlungserfolg bestätigt bekommt, bleiben lebendig.
In Anlehnung an diese auf den Patienten ausgerichtete Methode können Sie mit dem Buch die Materia Medica schrittweise erlernen, so wie es Ihnen in der Praxis bei der Anamneseerhebung ja auch entgegenkommt: vom Einzelnen zum Ganzen, von der Symptomatik einer Arznei im überschaubaren Bereich eines Krankheitssyndromes bis hin zur Fülle des ganzen Arzneimittelbildes.
Diese Methode hat den Vorteil, daß die bisher nur schulmedizinisch ausgebildeten Kollegen sich das individuelle Krankheitsbild, eineordnet im Bereich eines klinischen Syndromes, vorstellen können, sich vielleicht sogar an einen Patienten erinnern, bei dem sie Ähnliches festgestellt hatten. Auf diesem Wege bildet sich das für die homöopathische Arzneiwahl notwendige Denken in phänomenologischen Entsprechungen zwischen individuellem Krankheitsbild und Arzneimittelbild. Die trockene Arzneimittellehre wird lebendig, wenn man z. B. bei einem plötzlich beginnenden Infekt, der Belladonna benötigt, die Entsprechung zwischen dem individuellen Krankheitsbild und der Arzneisymptomatik erkennen lernt. Je genauer und umfangreicher im Sinne eines vollständigen Symptomes wir diese Ähnlichkeit erkennen, um so selbstverständlicher sprechen wir dann bei anderen Patienten von einem Belladonna-Kopfschmerz, einem Rumex-Husten, von einer Ferrum-Otitis, einer Phytolacca-Tonsillitis, einem Lachesis-Erysipel. Diese Ausdrücke entstammen keiner wichtigtuerischen ‚Insider'sprache – sie

*[3] Bd. I, S. 85f.

stehen ein für die Gewissenhaftigkeit und Individualisierung unserer Arzneiwahl, sie verbürgen sich für die spiegelbildliche Entsprechung zwischen Arznei und Krankheit:

Ähnliches möge durch Ähnliches geheilt werden!

Technische Hinweise

Querverweise auf die Repertorien beziehen sich auf die beiden deutschen Übersetzungen des Kentschen Originalwerkes: Für den *Erbe*-Kent (Hippokrates-Verlag) steht das Kürzel EK, die von *Georg v. Keller* und *Künzli von Fimelsberg* besorgte Übersetzung ist mit KK unter Bandangabe I–III gekennzeichnet. Zusätzlich sind einige Hinweise auf das Synthetische Repertorium von *Barthel* und *Klunker* vermerkt; Kürzel SR.

Anwendung der Arznei:

Am Ende jeder Beschreibung der Arznei wird auf die *Anwendung* hingewiesen: Um Wiederholungen zu vermeiden, steht z. B. *Methode 1*. Dies bedeutet: Je nach Alter, Gewicht, Sensitivität des Patienten beginnt man mit 1–8 Tropfen / 1–8 Globuli / 1/2–1 Tablette pur auf die Zunge. Dann läßt man etwa 8–10 Tropfen in einer Vierteltasse Wasser auflösen, mit einem Eierlöffel (keinen Metallöffel verwenden!) „verkleppern“, als wolle man Sahne schlagen. Von dieser hergestellten Lösung gibt man 1 Eierlöffel voll; je nach Aktualität der Krankheit alle paar Minuten, jede Stunde, nach 2 Stunden – mit Besserung immer seltener.

Methode 2 bedeutet: Kumulative Anwendung von Hochpotenzen nach folgendem Schema: Je eine Gabe morgens C 100 / abends C 200 / am anderen Morgen C 1000. Damit ist die Kur beendet. Diese Anwendung ist eine *sehr seltene Ausnahme* bei robusten Patienten mit akuter Krankheit, z. B. bei eben beginnender Eiterung, mit *Hepar sulfuris* behandelt.

Reihe von, z. B. C 6–C 200 tabl., bedeutet: 6 Tage jeden Morgen 1 Gabe C 6, nach 2 Tagen Pause C 7, nach 3 Tagen C 9, nach 5 Tagen C 12, nach 8 Tagen C 30, nach 10 Tagen C 100, nach 1 Monat C 200. Dieses Schema gilt nicht absolut, sondern soll nur ungefähren Anhalt bieten, in welchen Abständen man die Arznei bei einer längeren Kur wiederholt.

Das *Literaturverzeichnis* des ersten Bandes hat Gültigkeit auch für diesen Band. Hier sind zusätzliche oder für den Inhalt besonders wichtige Literatur-Angaben aufgenommen.

Infekte

Fieberhafter Infekt, Grippaler Infekt, Erkältungs-Infekte

Im Anfang eines fieberhaften Infektes ist es oft noch nicht möglich, eine exakte Diagnose zu stellen. Mit einer guten Anamnese und Allgemein-Untersuchung lassen sich die wesentlichen Krankheitsphänomene erfassen, die für die homöopathische Arzneiwahl erforderlich sind. Wir können schon zielgerichtet behandeln, bevor die Lokalisation eines Infektes deutlich wird und dadurch ein objektivierbarer Befund vorliegt. Diese Möglichkeit zur sinnvollen Therapie der Anfänge ist ein wesentlicher Vorteil der homöopathischen Methode, denn es ist nicht günstig, jeden Infekt im Beginn mit Antibiotika zu unterdrücken, bevor Immunisierungsmechanismen anlaufen und der Organismus seine Infektabwehr aufbaut und trainiert.
Homöopathische Behandlung stärkt und fördert die körpereigene Regulation, sie ist „Hilfe zur Selbsthilfe", verhütet fast immer Komplikationen und schützt vor Rezidiven.

Übersicht

Vgl. in den Repertorien: EK 1269 ff. KK II/31 ff.

Plötzlicher Beginn	Aconitum Belladonna
Allmählicher Beginn	Ferrum phosphoricum Gelsemium sempervirens Eupatorium perfoliatum Echinacea angustifolia oder purpurea

Plötzlicher Beginn

Bei plötzlichem und heftigem Beginn eines Infektes bewähren sich als erste Mittel:

Aconitum

Stürmischer Beginn nach Einwirkung von scharfem, kalten Wind (Ostwind), auch Folge von Schreck und Ärger. Beginn oft um Mitternacht mit ängstlicher Unruhe, gesteigert bis zur Todesangst. Am Anfang Frostschauer, trockene, heiße Haut. Gesicht im Liegen rot, beim Aufsitzen blaß. Der Puls ist schnell, voll und hart. Erkrankung meist noch nicht lokalisiert – evtl. kurzer, trockener Husten, manchmal pfeifende Inspiration (Pseudocroup).

Anwendung: C 6 (D 12) dil. nach Methode 1.
Bei starker Angst C 30 (D 30) dil. oder glob.

Belladonna

Plötzlicher Beginn eines allgemeinen Infekts mit roter, schweißiger Haut. Charakteristische Symptomen-Trias: Heiß, rot, klopfende Empfindungen. Gesicht hochrot, glänzend, weite Pupillen (Atropin!). Klopfender, harter, voller, schnellender Puls. Klopfende Karotiden und Temporal-Arterien. Dampfender Schweiß im Bett, beim Aufdecken frostig, will zugedeckt bleiben. Starker Durst auf kaltes Wasser (Atropin macht trockene Schleimhäute). Hämmernder Kopfschmerz, verstärkt durch geringste Erschütterungen und beim Bücken. Schleimhäute kräftig rot. Laryngealer Reizhusten, trocken, krampfig. Folgt oft gut nach *Aconitum*, wenn der Schweiß beginnt.

Anwendung: C 6 (D 12) dil. nach Methode 1.

Allmählicher Beginn

Bei allmählichem Beginn eines Infekts finden wir oft die Symptomatik von *Ferrum phosphoricum, Gelsemium* oder *Eupatorium*. Wenn der Patient keine differenzierenden Phänomene bietet, verordnen wir Echinacea.

Ferrum phosphoricum

Fiebermittel bei rasch erschöpften Menschen mit geringer Abwehrkraft und Neigung zu Nasenbluten und Mittelohrentzündung. Der Beginn des Infekts ist nicht so dramatisch wie bei *Aconitum* oder *Belladonna* – es fehlt die Angst und Unruhe von *Aconit* und die aktive Hyperämie von *Belladonna*.
Bei *Ferrum phosphoricum* herrscht vasomotorische Labilität, die sich darin zeigt, daß der Patient im Gesicht wechselnd blaß oder rot ist. Der Puls ist schnell, sehr klein, weich und unterdrückbar. Oft Nasenbluten. Neigung zur Lokalisation des Infekts am Mittelohr mit klopfendem, pulsierenden Schmerz. Meist *schlimmer* nachts, dabei sind oft die Ohrmuschel und Wange der erkrankten Seite stärker gerötet als auf der gesunden Seite (wie *Chamomilla* bei Zahnungsbeschwerden des Kleinkindes). Bei Husten klagt der Patient über trockenes, kitzelndes Gefühl im Halsgebiet mit krampfigem Husten, der kaum Auswurf fördert. Evtl. Schmerzen im Thoraxgebiet.

Anwendung: C 6 (D 12) tabl. nach Methode 1.

Gelsemium

Fieberhafter Infekt mit Frösteln, zittriger Schwäche und Benommenheit. Im Anfang des Infekts laufen Kälteschauer den Rücken auf und ab, dabei oft Zittern und Zähneklappern, das so stark sein kann, daß der Patient gehalten werden will. Der Infekt entwickelt sich allmählich, meist 1–2 Tage nach Abkühlung. Der Puls ist mäßig beschleunigt und weich, das Gesicht oft dunkelrot. Meist Durst. Lokalisiert sich der Infekt, so tritt ein wässriger, brennender, scharfer Fließschnupfen auf mit Reizung des Pharynx und Schluckbeschwerden oder Bronchitis mit geringem Auswurf.

Anwendung: C 6 (D 12) dil. nach Methode 1.

Eupatorium perfoliatum

Der ganze Körper tut *weh:* Im Rücken *wie zerschlagen*, tiefsitzende Schmerzen in Knochen und Gelenken, *wie verrenkt*. Klopfende oder berstende Kopfschmerzen, schmerzhafter Husten, muß den Brustkorb festhalten.
Auffallende zeitliche Umkehrung des Temperaturverlaufes: Das Fieber erreicht am Morgen (7–9 Uhr) seinen Höhepunkt; starker Frost in der Nacht und am Morgen; im Laufe des Tages heiß, kaum Schweiß. *Besserung* des Allgemeinbefindens, wenn Schweißausbruch eintritt. Vor dem Frost großer Durst nach kaltem Wasser; nach dem Frost oft Erbrechen; Galle-Erbrechen und druckempfindliche Leber. Gesicht heiß und rot.

Anwendung: D 6/C 6 (D 12) dil. nach Methode 1.

Echinacea angustifolia oder **purpurea**

Diese beiden Formen der Kegelblume (Rudbeckia) sind gleichwertig. Die Arzneimittelprüfung an Gesunden hat wenig unterscheidende Modalitäten gebracht. Nach vielfältiger Erfahrung erhöht dieser Pflanzen-Extrakt die körpereigene Abwehr. Auffallend ist der unangenehme Geruch aller Ausscheidungen.

Anwendung: ∅-D 3 dil.; alle 1-2-3 Stunden 5–15 Tropfen.

MEMO

	Puls	Gesicht	Charakteristika
Aconitum	schnell, voll, hart	heiß, rot, trocken, beim Aufsitzen blaß	Stürmischer Beginn. Angst, Folge von kaltem Wind.
Belladonna	schnell, voll, schnellend	heiß, rot, schweißig, Extremitäten kalt. Deckt sich nicht auf.	Plötzlicher Beginn, klopfende Empfindungen. Körper heiß – Extremitäten kalt.
Ferrum phosph.	klein, weich, leicht unterdrückbar	blaß und rot im Wechsel, besonders bei Lagewechsel	Kreislauf labil. Nasenbluten, Ohrenschmerzen.
Gelsemium	etwas beschleunigt, weich	dunkelrot, gedunsen, benommen	Zittrige Schwäche, benommen, Frostschauer
Eupatorium	mäßig beschleunigt, weich	heiß, rot	Zerschlagenes Gefühl, Fieber am Morgen, Erbrechen

Epidemische Krankheiten, besonders im Kindesalter; exanthematische „Kinderkrankheiten"

Hahnemann bezeichnet als „festständige Krankheiten" solche Krankheitsverläufe, „welche viele Menschen aus ähnlicher Ursache unter sehr ähnlichen Beschwerden epidemisch ergreifen, die dann gewöhnlich ansteckend (kontagiös) zu werden pflegen ... Es sind auf gleiche Art wiederkehrende ... eigenartige akute Miasmen, die den Menschen entweder nur einmal im Leben befallen, wie die Menschenpocken, die Masern, der Keuchhusten, das glatte hellrote Scharlachfieber, Mumps usw." (Organon § 73).
Weit vor der bakteriologischen Ära von *Robert Koch* hat *Hahnemann* erkannt, daß ein übertragbares Agens – im Sprachgebrauch seiner Zeit als Miasma bezeichnet – die Infektionskrankheiten bedingt.
Wegen der „ähnlichen Ursachen" sind die Krankheitsabläufe weniger individuell geprägt, die Symptomatik ist nicht sehr vielfältig. Die homöopathische Therapie kann sich hier auf eine Gruppe von bewährten Mitteln stützen. Die Arzneidifferenzierung

richtet sich nach dem Stadium der Krankheit und den persönlichen Begleitsymptomen. Unterscheidende Modalitäten und sonderliche Symptome treten bei diesen festständigen Krankheiten seltener auf. Trotzdem gilt auch hier, daß individuelle Symptome unbedingten Vorrang haben vor krankheitsspezifischen Merkmalen.

Diphtherie

Bei sicherer Diagnose oder von Anfang an schwerem Verlauf wird auch aus juristischen Gründen die heute übliche Serum-Therapie zur Ergänzung der gezielten homöopathischen Behandlung empfohlen.

Übersicht

Vgl. in den Repertorien:

Hals	EK 461 ff. (Membran)	KK II/269 ff. (Belag, Exsudat)
Kehlkopf	EK 750 (Croup)	KK II/315 (Kehlkopf, Diphtherie)
Nase	EK 354 (Schnupfen, bei Diphtherie)	KK III/179 (Schnupfen, bei Diphtherie)
Prophylaxe		Diphtherinum
Hauptmittel		Mercurius solubilis Mercurius cyanatus Kalium bichromicum
Komplikationen		
Hohes Fieber		Ailanthus
Paresen		Gelsemium Causticum

vgl. EK 1374 (Paralyse, nach Diphtherie)
KK I/425 (Lähmung, nach Diphtherie)

Prophylaxe

In der ansteckungsgefährdeten Umgebung von Kranken kann man vorsorglich die spezifische Nosode anwenden:

Diphtherinum

Wirkt auch bei Komplikationen, bei Paresen und sonstigen Folgezuständen nach Diphtherie.

Anwendung: D 30 dil. oder glob.; 1 Gabe, evtl. nach 1 Woche wiederholen.

Hauptmittel

Mercurius solubilis

Bei allen Quecksilberverbindungen ist auffallend: Starker Foetor ex ore, nächtliche Unruhe mit Schweißneigung, Mitbeteiligung der regionalen Lymphknoten, schmierig belegte Zunge mit Zahneindrücken.
Der Belag auf den Tonsillen *unterscheidet* sich von den anderen Quecksilberverbindungen: bei *Mercurius solubilis* beobachten wir einen weißlich-*gelblichen* Belag.

Anwendung: C 6 (D 12) tabl., bei akutem Verlauf in kurzen Zeitabständen nach Methode 1.

Mercurius cyanatus

Die wesentliche Symptomatik ist entsprechend, wie sie bei *Mercurius solubilis* beschrieben wurde. *Unterschiede:* Der Allgemeinzustand ist von Anfang an stärker beeinträchtigt durch Erschöpfung und Kreislauflabilität; weiß-*grauer* Belag auf den Tonsillen, auch membranöse Beläge in der Umgebung der Tonsillen.

Anwendung: C 6 (D 12) tabl., nach Methode 1.

Kalium bichromicum

Brennende Schmerzen. Ulzerationen auf den Tonsillen, evtl. *Übergang auf die Nasenschleimhaut* mit *fadenziehendem Schleim* und Blutbeimengungen. Geschwüre am Nasenseptum.

Anwendung: C 6 (D 12) tabl. nach Methode 1.

Komplikationen

Hohes Fieber und Verschlechterung des Allgemeinzustandes fordern die Anwendung von

Ailanthus (vgl. auch bei *Scarlatina*, S. 24)

Zuerst erregt und unruhig, dann stumpf, benommen, kraftlos. Mißverhältnis zwischen Puls- und Temperaturkurve (wie *Pyrogenium*) Gesicht gedunsen, evtl. livid oder mahagonifarben. Trockene, bräunlich-rote Zunge, starker Foetor. Durst mit Verlangen nach kaltem Wasser, obschon warmes Getränk den Halsschmerz günstig beeinflußt. Starke Schwellung um die Tonsillen; Lymphknoten geschwollen.

Anwendung: C 6 (D 12)/C 30 dil. nach Methode 1.

Bei Paresen bewähren sich

Gelsemium

Besonders bei Lähmung der Augenmuskeln und des Stimmbandes. Zittern der Zunge beim Herausstrecken. Benommen, erschöpft.

Anwendung: C 6 (D 12)/C 30 dil.

Causticum

Unsicherheit und Schwäche der Muskeln, besonders Unterarm und Hand mit Taubheit. Langsam zunehmende Schwäche bis zur schlaffen Lähmung.

Anwendung: C 30/C 100/C 200/C 1000 kumulativ nach Methode 2.

Morbilli (Masern)

Übersicht

Vgl. in den Repertorien:

EK 1306 (Masern, Folgekrankheiten nach)	KK II/184
EK 1367 (Masern, nach)	KK I/426

Prophylaxe	Morbillinum
Stadium catarrhale	Euphrasia Allium Cepa Sticta pulmonaria
Stadium exanthematicum	
Normaler Verlauf	Pulsatilla Ferrum phosphoricum Belladonna Bryonia
Komplikationen	
Exanthem kommt nicht heraus	Sulfur Ammonium carbonicum
Ernster Verlauf	Lachesis Ailanthus Rhus toxicodendron
Otitis media	Ferrum phosphoricum
Bronchitis	Antimonium tartaricum Sulfur jodatum
Kreislauflabilität	Ammonium carbonicum
Nachbehandlung	
Verzögerte Rekonvaleszenz	Morbillinum Tuberculinum bovinum

Prophylaxe

Nur bei sehr schwachen Kleinkindern, die Kontakt zu Kranken haben, kann vorsorglich 1 Gabe *Morbillinum* D 30 dil. verordnet werden, 2–5 Tropfen. Diese Masern-Nosode ist auch angezeigt nach schwerem Verlauf, bei verzögerter Rekonvaleszenz, bei Folgekrankheiten (chronischer Schnupfen, Bronchitis, Asthma), nach Unterdrückung des normalen Masern-Exanthemes, z. B. durch kalte Anwendungen.

Im Stadium catarrhale wird die Diagnose ‚Masern' meist nur bei einer Epidemie gestellt. Die uncharakteristischen Anfangssymptome werden mit Arzneien behandelt, die nach Ähnlichkeit entsprechen. Damit erreicht man einen komplikationsfreien und milden Verlauf, ohne die Immun-Reaktionen zu unterbrechen. Vgl. auch Kapitel ‚Fieberhafter Infekt' S. 17, Schnupfen S. 218, Husten S. 123
Besonders häufig indiziert sind:

Euphrasia

Starke Konjunktivitis mit scharfem Sekret und brennenden Tränen.

Anwendung: D 4/D 6 dil., Methode 1.

Allium Cepa

Fließschnupfen mit scharfer Absonderung und viel Niesen.

Anwendung: D 6/C 6 (D 12) dil. nach Methode 1.

Sticta pulmonaria

Nase eher verstopft oder Verstopfungsgefühl, muß dauernd schneuzen. Entzündung beginnt in der Nase und steigt die Atemwege abwärts bis in die Bronchien.

Anwendung: D 6/C 6 (D 12) dil. nach Methode 1.

Stadium exanthematicum

Bei normalem Verlauf sind die Hauptmittel *Pulsatilla* und *Ferrum phosphoricum*, seltener *Belladonna* und *Bryonia*.

Pulsatilla

Dicke, gelbe, milde Sekrete im Auge, in der Nase und im Rachen. Verlangen nach frischer Luft und kühlem Raum. Oft wenig Durst, weinerlich.

Anwendung: D 6/C 6 (D 12) dil. nach Methode 1.

Ferrum phosphoricum

Nasenbluten, Kreislauflabilität, rotes Gesicht im Liegen und bei Erregung, blaß beim Aufrichten, Puls weich und voll. Otalgie oder Otitis media.

Anwendung: C 6 (D 12)/C 30 tabl. nach Methode 1.

Belladonna

Sehr starkes, tomatenrotes Exanthem bei kräftigen Kindern.

Anwendung: C 6 (D 12) dil. nach Methode 1.

Bryonia

Starker, schmerzhafter Husten, muß sich die Brust dabei festhalten, stechender Schmerz. Husten wird bei Eintritt in einen warmen Raum schlimmer. Trockene Schleimhäute, viel Durst.

Anwendung: D 4/D 6/C 6 (D 12) dil. nach Methode 1.

Komplikationen

Nach vielfältiger Erfahrung kann man sich fast sicher darauf verlassen, daß mit Herauskommen des typischen Masern-Exanthemes die Krise überwunden ist. Deshalb ist jede Unterdrückung gefährlich! Warum fiebersenkende Arzneien und kalte Wadenwickel, wenn Fieber heilt? Fieberkrämpfe treten (fast) nur bei extremer Temperatursteigerung auf.

Wenn das Exanthem sich *nicht entwickelt*, dann geben Sie

Sulfur

Wirkt bei Folgen von Unterdrückungen. Oft unreine rauhe Haut, Neigung zu Ekzemen oder Furunkeln.

Anwendung: D 30/C 30 tabl., 1 Gabe.

Ammonium carbonicum

Besonders bei kreislauflabilen, dicklichen Kindern mit Kurzatmigkeit und verstärkten Rasselgeräuschen über der Lunge.

Anwendung: C 6 (D 12) tabl.

Ernster Verlauf und schweres Krankheitsgefühl sind meist verbunden mit mißfarbenem oder unterdrücktem Exanthem. Diskrepanz zwischen Fieber und Pulskurve.

Lachesis

Livides, bläulich-rotes Exanthem, hämorrhagisch.

Anwendung: C 6 (D 12) dil. nach Methode 1.

Ailanthus (vgl. Kapitel ‚Diphtherie') S. 21

Bräunliches, mahagonifarbenes Exanthem. Starke Erschöpfung.

Anwendung: C 6 (D 12)/D 30/C 30 dil. nach Methode 1.

Rhus toxicodendron

Durchfall, starke motorische Unruhe.
Anwendung: D 30/C 30 dil. Methode 1.

Otitis media (vgl. Kapitel ‚Ohr' S. 211)

Ferrum phosphoricum

Pulsierender, klopfender Schmerz. Trommelfell rot und vorgewölbt. Blasse, anaemische Kinder mit lokalen Kongestionen. Neigung zu Nasenbluten.

Anwendung: C 6 (D 12) tabl. nach Methode 1.

Bronchitis, Bronchiolitis, Pneumonie (vgl. Kapitel ‚Husten' S. 123)

Antimonium tartaricum

Allgemeine Schwäche; zu erschöpft, um den Schleim abhusten zu können. Reichliche Rasselgeräusche, aber wenig Auswurf.

Anwendung: D 6/C 6 (D 12) tabl. nach Methode 1.

Sulfur jodatum

Hustet noch lange Zeit nach der Krankheit.

Anwendung: D 6/C 6 (D 12) tabl. 2mal tägl. 1 Tabl.

Kreislauflabilität

Ammonium carbonicum (vgl. S. 23)

Müde, matt, erschöpft; Kollapsneigung. Verträgt keine Kälte und Nässe; evtl. Nasenbluten beim Waschen; mag aber auch keine warmen Räume. Hustet mehr im warmen Zimmer und nachts (2–3 Uhr).

Anwendung: C 6 (D 12) tabl.

Nachbehandlung

Manche Kinder erholen sich nur langsam nach Masern. Bei *verzögerter Rekonvaleszenz* hilft meist rasch 1 Gabe *Morbillinum* D oder C 30 (vgl. S. 22).
Die Masern-Nosode ist auch dienlich bei Folgezuständen nach dieser Krankheit.
Nach Masern tritt bei ungenügender Behandlung oder Unterdrückung eine Schwäche der Infektabwehr ein (anergische Nachphase) oder es entwickeln sich andere Krankheiten. Die Homöopathie nimmt diese zeitlichen Zusammenhänge auch als Hinweis auf eine mögliche ätiologische Verbindung. Wenn Mütter bei der Erhebung der biographischen Anamnese ihres Kindes berichten: „Seitdem unser Kind die Masern hatte, erholt es sich nicht; dauernd hat es Husten und Schnupfen; es leidet an Durchfall; seitdem bekommt es Asthma-Anfälle", so können wir die Kur mit 1 Gabe *Morbillinum* D 30/C 30 beginnen oder auf die Erfahrung der alten Ärzte zurückgreifen und als Zwischenmittel 1 Gabe *Tuberculinum Bovinum* D 30 anwenden.
Begründung für diese Behandlung:
Tuberkulinische Kinder* ‚bekommen' die Masern, sobald sich eine Infektion in der Umgebung anbietet. Diese Kinder sind nach *ungestörtem* Ablauf der akuten Krankheit in ihrem Gesamtzustand besser, d. h. sie haben eine günstigere Abwehrlage. Wenn aber die akute Krankheit unterdrückt wurde und das Exanthem nicht voll herauskam, so kümmern die tuberkulinischen Kinder besonders deutlich und benötigen die entsprechende Nosode.

* vgl. Bd. 1, S. 192, S. 200, Tab. 13

Parotitis epidemica (Mumps – Ziegenpeter – Bauernwezel)

Übersicht

Vgl. in den Repertorien:	
EK 372 (Entzündung, Ohrspeicheldrüse)	KK II/81 (Entzündung, Parotis)
EK 402 (Vergrößerte Ohrspeicheldrüse)	KK II/78 (Drüsen, vergrößert, verhärtet)
EK 403 (Verhärtung, Ohrspeicheldrüse)	
EK 393 (Schwellung, Ohrspeicheldrüse)	KK II/115 (Schwellung, Parotis)
EK 385 (Schmerz, Ohrspeicheldrüse)	KK II/130 (Schmerz, Parotis)
Prophylaxe	Parotitis-Nosode
Hauptmittel	Barium carbonicum Mercurius solubilis
Komplikationen	
Orchitis, Mastitis EK 372 (Entzündung, Ohrspeicheldrüse, Übertragung auf Mamma, Hoden) KK II/81 (Entzündung, Parotis, metastasierend zum Hoden, Mamma)	Pulsatilla
Pankreatitis, Meningeale Reizungen	Eigenblut-Nosode Parotitis-Nosode

Prophylaxe
wird mit der Parotitis-Nosode durchgeführt.
Anwendung: 1 Gabe D 30/C 30 dil.

Hauptmittel

Barium carbonicum

Besonders im Kleinkindesalter und bei Neigung zu Erkältungen und Vergrößerung der Tonsillen indiziert. Starke *Mundtrockenheit*.
Anwendung: C 6 (D 12)/C 30 tabl.

Mercurius solubilis

Hier dagegen *reichliche* übelriechende *Salivation*. Nächtliche Schweiße und Unruhe.
Anwendung: C 6 (D 12) – C 30 tabl.

Komplikationen

Am häufigsten ist die Ausbreitung mit Entzündung der Hoden und der Brustdrüse (Orchitis, Mastitis), seltener tritt eine Pankreatitis oder Meningitis auf.

Bei *Orchitis* und *Mastitis* bewährt sich
Pulsatilla

Spannende, ziehende Schmerzen, die sich vom Bauch über den Samenstrang zu den Hoden ausdehnen. Schwellung und brennende Schmerzen der Hoden.
Knoten in der Mamma mit ausstrahlendem Schmerz zum gleichseitigen Arm. – Bei Fieber ausgeprägtes Frösteln, auch im warmen Raum; aber kein Durst.

Anwendung: C 6 (D 12) dil. nach Methode 1.

Bei allen anderen Komplikationen erreicht man oft eine schnelle Besserung durch Eigenblut-Nosode C 5 dil.*[1] Herstellung: Wegen der technisch einfacheren Methode stelle ich Einglaspotenzen nach Korsakoff her.*[2] Man nehme 0,1 ml Patientenblut (Vene oder Fingerbeere), fülle mit 25%igem Alkohol bis 10 ml auf, verschüttele und potenziere von diesem Ausgangsmaterial weiter bis zur C 5. Davon 3 mal täglich 3–5 Tropfen, etwa 3 Tage lang.

Pertussis (Keuchhusten)

Für die Arzneiwahl sind folgende Zeichen und Symptome besonders wichtig:

Zeitlicher Ablauf der Anfälle
Modalitäten der Auslösung oder Verschlimmerung
Gesichtsfarbe im Anfall
Beschaffenheit des Schleimes
Begleitsymptome (Konkomitantien)

Übersicht

Vgl. in den Repertorien:
EK 794, KK III/390

Prophylaxe	Pertussinum
Stadium catarrhale	Echinacea
Stadium convulsivum	
Rotes Gesicht – wenig Schleim	Belladonna Arnica Drosera Mephitis
Rotes Gesicht – mit Schleim	Coccus cacti Corallium rubrum
Blasses oder blaues Gesicht	Ipecacuanha Cuprum metallicum
Folgebeschwerden	Pertussinum

Prophylaxe

In der Umgebung eines Kranken kann man mit der Keuchhusten-Nosode (*Pertussinum*) vorsorglich behandeln und manchen Krankheitsfall kupieren oder einen milden Verlauf erreichen. Bei Verdacht oder bei ähnlich verlaufenden Anfällen von Krampfhusten sollte man rechtzeitig diese Arznei verordnen.

Anwendung: 1 Gabe D oder C 30 dil.

Stadium catarrhale

Außerhalb einer Epidemie ist die Diagnose im ersten uncharakteristischen Stadium nur selten zu stellen; hinweisend ist Leukozytose über 15000. Die Arzneiwahl richtet sich in dieser Phase nach den charakteristischen Symptomen und Zeichen des Kranken (vgl. Kapitel ‚Husten' S. 123).

Stadium convulsivum

Durch Beobachtung des Kranken oder Befragung der Angehörigen läßt sich die Gesichtsfarbe im Anfall, die Schleimmenge und Beschaffenheit meist sicher

*[1] Lit. Imhäuser, Hedwig, Heidelberg 1970.
*[2] Vgl. Bd. 1, S. 37.

ermitteln. Mit diesen auffallenden Zeichen lassen sich drei Gruppen von Kranken mit ihren dazugehörigen Arzneien bilden.

Bei der ersten Gruppe ist im Anfall das *Gesicht rot*, aber es handelt sich um einen *trockenen* Krampfhusten mit *wenig* oder fast *keinem Schleim*.

Belladonna

Tomatenrotes Gesicht, trockener, bellender Husten. Erregte, kräftige Kinder mit weiten Pupillen. Weint vor dem Anfall, hält Brustkorb fest – dies entspricht der typischen Modalität von Belladonna: Schmerzen schlimmer durch Erschütterung.
Anfälle *schlimmer* nach erstem Schlaf, vor Mitternacht, beim Erwachen, durch Bewegung. Weinen beim Berühren des Kehlkopfes.

Anwendung: C 6 (D 12) dil. nach Methode 1.

Arnica

Tiefrotes Gesicht; heißer Kopf, kalte Extremitäten. *Blutungs*neigung: blutiger Auswurf und Nasensekret, subkonjunktivales Haematom. Weint vor dem Anfall, fühlt den Anfall kommen, hält Hand aufs Herz; weint nach dem Anfall.
Anfälle *schlimmer* vor Mitternacht, durch Ärger und Bewegung.

Anwendung: C 6 (D 12) dil. nach Methode 1.

Drosera

*Purpur*rotes bis cyanotisches Gesicht.
Blutungsneigung; oft Nasenbluten, manchmal blutiger Schleim. Erbrechen von Speise. Erstickungsgefühl, aber keine Erschöpfung nach Anfall. Kinder spielen bald weiter.
Typische Verschlimmerungszeit: 24–1 Uhr.

Anwendung: C 6 (D 12) tabl. 3 mal tägl. und 1 Tabl. nach dem Anfall.

Mephitis

*Blau*rotes Gesicht, cyanotisch. Heftige, erstickende Anfälle. Nach dem Anfall schreit das Kind auf. Evtl. Schmerz im Genitalbereich beim Husten, faßt nach Geschlechtsteilen. Erbrechen.
Anfälle *schlimmer* vor und bis Mitternacht, im Liegen, 2 Stunden nach Schlaf; *besser* im kalten Zimmer und durch kalte Waschungen.

Anwendung: D 6/C 6 (D 12) dil. nach Methode 1.

Bei der zweiten Gruppe ist im Anfall das *Gesicht rot* mit *reichlich Schleim*auswurf.

Coccus cacti

*Purpur*rotes Gesicht, viel Rasselgeräusche. Erstickende Anfälle enden mit Erbrechen oder Aushusten von zähem, *fädigen* Schleim. Schleim kann aus dem Munde hängen.
Anfälle *schlimmer* durch Wärme, warme Getränke; *besser* durch Kälte, kaltes Getränk.

Anwendung: C 6 (D 12) dil. nach Methode 1.

Corallium rubrum

*Purpur*rotes Gesicht. Schnappt schon vor dem Anfall nach Luft. Hustenanfälle folgen rasch aufeinander. Aushusten von zähem, *fadenziehenden* Schleim. Oft Nasenbluten mit großer Erschöpfung. Anfälle *schlimmer* durch kalte Luft.

Anwendung: C 6 (D 12) tabl. nach Methode 1.

Bei der dritten Gruppe paßt die alte volkstümliche Bezeichnung: *blauer Stickhusten*. Im Anfall ist das *Gesicht* zuerst *blaß* und *wird* bald *blau*; die Patienten sind bei ihren Anfällen sehr erschöpft.

Ipecacuanha

Blasses Gesicht, kalter Schweiß. *Zyanose* im Anfall oder nur kurze Röte. Brechwürgen bei sauberer Zunge. Hörbares Rasseln, aber meist kein oder wenig Schleimauswurf.

Nasenbluten, evtl. blutiggestreifter Auswurf. Nach dem Anfall erschöpft, erholt sich aber rasch.
Anwendung: D 6/C 6 (D 12) dil. nach Methode 1

Cuprum metallicum oder **arsenicosum**

Sehr erschöpft, blaß, im Anfall blaues Gesicht. Hände und Füße kalt, evtl. blau. Schwere, langdauernde Anfälle und lange Pausen. Anfall endet mit Erbrechen, nach dem Anfall *sehr erschöpft*.
Oft Krampfanfälle, krampfige Zuckungen, tonisch-klonische Krämpfe Anfälle *schlimmer* nachts und *besser* durch kalte Getränke.
Anwendung: D oder C 30 fabl. nach Methode 1.

Bei Folgekrankheiten, die im zeitlichen Zusammenhang mit einem Keuchhusten aufgetreten sind, erreichen Sie oft einen entscheidenden Erfolg mit einer Zwischengabe *Pertussinum* C 30 (D 30) und nach 10 Tagen einmal C 200 (D 200) tabl. Fragen Sie in der biographischen Anamnese bei Asthma-Kranken regelmäßig nach früheren Infektionskrankheiten! Öfter wird berichtet, daß das Asthma *nach* einem Keuchhusten aufgetreten sei.

Rubeolae, Röteln

Wegen des kurzdauernden und milden Verlaufes kommen die meisten Erkrankten gar nicht zur Behandlung. Die manchmal schmerzhaften Schwellungen der Lymphknoten, besonders im Nackenbereich und hinter den Ohren, reagieren meist rasch auf *Apis, Belladonna* oder *Barium carbonicum*.

Übersicht

Vgl. in den Repertorien:
EK 945
(Schwellung Nackendrüsen)
EK 309
(Geschwollen, hinter dem Ohr, lymphatische Drüsen)
KK II/301
(Schwellung Nackendrüsen)
KK III/94
(Schwellung hinter dem Ohr, Lymphdrüsen)

Apis
ist indiziert bei *stechenden Schmerzen* im Bereich der Schwellung mit großer Empfindlichkeit gegen Berührung; verlangt kühlen Umschlag, denn Wärme ist nicht angenehm. Trotz trockenen Halses meist wenig Durst.
Anwendung: C 6 (D 12) dil. nach Methode 1.

Belladonna

Heftiger, rascher Beginn des Infektes mit rotem Gesicht. In dieser Weise reagieren meist vollblütige, lebhafte Kinder mit weiten Pupillen. *Klopfende* Schmerzen im Bereich der geschwollenen Drüsen. Im Gegensatz zu *Apis* möchten diese Patienten lieber warme Packungen oder einen warmen Schal.
Anwendung: C 6 (D 12) dil. nach Methode 1.

Barium carbonicum

Charakteristisch ist die auffallende Härte der Lymphknoten. Meist lymphatische Kinder mit Frostigkeit und Abneigung gegen Zugluft, gleichzeitig ausgeprägte Erkältungsneigung.
Anwendung: C 6 (D 12)/C 30 (D 30) tabl. Die höhere Potenz bei personaler Übereinstimmung: zu kleine oder körperlich und geistig retardierte Kinder mit schüchternem, ängstlichen Charakter.

Der milde Verlauf der akuten Krankheit im Kindesalter steht im krassen Gegensatz zur Gefahr bei einer Infektion in den ersten Schwangerschaftswochen. Diese Embryopathien sollten Anlaß zur intensiven Beobachtung und Forschung sein – vielleicht kennen wir andere Folgekrankheiten dieser Virusinfektion noch nicht, da sie eine lange Latenzzeit haben können. (Vgl. slow virus infections.)

Der immer noch so moderne *Hahnemann* hat durch die Miasma-Lehre seine Schüler und Nachfolger sensibilisiert, auf diese pathogenetischen oder ätiologischen Zusammenhänge zwischen Infektion und Nachkrankheit zu achten. Aus diesem Grunde hat er uns auch geraten, die Behandlung eines Infektes mit 1 Gabe *Sulfur* C 30 abzuschließen. Wegen möglicher Folgekrankheiten sollten wir es erst recht nach den Röteln tun.

Scarlatina (Scharlach)

Die Besprechung der homöopathischen Scharlach-Behandlung hat nicht nur historisches Interesse – die Erfolge sind und bleiben auch in unserer Zeit gut. Trotzdem rate ich – auch aus juristischen Gründen – die Vor- und Nachteile der Antibiotika-Behandlung im Einzelfall recht genau abzuwägen. Bei Komplikationen oder Folgekrankheiten, die auch trotz Antibiotika-Therapie auftreten können, sollten Sie aber mit allem Nachdruck die homöopathische Therapie einsetzen.

Übersicht

Vgl. in den Repertorien:	
EK 1308	KK II/189
Prophylaxe	Belladonna
Normaler Verlauf	Belladonna
Komplikationen	
Exanthem kommt nicht	Sulfur
Exanthem geht zurück (vgl. EK 1309/ KK II/189 zurückgehend)	Zincum
Ernster Verlauf	Lachesis Ailanthus Baptisia Phosphorus
Rheumatische Schmerzen	Phytolacca
Nierenbeteiligung	Apis
(vgl. EK 687 Urin, eiweißhaltig, nach Scharlach) – KK III/718 Urin, Eiweiß, nach Scharlach	Natrium sulfuricum Phosphorus Berberis
Folgekrankheiten	
vgl. EK 1381 – KK I/438	
Anhaltende Erschöpfung	Ammonium muriaticum
Chronische Otitis (vgl. EK 297 Ausfluß nach Sch. – KK III/80 Absonderung nach Sch.) EK 331 (Gehör, mangelhaftes, nach Scharlach) – KK III/134 (schwerhörig, nach Scharlach)	Aurum Tellurium Scarlatina

Prophylaxe

in der Umgebung von scharlachkranken Kindern hat sich bewährt. Entsprechend der Empfehlung von *Hahnemann* wenden wir *Belladonna* C 30 (D 30) dil. oder Globuli an, 3 Tage nacheinander jeweils 3–5 Tropfen oder 3 Globuli. Leider kam seine Methode in Mißkredit, da seine Zeitgenossen die Beschränkung der Belladonna-Wirkung auf das 'glatte Sydenham'sche Scharlachfieber' übersahen und die Indikation auch auf andere Infekte mit einem roten Exanthem ausdehnten.

Bei normalem Verlauf stimmt die Symptom-Ähnlichkeit bei den meisten Kranken überein mit dem Arzneimittelbild von

Belladonna

Glattes, tomatenrotes Exanthem und Enanthem; typische grellrote Zunge. Tonsillitis mit Schwellungsgefühl, evtl. klopfender Schmerz mit Verschlimmerung durch kaltes Getränk, obschon oft Verlangen nach etwas Kaltem besteht. – Heißes, rotes Gesicht, hochfieberhaft mit vollem harten Puls, klopfende Karotiden.

Anwendung: C 6 (D 12) dil. Metode 1.

Komplikationen

Wenn das Exanthem *nicht richtig herauskommt* oder *unterdrückt* wird, kann man mit einer Gabe *Sulfur* C 30 (D 30) tabl. oder glob. etwas provozieren.

Bei schwachen, erschöpften, besonders anämischen Patienten geht manchmal schon nach wenigen Stunden der *Ausschlag zurück*. Geben Sie in dieser Situation

Zincum metallicum
C 30 (D 30) 1 Tabl. oder 3 Globuli.

Ein *kritischer Verlauf* der Krankheit zeigt sich durch Unruhe, Erregung, Schwäche, durch Diskrepanz zwischen Fieber und Pulskurve oder durch ein mißfarbiges Exanthem. In solchen ernsten Fällen kommen folgende Mittel in Frage:

Lachesis

Livide Haut und Schleimhaut, evtl. haemorrhagisches Exanthem. Nächtliche Angst. Angina stärker links oder beginnt links und breitet sich nach rechts aus. Wärme verschlechtert das Allgemeinbefinden.

Anwendung: C 6 (D 12)/C 30 (D 30) dil. nach Methode 1.

Ailanthus

Bräunlich-rotes, *mahagonifarbenes* Exanthem. Starke Erschöpfung. Hals sehr geschwollen, Zunge wird trocken und bräunlich-rot.

Anwendung: C 6 (D 12) dil. nach Methode 1.

Baptisia

Benommen und unruhig. Übler Mundgeruch. Kann nur trinken, schluckt keine feste Nahrung. Verlangen nach frischer Luft.

Anwendung: C 6 (D 12) – C 30 (D 30) dil. nach Methode 1.

Phosphorus

Haemorrhagisches Exanthem, sehr rasche Entwicklung des kritischen Zustandes. Furcht beim Alleinsein, unruhig oder apathisch.

Anwendung: C 6 (D 12) – C 30 (D 30) dil. nach Methode 1.

Rheumatische Schmerzen

Phytolacca

Schießende, wandernde Schmerzen in den Gelenken. Fieber mit Frostschauer und Erschöpfung. Schmerzen *verstärkt* bei feuchtkaltem Wetter, durch Abkühlung, bei Bewegung; *besser* durch Wärme, bei trockenem Wetter, in der

Ruhe. Tonsillen rot, geschwollen, evtl. brennende Schmerzen, Schluckschmerzen, Schmerzen strahlen in die Ohren aus. Zunge an der Spitze rot.

Anwendung: D 6/C 6 (D 12) dil. nach Methode 1.

Nierenbeteiligung weist auf die folgenden Mittel:

Apis

Ödeme, allgemein und um die Augen. Urin spärlich, dunkel, evtl. brennender Schmerz am Ende der Miktion. Wenig Durst. Tonsillen feurig-rot, gedunsen, Uvula-Ödem, stechende Schmerzen.

Anwendung: C 6 (D 12) dil. nach Methode 1.

Natrium sulfuricum

Ödeme, allgemein und um die Augen. Urin reichlich, viel Urobilinogen, Ziegelmehlsediment.
Sykotisches Mittel: alles *schlechter* bei feuchtem Wetter und Feuchtigkeit.

Anwendung: C 6 (D 12) – C 30 tabl. nach Methode 1.

Phosphor

Haematurie, Albuminurie; Urin trüb, dunkel, Ziegelmehlsediment. Plötzlicher Beginn der Komplikation; sehr erschöpft bis zur Ohnmacht. Überempfindlich gegen meteorologische Einflüsse, gegen Licht, gegen Musik und starke, auch angenehme Gerüche.
Das Exanthem zeigt meist strichförmige Haemorrhagien, evtl. Nasenbluten.

*Anwendung:*C 30 (D 30) dil. oder glob. nach Methode 1.

Berberis

Im Urin viel Schleim, Brennen beim Urinieren. *Ausstrahlende* Schmerzen vom Nierenlager und von der Blase in Lenden und Oberschenkel. Besonders indiziert, wenn gleichzeitig oder im Wechsel Nieren-, Leber- und rheumatische Beschwerden auftreten.

Anwendung: D 3 dil. 4 mal tägl. 5 Tropfen.

Folgekrankheiten

Auch bei Folgekrankheiten nach Scharlach können viele der schon besprochenen akuten Mittel angezeigt sein. Einen speziellen Hinweis finden Sie in den Repertorien. Diese Reihe (EK 1381, KK I/438) müßte noch ergänzt werden durch die Scharlach-Nosode:

Scarlatina

Verordnung nach der Ätiologie – keine unterscheidenden Merkmale bekannt.

Anwendung: C 30/C 200 dil. in einzelnen Gaben.

Bei lange anhaltender Erschöpfung nach überstandenem Scharlach bewährt sich

Ammonium muriaticum

Kleiner, schwacher, aber beschleunigter Puls mit der Empfindung, als koche es in den Adern (wie *Aurum*), Pulsationsgefühl. Paßt besonders bei Patienten mit weichem, schwammigen Gewebe, Neigung zu Adipositas; Frostigkeit, Kälteschauer, beim Erwachen um 18 Uhr; besonders Kältegefühl zwischen den Schulterblättern. Abneigung gegen feucht-kaltes Wetter. Katarrhalische Zustände im Nasen-Rachen-Raum; Leberbeschwerden mit trockenem, bröckeligen Stuhl.

Anwendung: C 6 (D 12) dil.

Die chronische Otitis nach Scharlach mit randständigem Trommelfelldefekt und langdauernder Sekretion läßt sich mit homöopathisch-indizierten Arzneien öfter doch noch trocken bekommen, so daß später eine Plastik möglich ist. Die Hauptmittel sind

Aurum metallicum

Hartnäckiger, stinkender, reichlicher Ohrenfluß. Brennende, stechende Schmerzen, bohrende Schmerzen im Mastoid, Jucken im Gehörgang.

Anwendung: Reihe von C 30–C 200 tabl.

Tellurium

Übelriechende, scharfe Sekretion, riecht wie Fischlake, pulsierender Schmerz.

Anwendung: Reihe von C 30–C 200 tabl.

Varicellae (Windpocken)

Vgl. EK 1308 (Schafpocken) KK II/192 (Windpocken)

Für die Beurteilung dieser Virus-Infektion gelten ähnliche Überlegungen, wie ich sie im Kapitel ‚Rubeolae‘) (vgl. S. 28) angedeutet habe. Diese Gedanken gewinnen mehr Aktualität, seitdem neuere Forschungen die Identität zwischen Zoster- und Varizellen-Viren belegen.

Hauptmittel

Eigenblut-Nosode (nach Imhäuser)

Anwendung: C 6 (D 12) dil., 3 Tage nacheinander morgens 3 Tr. Herstellung: s. Kapitel ‚Parotitis‘, S. 25

Variolinum (Pocken-Nosode)

Besonders indiziert bei stark gestörtem Allgemeinbefinden und Nacken-Kopfschmerzen.

Anwendung: C 30 dil. nach Methode 1.

Rhus toxicodendron

Besonders indiziert bei Bläschenbildung mit brennendem Jucken, Bläschen werden nach Kratzen rasch eitrig.

Anwendung: C 30 (D 30) dil. oder LM VI dil.

Verzögerte Abheilung, besonders bei hautempfindlichen Patienten und zur Schlußbehandlung:

Sulfur C 30

1 Gabe C 30, evtl. nach einer Woche 1 Gabe C 100.

Schwindel

Hinter dem Symptom ‚Schwindel' stehen bekanntermaßen verschiedene Grundkrankheiten, deren Behandlung hier nicht erörtert werden soll.
Die fast nicht überschaubare Zahl von Arzneimitteln, die bei der Arzneiprüfung Schwindel auslösen, macht es nötig, daß wir chronische Fälle repertorisieren.

Übersicht

Vgl. EK 100–111, KK I/153–171

- Argentum nitricum
- Arnica
- Cocculus
- Conium
- Tabacum
- Theridion
- Veratrum album

Argentum nitricum

Lebt in ständiger *Unruhe und Angst*; Angst vor kommenden Ereignissen. Schwindel mit zittriger Schwäche der Beine, Unsicherheit beim Gehen, besonders im Dunkeln; *schlimmer* beim Schließen der Augen.
Schwindel in der Höhe; bei phobischen Ängsten; beim Anblick hoher Häuser; in engen Straßen, mit Angst, daß die Häuser auf ihn fallen; beim Blick in die Tiefe (Hochhaus-Syndrom); beim Überqueren eines Flusses, dabei gelegentlich Impuls, sich in den Abgrund zu stürzen.

Anwendung: C 30 – C 200 tabl.; LM VI-XXX dil.

Arnica

Nach Kopftraumen (Commotio, Contusio) kommt es zu Schwindelanfällen, die durch Bewegung des Kopfes schlimmer werden. Schwindel *schlimmer* bei Lagewechsel, beim Aufstehen, bei Kopfbewegungen, beim Gehen. Drehschwindel (wie im Kreis herum) mit Fallneigung.
Allgemeines Zerschlagenheitsgefühl. Bett erscheint zu hart. Oft uneinsichtige Patienten, die sich über die Schwere ihres Krankheitszustandes nicht klar sind; schicken den Arzt oder Pfleger oder Hilfsperson weg, da sie nicht krank seien.

Anwendung: C 30, C 200 dil.

Cocculus

Schwindel tritt meist zusammen *mit großer Erschöpfung*, Schwäche und Übelkeit auf.
Schwindel wird *schlimmer* durch Bewegungen, beim Fahren; durch Mangel an Schlaf (Nachtwachen; Schwestern-Mittel!); durch Lärm, durch Erschütterung; beim Aufrichten aus der Waagerechten, durch Sonne.
Schwindel bei Hinterkopfschmerzen mit Empfindung, als ob der Hinterkopf sich öffne und schließe, als ob die Augen nach vorn gezogen würden. Sehr wichtiges Mittel auch bei der Kinetose.

Anwendung: C 30 / C 200 dil.; LM VI-XVIII dil.

Conium

Lähmungsartige *Schwäche der Beine*. Toxische Dosen machen eine von den Beinen bis zum Herzen fortschreitende Lähmung. Beispiel: Vergiftungstod des Sokrates.
Drehschwindel, als ob sich das ganze Bett herumdrehen würde. Schwindel *schlimmer* bei Lageveränderungen, beim Umdrehen, besonders beim *Seitwärtsdrehen des Kopfes*, beim *Seitwärtsschauen*. Muß sich mit den Augen ganz geradehalten, im Raum festhalten; deshalb wird der Schwindel *schlimmer* bei geschlossenen

Augen. Schwindel bei alten, geschwächten Menschen.

Anwendung: C 6 (D 12) – C 30 dil.; LM VI-XVIII dil.

Tabacum

Zum Sterben übel bei Schwindel. Schwindel mit Kollapsgefühl; eingefallenes Gesicht, blaß, grüngelb, kalter Schweiß. Brechreiz bis zum Erbrechen. Schwindel wird *schlimmer* durch jede Bewegung, durch Fahren, durch Wärme – paradox: will sich aufdecken und entblößen, obwohl er selber sehr kalt ist. *Schlimmer* durch Öffnen der Augen. Oft wichtiges Mittel bei Kinetose, bei M. Menière, bei Intoxikationen durch Tabak-Abusus.

Anwendung:.C 30 / C 200 dil.; LM VI-XVIII dil.

Theridion

Schwindel mit Übelkeit. Nervöse, ängstliche Unruhe. Plötzliche Schwäche mit Kälte des Körpers, Zittern. Sehr geräuschempfindliche Patienten. Lärm schmerzt im Körper und *Lärm löst Schwindel aus.* Schwindel *schlimmer* bei geringster Bewegung, beim Schließen der Augen. Schwindel bei Kinetose, bei M. Menière.

Anwendung: C 30 / C 200 dil.; LM VI-XVIII dil.

Veratrum album

Schwindel mit Kreislaufkollaps und Kälte. Bei Menschen mit niedrigem Blutdruck kommt es zu taumeligem Schwindel mit Unsicherheit beim Gehen. Schwindel *schlimmer* beim Gehen und besser beim Hinlegen, besonders bei Kopftieflage, *besser* durch Wärme und warme Getränke.

Anwendung: D 4 – C 30 dil.

Memo: Augenschließen verschlimmert den Schwindel bei *Conium, Argentum, Theridion.* Augenöffnen verschlimmert bei *Tabacum.*

Kinetose

Vgl. auch Kapitel Schwindel S. 33
Unsere Patienten, die an Kinetose leiden, lassen sich in zwei Gruppen einteilen, denen man entsprechende Arzneien zuordnen kann.
Bei der *ersten Gruppe* fällt auf, daß die krankhafte Sensibilität gegen Fahrbewegungen zu einer Mitreaktion im Kreislaufsystem führt. Diese Reaktion zeigt Erscheinungen, die an einen hypotonen Kollaps erinnern: die Kranken sind kalt, blaß, haben kalten Schweiß; sie sind im allgemeinen geschwächt, hinfällig und fühlen sich sehr elend. Die vollentwickelte Seekrankheit verläuft in dieser Form.
Die *zweite Gruppe* reagiert „gelassener" auf die Fahrbewegungen. Es tritt kein Kollaps auf und die Patienten erholen sich rascher nach Stillstand des Fahrzeuges.

Übersicht

Fahren verschlechtert	EK 1350	KK I/499
Angst (Furcht) beim Fahren	EK 29	KK I/5
– beim Abwärtsfahren	EK 1350	KK I/5
Übelkeit beim Fahren	EK 536	KK III/476
Erbrechen beim Wagenfahren	EK 505	KK III/455 (Fahren im Wagen)
Seekrankheit	EK 538	KK I/520

Mit Kreislaufreaktionen	S. 35	Cocculus Colchicum Tabacum Theridion
Ohne Kreislaufreaktionen	S. 36	Borax Cinnamomum Petroleum Symphoricarpus

In der ersten Gruppe berichten die Patienten, daß es ihnen bei jeder Seefahrt oder Autotour sterbenselend sei, daß sie kalt, schwach, hinfällig und sehr blaß werden.

Cocculus (vgl. auch S. 33)

Auffallend starker *Schwindel mit Schwäche*, Erschöpfung fast bis zum Kollaps und Übelkeit. Muß sich legen, da das Aufrichten aus der Waagerechten den Schwindel verstärkt. Hält sich ganz still und will nicht sprechen – verträgt Fahren besonders schlecht nach Schlafmangel (wie Colchicum).

Anwendung: C 30 glob. (Alkoholische Tropfen verstärken manchmal schon die Übelkeit.)

Colchicum

Auffallend starke *Überempfindlichkeit gegen Gerüche*. Rauch, Benzin, Parfum, Essensgerüche, ja schon der Anblick von Essen verstärken die Übelkeit. Im Auto besser bei offenem Fenster, mit Schiebedach; während einer Schiffsreise sind sie lieber auf Deck. – Innere Kälte, Kollapsneigung, Erschöpfung. Verträgt Fahren besonders schlecht nach ungenügendem Schlaf, nach Nachtwachen, nach intensivem Studium (wie *Cocculus*).

Anwendung: C 30 glob.

Tabacum (vgl. S. 34)

Blaß bis grüngelb vor Elendigkeit; kalt mit kaltem Schweiß. Paradox zu dieser Kälteempfindung: will keine Wärme, öffnet die Kleidung, deckt sich auf, verlangt frische, kühle Luft. Muß beim Fahren die *Augen geschlossen* halten, sonst wird die Übelkeit noch stärker.

Anwendung: C 30 glob.

Theridion

Starkes Erbrechen, extrem *lärmempfindlich*. Muß die Augen offen lassen, besser, wenn er sich „mit den Augen festhält". Plötzliche Schwäche mit Kälte des Körpers.

Anwendung: C 30 glob.

Bei der zweiten Gruppe finden wir keine Kollapserscheinungen, obschon Übelkeit und Erbrechen ebenso vorhanden sind.

Borax

Übelkeit bei Abwärtsbewegungen. Übelkeit verstärkt sich im sehr weich gefederten Auto, bei welliger Straße, bei Fahrten ins Tal hinab; im Flugzeug verschlechtern Luftlöcher mit Absacken nach unten; im Schiff sind tiefe Wellentäler ein Greuel. – Sehr empfindlich gegen *plötzliche* Geräusche (vgl. *Theridion* – empfindlich gegen Lärm), gegen Rauch und warmes Wetter.

Anwendung: D 6–C 30 glob.

Cinnamonum

Übelkeit bessert sich rasch, sobald das Fahrzeug hält (*Voisin*). Übelkeit und Aufstoßen von Luft.

Anwendung: C 6 (D 12) dil.

Petroleum

Verlangt trotz Übelkeit zu essen. Dieses paradoxe Symptom gewinnt noch mehr an Bedeutung durch die meist sehr *ausgeprägte* und *beständige Übelkeit, solange sich das Fahrzeug bewegt*. Im Munde Zusammenlaufen von Wasser bei erhaltenem Appetit; Essen bessert.

Anwendung: C 30 glob.

Symphoricarpus racemosus

Starker Widerwille gegen Speisen. Dieses Symptom ist gerade entgegengesetzt zu Petroleum. Auffallend ist die Zunahme der Übelkeit durch Gerüche und Besserung bei ruhiger Rückenlage.

Anwendung: C 6 (D 12) glob.

Haut

Nach den Gesetzen der Heilung (*Hahnemann*, *Hering*) geht die Gesundung von innen nach außen. Erst soll das Innere und das Allgemeine bei unseren Patienten besser werden und zuletzt die Hauterkrankung ausheilen. Deshalb ist eine primär auf die Haut gerichtete lokale Therapie sowohl unsinnig wie unnatürlich.
Die folgenden Hinweise sollen die Arzneifindung mit Hilfe der Gesamtheit der Symptome unter Einschluß der so wichtigen Hautphänomene erleichtern. Die Morphe der Hauterkrankung ist das sichtbare Spiegelbild der inneren krankhaften Veränderungen. Die Hautsymptome haben für die Arzneiwahl eine höhere Rangordnung, als sonst lokalen oder pathognomonischen Symptomen zugestanden wird (vgl. Bd. I, S. 156).

Die Morphe der Hauterkrankung weist auf die besondere Form der chronischen Krankheit, wie *Hahnemann* beobachtet hat:
Entzündliche Hautreaktionen gehören zum psorischen Formenkreis
Proliferative, wuchernde Prozesse sind typisch für den sykotischen Formenkreis
Destruktive, zerstörende Entwicklungen kennzeichnen den luesinischen Formenkreis
Die folgende Übersicht der einzelnen Krankheitsformen mit ihren zugehörigen und oft bewährten Arzneimitteln entspricht diesem Hahnemannschen Ordnungsprinzip der chronischen Krankheiten.
Dieses Grundprinzip sollte aber nicht als starres Schema betrachtet werden. Eine Phase geht oft in die andere über, außerdem gibt es Mischformen. Krankheit ist stets ein Entwicklungsprozeß. Diese Entwicklung erkennen wir am pathophysiologischen Ablauf von Entzündungsprozessen an der Haut: Die akute Entzündung verläuft oft vom Stadium des Erythems über Ödem und Blasenbildung zur Exsudation und Eiterung. Chronische Entzündungen produzieren Wucherungen und im Endzustand tiefe Geschwüre.

Entzündliche Hauterkrankungen

Grundformen der Entzündungsphasen und ihre Hauptmittel

Entzündungen einer Hautpartie laufen in drei Phasen ab:
- Rötung
- Quaddeln oder Blasen
- Eiterungen

In diesen drei Grundformen erkennen wir den pathophysiologischen und zeitlichen Ablauf von Entzündungen, denen entsprechende Arzneimittel zugeordnet werden. Auf Grund der phänomenologischen Ähnlichkeit können wir diese Arzneien auch bei Hautkrankheiten mit unterschiedlicher diagnostischer Benennung anwenden.
Wer sich an dieser phänomenologischen Zuordnung stört, möge daran denken, daß die Dermatologie schon immer, bis zum heutigen Tag, auf Grund von Erfahrungen die gleiche Therapie bei oft sehr unterschiedlichen Hautkrankheiten anwendet: Zink, Schwefel, Teer, Cortison.

Aktive Hyperämie
Erythem

Übersicht

Grundformen der Entzündungsphasen und ihre Hauptmittel

Die aktive Hyperämie ist die erste Phase der Entzündung. Die Haut ist heiß, rot, schmerzhaft. Entsprechende Arzneien sind:

Aconitum

Bei plötzlichem Beginn erstes Mittel. Haut ist heiß, trocken, rotfleckig, evtl. Brennschmerz.

Belladonna

Folgt oft gut nach *Aconitum*, sobald die Haut schweißig wird und klopfender Schmerz auftritt. Die Haut ist glatt, kräftig rot (tomatenrot) oder auch Scharlachröte.

Exsudation

In der zweiten Phase der Entzündung kommt es zum Austritt von Serum zwischen die Hautzellen – erkennbar an Ödem, Quaddel, Blase. Die Hauptmittel für diese Phasen sind:

Ödem, Quaddel

Apis

Verstärkte Schwellung durch Lymphansammlung, dadurch hellrot. Stechender Schmerz, brennende Hitze (wie bei Bienenstich), sehr berührungsempfindliche Haut, besser durch Kühle.

Blasen

Rhus toxicodendron

Bei Berührung der Blätter dieser Pflanze (Gift-Efeu) zuerst Brennen und Jucken der Haut, dann erysipelartige Rötung, Schwellung und besonders Bildung von Bläschen und Blasen. Umgebung der Bläschen ist rot, Bläschen gehen oft an der Spitze in Eiterung über. Schmerzen und Jucken schlimmer durch Kälte und Nässe.

Cantharis

Vor allem angezeigt bei größeren Blasen mit wenig geröteter Umgebung. Starker Brennschmerz, besser durch kalte Anwendungen.

Eiterung

In dieser Phase wirken die typischen Eiterungsmittel:

Hepar sulfuris

Neigung zu eitriger Entzündung bei geringfügigen Verletzungen. Stechender, splitterartiger Schmerz an entzündeten Stellen. Frostiger Patient mit Neigung zu übelriechenden Schweißen.

Sulfur

Rauhe, ungesunde, schuppige Haut mit Eiterungsneigung. Haut juckt und brennt, schlimmer durch Waschen. Beim Kratzen geht das Jucken in vermehrtes Brennen über. Sulfur bringt früher unterdrückte Hautleiden wieder an die Oberfläche.

Silicea

Kalter, frierender Patient mit Eiterungsneigung bei kleinen Verletzungen. Träge, langdauernde, übelriechende Eiterung. Fisteln.

Klinische Indikationen
Lokale Hyperämie

Die Kenntnis der Grundformen mit ihren zugeordneten Mitteln ist die Grundlage zur Verordnung bei bestimmten klinischen Krankheitsbildern.
Die vielfachen Formen von *Erythemen* – von der Scharlachhaut über Sonnenbrand bis zum Erysipel – verlangen oft die gleichen Mittel: *Aconitum* und *Belladonna*.

Erysipel (Wundrose)

Übersicht

Vgl. in den Repertorien:
EK 1328 – KK II/177

Rot und glatt	S. 39	Aconitum Belladonna
Livid	S. 40	Lachesis
Hellrot und ödematös	S. 40	Apis
Mit Blasenbildung	S. 40	Euphorbium officinale
Mit Schrunden	S. 40	Graphites
Rezidive	S. 40	Streptococcinum

Bei glatter und roter Haut

Aconitum

Plötzlicher Beginn mit hohem Fieber und Schüttelfrost.
Folge von kaltem Wind, Ärger, Schreck.
Haut glatt, *rotfleckig*, Brennschmerz.

Anwendung: C 6 (D 12) dil. (nach Methode 1)

Belladonna

Plötzlicher Beginn, hochfieberhaft – der ganze Patient glüht-, heiß, schweißig; will aber zugedeckt bleiben, friert beim Aufdecken.
Entzündete Hautpartie *tomatenrot*, oft klopfender Schmerz.

Anwendung: C 6 (D 12) dil. (nach Methode 1)

Die livide Farbe kündet immer eine kritische Situation an. Hier ist besonders wirkungsvoll

Lachesis

Septische Temperatur, heißer Schweiß. Entzündete Hautpartie livid, purpurfarben, manchmal auch gangränös.
(Bei solchen Fällen auch an *Crotalus* denken!)
Erysipel bei alten Menschen, nach erschöpfenden Krankheiten. Breitet sich eventuell von links nach rechts aus.

Anwendung: C 6 (D 12)–C 30 dil., auch als Injektion.

Hellrot und ödematös ist die Haut bei

Apis

Fieber beginnt mit Frost, dann Hitze und Schweiß ohne Durst. – Stechender, brennender Schmerz, sehr berührungsempfindlich, verlangt Kühles.

Anwendung: C 6 (D 12)–C 30 dil.

Mit Blasenbildung

Euphorbium officinale (Euphorbia recinifera)

Im Fieber Frost und Schweiß. Kalter Körper und innere brennende Hitze (*Hering*).
Entzündete Hautpartie rot und geschwollen mit erbsengroßen Blasen, die mit gelbem Exsudat gefüllt sind; evtl. auch blutige Blasen, die rasch nekrotisch werden.

Anwendung: D 6–C 6 (D 12) dil.

Rhus toxicodendron

Hier sind die Blasen kleiner und zahlreicher als bei *Euphorbium*.

Anwendung: C 6 (D 12)–C 30 dil.

Bei schon lange bestehendem Erysipel wird bei manchen Patienten die Haut derb, verdickt und schrundig. Diese Situation verlangt

Graphites

Erysipelstellen brennen und jucken mit Neigung zur Verhärtung der Haut und Schrunden; evtl. nässend mit honigartiger Absonderung.

Anwendung: C 30–C 200 tabl.

Bei Rezidiven sollte man durch gute Hautpflege – evtl. mit Calendulasalbe – kleine Verletzungen, Risse und Schrunden rasch zur Abheilung bringen. Die Abwehrschwäche gegen Streptokokken läßt sich verbessern mit der Streptokokken-Nosode.

Streptococcinum

Als Zwischenmittel in C 7 dil. jeden dritten Tag anwenden.

Exsudation
Quaddeln

Urtikaria (Nesselsucht)

Übersicht

Vgl. in den Repertorien:
EK 1311 – KK II/191

Akut		
Durch Wärme	S. 41	Apis Urtica urens
Durch Kälte	S. 41	Acidum formicicum Dulcamara Rhus toxicodendron
Nahrungsmittelallergie	S. 42	Antimonium crudum Arsenicum album
Chronisch-Rezidivierend		
Ätiologie		
Fleisch	S. 42	Arsenicum album
Fisch, Fruit de mer	S. 42	Natrium muriaticum
Fisch, Penicillin	S. 42	Phosphorus
Fisch, Menses unterdrückt, Kälte, Winter	S. 42	Sepia
Kontaktallergene, Arzneimittel	S. 43	Sulfur
Milch	S. 43	Calcium carbonicum
Kaltes Bad	S. 43	Calcium phosphoricum

Akute Phase

Bei der Modalität *Schmerzen schlimmer in der Wärme* kommen in Frage:

Apis

Brennender, stechender Schmerz und Jucken werden besser durch Kühle, schlechter durch Wärme, Schwitzen und bei Wetterwechsel. Sehr berührungsempfindliche Haut, Quaddeln sind hellrot oder manchmal livid.

Anwendung: C 6 (D 12) – C 30 dil.

Urtica urens

Typisch ist brennender Schmerz (Merke: Brennessel). Starkes Jucken. Wärme und körperliche Anstrengungen verschlechtern.

Anwendung: ∅ – C 6 (D 12) dil.

In der nächsten Mittelgruppe fällt auf: *Kälteverschlechterung* und *Beschwerden des gichtisch-rheumatischen Formenkreises.*

Acidum formicicum und
Formica rufa

Besonders indiziert bei gichtisch-rheumatischer Diathese in Verbindung mit großer Empfindlichkeit gegen Kälte und Nässe. – Folge von Kaltbaden.

Anwendung: C 30 dil. Injektion i.c. oder i.v. D 12 – D 30

Dulcamara

hat ebenfalls starke Empfindlichkeit gegen Kälte und Nässe.
Folgen von Erkältung, Durchnässung, bei naßkalter Witterung. Kälte-Urtikaria.
Die oft begleitenden rheumaartigen Gelenkschmerzen werden besser durch Wärme und Bewegung.
Paradox bei allgemeiner Kälteempfindlichkeit ist die Beobachtung, daß der Hautausschlag und das Jucken durch Wärme und Anstrengungen sich verschlechtern, Juckreiz in kalter Luft besser!
Sonderlich: Urtikaria vor Menses.

Anwendung: C 6 (D 12)–C 30 dil.

Rhus toxicodendron

Kalte Luft und Schwitzen verschlechtern. Folge von Naßwerden; rezidiviert oft im Frühjahr. Besonders indiziert, wenn die Quaddeln klein und knötchenförmig sind.

Anwendung: C 30 dil.

Nahrungsmittelallergie löst oft akute Urtikaria aus.

Antimonium crudum

Akute Urtikaria im Verlauf einer Magen-Darm-Leber-Störung, oft ausgelöst durch verdorbenes Fleisch (vgl. *Arsen*). – Dabei Übelkeit mit Erbrechen; Erbrechen erleichtert nicht. Zunge mit dickem, weißen Belag.
Verträgt an der Haut keine Temperaturextreme: Urtikaria sowohl nach Überwärmung, besonders nach Sonnenbad, als auch durch kaltes Baden.

Anwendung: D 6–C 6 (D 12) tabl. – bei mürrischer Stimmungslage C 30–C 200 tabl.

Arsenicum album

Ausgeprägter Brennschmerz mit nächtlicher Unruhe, besonders nach Kratzen. Jucken und Brennen oft besser durch heiße Anwendungen, seltener Jucken besser durch Kaltwasser-Umschläge (*Mezger*).
Auslösung: Öfter allergische Reaktion nach nicht einwandfreiem Fleisch.

Anwendung: C 30–C 200; LM XIV–XXX dil.

Chronisch-rezidivierender Nesselausschlag verlangt, daß man die Gesamtheit der Symptome ermittelt. Die Anamnese sollte sich bemühen, den *ätiologischen Hintergrund der Rezidive* zu finden.

Natrium muriaticum

Frostige Patienten, herb, verschlossen, introvertiert; reizbar bei Zuspruch oder Trost. – Allgemeine Verschlimmerungszeit 11 Uhr. Haut oft fettig, besonders an Stirn und Stirn-Haar-Grenze.
Auslösung: Oft feuchte Kälte oder auch Sonnenbestrahlung, am Meer, nach Fisch, Muscheln, Krabben. – Bedeutungsvoll sind psychosomatische Konflikte als Auslösung.

Anwendung: Reihe von C 30–C 1000 tabl.; LM XIV–XXX dil.

Phosphorus

Manchmal ist hinweisend die Ätiologie: Nach Verzehr von Fisch (oft besteht auch Abneigung gegen Fisch). – Folge von Baden, Sonnenbädern (oft hellhäutige, rötlich-blonde Menschen).
Allergische Reaktion nach Penicillin.

Anwendung: C 30–C 200 tabl.; LM VI–XVIII dil.

Sepia

Besonders bei knötchenförmiger Urtikaria (wie *Rhus toxicodendron* und *Calcium carbonicum*) mit Verschlechterung durch kalte Luft, im Winter.
Oft mit Störungen der Menstruation: nach unterdrückten Menses, bei schwa-

cher Periode, in der Klimax. – Ätiologie: Verzehr von Fisch.

Anwendung: C 30–C 200 tabl.; LM VI–XVIII dil.

Sulfur

Frischrote Quaddeln mit Jucken und Brennen bei Patienten mit rauher, unreiner Haut und Eiterungsneigung. Jucken verschlimmert sich in der Bettwärme, durch Kratzen geht das Jucken in Brennen über.
Auslösung: Oft Kontaktallergene, allergische Reaktion nach Arzneimitteln, Unterdrückungsphänomene.

Anwendung: Reihe von C 6 (D 12) – C 1000 tabl.

Calcium carbonicum

Bei Patienten mit lymphatischer Diathese. Oft knötchenförmiger Nesselausschlag.
Sonderliche Symptome: Diese *frostigen* Patienten haben Besserung der Urtikaria in *kühler* Luft.
Als Nahrungsmittel*allergen* kommt oft *Milch* in Frage.

Anwendung: Reihe von C 6 (D 12) – C 1000 tabl.

Calcium phosphoricum

Typische Ätiologie: *Folge von kaltem Bad.*

Anwendung: Reihe von C 6 (D 12) – C 1000 tabl.

Blasen
Herpes

Die Herpesviren benötigen zu ihrer Ausbreitung eine Reihe von Vorbedingungen, so daß manche Menschen häufig, andere praktisch nie einen Herpes bekommen. Die konstitutionelle Beschaffenheit ist entscheidend!
Die Bezeichnungen *Herpes labialis* und *Herpes genitalis* kennzeichnen nur den anderen Ort; das andere Terrain verlangt gelegentlich besondere Arzneien.

Herpes simplex

Rheumatiker

In der ersten Gruppe fasse ich drei Mittel zusammen, die eine charakteristische Konstellation von Symptomen haben: Herpes – Rheuma – Empfindlichkeit gegen feuchte Kälte.

Clematis recta

Rote, brennende Haut mit kleinen Bläschen, die platzen und verkrusten. – Starker Juckreiz, evtl. stechende Schmerzen, schlimmer durch kalte Waschung und/oder nachts in der Bettwärme. Regionale Lymphknoten geschwollen. Herpes bei Rheumatikern; gleichzeitig oder im Wechsel mit rheumatischen Schmerzen.
Auffallendes Symptom: Wechsel von Hautausschlägen und inneren Störungen.

Anwendung: D 6–C 6 (D 12) dil.

Dulcamara

Oft *gelbliche Bläschen*; stehen in dichten Gruppen zusammen und breiten sich aus; platzen, verkrusten und werden feucht. – Kalte Waschung verschlimmert. – Folge von Naßwerden nach Schwitzen, bei naßkalter Witterung. – Herpes vor Menses.
Herpes bei Rheumatikern mit starker Empfindlichkeit gegen Wetterwechsel, besonders an feuchtkalten Abenden nach warmen Tagen.

Anwendung: C 6 (D 12)–C 30 dil.

Übersicht

Herpes simplex

EK 1302 – KK II/180 Ausschlag
EK 1298 – KK II/174 bläschenförmig

Rheumatiker	S. 43	Clematis recta Dulcamara Rhus toxicodendron
Psorische Patienten	S. 44	Psorinum Sulfur
Herpes circinatus (Ringelflechte)		
EK 1303 (kreisförmig) KK II/182 (ringförmig)	S. 45	Natrium muriaticum Tellurium
Herpes labialis		
EK 366 – KK II/98 (Lippenrand, um den Mund)	S. 45	Arsenicum album Dulcamara Graphites Hepar sulfuris Natrium muriaticum Rhus toxicodendron Sepia Thuja Acidum muriaticum
Herpes genitalis Frau: EK 719 – KK III/753 Mann: EK 699 – KK III/742/743		
Akut	S. 46	Bufo rana Causticum Clematis recta Croton tiglium Kreosotum Petroleum
Rezidive	S. 47	Natrium muriaticum Sepia Thuja

Rhus toxicodendron

Ätiologie: Im Verlauf einer fieberhaften Erkrankung mit Magen-Darm-Symptomatik oder Brusterkrankungen mit Durchfall.

Anwendung: C 6 (D 12) – C 30 dil.

Psorische Patienten haben oft Probleme mit ihrer Haut. Die Haut wirkt unsauber, schmutzig, ungepflegt, ungesund.

Psorinum

Kleine gelbliche, durchscheinende Bläschen mit *starkem Juckreiz*, der sich in der Wärme verstärkt. Muß kratzen, bis es blutet. Verzweiflung durch Jucken. Jukken bestimmt das gesamte Krankheitsbild

– meist ohne Schmerz. – Extrem frostiger Patient, dabei widerlich stinkende Schweiße bei Anstrengungen.

Anwendung: LM VI–XVIII dil.

Sulfur

Bei rezidivierendem Herpes, besonders wenn er oft unterdrückt wurde. Jucken und Brennen. Waschen verschlechtert. Junge Sulfuriker sind oft zu heiß und suchen das Kühle.

Anwendung: Reihe von C 6 (D 12) – C 1000 tabl.

Herpes circinatus (Ringelflechte)

Natrium muriaticum

Klare, juckende, schmerzhafte Bläschen. Verschlechterung am Meer, durch Sonnenbestrahlung, im Sommer, durch Wärme und Körperübungen, Überhitzung.

Anwendung: C 30–C 200 tabl.; LM VI–LM XVIII dil.

Tellurium

Ringförmig angeordnete Herpes-Bläschen mit starkem nächtlichen Juckreiz und stechenden Schmerzen. Oft widerlich nach Knoblauch riechender Schweiß.

Anwendung: Reihe von C 6–C 200 tabl.

Herpes labialis

Bei Herpesbläschen auf den Lippen, am Lippenrand oder um den Mund herum, können – je nach Symptomatik – alle schon bei Herpes simplex besprochenen Mittel angewendet werden. Deshalb nur kurze Hinweise:
Wenn häufig Rezidive auftreten, sollte man bei den Patienten nach tuberkulinischen oder sykotischen Zeichen suchen (vgl. Bd. I, S. 200 ff) und als Zwischenmittel die entsprechenden Nosoden anwenden: *Tuberculinum, Medorrhinum.*

Arsenicum album

Ausgeprägter Brennschmerz. Meist Begleitsymptom ernster Grunderkrankungen, erkennbar an großer Erschöpfung nach geringer Anstrengung. Evtl. an Alkoholmißbrauch denken! Bläschen werden rasch trocken. Haut wird rauh, schält sich ab in kleinen Lamellen, wie Mehl.

Anwendung: C 30–C 200 dil.; LM XIV–XXX dil.

Dulcamara

Folge von feuchtkalter Witterung, vor den Menses.

Anwendung: C 6 (D 12)–C 30 dil.

Graphites

Brennende, juckende Bläschen, die zu Schrunden am Übergang von Schleimhaut zur Haut führen. Nässend, mit honigartiger Absonderung.

Anwendung: C 30–C 200 tabl.

Hepar sulfuris

Splitterartige, stechende Schmerzen. Übergang zur Eiterung.

Anwendung: Reihe von C 6 (D 12) – C 1000 tabl.

Natrium muriaticum

Ätiologie: Nach Verzehr von Meeresfrüchten, am Meer, Sonnenbestrahlung, psychosomatische Reaktion.

Anwendung: Reihe von C 30–C 1000 tabl.; LM VI–XVIII dil.

Rhus toxicodendron

Ätiologie: Im Verlauf einer fieberhaften Erkrankung mit Magen-Darm-Symptomatik oder Brusterkrankungen mit Durchfall.

Anwendung: C 6 (D 12)–C 30 dil.

Sepia

Ätiologie: Verzehr von Fisch. – Herpes mit Begleitsymptomen bei hormonaler Dysfunktion oder Leber-Insuffizienz.

Anwendung: C 30–C 200 tabl.; LM VI–XVIII dil.

Thuja

Oft gleichzeitig Bläschen im Mund, am Zungenrand, unter der Zunge oder an der Rachenhinterwand.

Anwendung: C 6 (D 12)–C 30 dil.; LM VI–XXX dil.

Acidum muriaticum

Herpes labialis bei Anazidität des Magens (nach *Zimmermann*, Lit.)

Anwendung: D 6–C 6 (D 12) dil.; evtl. auch Substitution von Salzsäure.

Herpes genitalis

Obschon im Repertorium die Herpesmittel für die beiden Geschlechter getrennt aufgeführt werden, kann man in den meisten Fällen mit den gleichen Mitteln behandeln. Die Erfolge sind gut – bei konstitutioneller Behandlung muß praktische Rezidivfreiheit eintreten.

Mittel in der akuten Phase

Bufo rana

Juckende, brennende Herpesbläschen entzünden sich und eitern. Davon ausgehende Lymphangitis mit Leistendrüsenschwellung.
Starke sexuelle Triebhaftigkeit oder auch Impotenz; exzessive Onanie; betastet die Geschlechtsorgane. – „Neigung, sich zu betrinken." (*Mezger*).
Oft indiziert bei Patienten mit schwachem Intellekt, evtl. auch Krampfneigung, epileptiforme Anfälle.

Anwendung: C 6 (D 12)–C 30 dil.

Causticum

Juckende, brennende Bläschen, besonders am Skrotum; oft zusammen mit brennenden Pusteln, Papeln, urtikariellem Exanthem, evtl. auch Warzen. Jucken stärker in der Nacht mit trockener Hitze der Haut.

Anwendung: Reihe von C 6 (D 12)–C 200 tabl.

Clematis recta

Die organotrope Beziehung zur Genitalregion ist auch erkennbar an Schmerzen längs des Samenstranges mit Prellungsschmerz der Hoden. – Neuralgie des Nervus genitofemoralis. – Beschwerden nach unterdrückter Gonorrhö.

Anwendung: D 6–C 6 (D 12) dil.

Croton tiglium

Herpes oder herpetiforme Exantheme am äußeren Genitale, besonders am Skrotum. Gerötete Haut mit Jucken, Brennen, Stechen. Kratzen verschlimmert den Juckreiz; Haut sehr berührungsempfindlich.

Anwendung: C 6 (D 12)–C 30 dil.

Dulcamara

Folge von kaltem Bad, Erkältung, feuchter Kälte.

Anwendung: C 6 (D 12)–C 30 dil.

Kreosotum

Wasserhelle oder trüb-eitrige Bläschen mit Neigung zur Ulzeration. Starker Juckreiz, schlimmer in der Bettwärme und durch Kratzen. – Besonders indiziert *bei scharfem Fluor* mit Schmerzen im Beckenraum, chronische Entzündungen am Muttermund, der Ovarien. Menses stark, lang und übelriechend.

Anwendung: C 6 (D 12)/C 30/C 200 dil.

Petroleum

Auf rauher, trockener, *schrundiger Haut* entwickeln sich Herpesbläschen am Übergang von Haut zur Schleimhaut. Bevorzugte Lokalisation: Vulva, After, Skrotum. – Jucken oft stärker tags als nachts, während Menses. Nach Kratzen kommt es zu Krusten und Furunkeln um die Haarbälge.

Anwendung: LM VI–XVIII dil., C 6 (D 12)–C 30 dil.

Mittel bei Rezidiven

Natrium muriaticum
(vgl. bei Herpes simplex und Urtikaria)

Bei häufigen Rezidiven, besonders bei Frauen mit sexuellen Problemen: Koitus schmerzhaft wegen trockener Scheide, Mißgelaunt nach Verkehr.

Anwendung: Reihe von C 30–C 1000 tabl.

Sepia

Die Verschlimmerungszeit während der Menses weist auf eine hormonale Dysfunktion, die für diese Arznei typisch ist.

Anwendung: C 30–C 200 tabl.; LM VI–XVIII dil.

Thuja

Zellulitis im Hüft- und Oberschenkelbereich, Warzen und Kondylome weisen auf eine sykotische Belastung. Bei hartnäckigem und rezidivierendem Herpes genitalis sollte man an Thuja denken, besonders wenn unangenehm riechende Schweiße in der Genitalregion auftreten.

Anwendung: C 6 (D 12)–C 30 dil.; LM VI–XXX dil.

Herpes zoster (Gürtelrose)

In der hausärztlichen Praxis treffen wir gelegentlich *Frühformen* des Herpes zoster. Dabei klagen die Patienten über Schmerzen mit der auffallenden Ausbreitung in einem Dermatom. Entsprechend der Symptomatik können wir homöopathisch mit bestem Erfolg therapieren, obschon noch keine sichere klinische Diagnose zu stellen ist. – In dieser ersten Krankheitsphase stehen uns die folgenden Mittel zur Verfügung:

Apis

Brennende und stechende Schmerzen. Kühle bessert. – Erstes Zeichen: leichtes Ödem, eben angedeutete Rötung. Später: Bläschen mit Ödembildung.

Anwendung: C 6 (D 12)–C 30 dil.

Rhus toxicodendron

Im Anfang: Gefühl wie Kribbeln oder wie verrenkt; oft mit Taubheit. – Später: Brennende, stechende Schmerzen mit Rötung der Haut, Jucken und kleinen dunkelroten Bläschen, die eitrig werden. Brennender Schmerz wird schlimmer durch kalte Luft und besser durch feuchtheiße Kompressen.

Anwendung: C 30 dil.

Variolinum

Diese Pocken-Nosode wird auf Grund der phänomenologischen Ähnlichkeit mit dem Herpes zoster angewendet, evtl. als Zwischenmittel.

Anwendung: D 10–D 15 dil. (nach *Julian*)

Das Eruptionsstadium ist gekennzeichnet durch Rötung der Haut und aufschießende, in Gruppen beisammenstehende Bläschen.

Übersicht

Vgl. in den Repertorien:
EK 1303 – KK II/183
EK 547 – KK III/534 (am Bauch)
EK 886 – KK II/303 (am Rücken)

Arsenicum album

Brennende Schmerzen, die besonders nachts zwischen 1 und 3 Uhr schlimmer werden. *Besserung durch heiße Anwendungen*. Nächtliche Unruhe mit Angst; viel Durst, trinkt häufig, aber nur kleine Schlucke. Reduzierter Allgemeinzustand.
Bläschen werden rasch gangränös, oft schwärzlich.

Anwendung: C 30–C 200 dil.; LM XIV–XXX dil.

Cantharis

Brennende Schmerzen, Empfindung wie nach einer Verbrennung, *durch Kälte besser*. *Große*, zusammenfließende *Blasen* mit Jucken.

Anwendung: C 6 (D 12)–C 30 dil.

Clematis recta

Stechende Schmerzen mit Jucken. *Schlimmer durch kalte Anwendungen* und in der Bettwärme. *Kleine Bläschen*, die platzen und verkrusten.

Anwendung: D 6–C 6 (D 12) dil.

Iris versicolor

Brennende Schmerzen mit Jucken. Jucken verstärkt sich nachts. Oft gleichzeitig Störung im Magen-Darm-Bereich, evtl. Sodbrennen. Bläschen platzen und werden zu Pusteln. Lokalisation: Besonders rechte Seite des Rumpfes. (*Hering*)

Anwendung: D 6–C 30 dil.

Kalium bichromicum

Brennende Schmerzen, oft mit Jucken, besser durch Wärme. Bläschen entwikkeln sich zu scharfrandigen Geschwüren (wie ausgestanzt) oder zu pockenartigen Pusteln, die eitrig werden.

Anwendung: C 6 (D 12)–C 30 tabl.

Lachesis

Sehr berührungsempfindliche Haut, will deshalb keinen Verband. Gestörtes Allgemeinbefinden. *Bläschen sind bläulich oder blau-schwarz*, evtl. mit Blut gefüllt; verübeln sich durch Kratzen.

Anwendung: C 6 (D 12)–C 30 dil. (auch als Injektion)

Mercurius solubilis

Stechende und brennende Schmerzen. Starke *nächtliche Unruhe mit klebrigen*, übelriechenden, erschöpfenden *Schweißen. Bläschen* werden rasch gelblich, *eitrig*, breiten sich aus und verkrusten.

Anwendung: C 6 (D 12)–C 30 tabl.

Mezereum

Brennender oder scharfer, reißender Schmerz, schlimmer durch Berührung, Wasseranwendungen, bei feuchtem Wetter. Kälte und Bettwärme verstärken den Schmerz. Besonders das Jucken ist in der Wärme schlimmer. *Bläschen* sind mit hellem oder gelblichem Sekret gefüllt, *platzen*, werden *krustig* und bilden evtl. dicke Borken, unter denen Eiter hervorsickert. Sehr gutes Mittel bei Spätneuralgien, besonders bei Lokalisation am Thorax und im Gesicht.

Anwendung: C 6 (D 12)/C 30/C 200 dil.; LM XVIII dil. (bei Spätneuralgien)

Ranunculus bulbosus

Brennender, beißender Schmerz, rheumaartig; wird oft mit Jucken empfunden. Schlimmer durch Kälte, Berührung, Bewegung. Bläschen sind oft bläulich oder enthalten blutiges Serum. – *Bevorzugte Lokalisation*: Links interkostal.

Anwendung: C 6 (D 12)–C 30 dil.

Spätneuralgien sind bei frühzeitiger Behandlung in den akuten Phasen sehr selten.

Arsenicum album

Besonders stark brennende Schmerzen mit *Verschlimmerung nachts* (1–3 Uhr) und ängstlicher Unruhe.

Anwendung: C 30/C 200 dil. in einzelnen seltenen Gaben

Hypericum

Linear im betroffenen Dermatom ausstrahlende schießende, stechende Schmerzen, *verschlimmert bei Kälte*, feuchtem Wetter, Nebel, Wasseranwendung, Berührung. Dabei oft *Taubheitsgefühl* im Hautareal.
Evtl. gedrückte, depressive Stimmungslage mit Neigung zum Weinen.

Anwendung: LM XIV/XVIII/XXX dil.

Mezereum (vgl. oben S. 49)

Bei Lokalisation am Thorax und im Gesicht.

Anwendung: C 200 dil.

Luesinum

Lanzinierende, nächtliche Schmerzen mit Schlaflosigkeit bis zum Sonnenaufgang. Schlimmer in der warmen Jahreszeit, besser im Kühlen.
Als Zwischenmittel besonders indiziert bei schon lange bestehendem nächtlichen Nachschmerz bei erschöpften, mageren, älteren Patienten.

Anwendung: LM VI–XXX dil.

Besondere Lokalisationen

Gesicht, Kopf, Augen

Patient und Arzt sind in Sorge bei einem *Zoster im Gesicht*, fürchtet man doch mit

Recht eine Beteiligung des Auges (*Zoster ophthalmicus*). In Zusammenarbeit mit einem verständigten Augenarzt[1] läßt sich homöopathisch vieles tun.

Die folgenden vier Mittel sind indiziert bei Herpes im *Gesicht*, besonders bei Herpes um das *Auge*.

Capsicum

Brennende, stechende Schmerzen mit Jucken bei frostigen, trägen, fettleibigen Patienten mit schlaffem Gewebe. „Gesicht rot, obwohl kalt". (*Boericke*). Neigung zu Heimweh.

Anwendung: C 6 (D 12)–C 30 dil.; LM VI–XVIII dil.

Croton tiglium
(vgl. Herpes genitalis S. 46)

Besonders bei Herpes zoster in der *Augen*region. Starke Reizung des Auges; Empfindung, als wäre das Auge heiß und brennend, starke Lichtscheu; rot, geschwollen, starker Tränenfluß.

Zahlreiche kleine Bläschen mit brennendem Schmerz und intensivem Jucken. Bläschen gehen in Pusteln über und trocknen zu gelben Schorfen ein. Kratzen verstärkt den Schmerz, ganz leichtes Reiben lindert den Juckreiz. (*Hering*)

Anwendung: C 6 (D 12)–C 30 dil.

Mezereum
(vgl. Eruptionsstadium und Spätneuralgie, S. 49)

Brennender Tränenfluß im akuten Stadium. Indiziert auch bei Nachschmerzen im Trigeminusgebiet.

Anwendung: C 6 (D 12)–C 30 / C 200 dil.

Prunus spinosa

Berstender Schmerz im Augapfel, als ob er platzen würde; als ob der innere Teil des Auges nach außen gezogen würde (*Hering*). Bläschen sind sehr berührungsempfindlich.

Anwendung: C 6 (D 12) dil.

Eiterung

Furunkel

Die Arzneiwahl paßt sich den verschiedenen Entwicklungsstufen der Furunkel an. Bevor die Eiterung beginnt, sehen wir einen Hautbezirk mit den typischen Entzündungszeichen: Heiß, rot, geschwollen, klopfender Schmerz. Dieser Situation entspricht

Belladonna

Anwendung: C 6 (D 12) dil. (nach Methode 1)

* Fußnote: [[1]Lit. Zimmermann, Anna Maria, Regensburg 1981]

Für die nächsten beiden Phasen, die sich an die *Belladonna*-Symptomatik anschließen, wählen wir

Hepar sulfuris

entweder in Hochpotenz oder in mittlerer Potenzierung.
Charakteristisch ist: Stechender Schmerz, starke Berührungsempfindlichkeit, schlimmer durch Kälte.

Anwendung: Bei diesem Mittel ist die Richtung der arzneilichen Wirkung deutlich abhängig von der Potenzierungsstufe. *Furunkel im Beginn:* C 30 / C 200 / C 1000 kumulativ je 1 Tabl. alle 12 Stunden.[1] Da-

[1] Ich habe diese Methode von indischen Kollegen übernommen.

Übersicht

Eiterung
Furunkel
Vgl. in den Repertorien:
EK 1301 – KK II/180

bei erreicht man Rückgang der Eiterung mit Eintrocknung des Entzündungsprozesses. Obschon die Gabe von Hochpotenzen in so kurzen Zeiträumen im allgemeinen nicht zu empfehlen ist, kann diese Methode hier auf Grund vielfältiger Erfahrung bei allen beginnenden Eiterungen angewendet werden.

Fast reifer Furunkel: Hepar C 6 (D 12) Tabl. 3 mal am Tage je 1 Tabl. Damit erreicht man rasch eine Reifung und Öffnung des Furunkels mit nachfolgender sauberer Heilung.

Myristica sebifera

„Homöopathisches Messer". Der *reife* Furunkel wird sich mit dieser Arznei schnell öffnen und entleeren.

Anwendung: 2stündlich 5–8 Tropfen D 6.

Silicea

Torpider Verlauf bei frostigen Patienten. Eiterung hört nicht auf; dünner, übelriechender Eiter; Ränder der Öffnungsstelle unterminiert und hart.

Anwendung: C 6 (D 12)–C 30 tabl.

Calcium sulfuricum

Schlecht heilende Furunkel. An dieses Mittel sollte man denken bei Eiterungen, die trotz Abfluß nicht aufhören, dicken, schleimigen Eiter abzusondern mit Neigung zu Verkrustungen (Mittelohr, peritonsillärer Abszeß, nach Eröffnung eines periproktitischen Abszesses mit Fistel).

Anwendung: D 6–C 6 tabl.

Wenn der Eiterherd sich ausbreitet oder streut, evtl. sogar ein *septischer Zustand* droht, sollte man gewissenhaft entscheiden, ob antibiotische Therapie möglich ist oder indiziert erscheint. Trotz dieser einschränkenden Bemerkung kann der erfahrene Arzt die Behandlung mit den folgenden Mitteln zusätzlich oder auch allein zu einem guten Ende bringen.

Bufo rana

Komplikation durch *Lymphangitis*. Furunkel bläulich, groß; sondert evtl. jauchiges Sekret ab. Eiterung bei kleinsten Verletzungen.

Anwendung: C 6 (D 12)–C 30 dil., auch als Injektion

Lachesis

Bläulich, purpurrot, livid. Temperaturerhöhung, heißer Schweiß, evtl. septischer Verlauf.

In der Umgebung des Furunkels weitere Eiterstippchen.

Fötider Eiter mit Blut, sehr berührungsempfindlich, will keinen Verband.

Anwendung: C 6 (D 12)–C 30 dil., auch als Injektion

Pyrogenium

Indiziert bei septischem Verlauf: Fieber mit *Überkreuzung* der *Puls-* und *Temperaturkurve*; Puls bleibt schnell, Temperatur fällt ab oder geht hoch und Puls wird weich, klein und langsam.

Haut wird livid, blaß, kalt-schweißig. Patient ist unruhig, ängstlich, das Bett erscheint ihm zu hart.

Eiterabsonderung und Schweiß riechen widerlich.

Anwendung: C 6 (D 12)–C 30 dil.

Besondere Lokalisationen

Manche lokale Bedingungen produzieren auch besondere Symptome und verlangen folgerichtig auch andere Mittel für die Behandlung.

Bei *perianalen Furunkeln* fällt zum Beispiel auf, daß diese fast immer brennende Schmerzen verursachen.

Carbo animalis

Brennende Schmerzen, Furunkel ist livide, bläulich, weich, schwammig.

Anwendung: C 6 tabl.

Causticum

Brennende Schmerzen mit Jucken. Furunkel entleert Eiter mit Blut und Serum (*Hering*).

Anwendung: C 6–C 30 tabl.

Im Gehörgang

Mercurius solubilis

Stechende Schmerzen, oft schlimmer nachts. Furunkel sondert blutigen, übelriechenden Eiter ab. Gehörgang stark geschwollen.

Anwendung: C 6 (D 12)–C 30 tabl.

Acidum picrinicum

Jucken schlimmer nachts.

Anwendung: D 6–C 6 dil.

Calcium picrinicum
(von *Mezger* empfohlen)

Kann bei entsprechender Diagnose und Lokalisation verordnet werden. Auch indiziert bei Furunkeln an Stellen mit dünner Haut (Steißbein, Schienbein).

Anwendung: D 6–C 6 tabl.

Furunkulose

Bei der Furunkulose wird es offensichtlich, daß die Ausbreitung einer bakteriellen Entzündung (hier durch Staphylokokken) nur möglich ist, wenn das konstitutionelle Terrain dazu disponiert.
Vor der Behandlung differentialdiagnostisch Diabetes ausschließen; in der Ernährung sollte man Zucker und Schweinefleisch weglassen.
Das Hauptmittel ist *Sulfur*. *August Bier* hat eine wissenschaftliche Erklärung der homöopathischen Anwendung von Schwefel bei der Furunkulose gegeben.[1]

[1] Vgl. Bd. I, S. 184 u. Lit. A. Bier, Homöopathie und harmonische Ordnung der Heilkunde, Stuttgart 1949]

Sulfur

Beachte das gesamte Arzneimittelbild: Haut rot, rauh, trocken, brennend, jukkend; wirkt ungewaschen; schlechter Körpergeruch, durch Waschen nicht zu beseitigen. Venöse Stauungen (Krampfadern, Hämorrhoiden). Umgebung der Körperöffnungen sind auffallend rot (Lippen, Ohren, Lidränder, After).

Anwendung: Reihe von C 6 (D 12) – C 1000 tabl.

Sulfur jodatum

Bewährt besonders bei lebhaften Jugendlichen mit tuberkulinischer Belastung; Tonsillen vergrößert; guter Appetit ohne Gewichtszunahme.

Anwendung: C 6 (D 12)–C 30 tabl. Nicht länger als 3 Wochen geben, dann 14 Tage Pause, evtl. in höheren Potenzen.
Von *Bier* besonders empfohlen in D 6 tabl.

Weitere Konstitutionsmittel je nach Gesamtheit der Symptome:
Calcium carbonicum
Graphites
Hepar sulfuris
Phosphorus
Psorinum
Silicea
Bei ungenügendem Erfolg kann man die Wirkung der Konstitutionsmittel beschleunigen durch Zwischengabe von Nosoden, entweder das aus Bakteriolysaten gewonnene
Staphylococcinum
D 30 dil. alle 10 Tage 1 Gabe
oder man stellt eine *Eigen-Nosode* aus dem Furunkel-Eiter des Patienten her nach der Methode von *Korsakoff* in Centesimal-Potenzierung (vgl. Bd. I, S. 37). – Ähnliche Wirkung hat die i. m. Injektion von Eigenblut mit **Echinacea**-Ampullen.

Karbunkel

Das Zusammenfließen mehrerer Furunkel zu einem Karbunkel signalisiert die schlechte Abwehrlage. Deshalb unbedingt Blutzucker kontrollieren! Im Einzelfall entscheiden, ob evtl. Antibiotika-Therapie und/oder chirurgische Behandlung notwendig sind.

Im Anfang

Belladonna

Heiß, rot, klopfender Schmerz.

Anwendung: C 6 (D 12) dil., dann aufgelöst, Methode 1

Hepar sulfuris

Stechender Schmerz, besser durch feuchtwarme Aufschläge.

Anwendung: In kumulativen Gaben von C 30 / C 200 / C 1000 / C 10 000 tabl. Zur raschen Reifung: C 6 (D 12) tabl., vgl. S. 50

Volle Entwicklung eines Karbunkels

ist eine ernste therapeutische Aufgabe. Als Helfer in der Not versammeln wir einige Mittel, die in ihrem Arzneibild die entsprechende Notsituation widerspiegeln: Die Nosode des Milzbrand-Karbunkels; die Schlangengifte mit ihren toxischen zersetzenden Enzymen; das Gift der Kubaspinne mit der Symptomtrias: bösartige Eiterung, schwerste brennende Schmerzen, motorische und psychische Unruhe; das heimtückisch wirkende Arsen mit Todesangst und schwarzer gangränöser Entzündung.

Anthracinum
Nosode aus Sekret eines Milzbrand-Karbunkels

Fieber, *ernster Allgemeinzustand*, evtl. septisch. Intensiver brennender Schmerz. Stinkende Sekretion, eitrig, blutig, scharf, reizt die umgebende Haut. Bläulichviolette Farbe des Entzündungsbezirkes mit harten, derben Rändern. Regionale Lymphknoten schmerzhaft geschwollen.

Anwendung: D 12–D 15 dil.

Arsenicum album

Brennende Schmerzen mit nächtlicher Verschlimmerung (0–3 Uhr), besser durch heiße Anwendungen.
Schwarze, gangränöse Entzündungsbezirke, eitrige Absonderung.
Allgemeinbefinden: Angst, Unruhe im Wechsel mit Erschöpfung.

Anwendung: C 6 (D 12)–C 30 / C 200 dil. Je stärker die Angst, desto höhere Potenzierung geben.

Crotalus horridus

Ernster Allgemeinzustand, evt. septische Temperaturen. Schmerzen: wie wund, Neigung zu Gewebszerfall, gangränöse Bezirke mit dunkler, flüssiger Blutung. Umgebung des Karbunkels geschwollen, ödematös.

Anwendung: C 6 (D 12) 1 mal 5 Tr. pur, dann weiter nach Methode 1

Lachesis

Sehr ähnlich wie Crotalus, aber mehr blau als schwarz. Deutliche Berührungsempfindlichkeit, verträgt keinen Verband. Warme Anwendungen verschlimmern die Schmerzen.

Anwendung: C 6 (D 12)–C 30 dil.

Tarantula cubensis

Brennender Schmerz, dunkelrote bis bläuliche Verfärbung. Ränder sehr hart (wie *Anthracinum*).
Allgemein: Ernster, evlt. septischer Zustand mit auffallender, motorischer Ruhelosigkeit. Muß herumlaufen trotz großer Erschöpfung („wie von der Tarantel gestochen").

Anwendung: C 6 (D 12)–C 30 dil.

Nachbehandlung

Wenn die akute heftige Entzündung abklingt, aber die schleichende Eiterung anhält, muß man Arzneien wählen, die etwas „Pfeffer" in die Entwicklung geben.

Silicea

Bei frierenden, kälteempfindlichen Patienten. Hört nicht auf zu eitern; aus Fistelöffnung tritt scharfes, wundmachendes, dünn-eitriges Sekret.

Anwendung: C 6 (D 12) – C 30 tabl.

Sulfur

Zwischenbehandlung bei warmblütigen heftigen Patienten mit Rezidivneigung von eitrigen Entzündungen.

Anwendung: C 6 (D 12) – C 30 tabl.

Impetigo contagiosa

Die Grundform ist ein Bläschen, das bald platzt, eitrig wird und verkrustet.
Die *kleinblasigen* Formen sind meist durch *Streptokokken*, die *erbsengroßen* öfter durch *Staphylokokken* bedingt. – Mehrere Blasen konfluieren, bilden Krusten und Borken, unter denen eitriges Sekret hervorsickert. An dieser phänomenologischen Entwicklung orientieren wir uns mit der Therapie.

Übersicht

Vgl. in den Repertorien
EK 1304 – KK II/183
EK 366 – KK II/99 (Gesicht)

Bläschen	S. 55	Rhus toxicodendron Dulcamara Viola tricolor Psorinum
Krusten	S. 56	Hepar sulfuris Antimonium crudum Graphites Mezereum
Rezidivierend	S. 56	Sulfur Streptococcinum Staphylococcinum

Blasen

Die *ersten Mittel* sind mehr in dem *Blasenstadium*, die *späteren Mittel* besonders im *Krustenstadium* indiziert.

Rhus toxicodendron

Kleine durchsichtige Bläschen auf *roter* Haut. Bläschen werden rasch eitrig.
Juckreiz durch Kratzen nicht besser.

Anwendung: C 6 (D 12) – C 30 dil.

Dulcamara

Bläschen breiten sich aus, verkrusten und werden feucht, gelbliches Sekret. Verträgt feuchte Kälte schlecht, aber Jucken wird im Kühlen besser.

Anwendung: C 6 (D 12) – C 30 dil.

Viola tricolor

Besonders indiziert bei Lokalisation im Gesicht, an den Wangen.
Neigung zu ekzematöser Reizung der Haut mit dicken, gelben Krusten; Jucken, Brennen schlimmer nachts.
Skrofulöse Diathese (vgl. Bd. 1, S. 195).
Oft übelriechender Harn (wie Katzenurin).

Anwendung: C 6 (D 12) dil.

Psorinum

Frostige Patienten mit unreiner Haut. Zuerst kleine, gelblich-durchscheinende Bläschen, die rasch eitern. Sehr starker Juckreiz, schlimmer in der Wärme.

Anwendung: LM VI–XVIII dil.

Krusten

Hepar sulfuris

Die *krustige Eiterung* steht im Vordergrund des Krankheitsbildes. Evtl. stechende Schmerzen. Frostiger Patient mit Neigung zu übelriechenden Schweißen.

Anwendung: C 6 (D 12) / C 30 / C 200 tabl.

Antimonium crudum

Mürrische Kinder. Vielfraß!
Lokalisation: Gesicht, bevorzugt um den Mund (mnemotechnisch: „Antimonium crudum – um die Schnut rum"), auch um die Augen, um die Nasenlöcher, um die Ohren.
Krankheitsprozeß breitet sich rasch aus und bildet zusammenhängende, dicke, gelbliche Krusten mit starkem Juckreiz, besonders in der Wärme.

Anwendung: D 6–C 30 tabl.

Graphites

Oft träge, langsame, frostige Patienten; hypothyreoid. Dicke, eitrige *Krusten mit Schrunden*, honigartiges Sekret.

Anwendung: C 30–C 200 tabl.

Mezereum

Meist schmerzhafte, kleine Ulzerationen mit dicken Borken, unter denen eitriges Sekret hervorsickert.

Anwendung: C 6 (D 12) / C 30 / C 200 tabl.; LM VI–XVIII dil.

Wenn es nach einem gut gewählten Mittelzu Rezidiven kommt oder der Heilungsprozeß steckenbleibt, gibt man *Sulfur* oder adäquate Nosoden als *Zwischenmittel* oder schließt die Behandlung damit ab.

Sulfur (s. S. 53)

Anwendung: C 30 1 Tabl., nach 10–12 Tagen 1 Tbl. C 200

Streptococcinum

Wie im Vorspann (S. 55) erwähnt, beginnt die durch Streptokokken ausgelöste Form mit *kleinen* Blasen.

Anwendung: D 12–D 20 dil.

Staphylococcinum
beginnt mit *großen* Blasen.

Anwendung: D 12–D 20 dil.

Acne vulgaris (Synonym Acne juvenilis)

Diese Hauterkrankung, vorwiegend junger Menschen, „blüht" auf dem Boden der *Seborrhö* mit vermehrter Talgdrüsenproduktion, Bildung von Komedonen (Mitesser) und Abwehrschwäche gegen Staphylokokken.
Neben der arzneilichen Behandlung sollte man die Regelung der Lebensweise und Ernährung nicht vergessen: Frische Luft, Sport, Sonne; frischkostreiche, fettarme Ernährung – möglichst wenig Zucker, Schweinefleisch, tierische Fette.[1]
Die Seborrhö tritt in zwei Formen auf: Bei der *Seborrhoea oleosa* ist die Kopfhaut und das Haar stark verfettet und das Gesicht hat einen glänzenden Ölfilm. Die *trockene Seborrhö* ist erkennbar an reichlichen Kopfschuppen mit erweiterten Talgdrüsenöffnungen im Gesicht und rauher Haut mit ganz feiner lamellöser Schuppung, die das trokkene, ungewaschene Aussehen bewirkt.

[1] Vgl. auch § 259–261 *Hahnemann*, *Organon*, §§ 259–261.

Die Zuordnung der Arzneimittel zur fetten oder trockenen Seborrhö ist ein Ordnungsversuch, der nicht zu schematisch vorgenommen werden sollte. Bei manchen Patienten sind z. B. die Stirn und die Augenpartie fettig, das übrige Gesicht aber eher trocken (*Natrium muriaticum*) oder das ganze Gesicht ist rauh, pickelig und schuppt trocken – nur die Nasenspitze ist fettig glänzend (*Sulfur*).

Übersicht

Vgl. in den Repertorien

EK 363 – KK II/ 94 (Akne)
EK 367 – KK II/100 (Mitesser)
EK 367 – KK II/100 (Pickel)

Fettige Haut (Seborrhoea cleosa)	S. 58	Selenium Calcium carbonicum Medorrhinum Natrium muriaticum Psorinum Thuja Tuberculinum Koch
Trockene Haut (Seborrhoea sicca)	S. 58	Sulfur Sulfur jodatum Hepar sulfuris
Harte und/oder dunkelfarbene Akne-Pusteln	S. 59	Bromum Arsenicum bromatum Kalium bromatum Jodum Kalium jodatum Sulfur jodatum Silicea
Verschlechterung in der Periodenzeit	S. 59	Pulsatilla Sepia Eugenia jambosa Selenium
Obstipation mit Leberinsuffizienz	S. 59	Nux vomica Lycopodium Antimonium crudum
Kosmetika-Mißbrauch	S. 60	Nux vomica Bovista
Nachbehandlung . . . . Harte Narben	S. 60	Acidum fluoricum Carbo animalis Kalium bromatum Kalium jodatum
Bleibende Verfärbung	S. 60	Antimonium tartaricum Arnica Sulfur jodatum

Seborrhoea oleosa (Fettige Haut)

Selenium

Salbengesicht. Viele sichtbare *Komedonen.* Haut schlechter vor und während der Periode. Sexuell leicht erregbar. Paradox: Obschon diese Patienten frostig sind, vertragen sie keine Wärme!

Anwendung: C 6 (D 12) – C 30 tabl.

Calcium carbonicum

Ungesunde, *schlaffe*, blasse, kalte *Haut.* – Lymphatische Diathese mit Vergrößerung der Lymphknoten und adenoiden Wucherungen. – Frostig mit partiellen Schweißen, besonders Hinterkopf und Nacken.

Anwendung: Reihe von C 6 (D 12) – C 1000 tabl.

Medorrhinum

Verdickte Haut mit groben Hautporen (*Orangenhaut*).
Widerlicher Schweißgeruch. –
Schlechtes Gedächtnis, Rechtschreibung schlecht. Neigung zu Legasthenie. Unkonzentriert, hastig, verwirrt.

Anwendung: LM VI – XVIII dil.

Natrium muriaticum

Oft sehr helle und *fettig glänzende* Haut der *Augendeckel*, um die Augen und an der *Stirnhaargrenze.* –
Mager bei gutem Appetit, schnell erschöpft. – Neigung zu psychischen Konflikten; kommt von unangenehmen Dingen nicht los.

Anwendung: Reihe von C 30 – C 1000 tabl.

Psorinum

Sehr *frostige* Patienten mit schmutzig-fettiger Haut und stinkenden Schweißen bei Anstrengungen.

Anwendung: LM VI – XVIII dil.

Thuja

Oft Folgen von Impfungen, von zu reichlicher eiweißhaltiger Nahrung. –
In der Familienanamnese gehäuftes Auftreten von Diabetes und Rheuma. In der Eigenanamnese evtl. Unterleibserkrankungen, Zystitiden, Gonorrhö, Kondylome, Fibrome, rote Nävi, weiche Warzen.

Anwendung: C 6 (D 12) – C 30 dil.

Tuberculinum Koch

Mager bei gutem Appetit, schnell erschöpft. Sehr rote Lippen. – Wechselt oft seine Interessen, die Freunde, den Ort, den Beruf.

Anwendung: C 30 / C 200 tabl. in Einzelgaben; LM VI – XVIII dil.

Seborrhoea sicca (Trockene Haut)

Sulfur

Typisches ungepflegtes „Pickel-Gesicht“, rauhe, ungesunde, rote, juckende Haut, schlimmer durch Wasser und Wärme. – Rote Lippen und Ohren, hitziger Charakter.

Anwendung: Reihe von C 6 (D 12) – C 1000 tabl.

Sulfur jodatum
(vgl. Kapitel Furunkulose, S. 53)

Ähnlich wie Sulfur. Stärkere Bildung von *eiternden Knoten* (Acne indurata).

Anwendung: C 6 (D 12) – C 30 tabl.

Hepar sulfuris

Starke Eiterungsneigung. Frostig, besonders empfindlich gegen Zugluft. Heftiger Charakter.

Anwendung: C 6 (D 12) – C 30 tabl. (vgl. auch Kapitel Furunkel, S. 50)

Harte und/oder dunkelfarbige Aknepusteln

In der Toxikologie ist bekannt, daß Chlor, Brom und Jod knotige Aknepusteln erzeugen können. In Verbindung mit der Arzneiprüfung und Anwendung bei Kranken haben sich Brom, Jod und Verbindungen ihrer Säuren bewährt.

Bromum

Schmerzlose *harte Pusteln* mit derber Umgebung; deutliche Besserung am Meer.
Meist hellhäutige und füllige Patienten.

Anwendung: C 6 (D 12) dil., LM VI–XVIII dil. bei erregten submanischen Patienten

Arsenicum bromatum

Harte *bräunliche* Knoten bei mageren, unruhigen Patienten.

Anwendung: C 6 (D 12) dil.; oder ∅ 4 Tr. in Wasser gelöst tägl. (nach *Boericke*).

Kalium bromatum

Livide oder bräunliche harte, juckende Knoten – auch am Rücken und an der Brust. Schlechter in der Periodenzeit.

Anwendung: C 6 (D 12) dil.

Jodum

Oft dunkler Teint. Mager bei gutem Appetit, hyperthyreoid, lebhaft, heftig.

Anwendung: C 6 (D 12)–C 30 tabl.; LM VI–XVIII dil.

Kalium jodatum

Hyperthyreoid. Neigung zu Bronchitis. Fühlt sich besser in der frischen Luft.

Anwendung: C 6 (D 12) tabl.

Sulfur jodatum

Eiternde, harte Knoten. Unruhig, verträgt keine Sonne.

Anwendung: C 6 (D 12)–C 30 tabl.

Silicea

Langsame Entwicklung der Knoten bis zur Eiterung. Frostige Patienten.

Anwendung: Reihe von C 6 (D 12)–C 1000 tabl.

Verschlechterung um die Periodenzeit

weist auf die wesentliche pathophysiologische Bedingung der Akne-Entstehung: Hormonale Dysharmonie mit Schwerpunkt im hypophysären Regelkreis.
Zwei Mittel bieten sich zuerst an:

Pulsatilla

Periode unregelmäßig, oft verspätet, schwach oder setzt mehrere Monate lang aus.
Venostase in den Beinen. Verträgt keine fette Nahrung; Haut wird schlechter durch Schweinefleisch.

Anwendung: D 4 / D 6 (bei Amenorrhö), sonst C 6 (D 12)–C 30 dil.

Sepia

Reizbar vor Menses, zwischenzeitlich auch teilnahmslos und uninteressiert. Menses im allgemeinen zu spät, selten zu früh, aber stets schwach. Dysmenorrhoische Schmerzen vor der Regel. Oft übelriechender Achselschweiß. Meist dunkler Teint; gelbliche Haut, fleckig.

Anwendung: D 6 (bei zu später Regel), sonst C 6 (D 12)–C 200 tabl.; LM VI–XXX dil.

Kalium bromatum (oben S. 59)
Selenium (oben S. 58)

Obstipation und Leberinsuffizienz

sind wichtige, ätiologische Faktoren, die wir in der Diät nicht vernachlässigen sollten: Arznei ist gut – Diät ist gut, Arznei und Diät sind besser – das Optimum erreicht ein Patient, der die Diät auch einhält.

Nux vomica

Reizbar, leicht beleidigt, zugluftempfindlich. Spastische Obstipation mit vergeblichem Drang. Folgen von Abführmittelmißbrauch.
Besondere Lokalisation der Akne: Stirn.

Anwendung: D 6 / C 6 (D 12)–C 30 dil.; LM VI–XXX dil.

Lycopodium

Trockene Haut, Leberflecke, Sommersprossen. Kompensiert mangelndes Selbstvertrauen durch diktatorisches Auftreten. Besondere Lokalisation der Akne: Rücken.

Anwendung: C 6 (D 12)–C 200 tabl.; LM VI–XVIII dil.

Antimonium crudum

Reizbar, ärgerlich, unfreundlich, voller Widerspruch. Diese psychische Symptomatik ist das Spiegelbild der Magen-Darm-Leber-Störungen: Dick-weiß-belegte Zunge, saures Aufstoßen, Durchfall wechselt mit Verstopfung. Leberregion druckempfindlich, evtl. Schwellung der Leber. Diese Akneform ist gekennzeichnet durch Verhärtung der Umgebung: Acne indurata.

Anwendung: D 6–C 6 (D 12) tabl.; bei mürrischer Stimmungslage C 30 / C 200 tabl.

Kosmetik-Mißbrauch

Die regelmäßige Anwendung von kosmetischer Tünche produziert bei entsprechender Disposition Pickel, Pusteln, Akne – und eine oft schablonenhafte Abhängigkeit, die nur durch eingehendes Gespräch aufzulösen ist.

Nux vomica

Klassisches Mittel bei Unverträglichkeit allopathischer Arzneien.

Anwendung: D 6 / C 6 (D 12)–C 30 dil.; LM VI–XXX dil.

Bovista

Oft bewährt bei Hautreizungen und Akne, die durch regelmäßige Anwendung von Kosmetika entstehen. Voraussetzung für den Erfolg ist strikte Unterlassung aller kosmetischen Tünche.
Auch dienlich als Anfangsmittel, wenn Ekzeme längere Zeit mit Teersalben behandelt wurden und bei Akne, die nur *im Sommer* auftritt und *nach Baden schlimmer* wird.

Anwendung: D 6–C 6 (D 12) dil.

Nachbehandlung

Harte Narben

Acidum fluoricum

Juckreiz der Narben mit Hitzegefühl in der Haut. Wärme und Sonne verschlechtern.

Anwendung: C 6 (D 12)–C 30 dil.

Carbo animalis

Blaurote derbe Narben mit Venenzeichnung der Umgebung. Rauhe, schrundige Haut. Frostige Patienten.

Anwendung: C 6 (D 12) tabl.

Kalium bromatum

Bräunliche oder *livide*, harte, juckende Narben.

Anwendung: C 6 (D 12) dil.

Kalium jodatum

Bewährt als Resorptionsmittel.

Anwendung: C 6 (D 12) tabl.

Bleibende Verfärbung

Antimonium tartaricum

Blaurote Verfärbung, pockenartig.

Anwendung: C 6 (D 12) tabl.

Arnica

Rotviolette Farbe. Oft *symmetrisch* von der Nase über beide Wangenpartien zum Jochbogen.

Anwendung: C 6 (D 12)–C 30 dil.

Sulfur jodatum

Rote Flecken auf rauher Haut.

Anwendung: C 6 (D 12) tabl.

Rosazea (Acne rosacea)

Der neuere, richtigere dermatologische Name Rosazea weist auf den pathophysiologischen Unterschied zur Akne und auf die phänomenologische Auffälligkeit der Rötung der Hut. Die *Rosazea* entwickelt sich auf dem konstitutionellen Boden der Seborrhö in Verbindung mit Erweiterung der Hautkapillaren. Entsprechend dieser Ätiologie haben die homöopathisch passenden Arzneien Beziehung zum Gefäßsystem.
Bei Lokalisation an der Nase entwickelt sich aus dieser Krankheit gelegentlich ein *Rhinophym* (Knollennase). Dann kann man an folgende Arzneien denken: *Aurum, Calcarea silicata, Lachesis.*

Übersicht

Vgl. in den Repertorien

EK 363 – KK II/94	S. 61	Arnica Carbo animalis Calcarea silicata Lachesis Sanguinaria Nux vomica Sulfur

Arnica

Rotviolette Farbe mit *symmetrischer Lokalisation* (wie Schmetterlingsflügel) über Wangen und Jochbogen. Vollblütige, stämmige Frauen mit Venektasien. Reichliche, hellrote Periodenblutung.

Anwendung: C 6 (D 12)–C 30 dil.

Carbo animalis

Bläuliche Röte mit zahlreichen Venektasien. Bei Patienten mit Gärungsdyspepsie und starkem Meteorismus.

Anwendung: C 6 (D 12) tabl.

Calcarea silicata

Bläuliche Röte mit besonderer Lokalisation an der Nase und Nasenspitze mit Jukken und Brennen. *Übergang zum Rhinophym.*

Frostige Patienten mit kalter Haut, aber Unverträglichkeit von Wärme. Geringes Selbstbewußtsein.

Anwendung: Reihe von C 6 (D 12)–C 200 tabl.

Lachesis

Livide Röte. Besondere Indikation: Rosazea bei Alkoholikern, evtl. *Übergang zum Rhinophym.*
Verschlechterung in der Wärme, durch warme Anwendungen, im Frühling und Sommer.
Verträgt nichts Enges am Hals, mag keine enganliegende Kleidung und enge, menschengefüllte Räume.

Anwendung: C 6 (D 12)–C 30 dil.

Sanguinaria

Dunkelrot. Blutandrang zum Kopf mit rotem Gesicht, besonders bei schwacher Regel oder in der Klimax. Oft Kopfschmerz, der mit dem Sonnenstand ansteigt und zum Abend aufhört.

Anwendung: D 4–C 6 (D 12) dil.

Nux vomica

Fleckige Röte. Spastische Magen-Darm-Symptomatik, die für *Nux* typisch ist (vgl. S. 265). Besondere Indikation: Alkoholiker.

Anwendung: C 6 (D 12)–C 30 dil.; LM VI–XXX dil.

Sulfur

Rote, rauhe, juckende Haut bei vollblütigen Sulfurikern mit rotem Gesicht, roten Lippen und Ohren, mit Unverträglichkeit von Wärme.
Paßt öfter bei streitsüchtigen Alkoholikern.

Anwendung: Reihe von C 6 (D 12)–C 200 tabl.

Mischformen
Besonders bei Neurodermitis, Dermatitis, Ekzem

Die bisher beschriebenen dermatologischen Krankheitsbilder sind diagnostisch leicht abgrenzbar, weil ihr sichtbares Erscheinungsbild nicht sehr vielfältig ist. Für die Beschreibung, Diagnose und homöopathische Therapie ist die Kenntnis der dermatologischen Formen wichtig, besonders wenn es sich um Mischformen handelt.
Die Überschrift Mischformen besagt, daß beim gleichen Patient im Verlauf dieser Erkrankungen nacheinander oder sogar nebeneinander verschiedene Hauteffloreszenzen auftreten können. In der Vielfalt der Formen (vom Erythem über Blasen bis zur Krustenbildung) läßt sich aber meist die vorherrschende charakteristische Art und Form der Hauteffloreszenz erkennen.
An dieser Stelle muß ich ein kurzes Privatissimum einlegen, um die Kenntnisse in der Dermatologie etwas aufzufrischen. Ohne klare Vorstellungen, wie man Formen benennt, kann man das Repertorium und die Arzneimittellehre nicht benutzen. Außerdem sind auch in der Dermatologie und in den Repertorien einzelne Begriffe mehrdeutig.
Die Haut hat im wesentlichen vier *primäre* Reaktionsmuster, mit denen sie auf innere oder äußere Noxen antwortet.
Flecke = Maculae
Knötchen = Papulae
Quaddeln = Urticae
Bläschen und Blasen = Vesiculae und Bullae
Zu diesen Begriffen einige Bemerkungen und Hinweise auf die Repertorien.
Flecke = Maculae
Beispiele: Erythem, Scharlach-Exanthem
Repertorien: Ausschlag EK 1297[1]; fleckiges Exanthem KK II/179
Knötchen = Papulae
Beispiele: Flache juvenile Warzen, Lichen ruber planus – aber auch Knoten-Syphilis (Syphilis papulosa) und Condylomata lata.
Bitte beachten: Der Ausdruck Papeln wird als umfassende Bezeichnung der *Form und als nosologischer Begriff* benutzt für die *luetischen* Papeln. Die Repertorien folgen diesem Brauch:
Papeln EK 1306, KK II/1985
Ähnlich verwirrend ist der Wortgebrauch von Tuberkel (Diminutiv von Tuber = Knoten). Damit bezeichnet man die Form *und* den nosologischen Begriff. In der Dermatologie benennt man die spezifische, knotige Form auf der Haut sehr

[1] Ändern Sie in Ihrem *Erbe-Kent* diesen Ausdruck, er ist zu allgemein.

genau als Tuberculosis papulo-necroticans.[1]
Für die Benutzung der Repertorien in unserer Zeit (fast hundert Jahre nach *Kent*) sollte man bei Neuauflagen manche Formulierungen dem gegenwärtigen Sprachgebrauch anpassen. Denn die Sauberkeit des bildhaften Vergleichens ist für die phänomenologische Methode der homöopathischen Arzneifindung größer, wenn vor allem der Lernende nicht durch Unklarheiten der Formulierung in Verwirrung kommt.
Erfreulich problemlos sind die nächsten beiden Formen:
Quaddeln = Urticae
Beispiel: Urticaria
Bläschen, Blasen = Vesiculae, Bullae
Beispiel: Herpes simplex, große Brandblase
Aus diesen vier Grundmustern entwikkeln sich im Verlauf der Erkrankung typische *Sekundär-Effloreszenzen*. Die Form des Anfangs und ihre sekundäre Entwicklung sichern die dermatologische Diagnose und geben für die angepaßte Therapie gute Hinweise.
Pusteln sind Bläschen, die entweder von Anbeginn eitrig sind (z. B. typisch für *Dulcamara*) oder sekundär eitrig werden (wie bei *Rhus toxicodendron*). Pusteln mit einer Eindellung oder auch mehrkammerige Pusteln werden als *Pocken* bezeichnet. Auch hier wieder die doppeldeutige Benennung: Form und Krankheit sind für die Phänomenologie kein Widerspruch, aber klarer sind die Formulierungen: pockenartig (z. B. KK II/186 oder auch Varizellen: EK 1308 = Schafpokken, KK II/192 = Windpocken).
Schuppen sind ein Zeichen der beschleunigten oder pathologisch ablaufenden Verhornung (Hyper- oder Parakeratose).
Krusten (Crustae) entstehen durch Eintrocknung von Serum, Eiter, Blut (typisch für *Mezereum*).

[1] Vgl. *engl. Kent*, Tubercels, Tuberculum, Tuberceln EK 1310
Tuberkel KK II/190 (mit Querhinweis Knoten, siehe Tuberkel)

Sehr dicke Krusten bezeichnet man als *Borken* (typisch für *Graphites*).
Bei *Rupia* lagern sich mehrere Schichten von Borken austernschalenähnlich übereinander (typisch für *Arsenicum album*).

Hinweise zur Arzneifindung

Die homöopathische, an den Phänomenen ausgerichtete Arzneiwahl orientiert sich an der Morphe der Haut und an der Gesamtheit der übrigen Symptome.
Die diagnostische Klassifizierung hat für die Arzneiwahl nur dann Bedeutung, wenn über die Natur und Pathogenese einer Störung gleichzeitig Auskunft gegeben wird (z. B. Skabies, Anthrax, Mykose).
Für die Arzneiwahl ist demnach wichtig
- Vorherrschende Art und Form (trokken – nässend, Blasen, Papeln, Pusteln, Rhagaden, Krusten, Schuppen)
- Ätiologie
- Empfindungen (Jucken, Brennen, Schmerzen) und ihre Modalitäten
- Modalitäten der Besserung und Verschlimmerung des Hautleidens
- Ganzheitliche Modalitäten und wichtige Allgemeinsymptome einschließlich Gemütssymptome
- Begleitsymptome und mit dem Hautleiden abwechselnde Erscheinungen (z. B. Asthma wechselt mit Ekzem)
- Konstitutioneller Hintergrund (meist psorisch, sykotisch, tuberkulinisch). Oft erkennbar an der Biographischen Anamnese (vgl. Bd. 1, S. 73)
- Charakteristische Lokalisation oder Ausbreitung

Die folgende Aufstellung ordnet die häufig angezeigten Arzneimittel nach ihren Beziehungen zur vorherrschenden *Art, Form* und der charakteristischen *Lokalisation* der Hautausschläge. (Vgl. dazu auch Entzündungsphasen der Haut, S. 37)

Übersicht

Art des Ausschlages

Vorwiegend trocken	S. 65	Alumina
EK 1309 – KK II/189		Arsenicum album
		Barium carbonicum
		Calcium carbonicum
		Graphites
		Kalium arsenicosum
		Phosphorus
		Sepia
		Silicea
		Sulfur
Vorwiegend nässend	S. 66	Arsenicum album
EK 1297 – KK II/173		Dulcamara
Seröse Absonderung (dünn, durchsichtig)		Kreosotum
		Natrium muriaticum
		Rhus toxicodendron
		Sarsaparilla
Schleimig-eitrige Absonderung	S. 67	Anacardium orientale
		Antimonium crudum
		Calcium carbonicum
		Graphites
		Lycopodium
		Mezereum

Form des Ausschlages

Vorwiegend Bläschen, Blasen	S. 68	Cantharis
EK 1298 – KK II/174 (Bläschen, bläschenförmig)		Rhus toxicodendron
		Croton tiglium
EK 1300 – KK II/176 (Blasen)		Dulcamara
EK 1302 – KK II/180 (Herpes, herpesartig)		
Vorwiegend Pusteln	S. 68	Clematis recta
EK 1307 – KK II/187		Psorinum
		Rhus toxicodendron
Vorwiegend Papeln (= Knötchen)	S. 68	Calcium carbonicum
EK 1306 – KK II/185		Causticum
		Kalium jodatum
		Silicea
		Luesinum
Vorwiegend Krusten, Borken	S. 69	Antimonium crudum
EK 1305 – KK II/183		Arsenicum album
		Calcium carbonicum

		Calcium sulfuricum Graphites Hepar sulfuris Lappa arctium Lycopodium Mezereum
Vorwiegend Rhagaden, Risse, Fissuren, Haut aufgesprungen EK 1296 – KK II/143 EK 1327 – KK II/143	S. 70	Acidum nitricum Antimonium crudum Calcium carbonicum Graphites Lycopodium Petroleum Sepia Silicea Sulfur
Vorwiegend Schuppen (= Squamae) EK 1309 – KK II/189	S. 71	Acidum nitricum Arsenicum album Calcium carbonicum Graphites Petroleum Silicea

Art des Ausschlages

Vorwiegend trocken

Alumina

Meist magere Menschen mit trockener Haut und Schleimhaut. Verschlimmerungszeit im Winter. Jucken schlimmer durch Wärme, Bettwärme. Nach Kratzen blutet die Haut leicht und wird schmerzhaft und borkig.

Anwendung: C 6 (D 12) – C 200 tabl.

Arsenicum album

Haut ist rauh, trocken, kleinschuppig, kleieartig abschilfernd. Brennen, Jucken und nervliche Unruhe schlimmer nachts, wird besser durch örtliche heiße Anwendungen. Kratzen bringt die oft pergamentartige Haut zum Bluten.

Anwendung: C 30 – C 200 tabl.; LM XIV – XXX dil.

Barium carbonicum

Trockene Ausschläge bei lymphatischen Kindern. Jucken wird durch Reiben und Kratzen nicht wesentlich beeinflußt.

Anwendung: Reihe von C 6 (D 12) – C 200 tabl.

Calcium carbonicum

Schlaffe, pastöse, kalte Haut mit trockenen Ausschlägen, besonders bei trägen, lymphatischen Kindern mit Abneigung oder Unverträglichkeit von Milch und Verlangen nach Eiern. Jucken und Brennen, besser in kalter Luft, schlimmer bei feuchtem Wetter.
Unheilsame Haut mit Eiterungsneigung.

Anwendung: Reihe von C 6 (D 12) – C 200 tabl.

Graphites

Rauhe, derbe, lichenifizierte Haut, krustig. Besonders indiziert bei der trockenen *Neurodermitis*, beim Lichen chronicus Vidal.

Anwendung: Reihe von C 30–C 1000 tabl.

Kalium arsenicum

Alte, chronische Hauterkrankungen mit unerträglichem Jucken, schlimmer in der Wärme und beim Ausziehen, mit Brennen in kalter Luft.

Anwendung: D 6–C 30 dil.

Phosphor

Trockene, schuppige Hautausschläge, evtl. auch pustulös, brennend und jukkend.
Braune, blaurote oder gelbliche, unregelmäßig geformte Flecken an Brust und Rücken: Pityriasis versicolor (Pilznachweis, Microsporon furfur).
Charakteristisch für Phosphor sind blaue Flecken bei geringer Traumatisierung der Haut oder fast spontan. Kleine Wunden bluten stark und lange.
Bei entsprechenden Allgemeinsymptomen auch indiziert bei Psoriasis an Knien, Ellenbogen, Augenbrauen.

Anwendung: C 30–C 200 tabl.; LM VI–XVIII dil.

Sepia

Die Sepia-Hautausschläge sind vorwiegend an den Beugeseiten. Meist sind sie trocken, selten mit Absonderung. Besonders typisch ist: *aufgesprungene Haut mit tiefen Rissen*, schlimmer durch Wasser, im Winter, in kalter Luft.
Herpetiforme Ausschläge, ringförmig (Herpes circinatus, Ringelflechte). Bräunliche Färbung.

Anwendung: C 30–C 200 tabl.; LM VI–XVIII dil.

Silicea

Erdfarbene oder gelbliche, trockene, schlaffe Haut mit verschiedenen Hautausschlägen. Es kommen sowohl ekzematöse, impetignöse, herpetiforme oder knötchenförmige Effloreszenzen vor, die anfänglich trocken sind, aber die Tendenz zu torpider Eiterung haben.

Anwendung: Reihe von C 6 (D 12)–C 200 tabl.

Sulfur

Rauhe, trockene, schuppige Haut mit Jucken, das nach Kratzen in Brennen übergeht. Schlimmer in der Bettwärme und durch Wasser. Hautausschläge vorwiegend an den Streckseiten; die trockenen Formen sind häufiger.
Bei nässenden Ausschlägen nicht mit Sulfur beginnen: die Erstreaktion kann extrem stark sein, auch mit Hochpotenzen. Evtl. mit LM-Potenzen in geringster Dosierung einschleichen, z. B. mit 1 Tropfen LM VI beginnen mit allmählicher Steigerung.

Vorwiegend nässend

Seröse Absonderung (dünn, durchsichtig)

Arsenicum album
(vgl. S. 65, trocken)

Die meisten Arsenausschläge sind trokken – bei den selteneren nässenden Formen ist kennzeichnend: das *Sekret* ist hell, *scharf*, ätzend, wundmachend, zerstört die Haare, oft übelriechend.
Brennen, Jucken, nächtliche Verschlimmerung und Besserung durch heiße Anwendungen gilt für beide Formen.

Anwendung: C 30–C 200 tabl.; LM XIV–XXX dil.

Dulcamara

Nässende Ausschläge kommen häufiger vor als trockene. – Ätiologie: Erkältung, Durchnässung, naßkalte Witterung. Paradox zur Ätiologie ist die Modalität: Juckreiz wird schlimmer durch Wärme und besser in kalter Luft. Oft schlechter während der Periode, nach Kratzen, durch Waschen mit kaltem Wasser, im Winter.

Anwendung: C 6 (D 12)–C 30 dil.

Kreosotum

Seröse oder sero-purulente Absonderung mit stärkstem Juckreiz gegen Abend, „macht wild" (*Hering*), muß wundkratzen. Neigung zu Geschwüren und Gangrän.

Anwendung: C 6 (D 12) / C 30 / C 200 dil.

Natrium muriaticum

Meist weißes, selten eitriges, klebriges scharfes Sekret (Salzfluß) bei wunden, roten, entzündeten Ekzemen. Bevorzugte Lokalisation: Gelenkbeugen, am Rande der behaarten Kopfhaut, hinter den Ohren.
Meist schlechter nach Schwitzen, durch Überhitzung; oft besser bei längerem See-Aufenthalt nach anfänglicher Verschlimmerung.

Anwendung: Reihe von C 30–C 1000 tabl.; LM XIV–XXX dil.

Rhus toxicodendron

Dunkelrote, nässende Ekzeme *mit Schwellung*, die besonders im Gesicht auffällt (Augen können fast nicht geöffnet werden).
Jucken schlimmer durch Kälte, in der Ruhe.
Allgemeine Ruhelosigkeit, fühlt sich besser bei Bewegung.

Anwendung: C 30 dil.

Sarsaparilla

Sehr stark juckende, nässende Hautausschläge bei gichtisch-rheumatischen Patienten mit *Neigung zu Blasen-Nieren-Erkrankungen* oder bei mageren Kindern mit Milchschorf. Oft sykotische Allgemeinsymptomatik.

Anwendung: C 6 (D 12)–C 30 dil.; LM VI–XVIII dil.

Schleimig-eitriges Sekret

Anacardium orientale

Die Anacardiumausschläge sind gekennzeichnet durch tiefere Zerstörung der Epidermis mit starken Entzündungserscheinungen; rote Haut, kleine Pusteln. Absonderung von schleimig-eitrigem Sekret, das Krusten mit warzenartiger Oberfläche bildet.
Nicht auszuhaltender Juckreiz, besonders abends und beim Zubettgehen. *Essen bessert* den Allgemeinzustand und lenkt vom Jucken ab.

Anwendung: C 6 (D 12)–C 200 dil.; LM VI–XVIII dil.

Antimonium crudum

Gelbes oder seltener blutiges Sekret mit Bläschen, Pusteln und harten, hornigen Ausschlägen. Starkes Jucken mit Wundheitsgefühl nach Kratzen.
Hautausschläge in Verbindung mit Magen-Darm-Leber-Störungen; weiße Zunge mit reizbarer, ärgerlicher, unfreundlicher Stimmung.

Anwendung: D 6 / C 6–C 200 tabl.

Calcium carbonicum

Gelbes oder seltener blutiges Sekret bei Kinderekzemen mit lymphatisch-exsudativer Diathese, Milchschorf, Neurodermitis.

Anwendung: Reihe von C 6 (D 12)–C 1000 tabl.

Graphites

Honigfarbene, klebrige, eitrige, wundmachende Sekretion bei juckenden, brennenden, schrundigen Ekzemen.
Bevorzugte Lokalisation: Gelenkbeugen, hinter den Ohren, Kopfhaut.
Frostige, träge Patienten, hypothyreoid mit übelriechenden Schweißen.

Anwendung: Reihe von C 30–C 1000 tabl.

Lycopodium

Die Arzneiwahl für dieses Mittel ist nur über die Gesamtheit der Symptome möglich. Konstitutionelle Basis ist die gichtisch-rheumatische Diathese mit Harn-,

Magen-, Leberstörungen, Pfortaderstauungen, Varikose, dunkler salziger Urin mit rotem Sediment und oft nächtlicher Polyurie. Typische Verschlimmerungszeit 16–18 Uhr. Obschon der Patient frostig ist, verträgt er Wärme im allgemeinen schlecht. Hautausschlag und Jucken schlimmer in der Wärme. Chronische Ekzeme mit Absonderung von eitrigem gelben Sekret, besonders nach Kratzen. *Haut* im Ekzembereich *dick* und *verhärtet*, lichenifiziert. *Rissige* Hautausschläge.

Anwendung: C 6 (D 12)–C 200 tabl.; LM VI–XVIII dil.

Mezereum

Nässende Ausschläge mit Krusten, unter denen schleimig-eitriges, scharfes, ätzendes Sekret hervorsickert. Schmerz mit Jucken, schlimmer in der Bettwärme, durch Wasseranwendungen, bei feuchtem Wetter. Sehr frostiger Patient.

Anwendung: C 6 (D 12) / C 30 / C 200 dil.; LM VI–XVIII dil.

Form des Ausschlages

Vorwiegend Bläschen, Blasen, herpetiforme Ausschläge

Cantharis

Starker Brennschmerz, besser durch kalte Anwendungen. Meist *großblasig* mit wenig geröteter Umgebung.

Anwendung: C 6 (D 12)–C 30 dil.

Rhus toxicodendron

Brennen und Jucken mit *kleinblasigem Ausschlag* auf dunkelroter entzündlicher Haut. Bläschen werden bald eitrig. Kälte und Nässe verschlechtern.

Anwendung: C 30 dil.

Croton tiglium

Herpetiforme Ausschläge am äußeren Genitale, besonders am Skrotum, mit roter, entzündeter Haut. Brennen, Jucken und Stechen. Jucken nach Kratzen schlimmer.

Anwendung: C 6 (D 12)–C 30 dil.

Dulcamara

Nässende gelbe herpetiforme oder eitrige pustulöse Ausschläge. Schlimmer durch Waschen mit kaltem Wasser, in kalter Luft, im Winter.

Anwendung: C 6 (D 12)–C 30 dil.

Vorwiegend Pusteln, eitrige Bläschen, pustulöse Ausschläge

Clematis recta

Pustulöse, verkrustete Ausschläge mit roter, brennender Haut, mit starkem Juckreiz, sehen krätzeartig aus. Schlechter durch kalte Waschung und/oder in der Bettwärme.

Anwendung: D 6–C 6 (D 12) dil.

Psorinum

Pustulöse Ausschläge, die in ihrer Phänomenologie an eine ekzematisierte Skabies erinnern.
Starker Juckreiz, schlimmer durch Wärme, im Winter. Muß kratzen, bis es blutet. Verzweiflung durch Jucken.

Anwendung: LM VI–XVIII dil.

Rhus toxicodendron

Pustulöse Ausschläge mit stark gereizter roter Haut in der Umgebung. Brennendes Jucken wird nicht besser nach Kratzen, aber besser durch Wärme und schlechter durch Kälte.

Anwendung: C 6 (D 12)–C 30 dil.

Vorwiegend Papeln (Knötchen)

Calcium carbonicum

Oft schlaffe, blasse Haut mit trockenen, mehlig aussehenden oder feuchten papu-

lösen Hautausschlägen mit schleimig-eitrigem Sekret.
Juckreiz besser in kalter Luft – dies ist auffallend bei frostigen Patienten. Allgemeinbefinden und Hautausschläge verschlimmert im Winter.

Anwendung: Reihe von C 6 (D 12)–C 1000 tabl.

Causticum

Die Causticum-Ausschläge sind vielfältig: neben urtikariellen, intertriginösen, bläschenförmigen oder ulzerierten Hauteffloreszenzen sind besonders häufig kleinknotige papulöse Formen.
Alle Formen haben gemeinsam: *Brennen und Jucken*, Lokalisation: Besonders am Kopf, hinter den Ohren, Rhagaden an Hautschleimhaut-Grenzen, Mund, Auge, Nase.

Anwendung: Reihe von C 6 (D 12)–C 200 tabl.

Kalium jodatum

Diese Arznei hat Beziehungen zum luesinischen Terrain und zum Tuberkulinismus. Für beide ist die Knötchenform von Hauterscheinungen besonders charakteristisch. Oft bewährt beim Erythema nodosum und als Resorptionsmittel bei verbleibender Narbenbildung nach Acne indurata.

Anwendung: C 6 (D 12) tabl.

Silicea

Frostige Patienten mit trockener, schlecht heilender Haut. Kleine Verletzungen eitern lange. Juckende Ekzeme an Händen und Füßen mit kleinknotiger Verdickung. Paradox zur Frostigkeit ist die Neigung zu partiellen Schweißen am Kopf mit scharfem, übelriechenden Fußschweiß; saurer, stinkender Nachtschweiß.

Anwendung: Reihe von C 6 (D 12)–C 1000 tabl.

Luesinum

Kleinknotige, kupferfarbige, braunrötliche Hautausschläge, besonders auf der Kopfhaut, mit nächtlichem Juckreiz. Schlimmer durch Wärme und feuchtwarmes Wetter, am Meer.

Anwendung: LM VI–XXX dil.

Vorwiegend Krusten, Borken

Antimonium crudum

Harte, hornige, bräunliche oder gelbliche Borken. Je mehr der Patient kratzt, umso horniger werden die Borken. Brennende Empfindung und Jucken schlimmer nachts, in der Bettwärme.

Anwendung: D 6–C 6 (D 12) tabl. – bei mürrischer Stimmung C 30–C 200 tabl.

Arsenicum album

Meist trockene, selten nässende, eiternde bräunliche bis schwärzliche Krusten. Brennende Empfindung.
Indikation: Rupia (= dicke, übereinander gelagerte austernschalenartige Borken)

Anwendung: C 30–C 200 dil.; LM XIV–XXX dil.

Calcium carbonicum

Meist nässende, seltener trockene, krustige Ausschläge, weiß bis gelb mit starker Entzündung. Brennende Empfindung.

Anwendung: Reihe von C 6 (D 12)–C 1000 tabl.

Calcium sulfuricum

Eitrige, krustige Ekzeme mit schleimig-eitrigem Sekret. Gelbliche Krusten. Oft bewährt beim Milchschorf mit Eiterungsneigung; bei *Rupia*. Waschen verschlechtert.

Anwendung: D 6–C 6 (D 12) tabl.

Graphites

Grauweiße, harte Krusten, borkig wie Rinde.
Honigfarbiges, klebriges, manchmal übelriechendes Sekret, sickert unter den Borken hervor.
Brennende oder stechende Empfindung mit Jucken in der Bettwärme.

Anwendung: C 30–C 200 tabl.

Hepar sulfuris

Eitrige Borken (oft sehr ähnlich wie *Calcium sulfuricum*). Unterschied: Haut sehr empfindlich gegen Kälte und Berührung. *Stechende* Empfindung.

Anwendung: C 6 (D 12)–C 1000 tabl. (vgl. Kapitel Furunkel, S. 50)

Lappa arctium

Grauweiße Krusten. Lokalisation: Besonders Gesicht, Hals, Extremitäten. Schwellung der regionalen Lymphknoten.
Anwendung: ∅–D 6 dil.

Lycopodium

Entzündete, nässende Borken, die sich besonders nach Kratzen ausbilden.

Anwendung: C 6 (D 12)–C 200 tabl.; LM VI–XVIII dil.

Mezereum

Nässende oder trockene Ausschläge und Krusten, unter denen Sekret hervorsikkert. Bräunliche oder weißliche Borken. Starker Juckreiz, schlimmer durch Wärme im Bett. Frösteln mit Juckreiz.

Anwendung: C 6 (D 12) / C 30 / C 200 dil.; LM VI–XVIII dil.

Vorwiegend Rhagaden, Risse, Fissuren

Diese Formen entstehen sekundär bei Ausschlägen mit Krusten- und Borkenbildungen, aber auch in harter horniger Haut mit Hyperkeratose.

Acidum nitricum

Tiefe, *blutige* Risse mit Verschlechterung nach Waschen. Trockene Ausschläge mit splitterartigen Schmerzen. Die *umgebende Hautpartie* hat *gelbliche Farbe*. Analfissur.

Anwendung: C 6 (D 12)–C 30 dil.

Antimonium crudum

Zwischen den hornig-harten Borken oder Hornschwielen bilden sich tiefe Risse mit brennendem Schmerz. Die Umgebung der Risse ist durch die *Hyperkeratose* grauweiß.

Anwendung: D 6–C 6 (D 12) tabl.

Calcium carbonicum

Oberflächliche oder tiefe Risse mit Verschlechterung durch Waschen und im Winter.

Anwendung: Reihe von C 6 (D 12)–C 1000 tabl.

Graphites

Schmerzhafte Risse, oft bei krustigen Ekzemen, besonders in kalter Jahreszeit. Ausschläge mit feinen Fissuren im Gesicht, Risse an den Mundwinkeln und in den Lippen; hinter den Ohren oft nässend und sehr empfindlich, wie wund, krustig.

Anwendung: C 30–C 200 tabl.

Lycopodium

Bei krustigen Ekzemen tiefe Risse, schlimmer durch Waschen. Diese Hautphänomene sind nicht sehr charakteristisch. Arzneiwahl deshalb nur möglich nach der Gesamtheit der konstitutionellen Symptomatik.
Anwendung: C 6 (D 12)–C 200 tabl.; LM VI–XVIII dil.

Petroleum

Rissige Ausschläge an den Augenlidern, hinter den Ohren, an den Streckseiten der Hände, am Anus, in der Genitalregion mit deutlicher *Verschlimmerung im Winter*. Die Risse sind meist tief, blutig, mit brennender Empfindung. Die Umgebung der rissigen *Haut wirkt schmutzig*.

Anwendung: C 6 (D 12)–C 30 dil.; LM VI–XVIII dil.

Sepia

Meist trockene Ausschläge mit tiefen Rissen, schlimmer *im Winter und durch Waschen*.

Anwendung: C 30–C 200 tabl.; LM VI–XVIII dil.

Silicea

Rissige Ausschläge mit torpider Eiterung.

Anwendung: Reihe von C 6 (D 12)–C 1000 tabl.

Sulfur

Tiefe blutige Risse; schlimmer im Winter, durch Waschen, nach Kratzen. Oft im Wechsel mit spastischer Bronchitis oder Asthma.

Anwendung: Reihe von C 6 (D 12)–C 1000 tabl.

Vorwiegend Schuppen (Squamae)

Acidum nitricum

Rauhe, trockene Abschuppung mit kleineren oder größeren Lamellen. Häufiger isoliert auf kleinen Hautbezirken. Stechende, splitterartige Schmerzen.

Anwendung: C 6 (D 12)–C 30 dil.; LM VI–XVIII dil.

Arsenicum album

Weißliche, *kleine, kleieartige*, seltener größere Lamellen schuppen sich ab. Brennendes Jucken, besser durch heiße Anwendungen.
Indikation: Ichthyose (auch *Arsenicum jodatum*).

Anwendung: C 30–C 200 dil.; LM XIV–XXX dil.

Calcium carbonicum

Meist kleine, weißliche, kleieartige, aber sehr *derbe Schuppen*.

Anwendung: Reihe von C 6 (D 12)–C 1000 tabl.

Graphites

Sehr *harte, dicke*, weißliche Schuppen.

Anwendung: C 30–C 200 tabl.

Petroleum

Trockene, lederartige, *rissige Haut* mit kleinen oder großen Schuppen. Schlimmer im Winter, durch Nässe. Kratzen macht Eiterung.

Anwendung: C 6 (D 12)–C 30 dil.; LM VI–XVIII dil.

Silicea

Derbe, verdickte, abschuppende Ausschläge mit Eiterungsneigung.

Anwendung: Reihe von C 6 (D 12)–C 1000 tabl.

Psoriasis (Schuppenflechte)

Wenn ein Patient mit einer langen Vorgeschichte von zahlreichen Behandlungsversuchen und Salbenanwendungen kommt, ist es meist nicht möglich, sofort ein personotropes Simile zu finden. Selbst wenn man das Simile finden würde, wäre eine extrem starke Erstreaktion zu erwarten. Deshalb ist es ratsam, Schicht um Schicht die Symptomatik aufzulösen. Man beginnt mit dem *gegenwärtigen Symptom* und geht über die organotrope äußere Ähnlichkeit an den personalen Kern.

Mittel des Anfangs sind oft pflanzliche Arzneien, die bestehende Organinsuffizienzen ausgleichen und über das Leber-Galle-System oder über die Niere ausleiten.

Übersicht

Vgl. in den Repertorien:

EK 1307 – KK II/186

Mittel am Anfang		
Leber-Galle-Symptomatik	S. 72	Berberis aquifolium Carduus marianus Chelidonium
Nierensymptomatik	S. 73	Berberis vulgaris Solidago
Sehr reizbare Haut, frischer Schub	S. 73	Rhus toxicodendron Fumaria officinalis Acidum formicicum
Konstitutionsmittel		
Psorische Mittel	S. 73	Calcium carbonicum Graphites Sepia Silicea Sulfur
Tuberkulinische Mittel	S. 73	Phosphorus Tuberkulin-Nosoden (bes. Koch oder Rest)
Sykotische Mittel	S. 74	Acidum nitricum Lycopodium Natrium solfuricum Thuja
Luesinische Mittel	S. 74	Arsenicum album Arsenicum jodatum Hydrocotyle Manganum Petroleum

Leber-Galle-Symptomatik

Berberis aquifolium

Rauhe, trockene, schuppige Haut; oft Ausschlag auf dem Kopf, im Gesicht, am Hals. Zunge braungelb belegt. Übelkeit nach dem Essen, trotzdem Hunger.

Anwendung: ∅–D 6 dil.

Carduus marianus

Jucken abends, im Bett verstärkt. Oft Ausschlag am Thorax. Neigung zu Varikose, zu Obstipation. Niedergeschlagen, apathisch – oder ärgerlich, gereizt, cholerisch.

Anwendung: ∅–D 4 dil.

Chelidonium

Kalte, feuchte Haut oder trockene Hitze; Juckreiz. Gelblicher Zungenbelag, Zahneindrücke im Zungenrand. Oft Übelkeit; Wechsel zwischen Durchfall und Verstopfung mit Schafskot. Niedergeschlagen oder ärgerlich, „gallige" Stimmungslage.

Anwendung: D 4–C 6 (D 12) dil.

Nieren-Symptomatik

Berberis vulgaris

Urin trüb, hellrotes Sediment; brennende Schmerzen beim Urinieren. Rheumatisch-gichtische Beschwerden mit weit ausstrahlenden Schmerzen; Erhöhung der Harnsäurewerte.

Anwendung: D 3–D 6 dil.

Solidago virga aurea

Spärliche Urinausscheidung; rötlichbraunes Sediment, Grieß. Ausschläge besonders an den Beinen; abendliche Schwellungen in der Knöchelgegend.

Anwendung: ∅–D 6 dil. Beste Anwendungszeit gegen 17 Uhr, dadurch bessere diuretische Wirkung.

Sehr reizbare Haut, frischer Schub

Rhus toxicodendron

Rote, geschwollene Haut um die schuppigen Flächen, generalisierte Psoriasis. Brennendes Jucken, schlimmer in kalter Luft, bei feuchtkalter Witterung, im Frühjahr. Besser durch feuchtheiße Kompressen.

Anwendung: C 30 dil. 1–3 Tropfen; evtl. im Anfang nach Methode 1.

Fumaria[1]

Es besteht noch keine Arzneimittelprüfung. Deshalb Verordnung nach der Diagnose. Diese Arznei hat sich in einzelnen Fällen bewährt und beruhigt zumindest den Juckreiz bei sehr reizbarer Haut. Die Euphorie um die Behandlung mit Fumarsäure scheint abzuflauen.

Anwendung: ∅–D 3 dil.

Acidum formicicum

wird von vielen Autoren als „Umstimmungsmittel" empfohlen. Typisch ist stark brennende, rote, juckende Haut mit Verschlechterung durch kaltes Wasser und bei feuchtkalter Witterung.

Anwendung: D 12 als Injektion i. v. alle 14 Tage oder D 30 einmal im Monat.

Konstitutionsmittel

geben wir anschließend je nach Ergebnis der Repertorisationen in hohen Potenzen, diese lange wirken lassen. Wenn die Symptomatik nicht auf eine vorherrschende chronische Belastung hinweist, dann mit dem passenden psorischen Mittel beginnen; danach über tuberkulinisches, sykotisches zum luesinischen Mittel weitergehen (vgl. Bd. I, S. 217 ff.). Von der Vielzahl der möglichen Mittel gebe ich nur eine Auswahl; um unnötige Wiederholungen zu vermeiden, vergleichen Sie das vorhergehende Kapitel ‚Schuppen'.

Psorische Mittel

Calcium carbonicum – kleieartige Abschuppung
Graphites – derbe Schuppen
Sepia – mit Rissen und Fissuren
Silicea – rauh, derb, rasch eiternd
Sulfur – nicht in Hochpotenz beginnen, besser C 6 oder LM VI

Tuberkulinische Mittel

Phosphor
Tuberkulin-Nosoden
besonders *Tuberculinum Koch* oder *Rest*

[1] Lit. Pischel, Walter, AHZ Bd. 215 (1970), Heft 9. Schulz, Hugo, Ulm/Donau, 1956, S. 205

Sykotische Mittel

Acidum nitricum
Lycopodium
Natrium sulfuricum
(bei *Kent* nicht erwähnt, aber öfter sehr bewährt)
Thuja

Luesinische Mittel

Arsenicum album – häufiger kleine Schuppen
Arsenicum jodatum – meist große Schuppen
Hydrocotyle – sehr starke Abschuppung, oft kreisförmige Herde an Rumpf und Extremitäten, starker Juckreiz
Mangan – besonders bei der typischen Lokalisation an Streckseiten der Gelenke. Starke Berührungsempfindlichkeit der Haut. Jucken wird schlimmer durch Kratzen.
Petroleum – Schuppen und Risse schlimmer im Winter

Übermäßige Verhornung

Übersicht

Ichthyose (Fischschuppenkrankheit)		
EK 1309 – KK II/189		Sulfur
Psorische Mittel	S. 75	Calcium carbonicum Graphites Antimonium crudum Silicea Alumina Psorinum
Tuberkulinische Mittel		Phosphor Tuberculinum Rest
Sykotische Mittel		Thuja Medorrhinum
Luesinische Mittel		Petroleum Hydrocotyle Arsenicum jodatum Arsenicum album Aurum Mercurius solubilis Luesinum Tellurium
Klavus (Hühnerauge)		
EK 990 – KK II/426	S. 75	Antimonium crudum Causticum Lycopodium Sepia Silicea

Ichthyosis (Fischschuppenkrankheit)

Die Erfolgsaussichten sind bei generalisierter Ichthyosis nicht sehr günstig, bei abgeschwächten Formen sieht man manchmal deutliche Besserungen.
Von der Morphologie her empfehlen sich einige Mittel, die auch im Kapitel Schuppen (S. 71) und bei Psoriasis (S. 71) angegeben sind.
Wenn die Gesamtsymptomatik nicht deutliche Hinweise auf ein Simile ergibt, ist das stufenweise Vorgehen vom psorischen über das sykotische zum luesinischen Mittel angebracht.
Die folgende Liste ist bewußt nicht alphabetisch geordnet. Es kommen in Frage:

Psorische Mittel

Sulfur
Calcium carbonicum
Graphites
Antimonium crudum
Silicea
Alumina
Psorinum

Tuberkulinische Mittel

Phosphor
Tuberculinum Rest

Sykotische Mittel

Thuja
Medorrhinum

Luesinische Mittel

Petroleum
Hydrocotyle
Arsenicum jodatum
Arsenicum album
Aurum
Mercurius solubilis
Luesinum
Tellurium

Clavus (Hühnerauge)

Äußerlich (nach *Voisin*)

Täglich betupfen mit folgender Mischung:
Rp. Thuja ∅
Hypericum ∅
Ranunculus sceleratus ∅
Acidum salicylicum D 3 dil. aa ad 40.0

Innerlich

Antimonium crudum

Besonders bei sehr hornigen Fußsohlen, bei Schwielen an den Fersen.
Brennende, drückende, stechende, sehr intensive Schmerzen.

Anwendung: D 6–C 6 (D 12) tabl.; bei psychischer Übereinstimmung C 30 / C 200 tabl.

Ranunculus sceleratus

Brennender, bohrender, stechender Schmerz in den Hühneraugen, besonders bei Wetteränderung, bei feuchtem Wetter, beim Hängenlassen der Beine.
Begleitsymptom: Gichtschmerzen in Fingern und Großzehe.
Anwendung: D 3–C 6 (D 12) dil.

Causticum

Brennender, bohrender, drückender Schmerz in den Hühneraugen, besser durch Wärme, in der Bettwärme.
Begleitsymptom: Rheumaartige Schmerzen in den Gliedmaßen; unruhige Beine nachts, Gefühl, als ob die Sehnen zu kurz wären.
Anwendung: C 6 (D 12)–C 2000 tabl.

Lycopodium

Intensive Schmerzen, drückend, wie wund, klopfend, reißend, stechend. Hühneraugen entzünden sich.
Begleitsymptom: Klebriger, übelriechender Schweiß an den Füßen, an der Achsel. Rechter Fuß heiß, linker Fuß kalt (oder umgekehrt).

Anwendung: C 6 (D 12)–C 200 tabl.; LM VI–XVIII dil.

Sepia

Intensive Schmerzen, brennend, bohrend, drückend, reißend, stechend, mit Zucken. Hühneraugen oft entzündet.
Begleitsymptome: Kalte Füße mit übelriechendem Schweiß, Venostase.

Anwendung: C 30–C 200 tabl.; LM VI–XVIII dil.

Silicea

Intensives Wehtun bei hornigen, besonders sehr empfindlichen brennenden Fußsohlen. Reißender, wunder, stechender Schmerz, besonders bei entzündetem Klavus.
Begleitsymptom: Im ganzen sehr frostig, eiskalte Füße mit wundmachendem, übelriechendem Fußschweiß. Neigung zu entzündetem Hallux valgus.

Anwendung: Reihe von C 6 (D 12)–C 1000 tabl.

Hautausschläge mit deutlicher Ätiologie

Ohne Disposition zu Hauterkrankungen wird es selten zu Ausschlägen kommen. Trotz dieser Einschränkung gibt es Fälle, bei denen der *auslösende* Faktor so deutlich ist, daß die Arzneiwahl sich unbedingt darauf beziehen muß.

Übersicht

Kontaktekzem	S. 77	Allergen oder Eigenblut in potenzierter Form Acidum formicicum
Arzneimittelexanthem	S. 77	Phosphorus Sulfur
Sonnenbestrahlung	S. 77	Hypericum perforatum Phosphorus Pulsatilla Natrium muriaticum Acidum fluoricum
Schweiß (Modalität: Schweiß verschlechtert)	S. 77	Mercurius solubilis Natrium muriaticum Sulfur
Sudamina (Schweißfriesel)	S. 78	Urtica urens Amonium muriaticum
Dyshidrotisches Ekzem EK 964 – KK II/441 (Bläschen Handteller) EK 972 – KK II/450 (Bläschen Fußsohle)	S. 78	Psorinum Rhus toxicodendron Mercurius solubilis Mezereum
Intertrigo EK 1334 („Wolf") – KK II/172	S. 78	Calcium carbonicum Sulfur Belladonna Mercurius solubilis
Windeldermatitis	S. 79	Medorrhinum Chamomilla Thuja

Kontaktekzem

Nach dem auslösenden Stoff suchen und wenn möglich weglassen. Bei Modeschmuck auch an Nickel denken. Wenn das Allergen bekannt ist, gibt man dieses in exakter homöopathischer Potenzierung in steigender Reihe von C 6, 7, 9, 12 zur C 30 dil. (vgl. Bd. I, S. 147)
Beim unbekannten Allergen: Potenzierung von Eigenblut in steigender Reihe von C 6, 7, 9, 12 zur C 30 (vgl. S. 26) oder *Acidum formicicum* D 12 i. v. alle 14 Tage, später C 30 dil. 1 × im Monat.

Arzneimittelexanthem

Nux vomica

Oft bewährt bei allgemeiner Unverträglichkeit von allopathischen Arzneien und dadurch ausgelösten Hautausschlägen: Urtikaria mit Magenstörungen, Dermatitis mit kleinen Akne-Pusteln, Hautausschläge im Vulva-Bereich (Folge von Intim-Sprays und chemischen Einlagen).

Anwendung: D 4 dil. 1–2mal, dann C 30 dil.

Phosphor

Hautausschläge nach Antibiotika. Meist trocken, schuppig, evtl. pustulös; brennend und juckend.

Anwendung: C 30–C 200 tabl.; LM VI–XVIII dil.

Sulfur

Hautausschläge nach äußerlicher Unterdrückung mit Salben u. ä. Meist trocken, seltener nässend, vielgestaltige Formen. Typisch ist starkes Jucken in der Bettwärme und durch Wasser. Nach Kratzen geht das Jucken in Brennen über.

Anwendung: LM VI dil. mit 1 Tropfen beginnen

Sonnenbestrahlung

Hypericum perforatum

Enthält photosensibilisierenden Stoff (Hypericin). Frieselartige und kleinknotige papulöse Ausschläge. Lichen ruber planus, schlimmer durch Sonne.

Anwendung: D 6–C 6 (D 12); LM VI–XIV dil.

Phosphor

Besonders bei rothaarigen, hellhäutigen Menschen. Frieselartige, papulöse, trokkene Ausschläge.

Anwendung: C 30–C 200 tabl.; LM VI–XVIII dil.

Pulsatilla

Deutliche Venostase und Schwellung der Beine in der Wärme. Urtikarielle oder kleinknotige, pickelartige Hautausschläge an Stellen der stärksten Sonnenbestrahlung, oft an Nacken und Schulter; an den Beinen evtl. nässend mit seröser Absonderung.

Anwendung: D 6 / C 6 (D 12)–C 30 dil.

Natrium muriaticum

Trockene oder fettig-glänzende Haut, besonders an der Stirn-Haar-Grenze. Urtikarielle, miliare oder herpetiforme Ausschläge. Seborrhoisches Ekzem. Schlimmer durch Sonne, am Meer.

Anwendung: C 30–C 200 tabl.; LM VI–XVIII dil.

Acidum fluoricum

Bläschen und Pusteln mit starkem Jukken. Ausgelöst und verschlimmert durch Wärme, Bettwärme und Sonnenbestrahlung.

Anwendung: C 6 (D 12)–C 30 dil.

Schweiß

Die Modalität Schweiß verschlechtert mit Verstärkung des Ausschlages und des

Juckreizes ist besonders deutlich bei
Mercurius solubilis
Natrium muriaticum
Sulfur

Sudamina (Miliaria cristallina, Schweißfriesel)

Ganz kleine Bläschen ohne entzündliche Umgebung.
Diese Erkrankung benötigt fast nie innere Behandlungen; Einpudern genügt meist.
Bei Infektionskrankheiten oder unter wärmestauenden Verbänden treten sie verstärkt auf und fließen dann zu einem roten Exanthem zusammen. Therapievorschlag (nach *Boericke*):

Urtica urens

Brennende Empfindung mit Ameisenlaufen und Jucken, Wärme verschlimmert.

Anwendung: ∅ / D 3–C 6 (D 12) dil.

Ammonium muriaticum

Brennende Empfindungen; Jucken schlimmer abends, kalte Anwendungen bessern.

Anwendung: D 6–C 6 (D 12) dil.

Dyshidrotisches Ekzem

Beginnt meist mit Bläschen, diese werden eitrig, pustelartig und bilden krustig-eitrige Herde. Durch Sekundärinfektion (Streptokokken oder Staphylokokken) kann es zu septischen Zuständen mit Lymphangitis kommen. Besonders typische Lokalisation: meist Handteller oder Fußsohle. *Zimmermann*[1] hat zu Recht darauf hingewiesen, daß Darmallergene als Auslösung eine wichtige Rolle spielen. Symbioselenkung kombiniert mit der passenden Arznei gibt die besten Dauerresultate auch bei allergischen Reaktionen.

[1] Walter Zimmermann, Regensburg 1979.

Psorinum

Kleine Bläschen, die rasch eitrig werden und Krusten bilden. *Unerträglicher Juckreiz*. Trotz großer Frostigkeit schwitzen diese Patienten an Händen und Füßen; übelriechende Schweiße, besonders beim Essen und Gehen. Begleitsymptome: Immer sehr hungrig und durstig, muß selbst in der Nacht noch etwas essen.

Anwendung: LM VI–XVIII dil.

Rhus toxicodendron

Nur im Anfang durchsichtige, aber bald *eitrige Bläschen auf roter, geschwollener Haut*. Schmerzen und Jucken schlimmer durch Kälte und Nässe. Regionale Lymphknoten werden schmerzhaft. Evtl. septischer Zustand mit Fieberschaudern; heißer Kopf und kalte Extremitäten.
Begleitsymptome: Neigung zu allgemeiner Ruhelosigkeit mit Drang nach Lageänderung, will sich bewegen.

Anwendung: C 6 (D 12)–C 30 dil.

Mercurius solubilis

Bläschen werden rasch gelblich, eitrig, breiten sich aus und verkrusten. Stechende, brennende Schmerzen.
Begleitsymptome: Starke nächtliche Unruhe mit klebrigen, übelriechenden Schweißen.

Anwendung: C 6 (D 12)–C 30 tabl.

Mezereum

Bläschen sind mit hellem oder gelblichem Sekret gefüllt, platzen und werden krustig; es bilden sich Borken, unter denen Eiter hervorsickert. Brennender, reißender Schmerz mit Jucken, schlimmer durch Kälte und in der Bettwärme, Berührung, Wasseranwendung, bei feuchtem Wetter, nachts.

Anwendung: C 6 (D 12)–C 30 dil.

Intertrigo

entsteht durch Schweißbildung und Reibung zwischen benachbarten Hautbezirken, besonders bei Fettleibigkeit.

Örtlich **Calendula**-Puder. Innere Behandlung nur im Rahmen der Gesamtsymptomatik möglich.
Besonders oft findet man Intertrigo als Nebenbefund bei Patienten, denen man aus ganz anderen Gründen *Calcium carbonicum* oder *Sulfur* geben möchte: beide haben Hitzewallungen mit Schweiß; *Sulfur* scheut Wasser, *Calcium carbonicum* ist phlegmatisch und pflegt sich aus Indolenz weniger. – Weiter kommen in Frage:

Belladonna

Frisches, tomatenartiges Rot der Haut mit klopfenden Empfindungen.

Anwendung: C 6 (D 12) – C 30 dil.

Mercurius solubilis

Schmierige Sekretion, unangenehmer Geruch, starke Entzündung der Haut mit Neigung zu Geschwürsbildung.

Anwendung: C 6 (D 12) – C 30 tabl.

Windeldermatitis

ist eine Abart der flächenhaften Intertrigo, besonders bei stark ammoniakalischem Urin (*Acidum benzoicum*).
Die oft beobachtete Ansiedlung von Candida albicans hat begrenzte Bedeutung – das Terrain ist entscheidend. Vielleicht sollte man darüber nachdenken, daß ausgerechnet sykotische Mittel sich bewähren. Von dermatologischer Seite werden Milchschorf und Windeldermatitis auch als mögliche erste Lokalisation der Neurodermitits angesehen – ein Tatbestand, der in der biographischen Anamnese öfter bestätigt wird.

Medorrhinum

bewährt sich, wenn Gesäß und Analumgebung so rot sind wie bei einem Pavian. Rot und oft nässend.
Begleitsymptom: Schläft auf dem Bauch oder in Knie-Ellenbogen-Lage, Gesäß in die Höhe gestreckt.

Anwendung: LM VI – XVIII dil.

Chamomilla

Windeldermatitis besonders während der Zahnung.
Begleitsymptome: Unleidliches, exaltiertes Kind, möchte auf dem Arm getragen werden.

Anwendung: C 30 / C 200 glob.

Thuja

Exazerbation der Dermatitis als Folge einer Impfung.

Anwendung: C 6 (D 12) – C 30 dil.; LM VI – XXX dil.

Proliferative und wuchernde Hauterkrankungen

In diesem Kapitel werden Hauterkrankungen beschrieben, die durch überschießendes Wachstum auffallen.
Entsprechend der Hahnemannschen Einteilung der chronischen Krankheiten gehören diese Formen zur
Sykose (vgl. Bd. I, Kap. XI, S. 169ff.)

Verrucae (Warzen)

Wegen der oft unterschiedlichen Therapie sollte man die morphologischen und pathogenetischen Verschiedenheiten der folgenden Warzenformen beachten.

Übersicht

Verrucae planae juveniles

Wie der Name schon sagt, handelt es sich um flache Formen, die besonders bei Kindern und Jugendlichen vorkommen. Diese *flachen Warzen* stehen fast immer in der Mehrzahl in einer Gruppe beisammen, an Händen, Vorderarmen und im Gesicht. *Sie heben sich farblich von der umgebenden Haut kaum ab.* Der entscheidende Unterschied zu den anderen Formen: Sie zeigen *keine Verhornungen an der Oberfläche.* In der Gesamtheit der Symptomatik finden wir bei Patienten mit solchen Warzen oft Hinweise auf

Barium carbonicum
Calcium carbonicum
Causticum
Dulcamara
Ferrum metallicum
Hepar sulfuris
Silicea
Sulfur

seltener auf *Thuja* und *Natrium sulfuricum.*

Deshalb könnte man diese Gruppe auch „psorische Warzen" nennen – übrigens sind sie sehr leicht der Sympathieheilung zugänglich; sie kommen und gehen auch ohne jede Therapie, manche sind auch sehr anhänglich.

Um Patienten vor unnötigen operativen oder sonstwie aggressiven Therapien zu bewahren, lasse ich die Warzen mit *Chelidonium* ∅ betupfen.

Die *innere Behandlung* ist mit den oben angegebenen Konstitutionsmitteln durchzuführen. Wenn kein sicheres Simile ermittelt werden kann:

Ferrum picrinicum C 6 (D 12) tabl. bei auffallend durchsichtiger Haut.

Dulcamara D 6 dil. bei sehr großen Warzen.

Verrucae vulgares

Sie unterscheiden sich von der ersten Gruppe durch eine *unebene*, evtl. rissige, verhornte *Oberfläche* mit *graugelblicher*, manchmal *schmutziger Farbe*. Diese Gruppe könnte man als die „sykotischen Warzen" bezeichnen. Innere Behandlung ist immer notwendig. Operationen oder andere aggressive Unterdrückungen sind nicht zweckmäßig, dadurch verstärkt man die zugrunde liegende konstitutionelle Belastung (Sykose von *Hahnemann*).
Um dem Drang der Patienten nach eigener Betätigung entgegenzukommen, lasse ich die Warzen mit *Podophyllum* ∅ pinseln.

Harte, verhornte Warzen

Causticum

Harte, hornige, gezackte Warzen; bestehen meist schon lange. Wegen der rauhen Oberfläche sind sie, besonders an den Händen, mechanischer Belastung ausgesetzt; bluten, eitern und entzünden sich und werden dadurch schmerzhaft. Lokalisation: Hände, Finger, nahe an den Fingernägeln. Auf weichen Hautstellen auch gestielte Warzen: Gesicht, Augenlider, äußere Nase.

Anwendung: Reihe von C 6 (D 12) – C 200 tabl.

Antimonium crudum

Sehr harte, hornige Warzen, besonders auf den Fußsohlen (Dornwarzen). Neigung zu Horn- und Schwielenbildungen an den Fußsohlen und Händen.
Typisch für diese Warzenform: *überragen kaum das Hautniveau, außen glatt*, auch an den Händen.

Anwendung: Reihe von C 6 (D 12) – C 1000 tabl.

Weichere Warzen mit geringer Verhornung

Acidum nitricum

Meist weiche, stechende Warzen mit *dünner* Oberhaut. Gezackte oder gezähnte Form, auch gestielt.
Lokalisation: Hände, an den Lippen, Gesicht, an den Augenlidern, am After (nässend, vgl. auch Kondylome S. 82)

Anwendung: C 6 (D 12) – C 30 dil.

Thuja

Meist *weiche*, stechende, berührungsempfindliche, leicht blutende, eher *große* und isoliert stehende, übelriechende, nässende, juckende *Warzen*. Gefurchte Oberfläche *mit dunkler, braungelber Farbe* (wie Sepia).
Lokalisation: Hände, Finger, Gesicht, am Kinn, um die Lippen, an den Augenlidern, an Hals und Rücken.

Anwendung: C 6 (D 12) – C 30 dil.; LM VI – XXX dil.

Verrucae seborrhoicae (seborrhoische Warzen, Alterswarzen)

Besonders oft am Rücken, oval, linsen- bis pflaumenkerngroß, schmutzig grau bis schwärzlich. Differentialdiagnose notwendig zum Melanom!
Treten bei älteren Menschen oft auf zusammen mit dunklen Pigmentflecken, Keratoma senile und Fibromen.

Arsenicum album

Auf atrophischer, pergamentartiger Altershaut, brennende, juckende Warzen; sehen eingetrocknet aus, meist dunkel bis schwärzlich.

Anwendung: C 30 – C 200 tabl.; LM XIV – XXX dil.

Causticum

Schmutziggrau, trocken, rauhe Oberfläche, bestehen schon lange. Neigung zum Bluten, oft schmerzhaft.

Anwendung: Reihe von C 6 (D 12)–C 200 tabl.

Lycopodium

Bräunlich bis dunkelgrau; gezackt oder gezähnt. Stehen oft isoliert.

Anwendung: Reihe von C 6 (D 12)–C 200 tabl.; LM VI–XVIII dil.

Sepia

Schmutzig, gelblich bis dunkelbraun; Jucken und Brennen. Oft gezackt oder gezähnt.

Anwendung: C 30–C 200 tabl.; LM VI–XVIII dil.

Thuja (vgl. S. 81)

Anwendung: C 6 (D 12)–C 30 dil.; LM VI–XXX dil.

Kondylome (Feigwarzen)

Übersicht

Vgl. in den Repertorien:
EK 1312 – KK II/171
Bei verschiedenen Lokalisationen:
EK 612 – KK III/633 (Anus)
EK 700 – KK III/750 (männl. Genitale)
EK 720 – KK III/753 (weibl. Genitale)

Condylomata acuminata (spitze Feigwarzen)	S. 82	Thuja Medorrhinum Natrium sulfuricum
Condylomata lata (breite Feigwarzen)	S. 83	Aurum Cinnabaris Mercurius solubilis Acidum nitricum Thuja

Condylomata acuminata (spitze Feigwarzen)

sind ein deutliches Zeichen einer sykotischen Belastung (vgl. Bd. I, S. 169). Deshalb bei spitzen Kondylomen immer auch an eine Gonorrhö denken und diagnostisch abklären. Danach homöopathische Therapie.
Als Hauptmittel kommen in Frage:

Thuja

Bluten leicht, brennender Schmerz, nässend, übelriechend. Fluor reichlich, dick, grünlich.

Anwendung: C 6 (D 12)–C 30 dil.; LM VI–XXX dil.

Medorrhinum

Riecht nach Fischlake. In der Vorgeschichte GO. Fluor dünn, scharf, ätzend.

Anwendung: LM VI–XVIII dil.

Natrium sulfuricum

Allgemein schlechter durch Feuchtigkeit und nasses Wetter. Die Feigwarzen sind weich, rot, fleischig. Fluor gelbgrünlich, besonders nach GO.

Anwendung: Reihe von C 6 (D 12)–C 200 tabl.

Acidum nitricum

Brennende und stechende Schmerzen. Nässend, übelriechend, bluten bei Berührung. Fluor bräunlich oder fleischfarbend, übelriechend, dünn, wässrig oder fadenziehend.

Anwendung: C 6 (D 12)–C 30 dil.

Sabina

Juckend, brennend. Fluor verstärkt nach Menses, scharf, ätzend, übelriechend. Menses sehr stark, hellrot, oft schmerzhaft.

Anwendung: C 6 (D 12)–C 30 dil.

Condylomata lata (breite Feigwarzen)

sind ein deutliches Zeichen der luetischen Belastung. Lues-Diagnostik unerläßlich. Neben schulgemäßer Behandlung kommen in Frage:

Aurum
Cinnabaris
Mercurius solubilis
Nitricum acidum
Thuja

Gutartige Geschwülste

Übersicht

Vgl. in den Repertorien:

Hämangiom (Blutschwamm) . . . . EK 1363 (Krebsartige Leiden, Blutschwamm) EK 1326 (Male und Nävi) KK I/424 (Krebsartige Leiden, Hämangiom) KK II/165 (Muttermale und Nävi)	S. 84	Abrotanum Acidum fluoricum Calcium fluoricum Carbo animalis Natrium sulfuricum Phosphorus Silicea Thuja
Fibrome . . . . EK 1352 (Gewächse, fibrös) KK I/451 (Tumoren, Fibrome)	S. 85	Acidum nitricum Silicea Thuja
Atherome . . . . EK 1313 (Balggeschwulst) EK 117 (Kopf, Fettgeschwülste)[1] KK II/171 (Balggeschwulst) KK I/451 (Tumoren, Atherome) – KK I/173 (Atherom am Kopf)	S. 85	Barium carbonicum Calcium carbonicum Graphites Silicea
Keratoma senile, aktinische Keratose (Alterskrusten)	S. 85	Lokal: Podophyllum ∅ Arsenicum album Corydalis Cinnabaris Thuja
Keloid (Wulstnarbe) . . . . EK 1327 (Narben) – KK II/165 (Narben erhaben)	S. 86	Lokal: Bellis-perennis-Salbe Badiaga Causticum Acidum fluoricum Graphites Silicea

[1] Falsche Übersetzung, im englischen Original steht wens = Atherom (Grützbeutel)

Hämangiom (Blutschwamm)

Die im *Kent* aufgeführte Liste (vgl. Übersicht, S. 83) sollte ergänzt werden:
Abrotanum
Acidum fluoricum
Calcium fluoricum
Gute Erfolge erzielt man bei den flachen Feuermalen (*Naevi flammei*). Einen Behandlungsversuch kann man wagen bei kleinem Blutschwamm (*Naevus vasculosus*), solange keine Wachstumstendenz zu beobachten ist. Bei rasch wachsendem Nävus unbedingt Spezialbehandlung!

Abrotanum

Abmagerung bei gutem Appetit oder ausgeprägte Appetitlosigkeit. Wechsel von Durchfall und Verstopfung. Frostige Patienten; allgemein schlechter bei Nässe und Nebel.
In der Arzneiprüfung durch *Stockebrand* wurden deutliche Organbeziehungen zu den Kapillaren beobachtet. Teleangiektasie.

Anwendung: D 4–C 30 dil.
Zusätzlich kann man auch eine Salbe auftragen.

Rp. Abrotanum ∅ 10.0
Eucerini anhydr. ad 50.0
M.f.Ungt.
oder:
Rp. Bellis perennis ∅ 10.0
Eucerini anhydr. ad 50.0

Acidum fluoricum

Allgemeines: *Verträgt keine Wärme.* Verlangen nach Abkühlung, streckt nachts die Füße aus dem Bett. Fußschweiß übelriechend, sauer; wund zwischen den Zehen. Schnell erschöpft, geringe Muskelkraft.

Anwendung: C 6 (D 12)–C 30 dil.

Calcium fluoricum

Allgemeine *Bindegewebsschwäche* mit Überstreckbarkeit der kleinen Gelenke – gut zu erkennen am Daumengrundgelenk und Handgelenk. Haut trocken, rissig, oft sehr weiß. Neigung zu Keloiden, Venen erweitert, deutlich durchscheinend auf der alabasterweißen Haut. Langsames, träges Temperament, sehr anpassungsfähig, diplomatisch.

Anwendung: Reihe von C 6 (D 12)–C 200 tabl.

Carbo animalis

Indiziert bei *Naevus vasculosus*, seltener bei Naevus flammeus. *Farbe: mehr blau als rot.* Paßt besonders bei älteren Menschen mit bläulichen Wangen und Lippen, starke Erschöpfung und Frostigkeit. *Blaues Hämangiom* am Lippenrand.

Anwendung: C 6 (D 12) tabl.

Natrium sulfuricum

Bei *feurig-roten*, linsengroßen und meist zahlreichen Nävi am Rumpf (*Rote Male*). Sykotische Konstitution mit Leber-Galle-Erkrankungen.

Anwendung: Reihe von C 6 (D 12)–C 200 tabl.

Phosphorus

Bei Hämangiomen *an den Extremitäten* (Finger, Oberschenkel). Allgemeine Neigung zu Blutungen: Kleine Wunden bluten stark, Nasenbluten, blaue Flecken bei geringer Traumatisierung. Oft Sommersprossen, lichtempfindliche Haut.

Anwendung: C 6 (D 12)–C 200 dil.; LM VI–XVIII dil.

Silicea

Frostige Patienten, Gänsehaut bei der geringsten Abkühlung, schlechte Wundheilung. Neigung zu Eiterungen, zu Fisteln.

Anwendung: Reihe von C 6 (D 12)–C 200 tabl.

Thuja

Hämangiom *am Hals und im Gesicht.* Hastig, ängstlich bei Kleinigkeiten, fixe Ideen.

Anwendung: C 6 (D 12)–C 30 dil.; LM VI–XXX dil.

Fibrome

treten meist bei älteren Menschen auf, oft zusammen mit Keratoma senile und seborrhoischen Warzen (Alterswarzen).

Acidum nitricum

Gestielt, weich, dunkel.

Anwendung: C 6 (D 12)–C 30 dil.

Silicea

Zahlreich, kommen und gehen, besonders am Hals. Hautfarben.

Anwendung: Reihe von C 6 (D 12)–C 200 tabl.

Thuja

Meist größere, schwammig wachsende Fibrome, hautfarben oder rot.

Anwendung: C 6 (D 12)–C 30 dil.; LM VI–XXX dil.

Atherom

Barium carbonicum

Paßt besonders für ältere Menschen mit folgenden Merkmalen: Rund, dicklich, klein; vorzeitig gealtert; Neigung zu Sklerose, Hypertonie; zerebraler Abbau; Erkältungsneigung.

Anwendung: Reihe von C 6 (D 12)–C 200 tabl.

Calcium carbonicum

Lymphatische Diathese. Pastös, phlegmatisch, ängstlich, unbeholfen, rasch kurzatmig und ermüdet beim Gehen, besonders beim Steigen. Kopfschweiß im Schlaf.

Anwendung: Reihe von C 6 (D 12)–C 1000 tabl.

Graphites

Neigung zur Fettsucht. Unentschlossen, zögernd, langsam, frostig, Erkältungsneigung, Hypothyreose. Eiterungsneigung auch bei geringer Verletzung. Hautausschläge mit Neigung zu Schrunden, Rissen, Borkenbildung; oft nässend, mit honigartigem, klebrigem Sekret.

Anwendung: C 30–C 200 tabl.

Silicea

Sehr frostige Patienten. Mangel an Lebenswärme.
Ängstlich und nachgiebig – oder auch stur und renitent, eigensinnig.

Anwendung: Reihe von C 6 (D 12)–C 200 tabl.

Keratoma senile, aktinische Keratose (Alterskruste)

Bei älteren Menschen kommt es durch überschüssige Verhornung zu trockenschuppigen, braungrauen Krusten. Dieses *Keratoma senile* ist eine präkanzeröse Hauterkrankung; sie kann das Vorstadium zu Plattenepithelkrebs sein. Gleichzeitig findet man bei älteren Menschen auch dunkle Pigmentierungen, „Altersflecken" und „Alterswarzen" (genauer seborrhoische Warzen, siehe S. 81).
Örtliche Behandlung: 2mal tägl. betupfen mit *Podophyllum* ∅. *Voisin* empfiehlt tägliches Einreiben mit Sahne und danach Pinselung mit *Podophyllum* ∅ oder D 1.
Innere Behandlung mit folgenden Arzneien:

Arsenicum album

Besonders bei trockener, pergamentartiger Haut. Krusten sehr dunkel.

Anwendung: C 30 / C 200 dil.; LM VI–XVIII dil.

Corydalis

„Trockene, schuppige Krusten auf dem Gesicht alter Leute" (*Boericke*). *Voisin* empfiehlt C 4 dil., *Boericke* ∅ dil.

Cinnabaris

Sehr dicke Krusten. Blutungsneigung bei Einrissen und Kratzen. Haut verdickt, Neigung zu Ulzerationen.

Anwendung: C 6 (D 12)–C 30 tabl.

Thuja

Haut stellenweise verdickt, gequollen, Orangenhaut; Striae. Sykotische Gesamtsymptomatik.

Anwendung: C 6 (D 12)–C 30 dil.; LM VI–XXX dil.

Keloid (Wulstnarbe)

Örtliche Salbenbehandlung

Rp. Bellis perennis ∅ 10.0
Eucerini anhydr. ad 50.0
M.f.Ungt.

Innere Therapie

Badiaga

Erhabene und blasse Narben (*Hering*).

Anwendung: D 4/6 dil.

Causticum

Meist hart und empfindlich, wie wund.

Anwendung: C 6 (D 12) tabl.

Acidum fluoricum

Meist hart, rot, empfindlich, juckend.

Anwendung: C 6 (D 12)–C 30 dil.

Graphites

Sehr hart, evtl. schmerzhaft, brennend, manchmal rissig.

Anwendung: C 30 tabl.

Silicea

Sehr hart, schmerzhaft, stechend, wie wund.

Anwendung: C 6 (D 12)–C 30 tabl.

Zerstörende (destruktive) Hautprozesse

Nach *Hahnemanns* Einteilung der chronischen Krankheiten entwickeln sich diese Krankheitsprozesse auf luesinischem Terrain und verlangen oft Arzneien, die dieser Reaktionsweise entsprechen (vgl. Bd. I, S. 183 und 196).

Ulzerationen, Geschwüre

Die Arzneiwahl richtet sich nach der *Form* und *Art des Geschwüres*. Die pathophysiologischen Bedingungen und die auslösende Ursache (*Modalitäten und Ätiologie*) sind hier besonders bedeutungsvoll, da die gewählte Arznei auf die Natur der Störung eingehen muß.
Die differentialdiagnostische Abklärung der Geschwürsbildung ist das erste Gebot vor jeder arzneilichen Therapie.
Selbstverständlich gehört zur Arzneitherapie entsprechende Krankenpflege und Diät – eine Binsenwahrheit, besonders beim Dekubitus und dem diabetischen Ulkus oder einer Gangrän.

Traumatische Ulzera

Folge von Verbrennung, Verletzung, Erfrierung (siehe Physisches Trauma S. 352)
Variköse Ulzera (Krampfadergeschwüre) siehe Kapitel Variköser Symptomenkomplex.

Übersicht

Dekubitus (Folge von Aufliegen)

Örtliche Behandlung

Calendula
je nach Beschaffenheit als Lösung, Puder oder Salbe

Innerliche Therapie

Arnica

Oft nicht sehr tiefe Exkoriationen, meist mit *rotem*, seltener blauschwarzem *Grund; blutet rasch*; geringe Sekretion, nicht übelriechend; sehr berührungsempfindlich. Das Bett erscheint zu hart, große Schwäche mit *Benommenheit*. Der Patient möchte den Arzt nicht sehen, „da er keine Hilfe braucht".

Anwendung: C 6 (D 12) – C 30 dil.

Arsenicum album

Tiefe Zerstörung bis in die Faszie, *schwarzer Grund, wie verbrannt. Übelriechende*, blutige oder wässrige *Sekretion. Brennende Schmerzen*, die durch heiße Anwendungen besser werden.
Desolater Gesamtzustand, je nach Grundkrankheit schlechte Prognose.

Anwendung: C 30–C 200 dil.; LM XIV / XVIII dil.

China

Oberflächliche Zerstörung der Haut und Unterhaut mit starker Sekretion; *übelriechend wie Eiter*; feuchte Gangrän. Sehr empfindlich bei leichter Berührung, etwas festerer Druck wird weniger schmerzhaft empfunden.
Allgemein *erschöpft*; Folgen von Säfteverlusten (Blutungen, chronische Darmerkrankungen mit Durchfall). *Apathisch, gleichgültig*.

Anwendung: C 6 (D 12)–C 30 dil.

Lachesis

Auffallend *bläulicher, purpurfarbener Geschwürsgrund* mit fast schwarzem Rand; stinkendes, blutiges Sekret. Brennende *nächtliche Schmerzen*, schlimmer durch Wärme. Feuchte Gangrän. *Septischer Allgemeinzustand*.

Anwendung: C 6 (D 12)–C 30 dil.; LM VI–XVIII dil.

Silicea

Geschwüre breiten sich aus und werden immer tiefer. Stechender, brennender Schmerz. *Geschwürsrand* ist *hart* und *erhaben*. Kälteempfindung im Geschwür.

Anwendung: Reihe von C 30–C 1000 tabl. (bei *Ch. Raynaud*)

Die folgenden *Säuren* verursachen durch toxische Ätzwirkung Geschwüre und erzeugen im Arzneiversuch ausgeprägte Schwäche – beide Phänomene sind charakteristisch bei Schwerkranken mit Dekubitus.

Acidum nitricum

Unregelmäßiger Rand; Geschwürsgrund sieht wie rohes Fleisch aus; eitriges, übelriechendes Sekret. *Splitterartiger Schmerz*.

Anwendung: C 6 (D 12) dil.; LM VI–XIV dil.

Acidum sulfuricum

Rand des Geschwürs: blaurot. Grund: Schwärzliches Blut. *Brennender Schmerz*. Schmerzen sind besser durch Wärme.

Anwendung: C 6 (D 12)–C 30 dil.

Acidum fluoricum

Geschwürsrand rot, ekzematös gereizt, evtl. sehr hart. *Schmerzen besser durch Kälte* und schlimmer durch Wärme.

Anwendung: C 6 (D 12)–C 30 dil.

Periphere Durchblutungsstörungen

Arteriosklerotische Veränderungen, angiospastische Zustände, Stoffwechselstörungen veranlassen hier die Ulkusbildung.

Carbo vegetabilis

Geringe Sauerstoff-Utilisation im Gewebe, Venosität mit Stagnation im Blutstrom sind hier der Anlaß zur Ulkusbildung. (Vgl. auch Ulcus cruris varicosum S. 116)
Ulzera haben *blauschwarzen Grund*, sie dehnen sich aus und werden immer größer (phagedänisch).
Brennende Schmerzen, schlimmer nachts, in Wärme, seltener auch schmerzlose Geschwüre.

Anwendung: C 6 (D 12) tabl.

Kreosotum

Altersbrand (*Boericke*). Diabetische Gangrän.
Scharfe, wundmachende Sekretion, gelblich, blutig, übelriechend. Schwammiger Grund des Geschwüres, blutet leicht. Brennende Schmerzen, schlimmer durch Wärme, besonders im Bett.

Anwendung: C 6 (D 12)–C 30 dil.; LM VI–XVIII dil.

Luesinum

Als Zwischenmittel bei luesinischen Allgemeinsymptomen: alles ist *schlimmer* von Sonnenuntergang bis Sonnenaufgang; in der Wärme, besonders bei feucht-warmem Wetter; am Meer. *Besserung* am Tage, im Gebirge, im Winter.
Hagere, ältere Menschen mit Gedächtnisstörungen; Schuldkomplexe; depressiv, verzweifelt oder auch läppisch.

Anwendung: C 30 / C 200 tabl.; LM XIV–XVIII dil.

Natrium muriaticum

Oberflächliche Geschwüre mit entzündetem Rand, evtl. mit Bläschen in der Umgebung. Geschwürsgrund blaßrot oder schmutzig grün-gelblich. Meist keine Eiterung; *wässriges, gelbliches Sekret*, wie Serum, „*Salzfluß*".
Starkes Jucken nachts im Bett.

Anwendung: Reihe von C 30–C 1000 tabl.

Secale cornutum

Geschwüre entstehen und heilen langsam, sehr träge Reaktion. *Schwarzer* Geschwürsgrund und schwarzer Rand. Trockene Gangrän oder auch scharfes, eitriges, blutiges Sekret. *Verträgt keine Wärme*; Schmerzen werden besser durch Kälte und Aufdecken.

Anwendung: C 30 / C 200 dil.; LM XVIII dil.

Diabetische Ulzera, Gangrän

Erste Aufgabe: Exakte Einstellung des Blutzuckers. Schlechte Prognose. Gangrän ist Endzustand der schon lange bestehenden Kapillarschädigung. Klinische Behandlung meist erforderlich.
Wenn diese Voraussetzungen gegeben sind, läßt sich mit homöopathischer Therapie oft ein günstiger Endzustand erreichen, manchmal auch die schon geplante Amputation vermeiden.

Örtliche Behandlung

Silicea-Puder

Innere Behandlung

Arsenicum album
(siehe Dekubitus S. 88)

Anthracinum

Fortschreitende Gangrän. Schwarzer Grund des Geschwüres, Rand verhärtet. Sehr starke, brennende Schmerzen (wie *Arsen*). Übelriechende, scharfe Sekretion, blutig, eitrig.

Anwendung: D 20 dil.

Carbo vegetabilis
(siehe Dekubitus S. 88)

Kreosotum
(siehe Durchblutungsstörung S. 89)

Acidum muriaticum

Die typische Schwäche bei Zuckerkrankheit findet im Arzneimittelbild der Säuren ihre Entsprechung, ebenso die pathognomonische Pollakisurie.
Der Grund des Geschwürs ist blauschwarz und zeigt Granulationen und/oder Schorfe. Tiefe, eitrige Geschwüre und brennender Schmerz.

Anwendung: C 6 (D 12)–C 30 dil.

Acidum phosphoricum

Schwach, erschöpft (wie *Acidum muriaticum*). –
Alte, flache Geschwüre mit schmutzig-übelriechendem Eiter oder mit gezackter Basis. Rand nicht hart, juckend, manchmal kupferfarben (nach *Hering*).

Anwendung: D 3 dil.

Secale
(siehe Periphere Durchblutungsstörung)

Maligne Ulzera

Diese Hinweise gelten nur für die Krankheitsfälle, wo „Stahl und Strahl" keinen weiteren Erfolg bringen oder der Patient von sich aus derartige Behandlungen verweigert und trotz eingehender Aufklärung seine Ablehnung schriftlich bestätigt.

Örtliche Behandlung

Reinigen mit Lösung von *Echinacea* ∅ 30 Tropfen auf 50 ml Wasser, Umschläge mit *Hydrastis* ∅ 30 Tropfen auf 50 ml Wasser.

Innere Therapie

Arsenicum album
(siehe Dekubitus)

Carbo animalis

Starke, *brennende Schmerzen*, übelriechende Absonderung; blaue, livide Verfärbung der Umgebung des Geschwüres. Im ganzen sehr frostig, verlangt Wärme, aber frische Luft.

Anwendung: C 6 (D 12) tabl.

Condurango

Brennende Schmerzen; typisch für Condurango ist die Fissur *am Übergang von Haut zur Schleimhaut* (Nase, Mund, Vagina, After).
Ulzeratives Stadium des Hautkrebses, wenn sich Fissuren bilden (*Boericke*).

Anwendung: C 6 (D 12) dil.

Galium aparine

„Hat die Macht, Weiterentwicklung eines Carzinoms zeitweise aufzuheben oder zu mäßigen. Klinische Bestätigung seiner Anwendung bei canzerösen Ulcera . . ." (*Boericke*)

Anwendung: ∅ dil.

Hydrastis

„Lindert die Schmerzen bei Krebs . . . und bessert den Allgemeinzustand." (*Hering*)
„Geschwüre, die nach Entfernung von Tumoren entstehen, stechende Schmerzen bei Bewegung des erkrankten Teiles." (*Hering*)

Anwendung: D 6 / C 6 (D 12) / C 30 dil.

Kalium jodatum

Bösartige, mißfarbene tiefe Geschwüre; reichen evtl. bis zum Knochen; bluten leicht.
Schmerzen sind schlimmer nachts und durch Wärme, *besser* durch Bewegung, *in der Kühle, in frischer Luft.*

Anwendung: D 6 / C 6 (D 12) tabl.

Mercurius solubilis

Große, blutende Geschwüre. Ränder unscharf und wund. Der Geschwürsgrund ist speckig oder mit käsiger Schicht überzogen. Stechende Schmerzen, schlimmer nachts, in Bettwärme, durch heiße und sehr kalte Anwendungen, durch Temperaturextreme.
Schwitzt nachts, hat immer feuchte Haut.

Anwendung: C 6 (D 12) tabl.

Haare

Haarausfall

Jeder gut beobachtende Tierhalter oder Veterinär erkennt am Fell, ob ein Tier gesund oder krank ist. Vielleicht sollte auch der Arzt daraus lernen und die Therapie von Haarerkrankungen nicht nur dem Kosmetiker mit äußerlicher Tünche überlassen.
Therapeutisch fast unbeeinflußbar sind die in mancher Familie gehäuft auftretenden typischen Glatzenbildungen bei Rundköpfen und die totale Alopezie.[1]
Dagegen ist ein Haarausfall erfolgreich zu behandeln, wenn eine deutliche Ätiologie (Folge von . . .) zu ermitteln ist – damit läßt sich eine Arznei finden, die zur Natur dieser Störung paßt. Wenn auch in diesem Bereich viele Spontanheilungen auftreten, sollte man die Sorge des Patienten ernst nehmen. Es geht ja nicht nur um ein bißchen Kosmetik – wir behandeln mit der homöopathischen Arznei den Kranken, nicht ein einzelnes Symptom.
Die *Haarwäsche* wird meistens zu oft und mit stark entfettenden Mitteln durchgeführt. Sehr gute Erfahrungen habe ich mit Waschungen mit frischem Brennesseltee. Die getrocknete Pflanze und der vielfach angepriesene alkoholische Extrakt sind sehr beschränkt wirksam.
Durchführung: 4–5 ganze Pflanzen (einige mit Wurzel) werden gewaschen, fein geschnitten und mit 2 l kochendem Wasser überbrüht. 20 Minuten im abgedeckten Topf ziehen lassen; abseihen durch Sieb oder Tuch. Mit diesem Brennesseltee das Haar ohne jeden sonstigen Zusatz, ohne Nachwäsche, ohne Nachspülen kräftig reibend waschen, trocknen, legen usw. wie gewohnt.

[1] *H. Barthel* beschreibt eine Heilung. Deutsches Journal für Homöopathie, Band 3, 3. Quartal 1984, S. 236

Übersicht

Vgl. EK 118/119/1322; KK I/185, 186, II/163

Kopf

Alopecia diffusa (diffuser Haarausfall)

Folge von Allgemeinerkrankungen	S. 92	Arsenicum album Lycopodium Phosphorus Thallium Silicea
Bei vorzeitiger Alterung	S. 93	Alumina Barium carbonicum Selenium Lycopodium Phosphorus
Während Schwangerschaft	S. 94	Lachesis
Nach Entbindung	S. 94	Calcium carbonicum Sepia Natrium muriaticum

In der Klimax	S. 94	Natrium muriaticum Sepia
Hyperthyreose	S. 94	Badiaga Jodum
Hypothyreose	S. 94	Graphites
Psychisches Trauma	S. 95	Acidum phosphoricum Kalium phosphoricum Staphisagria
Nach Röntgenbestrahlung	S. 95	Radium bromatum
Folge von Arzneischäden	S. 95	Sulfur Thallium sulfuricum
Alopecia areata (kreisrunder Haarausfall) (vgl. EK 119 „Fällt aus, stellenweise" EK 119 „Kahl, stellenweise" KK I/185/186 „fällt aus, fleckweise; kahl, stellenweise")	S. 95	Arsenicum album Lycopodium Phosphorus Acidum fluoricum Luisinum Hepar sulfuris Vinca minor
Haarausfall an sonstigen Stellen		
Augenbrauen EK 245 – KK III/20 (Lider, Brauen)	S. 96	Kalium carbonicum Thuja occidentalis
Wimpern EK 245 (Augenbrauen, Wimpern) – KK III/22 (Lider, Wimpern)	S. 96	Euphrasia Staphisagria
Barthaare EK 371 (Ausfallen) – KK II/91	S. 96	Graphites Natrium muriaticum Acidum phosphoricum
Schambehaarung Mann EK 705 – KK III/741 Frau EK 722 – KK III/753 (äußeres Genitale, Haarausfall)	S. 97	Natrium muriaticum Selenium Sulfur

Kopf
Alopecia diffusa (diffuser Haarausfall)

Folge von Allgemeinerkrankungen

Nach heftigen akuten oder schweren, langdauernden Krankheiten entwickelt sich verstärkter Haarausfall. Von der Gesamtsymptomatik und vom lokalen Geschehen her kommt man oft zu den folgenden Mitteln:

Arsenicum album

Ausgeprägte *Schwäche* mit ängstlicher *Ruhelosigkeit*, Erschöpfung nach geringster Anstrengung. Kopfhaut juckt, oft schuppig; *nächtliches Brennen*.

Sehr empfindliche Kopfhaut; verträgt das Kämmen und Bürsten nicht.
Haarausfall diffus, auch herdförmig.

Anwendung: LM VI–XVIII dil.; C 30–C 200 dil.

Lycopodium

„Tiefsitzende, fortschreitende, chronische Erkrankungen" (*Boericke*) führen dazu, daß diese Patienten *vorzeitig gealtert* aussehen. Sichtbarer Haarausfall, *frühzeitiges Ergrauen* der Haare und ausgeprägte Stirnfalten verstärken diesen Gesamteindruck.
Auch indiziert bei Haarausfall nach der Entbindung.

Anwendung: LM VI–XVIII dil.; C 6 (D 12)–C 200 tabl.

Phosphorus

Nach Krankheit *erschöpft*, müde, fertig – dabei Haarausfall in großen Büscheln, händevoll, auch fleckweiser Ausfall.
Paßt besonders bei Patienten mit *feinem, zartem Haar*, Haarausfall bei vorzeitig gealterten und erschöpften Menschen.

Anwendung: LM VI–XVIII; C 6 (D 12)–C 200 dil.

Thallium

Alopezie nach akuten, erschöpfenden Krankheiten.
Voisin empfiehlt: Thallium sulfuricum oder Thallium aceticum bei Haarausfall nach Gesichtsneuralgie.
Die Thalliumtherapie ist auch bei allopatisch verordnenden Kollegen öfter gebräuchlich – aber nur wirksam bei Haarausfall mit der klaren Ätiologie *Folge von Allgemeinerkrankung*. Die Thallium-Vergiftung affiziert Schilddrüse und Nebenniere – gerade diese Drüsen werden bei langdauernden Allgemeinkrankheiten überlastet und sind im Regelkreis der hormonalen Steuerung für das Haarwachstum mit bedeutungsvoll.

Anwendung: C 6 (D 12)–C 30 tabl.

Silicea

Sehr kälteempfindliche Patienten mit *Neigung zu kalten Schweißen* an Kopf und Füßen, aber trockenem Körper. Friert rasch am Kopf, will ihn warm halten, aber trägt nur ganz weiche Kopfbedeckungen. Neigung zu Hauteiterungen, weiße Tüpfel auf den Nägeln, Verformung der Nägel. Haarausfall bei jungen Menschen nach erschöpfenden Krankheiten.

Anwendung: Reihe von C 6 (D 12)–C 200 tabl.

Bei vorzeitiger Alterung sollte man prüfen, ob die Gesamtsymptomatik vielleicht *Lycopodium, Phosphor* oder eines der folgenden Mittel verlangt.

Alumina

Frostig, *trocken*, schwach, eher mager. Juckende Kopfhaut mit Taubheitsgefühl. Sehr *trockene Haut* und *Schleimhäute*. Schwache Muskeln bis zur Parese.

Anwendung: C 6 (D 12) / C 30 / C 200 tabl.

Barium carbonicum

Besonders bei vorzeitig gealterten Männern mit arteriosklerotischen Gefäßveränderungen und zerebraler Durchblutungsstörung. Schwindel, Gedächtnisverlust, verwirrt.

Anwendung: Reihe von C 6 (D 12)–C 1000 tabl.

Selenium

Indiziert bei vorzeitig gealterten *Männern* mit *schwacher Potenz*, aber vermehrten sexuellen Gedanken bis zur Geilheit. Haarausfall am Kopf, in der Genitalregion, Bart, Augenbrauen. Trockene, schuppige *Hautausschläge auf dem Kopf*, an den Handflächen. Seborrhoische fettige Kopfhaut. Dunkle Komedonen im Gesicht.

Anwendung: C 6 (D 12)–C 30 tabl.

Während der Schwangerschaft

Lachesis

Paßt bei Frauen, die sich in der Schwangerschaft verändert haben. Sie sind entweder melancholisch und verlangsamt, indolent oder heftig, cholerisch, redselig, eifersüchtig und sehr wärmeempfindlich geworden.

Anwendung: C 6 (D 12)–C 30 dil.

Nach der Entbindung

Calcium carbonicum

Langsame Frauen mit *Neigung zur Korpulenz*. Hellhäutige pastöse Haut. Juckende Kopfhaut, muß oft kratzen. Frostigkeit mit Kopfschweiß im Schlaf, kalter Fußschweiß.

Anwendung: Reihe von C 6 (D 12)–C 30 tabl.

Sepia

Fahlgelbe Haut, dunkle Ringe um die Augen. Gelbliche Flecke. Chloasma uterinum.
Venöse Stase mit Senkungsgefühl des Uterus. Reichliche übelriechende Schweiße. Weinerlich, traurig, gleichgültig, träge – bei Erschöpfung gereizt, leicht gekränkt. Diffuser Haarausfall auch in der Menopause, bei hormonalen Störungen.

Anwendung: C 6 (D 12)–C 30 dil.; LM VI–XVIII dil.

Natrium muriaticum
(vgl. nächsten Abschnitt)

In der Klimax, aber auch in anderen Phasen hormonaler Dysfunktion kommt es zu Haarausfall. Die Ursache ist sicherlich eine Verschiebung der Harmonie zwischen Östrogen- und Androgenspiegel.

Natrium muriaticum

Hat vor allem das *virile* Muster des Haarausfalles – wie beim Manne entstehen „Geheimratsecken" und an der Stirn-Haar-Grenze wird es zuerst licht, die Stirn wird höher.
Fettiges, öliges Gesicht. Abmagerung von oben nach unten, faltiger Hals, dünn, bei noch erhaltenem Fettansatz an der Hüfte. Abmagerung trotz reichlicher Nahrung. Haarausfall nach der Entbindung, besonders bei und nach dem Stillen.

Anwendung: C 30–C 200 tabl.; LM XIV–XXX dil.

Sepia
(vgl. oben S. 94)

hat eine Menge klimakterischer Symptome. Dazu paßt auch der Haarausfall in dieser Zeit und die traurige Gleichgültigkeit.

Anwendung: C 6 (D 12)–C 30 dil.; LM VI–XVIII dil.

Bei Hyperthyreose

Badiaga
(vgl. Kapitel Struma S. 253)

Trockener, schuppiger Ausschlag auf der Kopfhaut mit wunden Stellen.
Diffuser Haarausfall bei Hyperthyreose.

Anwendung: C 6 (D 12)–C 30 dil. in seltenen Gaben

Jodum (vgl. S. 251)

Rastlose *motorische* und *psychische Unruhe* mit Angst bei reizbarem, *impulsiven* Charakter.
Gewichtsabnahme bei Heißhunger.
Kopfschuppen; diffuser Haarausfall.

Anwendung: C 6 (D 12)–C 30 in *seltenen* Gaben, wenige Tropfen (1–5)

Bei Hypothyreose

Graphites

Starkes Jucken der Kopfhaut, nässender Grind mit üblem Geruch. Reichlich

Schuppen, besser durch Waschen. Frostig, *verlangsamt*, verstopft. Neigung zu *Adipositas.*

Anwendung: Reihe von C 30–C 1000 tabl.

Psychisches Trauma

Acidum phosphoricum

Folge von Kummer, Sorge, Gram, Liebesverlust. Ausfall und/oder vorzeitiges Ergrauen der Haare. Alles, was ihn früher interessierte, verliert jede Bedeutung. *Teilnahmslos, erschöpft, zerstreut.*

Anwendung: D 3 dil. bei starker Erschöpfung, sonst LM VI–XIV dil.

Kalium phosphoricum

Folge von nervlicher Erschöpfung durch Sorgen, besonders aber durch *einseitige*, übersteigerte, *intellektuelle Anstrengungen.* Oft bewährt bei Studenten!
In diesem Arzneimittelbild verbindet sich die Apathie der Phosphorsäure mit der Reizbarkeit, der Kälteempfindlichkeit und Muskelschwäche bei Kalium.
Diffuser, aber auch kreisrunder Haarausfall.

Anwendung: D 6–C 30 dil.

Staphisagria

Folge von Kränkung, Demütigung, Beleidigung.
Reagiert auf psychische Insulate entweder heftig, zornig, aufbrausend, wirft mit Gegenständen – oder kapselt sich ab und grübelt über das erlittene Unrecht.
Übersteigerte Sexualität, Neigung zur Onanie mit Schuldkomplex.
Kopfschuppen mit schnell fortschreitendem Haarausfall.

Anwendung: C 30–C 200 dil.; LM VI–XXX dil.

Nach Röntgenbestrahlung

Radium bromatum

Kann bei dieser Ätiologie des Haarausfalles angewendet werden.
Indiziert auch bei Röntgenschäden an der Haut, evtl. Ulzerationen.

Anwendung: C 6 (D 12)–C 30 tabl.

Haarausfall kann auch Folge von Arzneischäden sein; tritt besonders oft nach Hormonen, Zytostatika, Gerinnungshemmern, Thyreostatika auf.

Sulfur

Oft seborrhoische Haut. Indiziert bei Haarausfall mit Ausschlägen auf der Kopfhaut, Jucken und Brennen. Haare sind glanzlos, struppig, widerborstig – wie der Charakter.

Anwendung: Reihe von C 6 (D 12)–C 200 tabl.

Thallium sulfuricum
(vgl. *Thallium metallicum* S. 93)

Besonders indiziert bei Arzneischäden mit *Neuralgien* im Kopfgebiet.

Anwendung: C 6 (D 12) dil.

Alopecia areata (kreisrunder Haarausfall)

Differentialdiagnostisch abgrenzen gegen ähnlich aussehenden Haarausfall bei der Lues: meist kleinfleckige, unscharf begrenzte haar*arme* Bezirke, als wenn Motten in einem Fell gefressen hätten.

Örtliche Behandlung: Intrakutane Quaddelung der haarlosen Stellen mit *Viscum* D 3 oder D 4, Amp.

Die innere Behandlung ist meist erfolgreich; gegen die häufigen Spontanheilungen bei dieser Krankheit läßt sich der Erfolg der homöopathischen Therapie an der Verlaufskontrolle bei schon länger bestehenden und bisher erfolglos therapierten Fällen ablesen.

Auch beim kreisrunden Haarausfall sind unsere schon besprochenen drei großen Mittel dabei: *Arsenicum album, Lycopodium, Phosphorus*.

Acidum fluoricum

wirkt günstig bei Patienten, die vorzeitig gealtert aussehen (*Lycopodium, Argentum nitricum, Arsenicum album*).
Im haarlosen Areal ist die Kopfhaut dünn und trocken – Greisenhaut, wie *Arsenicum album*.
Wärme wird allgemein *schlecht vertragen*, vermehrter diffuser *Haarausfall im Sommer*.

Anwendung: C 6 (D 12)–C 30 dil.

Diese Arznei hat Beziehung zum luesinischen Formenkreis der chronischen Krankheiten (vgl. Bd. I S. 183). Die phänomenologische Ähnlichkeit zwischen spezifischer und unspezifischer Alopezie ist „auffallend und sonderlich". Deshalb ist

Luesinum

ein wichtiges *Zwischenmittel*, besonders bei Fällen, die *Acidum fluoricum* oder *Arsenicum album* benötigen.

Anwendung: C 30 / C 200 dil. oder glob.; LM XVIII–XXX dil.

Hepar sulfuris

Frostige Patienten mit *Kälteempfindlichkeit am Kopf*, besonders unangenehm ist kalter Luftzug. „Kopfhaut empfindlich, feuchter Grind mit Jucken und Brennen." (*Boericke*). Reizbare, schwierige Patienten. Neigung zu Eiterungen.

Anwendung: Reihe von C 6 (D 12)–C 200 tabl.

Vinca minor

Besonders indiziert, wenn auf Stellen mit kreisrundem Haarausfall neue Haare in *weißer Farbe* nachwachsen.

Anwendung: D 6–C 6 (D 12) dil. – nicht zu tief verordnen – enthält das mitosehemmende Vincatoxin.

Haarausfall an sonstigen Stellen

Augenbrauen

Kalium carbonicum

Allgemeine *Schwäche* mit *Schweißneigung* und ödematösen *Schwellungen am Oberlid*.
Kopfhaut sehr trocken.
Die Augenbrauen werden im ganzen dünn und licht. Evtl. Schwellung der Glabella zwischen den Brauen. (*Boericke*)

Anwendung: C 6 (D 12)–C 30 tabl.

Thuja

Auffallend ist der *Ausfall* der Augenbrauen am *lateralen* Teil.
Kopfhaar trocken, brüchig (wie *Medorrhinum*).

Anwendung: C 6 (D 12)–C 30 dil.; LM VI–XVIII dil.

Wimpern

Euphrasia

Hat organotrope Wirkung zu Bindehaut und Lidrand. Ausfall der Wimpern nach katarrhalischen und skrofulösen Entzündungen der Lidränder.

Anwendung: D 4 / D 6 dil.

Staphisagria

Bei *Hautausschlägen um die Augen*, bei *Chalazion* und *Hordeolum* immer wieder bewährt.
Im Gefolge solcher Entzündungen kommt es auch zum Ausfall der Wimpern.

Anwendung: C 6 (D 12)–C 30 dil.

Barthaare

Memo: *Kreisrunder* Haarausfall ist fast immer die Folge einer „Bartflechte" – genauer: Trichophytia barbae oder Folliculitis staphylogenes barbae, durch Pilze oder Eitererreger hervorgerufen.
Diffuser Ausfall der Barthaare *ohne entzündliche Haut* weisen auf:

Graphites

Oft angezeigt bei kalten, trägen, *hypothyreoiden* Patienten mit *schuppiger Haut*.
(Vgl. Kapitel Haarausfall bei Hypothyreose S. 94)

Anwendung: C 30–C 1000 tabl.

Natrium muriaticum

Psychische Konflikte oder *dyshormonale Zustände* werden in der Anamnese oft eruiert.
(Vgl. Kapitel Haarausfall in der Klimax S. 94)

Anwendung: C 30–C 200 tabl.; LM XIV–XXX dil.

Acidum phosphoricum
(vgl. S. 95)

Anwendung: D 3 dil. bei *starker* Erschöpfung, sonst LM VI–XIV dil.

Schambehaarung

Natrium muriaticum
(vgl. Kapitel Haarausfall in der Klimax S. 94)

Selenium
(vgl. Kapitel Haarausfall bei vorzeitiger Alterung S. 93)

Sulfur
(vgl. Kapitel Haarausfall als Folge von Arzneischäden S. 95)

Typisch ist dabei übelriechender Schweiß in der Genitalregion.

Nägel

Konstitutionelle und diagnostische Zeichen an den Nägeln, Therapie der Nagelerkrankungen

In der Physiognomie, Charakterkunde und Krankheitserkennung spielt die Beurteilung der Hände eine große Rolle. Denn die Hand ist Spiegelbild leiblicher Handlungsfähigkeit und seelischer Ausdruck der Handlungsmöglichkeiten eines Menschen. Handlung ist Gestalten mit der Hand.

In diesem Zusammenhang ist es im Lebenswerk *Hahnemanns* sicher bedeutungsvoll, daß er als 20jähriger Abiturient bei der Entlassungsfeier von St. Afra in Meißen 1775 eine lateinische Rede über die menschliche Hand gehalten hat, deren Hauptthema darin gipfelt, daß die Vollkommenheit und Güte des Schöpfers in der Vollkommenheit der menschlichen Hand erkennbar ist.[1]

Innere Erkrankungen sind auch erkennbar an der Form, Farbe und Beschaffenheit der Nägel. Größen- und Formvarianten der Fingernägel korrespondieren mit der Handform, der gesamten Physiognomie und dem Körperbautypus. Feine Farbveränderungen, Furchen, Rillen und Kanten haben Bedeutung für Diagnostik und Arzneiwahl.

Veränderungen der Nägel entstehen

- bei ernsteren Infektionen
- bei trophischen Störungen (z. B. Diabetes, Arteriosklerose, Nervenleiden)
- durch schwere Krankheiten (besonders mit Störung der Sauerstoffversorgung durch Herz- und Lungenschäden, bei der Geburt)
- durch Vergiftung
- bei psychischen Traumen.

Die feineren Farb- und Formveränderungen sind an den Fingernägeln besser zu beurteilen, obschon die Reaktionsunterschiede zwischen Finger- und Zehennagel gering sind.

Da das Nagelwachstum von der Matrix bis zum Rand im Durchschnitt drei bis fünf Monate dauert, kann man an der Lage der querverlaufenden Änderungen (Beau-Reilsche Querfurchen, weiße Tüpfelungen, Mulden) in etwa abschätzen, wann die Schädigung begonnen hat. Bei Säuglingen sieht man gelegentlich in der vierten Woche am Nagelfalz eine feine Querfurche als Ausdruck der Umstellung von fetaler zu pulmonaler Atmung oder durch kurzdauernde hypoxämische Phase unter der Geburt.

Vergiftungen können Farbveränderungen verursachen, z. B. durch Arsen, Quecksilber, Thallium.

Hauterkrankungen (Ekzeme, Psoriasis, Mykosen), Verletzungen und Entzündungen zeigen oft typische Formen, die wir als objektivierbare Zeichen zur Mittelwahl heranziehen können.

Einige Zeichen innerer Erkrankungen sind schon von den alten Ärzten beobachtet und beschrieben worden: Bei Stauungen im Pulmonalkreislauf wird der Nagel bläulich; hält die Stauung lange Zeit an, wird der Nagel rundlich und gewölbt (hippokratischer Nagel).

[1] E. Preuss, Der zwanzigjährige Hahnemann, Leipzig 1929

Bei Tuberkulose kann ein ähnlich geformter Nagel auftreten. Bei den schlanken, zarten, tuberkulinisch geprägten Menschen mit knochigen Fingern ist ein längsovaler Nagel mit starker Wölbung häufiger. Im Kentschen Repertorium wird diese gebogene Nagelform erwähnt und *Acidum nitricum* zugeordnet. Bei Tuberkulose werden *Medorrhinum* und *Tuberculinum* als passende Arzneien beschrieben.[1]
Hypothyreose erkennt man am *langsamen Wachstum (Antimonium crudum, Graphites)*, an stumpfer Farbe und bei schon lange bestehender Erkrankung an brüchigen, kurzen Nägeln ohne Halbmonde.
Hyperthyreose beschleunigt das Wachstum (*Acidum fluoricum Jodum*) zeigt glänzende Nägel mit großem, aber trübem Halbmond[2].
Die Anzahl der Halbmonde gibt Aufschluß über die Vitalität und Leistungsreserve eines Menschen.[3]

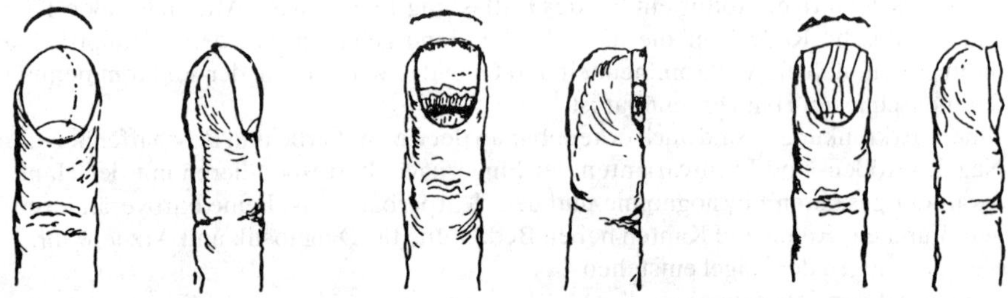

1. Hippokrates-Nagel 2. Beau-Reilsche Querfurchen 3. Kantennagel

Sehr viele und sehr große Halbmonde zeigen an, daß der Mensch seine Energie zu sehr verschwendet. Gefahr: Plötzliche Herzerkrankung.
Sehr wenige und kaum angedeutete Halbmonde sind ein Zeichen, daß dieser Mensch Ruhe und Erholung braucht; er hat seine Reserven aufgebraucht. Dabei muß man allerdings berücksichtigen, daß eine sehr einfach strukturierte Hand mit kurzen, breiten Nägeln und fleischigen Fingern oft keine Halbmonde erkennen läßt.
In der folgenden *Übersicht* gebe ich zuerst einige Arzneien an, die zu bestimmten *Grundformen* der Nägel, zu *Form-* und *Farb*veränderungen passen.
Im zweiten Teil stehen *klinische Krankheitsbilder* und ihre Therapie im Vordergrund. Die Übersicht habe ich bewußt etwas breit ausgearbeitet, da die Übersichtlichkeit im Kentschen Original und in beiden Übersetzungen nicht überzeugend ist.

[1] Im KK siehe Hohl II, 508. Im englischen Original steht auf S. 978: curved nails; entsprechend im EK „gebogene Fingernägel" S. 983
[2] Literatur Wolff, Weilheim (1970) und Volk, Ulm/Donau (1955)
[3] Literatur: Erfahrungsheilkunde H. 1 – Bd. 9 1960, Ch. Bach, Die Temperamentsdiagnostik nach Dr. Carton, Paris.

Übersicht

Vgl. die Repertorien: EK – keine eigene Rubrik Nägel. Alle Angaben sind im Kapitel Extremitäten bei den einzelnen Stichwörtern angegeben ab S. 951 ff.
KK – in der Rubrik Nägel sind viele Symptome zusammengefaßt (KK II/507, 508). Eigene Rubriken haben: Farbe, Entzündungen (Panaritium), Schmerzen.

Grundformen		
Kurz und breit	S. 103	Calcium carbonicum Barium carbonicum Antimonium crudum Graphites
Lang und schmal	S. 104	Arsenicum album Calcium phosphoricum Silicea Phosphorus
Eigenschaften		
Brüchig, spröde EK 978 – KK II/508	S. 104	Alumina Acidum fluoricum Psorinum Calcium carbonicum Graphites Silicea
Dünn, zart, durchscheinend EK 978 – KK II/508	S. 104	Arsenicum album (bei alten Menschen mit pergamentartiger Haut) Ferrum phosphoricum Calcium phosphoricum Phosphorus
Dick, hornig, hart EK 978 – KK II/507	S. 104	Alumina Antimonium crudum Arsenicum album (bei Ekzematikern mit Hyperkeratose) Calcium carbonicum Graphites Silicea
Formabweichungen		
Abblätternde Nägel EK 951 – KK II/507	S. 106	Secale cornutum Alumina Antimonium crudum Graphites Silicea
Dellen, kleine Mulden, Grübchen	S. 106	Thuja Medorrhinum
Längsfurchen und Rillen EK 1033 (runzelig – KK II/508) (gerieft und Längsfurchen)	S. 106	Acidum fluoricum Silicea Thuja

Querfurchen (*Beau-Reil*), Querrillen	S. 106	Arsenicum album
EK 1033 (runzelig quer über) –		Thuja
KK II/508 (gerieft quer)		
Rippen, Kantennägel, Leisten	S. 106	Thuja
EK 1032 (streifig, Rauheit streifig) –		Arsenicum album
KK II/508 (gerippt)		
Deformiert – EK 978 – KK II/507	S. 106	Acidum fluoricum
Verkrüppelt – EK 1210 – KK II/508		Graphites
		Silicea
		Thuja
Gespalten	S. 107	Antimonium crudum
EK 985 – KK II/508		Silicea
Klinische Syndrome		
Eingewachsener Nagel	S. 107	Örtlich: Calendula
EK 978 – KK II/508 (Zehennägel,		Innerlich:
gilt aber auch sinngemäß für		Causticum
Fingernägel)		Graphites
		Lachesis
		Acidum nitricum
		Silicea
		Teucrium
		Thuja
Entzündungen am Nagel (Paronychie,		
Panaritium parunguale)		
EK 980 (Entzündung, Nägel rundherum,		
Wurzel, der) – EK 983 (Nagelgeschwür) –		
KK II/411/412		
Beginn	S. 108	Belladonna
		Hepar sulfuris
		Natrium sulfuricum
		Apis
Eiterung	S. 108	Hepar sulfuris
		Silicea
Lymphangitis	S. 108	Lachesis
		Bufo rana
Entzündung durch Verletzungen		
(siehe Kapitel Physisches Trauma)		
EK 1210 – KK II/552		
Splitter	S. 108	Ledum
Quetschung	S. 108	Arnica
		Hypericum
Mykose	S. 108	Sepia
		Silicea
		Sulfur
		Thuja
Nägel kauen, abbeißen	S. 109	Sulfur
Rep. *Boericke* S. 218 Abbeißen der Nägel		Ammonium bromatum
EK KK I 15		Arum triphyllum

Niednägel	S. 109	Sulfur
EK 1029 – KK II/508		Natrium muriaticum
		Calcium carbonicum
		Silicea

Grundformen

Die Nagelform ist weitgehend abhängig von der Form der Finger und dem Umriß der Hand – in jedem einzelnen Teil spiegelt sich der Gesamtbauplan des Leibes. Die leibliche Form ist gleichzeitig seelischer Ausdruck.
Bei kurzen und breiten Nägeln, die zu einer entsprechenden Hand und einem gedrungenen Körper passen, finden wir als zugehörige Mittel:

Calcium carbonicum

In der *Kindheit:* lymphatische Entwicklung, Frostigkeit, Schweißneigung am Hinterkopf im Schlaf und bei geringen Anstrengungen. Kalte schweißige Füße mit nächtlicher Hitze, streckt die Füße heraus. Entwicklungsstörungen an Knochen, Zähnen und Nägeln.
Im *Alter:* Frühzeitige Sklerose.
Die Nägel sind dick, evtl. deformiert, spröde, brüchig.

Anwendung: Reihe von C 6 (D 12) – C 200 tabl.

Barium carbonicum

In der *Kindheit:* zurückgebliebenes Wachstum, körperlich und/oder intellektuell. Gedrungener Zwergwuchs (zierlich: *Barium jodatum*. Psorische, lymphatische Symptome: Tonsillen oft entzündet, eitrig, vergrößert. Regionale Lymphknoten groß und hart. Wundmachender Fußschweiß. Frostig.
Im *Alter:* Frühzeitige Sklerose, Neigung zu apoplektischem Insult, Verhärtung der Drüsen (Testes, Prostata).

Anwendung: Reihe von C 6 (D 12) – C 200 tabl.

Antimonium crudum

Neigung zu Adipositas, besonders bei Jugendlichen. Durch die Neigung zu Schleimhautprozessen und Entzündungen im Bereich von Magen, Darm, Leber verschwindet die Fettsucht im Alter.
Mürrischer, verdrießlicher Charakter, besonders bei Kindern auffällig – wollen nicht untersucht, berührt oder angesehen werden.
Verdickung der Haut; Bildung sehr schmerzhafter *Hühneraugen, Hornschwielen, Dornwarzen* an den Fußsohlen.
Nägel: wachsen langsam; nach geringfügigen Verletzungen mißgestaltet; verdickt, hornig; hornige Verdickungen am freien Nagelrand: tiefe Längsspaltung; subunguale Hyperkeratosen mit teilweiser Abhebung der Nagelplatte – besonders bei Mykosen und Psoriasis, durch Kontaktallergene.

Anwendung: Reihe von C 6 (D 12) – C 200 tabl.

Graphites

Neigung zu Adipositas mit habitueller atonischer Obstipation.
Hypothyreose, langsam, phlegmatisch, frostig. Neigung zu träge verlaufenden chronischen Hautaffektionen: Rhagaden, rissige, trockene oder nässende Ekzeme; Neigung zu Narbenkeloiden, zur Verdickung der Haut.
Nägel: dick, hornig, spröde, brüchig, mißgestaltet. An der Nagelplatte abblätternde Schichten. Zehennägel oft seitlich eingewachsen.

Anwendung: C 30 – C 200 tabl.

Lange, schmale Hände mit schlanken Fingern tragen auch fast immer entsprechende Nägel. Solche Hände gehören meist zu zarten, sensitiven Menschen oder zu hageren Leptosomen.

Arsenicum album

Unruhe und Angst sind die psychischen Merkmale dieser Arznei – wir finden dieses Verhaltensmuster auch oft bei sensitiven Menschen mit schlanken Fingern und konisch zulaufenden Fingerspitzen.
Nägel: Bei älteren Menschen mit pergamentartiger, trockener Haut (sichtbar besonders am Handrücken) sind die Nägel dünn, zart, durchscheinend.
Bei Ekzematikern finden wir dagegen die Hyperkeratose mit dicker, trockener, schuppiger, brennender Haut und verdickten Nägeln.
Trophische Störungen führen zur Behinderung des Nagelwachstums, die wir als Querfurchen (Beau-Reilsche Furchen) oder auch als längs verlaufende Streifen, Leisten, Rippen, Kanten oder auch als weiße Tüpfelungen sehen können.

Anwendung: C 6 (D 12) – C 30 dil., LM VI-XVIII dil.

Calcium phosphoricum

Zarte, schlanke, *lebhafte Kinder* mit lymphatischen Reaktionen an Drüsen und Schleimhäuten.
Mineralstoffwechsel-Störungen von Calcium und Phosphor führen zu offenen Fontanellen, Knochenschäden (Rachitis, Rückgratverkrümmung), frühzeitiger Karies.
Nägel: dünn, zart, durchscheinend, weiße Tüpfelung.

Anwendung: Reihe von C 6 (D 12) - C 200 tabl.

Silicea

Mangelhafte Assimilation bei guter Ernährung. *Sehr frostig,* wird auch bei körperlichen Anstrengungen oder im Bett nicht warm. *Neigung zu Eiterungen.* Schreckhaft, ängstlich, sanft und nachgiebig, aber auch renitent und ärgerlich. Schwankende Stimmungen. – Silicea wird als chronische Pulsatilla bezeichnet.
Kieselsäure wirkt auf das Bindegewebe und wird zu dessen Aufbau benötigt. Daraus erklärt sich die organotrope Beziehung zu den Nägeln.
Nägel: dick, hornig, gespalten, deformiert, verkrüppelt. Längsfurchen, Rillen, mit weißen Flecken.
Oft indiziert bei Eiterungsprozessen mit Entzündungen an den Nägeln: eingewachsener Nagel, Nagelpilz, Panaritium.

Anwendung: Reihe von C 6 (D 12) – C 200 tabl.

Phosphorus

Bei Patienten mit langen, schmalen Fingern und Nägeln beobachten wir oft auch *durchsichtige, dünne* Nägel (vgl. S. 105). Diese Kombination ist typisch für *Phosphorus* (und die zugehörigen Salze: *Calcium phosphoricum, Ferrum phosphoricum).*
Im *tuberkulinischen* Formenkreis der Chronischen Krankheiten (vgl. Bd. I, S. 192) spielt Phosphor eine große Rolle. Die konstitutionelle Verwandtschaft zeigt sich auch daran, daß für die Nosode *Tuberkulinum Koch-Alt* die gleiche Form und Beschaffenheit der Nägel typisch ist.

Anwendung: LM VI–XVIII dil.

Eigenschaften

Der normale Nagel ist biegsam, elastisch, aber fest; glatt an der Oberfläche und wohlgeformt.

Brüchige und spröde Nägel weisen auf:

Alumina

Paßt bei Menschen mit sehr *trockener Haut* und Schleimhaut. Die brüchigen, spröden Nägel sind ein Teil dieser *allgemeinen Trockenheit.*

Dazu gehören auch mißgestaltete, deformierte, verkrüppelte dicke Nägel mit abblätternden Schichten und weißer Tüpfelung.
Indikation: Eingewachsener Nagel, Panaritium mit nagendem Schmerz. Nagelmykose beginnt unter dem Nagel. Wachstumsstörung des Nagels bei konsumierenden Erkrankungen (z. B. Malignom).
Anwendung: C 6 (D 12) / C 30 / C 200 in seltenen Gaben. Aluminium-Töpfe meiden!

Acidum fluoricum

Die Flußsäure hat Beziehung zum Kalk und zur Kieselerde. Hierdurch erklärt sich die Neigung zu Eiterungen, zu Entzündungen.
Die *Nägel wachsen* ungewöhnlich *schnell*, sind mißgestaltet, deformiert, brüchig, spröde, gerieft und haben öfter Längsfurchen.
Indikation: Panaritium, evtl. auch Panaritium ossale. Mykose mit Verschlechterung im Sommer.

Anwendung: C 6 (D 12) – C 200 dil.

Psorinum

hat manche Ähnlichkeit mit *Silicea*: frostig, übelriechender Eiter und Schweiß, allgemeine Schwäche und sehr spröde, brüchige Nägel.
Psorinum neigt zu stark juckenden Hautausschlägen, oft auf allergischer Grundlage.
Indikation: Kontaktekzeme mit Pusteln um die Nägel, Nagelmykose.

Anwendung: LM VI – XVIII; C 6 (D 12) – C 200 dil.

Calcium carbonicum
Graphites
Silicea
gehören zu dieser Gruppe. Sie wurden schon im Abschnitt 'Grundformen' besprochen (S. 103)

Dünne, zarte, durchsichtige Nägel

Arsenicum album

hat bei alten Menschen mit dünner, pergamentartiger Haut auch öfter dünne, durchsichtige Nägel (vgl. Formen, lang und schmal S. 104).

Ferrum phosphoricum

zeigt seine Labilität in der Kreislauf-Peripherie auch an den Nägeln. Diese Patienten sind je nach Situation mal blaß, mal rot im Gesicht, erröten sehr rasch bei Verlegenheit oder Schreck. Haut und Nägel sind dünn, zart, durchsichtig, so daß man das Kapillarspiel und die Sauerstoffversorgung gut erkennen kann: auch schnell *blaue* Nägel (EK 1207, KK II/416-417).
Anwendung: C 6 (D 12) – C 12, C 30 tabl.

Calcium phosphoricum
(vgl. Kapitel Lang, schmal S. 104)

Phosphor

Bei der vollen konstitutionellen Übereinstimmung findet man schmale Finger mit dünnen, zarten Nägeln und feinem Haar.

Anwendung: LM VI – XVIII dil.

Bei dicken, hornigen Nägeln treten meist auch Formabweichungen auf. Diese werden ausgelöst durch Verletzungen, Druck im Schuhwerk, Mykosen, Ekzeme.

Arsenicum album
(vgl. Kapitel Dünn, zart S. 105)
ist charakterisiert durch *Hyperkeratose* bei Ekzemen mit dicken, hornigen Nägeln.
Weitere Mittel dieser Gruppe wurden schon besprochen: *Alumina, Antimonium crudum, Calcium carbonicum, Graphites, Silicea.*

Formabweichungen

entstehen durch Störung des Wachstums und ungenügende Ernährung der Matrix.

Abblätternde Nägel sind besonders typisch für unsere alten Bekannten: *Alumina, Antimonium crudum, Graphites, Silicea* und eine neue Arznei:

Secale cornutum

Die Symptomatologie der Mutterkorn-Vergiftung (Ergotismus) wird beherrscht von Krämpfen und Störungen der Durchblutung – am Ende steht die (trockene) Gangrän. Bevor es dazu kommt, wird man bei arteriosklerotischen oder diabetischen Gefäßschäden oft als *ersten Zustand abblätternde Fingernägel,* kalte Extremitäten, kribbelnde Mißempfindungen oder brennende Schmerzen an den Fingernägeln und Zehen mit purpurroter Verfärbung beobachten. Schmerzen sind meist *schlimmer durch Wärme.*
Indikation: Periphere Durchblutungsstörungen *(Raynaud, Bürger,* Arteriosklerose, Diabetes).

Dellen und Mulden auf der Nageloberfläche beobachtet man öfter bei *sykotischer Gesamtsymptomatik.*

Thuja

wirkt gut bei spröden, leicht einreißenden oder sehr weichen Nägeln mit auffallenden *Veränderungen* an der *Nageloberfläche:*

- Sieht schmutzig aus durch *abblätternde* Lamellen
- Zahlreiche muldenförmige Dellen, Grübchen, kleine Furchen und längsverlaufende Kanten
- Wellige Querrillen und Furchen (Beau-Reilsche Furchen)

Die Nägel sind oft deformiert und verkrüppelt, besonders bei Psoriasis mit Tüpfel-Nägeln, Niednägeln und Sykose.

Anwendung: C 6 (D 12) – C 200; LM VI–XXX dil.

Medorrhinum

unterscheidet sich von *Thuja* durch die Gesamtsymptomatik – das örtliche Bild ist praktisch gleich, häufiger sind *gespaltene Nägel* (siehe S. 107).

Längsfurchen, Rillen sind oft ein Zeichen für Dysbiose und Ptose des Darmes – bei starken Rauchern besonders deutlich am Daumen. In Verbindung mit anderen typischen Merkmalen kommen in Frage:

Acidum fluoricum
Silicea
Thuja

Querrillen, Querfurchen (Beau-Reilsche Furchen) beobachtet man nach schweren Infektionen oder Schäden der Matrix (vgl. S. 99).

Arsenicum album
Thuja

Längsrippen, Leisten, Kantennägel haben vielfältige Bedeutung, besonders häufig bei

- alten Menschen (*Arsenicum album*)
- Sykose *(Thuja, Medorrhinum, Acidum fluoricum, Silicea).*

Deformierte, verkrüppelte Nägel weisen auf uns schon bekannte Arzneien, die in der Therapie der Nagelerkrankungen besondere Bedeutung haben. Deshalb zur Erinnerung eine Kurzfassung der lokalen Symptomatik dieser Arzneimittel:

Acidum fluoricum

- Nägel wachsen ungewöhnlich schnell – sehr spröde, brüchig und deformiert
- Längsfurchen, geriefte Nägel

Anwendung: C 6 (D 12) – C 200 dil.

Graphites

- Dicke, hornige, mißgestaltete Nägel – abblätternde Schichten und spröde Nägel
- Zehennägel oft seitlich eingewachsen.

Anwendung: Reihe von C 30 – C 200 tabl.

Silicea

- Dicke, geriefte, gespaltene, verkrüppelte, deformierte Nägel
- Fingernägel haben weiße Tüpfel
- Zehennägel oft eingewachsen
- Neigung zu torpider Eiterung
- Kalte schweißige Füße

Anwendung: Reihe von D 6 – C 200 tabl.

Thuja

- Weiche, abblätternde, längsgestreifte, geriefte Nägel
- querverlaufende muldenartige Vertiefungen an den Fingernägeln
- Nägel oft deformiert, verkrüppelt; besonders Zehennägel seitlich eingewachsen.

Anwendung: C 6 (D 12) – C 200 dil.; LM VI–XXX dil.

Gespaltene Nägel

Bei dicken hornigen Nägeln und tiefen Längsfurchen kommt es auch oft vom freien Rand aus zu *Spaltungen* – ein Hinweis, daß dieser Patient *Antimonium crudum* oder *Silicea* braucht.
Zur Erinnerung:

Antimonium crudum

- Verdickte, langsam wachsende, *gespaltene* Nägel
- Hyperkeratose sowohl an den Nägeln als an der Haut
- Hornige Gewächse unter den Nägeln
- Dicke Hornschwielen auf den Sohlen, Hühneraugen, Dornwarzen.

Anwendung: Reihe von C 6 (D 12) – C 200 tabl.

Klinische Syndrome

Eingewachsener Nagel (Unguis incarnatus)

Lokale Behandlung (nach *Voisin*)

Mullstreifen mit Hydrastis ∅ und Wasser im Verhältnis 1:30 tränken und seitlich unter den Nagelrand schieben; bei Eiterung Calendula ∅ unverdünnt anwenden.

Innere Behandlung

Causticum

Verkrüppelte Nägel bei Patienten mit gichtisch-rheumatischer Diathese. Neigung zum Einwachsen der Nägel, Warzen an Fingerspitzen dicht an den Nägeln. Kalte Hände und Füße; unsicher beim Gehen.

Anwendung: Reihe von C 6 (D 12) – C 30 tabl.

Graphites
(siehe Kapitel 'Deformierte Nägel' S. 107)

Lachesis

Eingewachsene Nägel mit Entzündungen und *bläulich mißfarbene, schmierige,* wulstige *Granulation* („Wildes Fleisch").

Anwendung: LM VI–XVIII dil.

Acidum nitricum

Verkrüppelte Zehennägel mit Neigung zu seitlichem Einwachsen, dabei Entzündung und Eiterung mit *splitterartigem Schmerz*, evtl. blutig-seröse Absonderung.

Anwendung: LM VI–XXX dil.

Silicea (s. S. 107)

Teucrium marum

Sehr schmerzhafte eingewachsene Nägel mit Eiterungsneigung.

Anwendung: D 4 / D 6 dil.

Thuja (s. S. 107)

Entzündungen am Nagel (Onychie, Paronychie, Panaritium parunguale)

Bei jeder Entzündung ist das *erste* Mittel

Belladonna

wenn die typische Symptomtrias vorhanden ist: heiß, rot, klopfend.

Anwendung: C 6 (D 12) dil. nach Methode 1

Hepar sulfuris

Stechende Schmerzen mit *Erleichterung* durch *warmes* Handbad.
Je nach Entzündungsstadium sollte man die Potenzierungsstufe variieren:
Zur Verhinderung einer eitrigen Entzündung kumulative Gaben von Hochpotenzen, z. B. morgens 1 Gabe C 30, mittags 1mal C 100, abends 1mal C 200, am folgenden Morgen C 1000. nach Methode 2.

Bei Entzündungen, die an der Nagelwurzel beginnen und Besserung durch *kühle* Umschläge zeigen, denken wir an *Natrium sulfuricum* C 6 (D 12) tabl.
oder bei stechendem Schmerz mit rosaroter Färbung und ödematöser Schwellung an *Apis* C 6 (D 12) dil.

In der Eiterungsphase kommt wieder

Hepar sulfuris

in Frage, aber in mittlerer Potenzierung: 1mal 1 Tabl. pur, dann 3 Tabl. in 1/4 Tasse Wasser auflösen (Methode 1)

Bei trägem Verlauf und evtl. Fortschreiten in die Tiefe operative Eröffnung oder, wenn nicht möglich, zusätzlich
Silicea C 30 / C 200 tabl.

Bei Lymphangitis sind zwei Tiergifte besonders indiziert:

Lachesis

bei livider Färbung mit *Abneigung* gegen *Wärme* und gegen alles Beengende (Verband, Kleidung, warme, enge, schlecht gelüftete Räume).

Anwendung: C 6 (D 12) – C 30 dil.

Bufo rana (Krötengift)

Kleine Verletzungen eitern, davon ausgehend Schmerzen und Entzündungen, die den Arm hochziehen, evtl. mit tauber Empfindung an dieser Stelle.

Anwendung: C 6 (D 12) – C 30 dil.

Entzündung nach Verletzungen

Durch Stiche, Splitter

Ledum palustre
(siehe Kapitel Verletzungen S. 351).

Besonders wirksam, wenn die Schmerzen durch kalte Anwendungen besser werden.

Anwendung: C 6 (D12) dil.

Durch Quetschung, Schlag

Arnica C 6 (D 12) dil.
Im Vordergrund steht das Hämatom, blau-schwarze Verfärbung, sehr berührungsempfindlich.

Hypericum C 6 (D 12) – C 30 dil.
Neuralgische, schießende Schmerzen strahlen vom Finger in die Arme aus.

Mykosen (Pilzerkrankungen)

Die Arzneiwahl richtet sich nach dem morphologischen Bild und nach der Art der Schmerzen und Empfindungen. Oft handelt es sich um deformierte, verdickte, hornige, spröde, abblätternde Nägel. (Vgl. die vorangehenden Rubriken und entsprechende Hinweise in den Repertorien.) Besonders oft bewähren sich: *Sepia, Silicea, Sulfur, Thuja.*

Sepia

Bei dieser Arznei bestätigt sich der Hinweis (vgl. Bd. I, S. 92/93), daß man sich kein verengtes Klischee eines Arzneimittelbildes einprägen soll. Gewiß ist *Sepia* ein Frauenmittel mit Schwerpunkt in hormonalen Übergangsphasen – aber seine Bedeutung bei Hautkrankheiten darf man nicht vergessen (vgl. Kapitel Haut S. 66).
Die Morphe ist vielgestaltig: am freien Rand blättern die Nägel ab, sind deformiert, mißgestaltet, dick, spröde; weiße Tüpfelung und Niednägel sind häufig.
Auffallend ist die *gelbliche Farbe* des Nagels (*Acidum nitricum*, *Silicea*).
Ausgesprochene Verschlechterung durch Wasser und im Winter. Übelriechender Schweiß in der Achsel- und Genitalregion, an den Füßen; sehr kalte Füße.

Anwendung: LM VI–XXX dil.

Nägel kauen, abbeißen

Tritt gehäuft auf bei Kindern mit Konflikten; ist oft ein Zeichen von unterdrückter Aggression.

Sulfur

Bei Kindern an diese Arznei denken! Bewährt sich bei hinreichender Übereinstimmung.

Anwendung: C 30 / C 200 tabl.

Ammonium bromatum

„Reizgefühl unter den Fingernägeln, erleichtert nur durch Daraufbeißen." (*Boericke*)

Anwendung: C 30 / C 200 dil.

Arum triphyllum

Zupft an der Nase und an den Lippen, knabbert an den Fingern.

Anwendung: C 30 / C 200 dil.

Niednägel

Bei trockener Haut um die Nägel und beim Nägelkauen, aber auch als eigenständige Formvariante, bilden sich rissige Nagelbetten. Dadurch kommt es zu Entzündungen und Eiterungen (Panaritien).

Sulfur

ist oft das erste Mittel, an das man denken kann. Arzneiwahl allerdings nur über Inbegriff der Symptome möglich. Typisch ist: Nägelkauen *und* ungepflegter Habitus.

Anwendung: C 30 / C 200; LM VI–XVIII dil.

Natrium muriaticum

Trockene Haut mit Neigung zu feinen Rissen und aufgesprungenen Händen.
Niednägel mit Trockenheit um die Nägel.

Anwendung: C 30 / C 200 tabl.; LM XIV–XVIII dil.

Weitere konstitutionelle Mittel bei diesem Syndrom:
Calcium carbonicum
Silicea

Variköser Symptomenkomplex

Die anlagebedingte Bindegewebsschwäche ist ein wesentlicher Faktor für die Entstehung von Krampfadern. Durch hormonale Einflüsse (betroffen sind vorwiegend Frauen!), statische Belastungen und Behinderungen des venösen Rückflusses kommt es zur Insuffizienz der Venenklappen, zur Stauung, Entzündung und schließlich Geschwürsbildung. Bei ganzheitlicher Betrachtung fällt an diesen Kranken häufiger eine Symptomatik auf, die Hinweise auf gestörte Leber-, Nieren- und Darmfunktionen gibt.
Wenn auch die *Hämorrhoiden* als eine Hyperplasie der Corpora cavernosa im Enddarm betrachtet werden, also keine pathologisch-anatomische Ähnlichkeit mit der Varikose haben, fasse ich diese beiden Formen in einem Kapitel zusammen.
Dieses wird begründet durch die Überschneidung der Arzneimittelbilder und der Begleittherapie für beide Zustände.

Übersicht

Ulcus Cruris Varicosum (EK 1317 – Beingeschwüre, 983/84 Geschwüre, Varicose; KK II/161 – bei Krampfadern, II/424/25 – Krampfadergeschwüre)		
Venenmittel	S. 115	Aesculus hippo-castanum Hamamelis Millefolium
Lebermittel	S. 116	Carduus marianus Taraxacum Lycopodium
Wundheilung	S. 116	Calendula
Konstitutionsmittel	S. 116	Arsenicum album Calcium fluoricum Acidum fluoricum Carbo vegetabilis Lachesis Mercurius corrosivus Pulsatilla
Hämorrhoiden (EK 620 – KK III/628		
Bei Patienten mit allgemeiner oder nur lokaler Varikose	S. 117	Aesculus hippo-castanum Hamamelis Acidum muriaticum Paeonia Pulsatilla Sulfur
Mit Leberbelastung	S. 118	Carbo vegetabilis Carduus marianus Lycopodium
Mit Obstipation	S. 118	Causticum Graphites Nux vomica Ratanhia
Bei Entzündungen im Enddarm	S. 119	Aloe Capsicum Podophyllum
Während der Schwangerschaft	S. 120	Aesculus hippo-castanum Collinsonia Lycopodium Sepia
Während der Wechseljahre	S. 120	Lachesis Sepia

Komplikationen		
Einklemmung	S. 120	Aloe Collinsonia Lachesis Paeonia
Thrombosierung	S. 121	Lachesis Crotalus horridus Hamamelis
Geschwüre . . . . (EK 621 – KK III/629 – geschwürig	S. 121	Lachesis Mercurius corrosivus Acidum nitricum Silicea
Analfissur . . . . (EK 619 – KK III/627)	S. 121	Graphites Hydrastis Acidum nitricum Paeonia Ratanhia

Erweiterung der Venen, Varikose

Ohne Komplikationen

In dieser ersten Phase bewährt sich *Aesculus*, Extrakt der Roßkastanie. Diese Arznei ist inzwischen zum Standardmittel der allgemeinen Venentherapie geworden und ist in vielen phytotherapeutischen und komplexen Zubereitungen enthalten. Die tonisierende Wirkung auf die Venenwandung ist experimentell belegt. Das homöopathische Arzneimittelbild überschreitet die organotrope Fixierung auf ein Venenmittel.

Aesculus hippocastanum

Venen erweitert mit sichtbarer Schwellung der Extremitäten oder Schwellungsgefühl, Völlegefühl, Pfortaderstauung. Vermehrte Blutfülle in den Beckenvenen mit Rückenschmerzen; scharfer Schmerz im Ileosakralgelenk mit Ausstrahlung zu den Hüften. Brennende Hämorrhoiden mit trockenem, harten Stuhl und Hitzegefühl oder mit scharfem Schmerz im Rektum. Kreuzschmerz vor dem Stuhlgang. Follikuläre Pharyngitis. Venektasien an der Rachenhinterwand.

Anwendung: ∅ – D 6 dil.

Mit Leber-Galle-Symptomatik

Pfortaderstauung ist an der Varikose oft ursächlich beteiligt oder kommt zusammen vor.

Carduus marianus

Ärgerliche, gereizte Stimmung, cholerisch. Meist obstipiert. Neigung zu trockenem, hartem Stuhl, selten hellgelber Durchfall. Krampfadern. Ulcus cruris varicosum. Hämorrhoiden.

Anwendung: D 2 – D 6 dil.

Taraxacum

Leber vergrößert, Druckschmerz. Gallige Durchfälle oder Verstopfung. Leib aufgebläht. Landkartenzunge mit bitterem Mundgeschmack. Nadelartige Stiche an der Schläfe; drückender Kopfschmerz. „Fast alle Beschwerden kommen bloß im Sitzen; beim Gehen verschwinden sie fast alle." (*Hahnemann*, RAL Bd. V S. 185) Stechende, brennende, ziehende, drükkende Schmerzen am Unterschenkel, im Wadenbereich.

Anwendung: D 2 – D 6 dil.

Lycopodium

„Venöse Stase durch Stauung von seiten der Leber und durch Erschlaffung der Venen." (*Mezger*)
Stechende Schmerzen in Varizen, evtl. auch Geschwürsbildung.
Hämorrhoiden. Varizen an Labien.
„Ein Fuß heiß, der andere kalt." (*Hering*)

Anwendung: D 6–C 200 tabl.

Venen erweitert, schmerzhaft

Arnica

Varizen sehr berührungsempfindlich, wie geprellt, wie zerschlagen. Extremitäten sind rot, heiß; sichtbar erweiterte Hautkapillaren; bläulichrote Venektasien.

Anwendung: D 6–C 30 dil.

Hamamelis

Venenstränge sehr empfindlich, evtl. entzündet; wunder oder stechender Schmerz; Blutungsneigung. Varizen an Labien, an der Blasenschleimhaut, Hämorrhoiden.
Verschlimmerung bei feuchtwarmem Wetter und in der Schwangerschaft.

Anwendung: ∅–C 6 (D 12) dil.

Millefolium

Besonders bei *blutenden*, schmerzhaften Varizen, helles frisches Blut. Blutende Hämorrhoiden. Varikose in der Schwangerschaft. Bei verringerter Harnausscheidung verwende Urtinktur oder Tee (Rp. Herbae millefolii).

Anwendung: ∅–C 30 dil.

Entzündung
Phlebitis

Wenn man frühzeitig eine Venenentzündung mit *Arnica* oder *Hamamelis* behandelt, kann man fast immer eine Heilung erreichen. Diese Mittel wurden gerade besprochen.

Thrombophlebitis

In der nächsten Phase der Entzündung kommt es rasch zu Stauungen und Blutgerinnungen in den Adern. Vorzügliche Helfer in dieser kritischen Situation sind die Schlangengifte.

Crotalus horridus

Venenstränge sind schwärzlich verfärbt mit Ekchymosen; Umgebung geschwollen.
Schmerzen schlimmer bei feuchtwarmem Wetter, morgens nach dem Erwachen.
Allgemeinzustand: stark gestört, fiebrig, evtl. septisch.

Anwendung: C 6 (D 12)–C 30 dil.

Lachesis

Venenstränge sehr berührungsempfindlich, blaurot bis violett, dunkelfarbig. Verträgt nichts Enges, mag keinen Verband. Kühle Anwendungen bessern, Wärme unangenehm.
Bewährte Indikation: Bei beginnender Thrombophlebitis *para*venöse Injektion oder intrakutane Quaddel am Rande des Entzündungsgebietes mit 1 Amp. D 12.

Orale Anwendung: C 6 (D 12)–C 30 dil.

Vipera berus

Starkes Spannungsgefühl oder sichtbare Schwellung mit tastbarer Verhärtung. Empfindung, „als ob es platzen würde". Muß das Bein hochlagern, beim Hängenlassen vermehrter Schmerz.

Anwendung: D 6– C 6 (D 12) dil.

Stauung
Ekzema varicosum

Infolge der Mangeldurchblutung kommt es zu *Stauungsdermatosen* an den Beinen mit starkem Jucken und gelegentlicher Ausbreitung über den ganzen Körper. Für die Arzneiwahl sollte man auch im Kapitel Hautkrankheiten – Mischformen

S. 62 nachschlagen, falls keines der folgenden Mittel paßt.

Arsenicum album

Haut ist rauh, vorwiegend trocken, kleinschuppig, kleieartig abschilfernd. Bei den selteneren, nässenden Formen zeigt sich helles, scharfes, ätzendes Sekret. Brennen, Jucken mit nächtlicher Verschlimmerung. Besserung durch sehr heiße Anwendungen.

Anwendung: LM VI–LM XVIII dil.

Graphites

Rauhe, derbe, krustige, rissige, lichenifizierte Haut mit brennender, stechender Empfindung und Jucken in der Bettwärme.

Anwendung: C 30 / C 200 dil.

Lachesis

Vorwiegend trockene, erysipelartige bläulichrote Entzündung mit starker Berührungsempfindlichkeit. Neigung zu Geschwüren.

Anwendung: C 6 (D 12)–C 30 dil.

Mercurius solubilis

Meist pustulöser Ausschlag oder gelblichbraune Krusten mit Eiterungsneigung. Nächtliches Jucken, schlimmer in der Bettwärme. Anschwellung der Leisten-Lymphknoten. Nächtliche Schweiße, die erschöpfen; auch bei Tage fast immer leichte Transpiration. Menschen mit sehr trockener Haut brauchen fast nie Mercur.

Anwendung: C 6 (D 12)–C 30 tabl.

Sepia

Meist pustulöser Ausschlag, oft nässend. Jucken geht beim Kratzen in Brennen über (wie *Sulfur*). Schwere und Taubheit in den Beinen. Beine und Füße geschwollen. Schlimmer beim Sitzen und Stehen; besser beim Laufen.

Anwendung: C 6 (D 12)–C 30 dil.; LM VI–XVIII dil.

Sulfur

Meist trockene, rauhe, schrundige Hautausschläge mit starkem Juckreiz in der Bettwärme, nach Waschen, durch warme Bekleidung (lange Unterhosen bei Herren, Strumpfhosen bei Damen).

Anwendung: Reihe von C 6 (D 12)–C 200 tabl. Bei nässenden Formen LM VI–XIV dil.

Ulcus cruris varicosum

Neben der arzneilichen Therapie ist die entstauende Behandlung durch Stützverbände oft erforderlich. Vorher sollte man Nutzen und Schaden abwägen, denn nicht immer ist das *erzwungene* Schließen des Ulkus ein Gewinn. Unterdrückungsphänomene können folgen. Unterdrückung von Geschwüren kann luesinische Krankheitsbilder auslösen (vgl. Bd. I S. 201). Die Gesamtheit der Symptome fordert, daß wir unsere Arzneiwahl nicht nur auf das vordergründige variköse Zustandsbild ausrichten dürfen. Interessant ist oft der Vergleich zwischen Verlauf der Akupunkturmeridiane und der Lokalisation der Ulzera. Hier ergeben sich Organbeziehungen zum Funktionszustand von Leber, Niere, Milz, Pankreas. Dasselbe ist auch erkennbar an der Gesamtsymptomatologie der homöopathischen Arzneien.

Aus didaktischen Gründen und mit Rücksicht auf die Arzneiwahl sind die Hauptmittel nach ihrer Organotropie geordnet. Dabei ist aber nicht zu vergessen, daß die organotrope Einteilung ein von Menschen gemachtes „Schubfachsystem“ ist und das Finden der passenden Arznei erleichtern soll.

Venenmittel

Aesculus (siehe oben S. 113)

Geschwür hat blauen Hof (wie *Carbo vegetabilis*, *Lachesis*, *Pulsatilla*). Der Rand ist nicht hart.

Anwendung: ∅–D 6 dil.

Hamamelis (siehe S. 114)

Venen erweitert und sehr schmerzhaft.

Anwendung: ∅–C 6 (D 12) dil.

Millefolium (siehe S. 114)

Als Zwischenmittel nützlich, wenn die Harnausscheidung zu gering ist: Zeichen der Nierenbelastung. Verwende dann Millefolium als Tee oder in der Urtinktur. Geschwür blutet leicht.

Anwendung: ∅–D 2 dil.

Lebermittel

Carduus marianus (siehe S. 113)

Taraxacum (siehe S. 113)

Lycopodium (siehe S. 113)

Umgebung des Geschwüres oft ekzematös gereizt, die Haut ist dort dick, verhärtet, lichenifiziert, evtl. rissig. Starkes Jukken und Brennen. Oft nässender Ausschlag mit schleimig-eitrigem Sekret. Jukken schlimmer in der Wärme. Geschwür ist sehr dunkel bis schwärzlich, besonders nachts sehr schmerzhaft. Vorwiegend rechte Innenseite des Unterschenkels.

Anwendung: D 6–C 200 tabl.

Wundheilung

Calendula officinalis

Anwendung bei schlecht heilenden, alten Geschwüren – entsprechend der Erfahrung der Pflanzenheilkunde.
Innerlich in D 4 als Tropfen; äußerlich als feuchter Umschlag 20 Tropfen Calendula-∅ auf 100 ml Wasser. Calendula-Puder oder Calendula-Salbe.

Konstitutionsmittel

Arsenicum album

Brennende, stechende Schmerzen, besser durch heiße Anwendungen. Gangränöses, dunkles Geschwür mit scharfer, wundmachender, übelriechender, evtl. blutiger, dünner Sekretion. Salzfluß.

Anwendung: C 6 (D 12)–C 30 dil.

Calcium fluoricum

Auffallend geringe Schmerzen. Geschwürs*rand* erhaben, *sehr hart*. Umgebende Haut ist purpurrot und geschwollen. Absonderung von dickem, gelben, eitrigen Sekret.

Anwendung: Reihe von C 6 (D 12)–C 200 tabl.

Acidum fluoricum

Große, weiche Varizen mit Geschwür. *Rand* des Geschwüres *sehr hart*. Schmerz meist nicht sehr stark, *in der Wärme* spannendes Gefühl und Jucken.

Anwendung: LM VI–XIV dil.

Carbo vegetabilis

Verringerung der Sauerstoffsättigung des Blutes und Verlangsamung der Blutzirkulation, besonders im Pfortadersystem. Passive Stase im Bereich der Pfortader und in den Extremitätenvenen. Dadurch starker *Meteorismus* im Oberbauch mit Zyanose und Kälte der Beine. Bläuliche Varizen mit Ulzeration. Unterschenkelgeschwür mit blauschwarzem Grund, Umgebung marmoriert; sondert übelriechendes Sekret ab. *Brennende* Schmerzen schlimmer durch Wärme, nachts; aber auch ab und zu auffallend schmerzlos.

Anwendung: C 6 (D 12) tabl.

Lachesis

Geschwür ist extrem berührungsempfindlich – verträgt keinen Verband und keine Wärme. Gangränöses Ulkus mit blauroter oder purpurfarbener marmorierter Umgebung. Geschwürsgrund ist schmutzig oder schwärzlich. Stinkende Sekretion. Geschwüre brechen im Frühjahr wieder auf.

Anwendung: C 6 (D 12)–C 30 dil.

Mercurius corrosivus

hat sich mir auffallend oft bewährt. Wird zu selten verwendet! Charakteristisch erscheint mir: Geschwür dehnt sich allmählich weiter aus; phagedänisches Geschwür, unregelmäßig geformter Rand. Scharfes, ätzendes, oft blutiges Sekret. Brennender Schmerz, schlimmer nachts, in der Bettwärme und durch stärkere Kälte.

Anwendung: C 6 (D 12)–C 30 tabl.

Pulsatilla

Kalte, marmorierte Haut und verhärtetes Gewebe in der Umgebung des Geschwüres. Tiefe Geschwüre mit rotem Hof. *Auffallend* ist, daß das Geschwür selbst nicht so *schmerzhaft* ist wie besonders die *Umgebung*. Brennender Schmerz, schlimmer in der Bettwärme und besser in der kühlen Luft. Das gesamte Krampfaderleiden ist schlimmer in der Schwangerschaft.

Anwendung: C 6 (D 12)–C 30 dil.; LM VI–XVIII dil.

In vielen Büchern (z. B. *Kent*) werden beim Ulcus varicosum *Natrium muriaticum, Secale und Luesinum* erwähnt. Alle drei Mittel haben mich bei dieser Indikation enttäuscht. Sie mußten enttäuschen, da die Symptomatologie beim Ulcus *varicosum* mit seiner eindeutigen *Ätiologie* – Folge von venöser Stauung – dem Arzneimittelbild dieser Mittel nur partiell entspricht, aber nicht der Natur der Störung ähnlich ist. Deshalb habe ich diese Mittel im Kapital Ulzera an der Haut besprochen (vgl. S. 89) – sie bewähren sich gut bei trophischen Ulzera (Diabetes, Arteriosklerose u. ä.).

Hämorrhoiden

Bei Patienten mit allgemeiner oder lokaler Varikose

Aesculus hippocastanum

Große, dunkelrote bis bläuliche äußere oder innere Hämorrhoiden; *bluten selten*. Brennender oder stechender Schmerz im Rektum. „Empfindung, als seien kleine Fremdkörper im Rektum, als sei der After prolabiert." (*Mezger*). Hämorrhoiden fallen vor, verhindern den Stuhlgang. Jucken in der Bettwärme. *Völlegefühl* und Schwere im Lumbosakralbereich. Schlimmer nachts (Jucken), durch Reinigen des Afters nach Stuhlgang, Wärme, Sitzen, Stehen, Gehen, während der Schwangerschaft; besser durch kalte Anwendungen.

Anwendung: ∅–D 6 dil.

Hamamelis

Große, äußere, dunkelrote bis bläuliche Hämorrhoiden. Empfindungen: wund, rauh, pulsierend, schwer, gefüllt, brennend; *als ob der Rücken durchbrechen wollte. Reichlich* dunkelrotes *Blut* mit nachfolgender Erschöpfung. Schlimmer nach der Entbindung.

Anwendung: ∅–C 6 (D 12) dil.

Acidum muriaticum

Blaurote, äußere, *große Hämorrhoiden* mit Entzündung und starkem Blutandrang, brennend, juckend, stechend. Oft dünner, wäßriger Stuhl mit Meteorismus. Beschwerden und Schmerzen schlimmer morgens, durch Abwischen, bei *Berührung, Bewegung*, bei der Entbindung, beim *Gehen*; besser durch warme Anwendungen.

Anwendung: C 6 (D 12)–C 30 dil.

Paeonia

Äußere Hämorrhoiden, oft entzündet, mit starkem Blutandrang und *nässender*

Absonderung (Schleim-Hämorrhoide). Neigung zu Fissuren und Geschwüren. Sehr *intensiver Schmerz*, schlimmer während und nach dem Stuhlgang, bei Berührung, Reinigen des Afters, beim Gehen. Der Schmerz ist so stark, daß der Stuhlgang verhindert wird.
Anwendung: D 4–C 6 (D 12) dil.
Sehr bewährt ist folgende Salbe, die Sie rezeptieren können:
Rp. Paeonia ∅ dil. 10 ml
Eucerini anhydr. ad 50.0
M. f. Ungt.

Pulsatilla

Allgemeine Venosität mit Stauungen, die durch Bewegungen in der frischen Luft besser werden und durch äußere Wärme sich verschlechtern. Häufig innere, aber auch äußere Hämorrhoiden, die selten bluten. Wundheitsgefühl oder Stechen. Beschwerden verstärken sich nachts, vor und während der Periode, nach der Entbindung.

Anwendung: C 6 (D 12)–C 30 dil.

Sulfur

Venöse Stauungen fast im ganzen Organismus. Analregion rot – alle Körperöffnungen sind rot. Durchfall wechselt mit Verstopfung. Brennender Schmerz an großen, bläulichroten äußeren und inneren Hämorrhoiden. Starker Blutandrang, entzündet, evtl. eingeklemmt. Beschwerden und Entzündungen sind schlimmer nachts, im Bett, morgens, wecken den Patienten, bei Berührung, nach Biertrinken, nach langem Stehen, während Menses, durch Unterdrückung der Menses, während der Schwangerschaft, nach der Entbindung. Sulfur heilt auch Folgen nach Unterdrückung der Hämorrhoidalblutung (Verödung, Operation); z. B. können blutiger Auswurf, Leibschmerzen nach Unterdrückung auftreten.

Anwendung: Reihe von C 6 (D 12)–C 200 tabl.

Mit Leberbelastung

Carbo vegetabilis
(vgl. oben Ulcus cruris S. 116)

Stauung im Pfortaderkreislauf mit Verringerung der Sauerstoffsättigung und Verlangsamung der Blutzirkulation. Dadurch bedingt: Starker Meteorismus im Oberbauch.
Große äußere, vorfallende, *bläuliche* Hämorrhoiden mit *brennendem* Schmerz; entzündet mit Blutandrang, evtl. blutend beim Stuhlgang oder eiternd mit übelriechender Absonderung. Beschwerden schlimmer nachts, während Menses, beim Sitzen, oft bei Trinkern.

Anwendung: C 6 (D 12) tabl.

Carduus marianus

Ärgerliche, gereizte Stimmung, Choleriker. Leichtes Brennen, Stechen, Jucken am After. Hämorrhoiden bluten. Oft obstipiert.

Anwendung: D 2–D 6 dil.

Lycopodium

Starker Meteorismus mit Blähsucht, verträgt nichts Enges um die Gürtellinie. Stuhl oft verstopft, seltener Durchfall. Krampfiger Schmerz im After, besonders nach dem Stuhlgang. Empfindung, als wenn der Darm sich nicht vollständig entleeren würde. Hämorrhoiden sehr schmerzhaft, stechend. Schmerz läßt nach durch warmes Sitzbad. Schleimige Absonderung, seltener blutend. Schlimmer durch Berührung und während der Schwangerschaft.

Anwendung: D 6–C 200 tabl.

Mit Obstipation

Causticum

Die Darmfunktion entspricht der für dieses Mittel eigenartigen Mischung von Krampf und Lähmung. Entleerung nur mit starkem Pressen oder nur im Stehen;

auch weicher Stuhl ist auf Bandbreite zusammengepreßt. Erfolgloser Stuhldrang mit Schmerzen im After. Der After wird wie rauh, wund und brennend empfunden. Große, *harte* meist äußere, aber auch innere Hämorrhoiden; entzündet mit starker Blutfülle, verhindern mechanisch, aber auch durch den Schmerz bedingt, den Stuhlgang. *Auffallend* ist die Zunahme der Schmerzen beim Darandenken, bei geistiger Anstrengung. „Schlechter durch Überanstrengung der Stimme und langes Stehen – wie bei Predigern." (nach *Nash*).

Anwendung: Reihe von C 6 (D 12)–C 200 tabl.

Graphites

Atonische Obstipation – kein Drang. Stuhlgang besteht aus harten Knollen, mit Schleim bedeckt, widerlicher Geruch. Stechender Schmerz beim Stuhlgang. *After wund*, ekzematös, evtl. *Fissuren*. Brennende und blutende äußere, große Hämorrhoiden. Beschwerden schlimmer im Bett, nachts, beim Abwischen, durch Berührung, während Menses.

Anwendung: Reihe von C 6 (D 12)–C 200 tabl.

Nux vomica

Spastische Obstipation – erfolgloser Stuhldrang. Durchfälliger Stuhl mit Tenesmen, kleine schleimige oder auch blutige Stuhlportionen. Krampf im After mit Lumbalschmerz oder Völlegefühl am Damm. Meist innere, seltener äußere Hämorrhoiden, die stark jucken, aber seltener bluten. Entzündet mit starker Blutstauung, fallen vor und klemmen sich ein. Hämorrhoiden während der Schwangerschaft, bei Trinkern, *Folge von Abführmittelabusus*, bei sitzenden Berufen. Beschwerden und Schmerzen sind schlimmer bei Berührung, Gehen, Bier, Erregung, nach dem Stuhl; besser durch kurze kalte Anwendungen.

Anwendung: C 30 dil.; LM VI–XVIII dil.

Ratanhia

Sehr harter Stuhl, kann nur mit Schwierigkeiten und unter Schmerzen entleert werden. Dabei Vordrängen der Hämorrhoiden und Einrisse in der Schleimhaut. Fissuren. Brennen und Jucken am After; nässende Schleimabsonderungen. Beschwerden und Schmerzen schlimmer während und nach Stuhlgang, durch Berührung; besser durch warmes oder auch kurzes kaltes Sitzbad.

Anwendung: D 6–C 6 (D 12) dil.
Sehr bewährt auch als Salbe.
Rp. Ratanhia ∅ 5 ml
Eucerini anhydr. ad. 50.0
M. f. Ungt.

Bei Entzündungen im Enddarm

Aloe

Venöse Stauung, Pfortaderstauung mit Entzündungen im Dickdarmbereich (Kolitis, Divertikulitis), Folge von Abführmittelabusus. Meteorismus. Gärungsdyspepsie. Durchfall mit kolikartigem Schmerz vor und beim Stuhlgang. Flatulenz. Gefühl der Unsicherheit im After, keine sichere Kontrolle, daß mit Winden oder beim Urinieren nicht auch noch Stuhl abgeht. Große, äußere, bläuliche Hämorrhoiden; „traubenartig vordrängend" (*Mezger*); oft eingeklemmt mit Entzündung und blutend; Brennen und Jucken; fallen vor beim Urinieren. Beschwerden schlimmer morgens, nachts, im Sitzen, während Menses, nach Bier, durch warme Anwendungen; besser durch kalte Anwendungen.

Anwendung: D 3 dil. bei Kolitis – nur einige Tage, sonst C 6 (D 12)–C 30 dil.

Capsicum

Sehr frostige Menschen; frieren am Rükken, besonders nach dem Trinken. Auffallend ist, daß diese frostigen Patienten rotwangig aussehen; heißes rotes Gesicht noch bei Kälte. Krampfige Leibschmerzen; Durchfall mit Schleim und Blut. Zusammenschnürungsgefühl am After, mit brennenden, stechenden, juckenden, großen äußeren oder auch inneren Hämorrhoiden. Schlimmer in der Schwangerschaft und bei Durchfällen. Beschwerden besser durch warme Anwendungen.

Anwendung: C 6 (D 12) – C 30 dil.

Podophyllum

Veranlagung zu Gallenstörungen, Magen-Darm-Katarrhen, Kolitis. Verstopfung wechselt mit Durchfall; gußartiger Durchfall (Hydrantenstuhl). Beim Stuhlgang preßt es die großen inneren Hämorrhoiden nach außen, evtl. Analprolaps. Nur selten Hämorrhoidalblutung, dafür starke Schleimabsonderung.

Anwendung: C 6 (D 12) – C 30 dil.

Während der Schwangerschaft

Aesculus hippocastanum (siehe S. 113)

Collinsonia

Hämorrhoiden und Verstopfung bei venösen Stauungen im Beckenbereich. „Hartnäckige Verstopfung mit austretenden Hämorrhoiden." (*Boericke*). Diese Situation tritt besonders oft auf in der Schwangerschaft – hier ist *Collinsonia* ein sehr bewährtes Mittel. Die Hämorrhoiden können bluten, fallen oft vor und jucken. Beschwerden sind schlimmer nachts und besser durch warme Anwendungen. Nach *Stauffer* bewährt bei Hämorrhoidaleinklemmung (im Wechsel mit *Belladonna*).

Anwendung: ∅ – D 6 dil.

Lycopodium (siehe S. 118)

Sepia

Wirkt auf die venöse Stase im Beckenraum und die hormonelle Umstellung in der Schwangerschaft. Schwere, Völlegefühl, Senkung im Beckenbereich. Wechsel von atonischer mit spastischer Obstipation; selbst weicher Stuhl geht nicht ab; tagelang kein Drang oder vergeblicher Drang. Runde, mit Schleim verklebte Bälle. Verstopfung mit *Knollengefühl* im Rektum, Empfindung: wie ein Ball. Beim Stuhl kommt es zum Bluten von Hämorrhoiden und Einrissen der Schleimhaut, Fissuren. Schmerzen strahlen aus vom After nach oben. Große äußere oder innere Hämorrhoiden, manchmal sehr hart. Beschwerden sind schlimmer durch Berührung; Gehen verursacht Blutung, schlimmer durch Milch, evtl. Durchfall nach Milch, und schlimmer bei der Entbindung.

Anwendung: C 6 (D 12) / C 30 / C 200 dil.

Während der Wechseljahre

Lachesis

Allgemeine klimakterische Beschwerden mit Wallungen, Schweiß, Herzklopfen. Durchfall oder Verstopfung. After wund bei wäßrigem Stuhlgang. *Klopfendes Gefühl* im Rektum oder Empfindung, als ob der After sich zusammenschnürt. Große äußere und innere *Hämorrhoiden, purpurfarben* bis bläulich; *hart*; verhindern den Stuhlgang; fallen vor und werden eingeklemmt. Oft Fissuren. Stechender Schmerz in den Hämorrhoiden, besonders beim Husten oder Niesen (*Boericke*). Besondere Indikation: Hämorrhoiden bei Alkoholikern. Schmerzen werden *besser* mit Eintritt einer *Hämorrhoidalblutung* und schlimmer durch Berührung , während der Menses, bei Ausfall der Menses, in der Schwangerschaft und durch warme Anwendungen.

Anwendung: C 6 (D 12) – C 30 dil.

Sepia (siehe S. 115)

Komplikationen
Einklemmung

Aloe (siehe S. 119)
Collinsonia (siehe S. 120)

Lachesis (siehe S. 114)
Paeonia (siehe S. 117)

Thrombosierung der Hämorrhoidalknoten

Crotalus horridus (siehe S. 114)
Hamamelis (siehe S. 114)
Lachesis (siehe S. 114)

Geschwüre

Lachesis (siehe S. 116)

Mercurius corrosivus

Die Stuhlsymptomatik entspricht Mercurius solubilis, die Bildung von Geschwüren ist bei Mercurius corrosivus ausgeprägter. Wiederholter *Krampf* im After mit *ständigem Drang* zur Stuhlentleerung. Stuhl enthält viel Schleimfetzen, membranöses Gewebe, evtl. Blut. Heftiges Brennen im After, Bildung von Geschwüren im Rektum und auf den Hämorrhoidalknoten.

Anwendung: C 6 (D12)–C 30 tabl.

Acidum nitricum

Neigung zur Bildung von Geschwüren mit *splitterartigem* Schmerz am Übergang von Haut zur Schleimhaut. Häufiger ist Durchfall, aber auch Verstopfungen. Tenesmen, Stuhl schleimig, übelriechend. Reißende, schneidende Schmerzen, besonders aber Splitterschmerz im Rektum und am Anus. Schmerzen halten noch stundenlang an nach dem Stuhlgang. Analprolaps. Große äußere Hämorrhoiden, bluten, fallen vor beim Stuhlgang und beim Urinieren. Bildung von Geschwüren auf dem Hämorrhoidalknoten, *tiefe Fissuren* zwischen den Analfalten.

Anwendung: C 6 (D 12)–C 200 dil.; LM VI–XVIII dil.

Silicea

Frostige Patienten mit Neigung zu Eiterungen von Verletzungen und Wunden. Verstopfung mit vergeblichem Drang oder stinkende Durchfälle. Entleerung mühsam; unter großer Anstrengung tritt ein Teil des *Stuhles* heraus und *schlüpft wieder zurück*.
Äußere Hämorrhoiden fallen vor beim Stuhlgang; Entzündung; Einklemmung; werden eitrig mit Bildung von Geschwüren.

Anwendung: Reihe von C 6 (D 12)–C 200 tabl.

Analfissuren

Analfissuren treten häufiger auf bei Patienten mit Hämorrhoiden. Sie entstehen durch trophische Störungen an der Schleimhaut und mechanisch bedingte Einrisse durch voluminösen, harten Stuhl oder Reizung der Schleimhaut bei Durchfällen. Viele Hämorrhoidenmittel bewähren sich auch bei Fissuren – deshalb Besprechung an dieser Stelle.

Graphites
(vgl. oben Ekzema varicosum und Hämorrhoiden bei Obstipation S. 119)

Neigung zu *schrundiger, rissiger* Haut *am Übergang* zur *Schleimhaut*. Harter, klumpiger Stuhl. Diese beiden Phänomene führen auch zu Fissuren. Stechende, brennende Hämorrhoiden; After wund, ekzematös.

Anwendung: C 30 / C 200 tabl.

Hydrastis

Verstopfung mit Senkungsgefühl im Abdomen mit Kopfschmerz oder saure, grünliche Durchfälle. Scharfer, schneidender Schmerz beim Stuhlgang und noch lange danach (wie bei *Acidum nitricum*). Rissiger, schrundiger Analbezirk, evtl. Analprolaps.

Anwendung: D 4–C 6 (D 12) dil.

Acidum nitricum

Splitterschmerz während und noch lange nach dem Stuhlgang. Besser durch warme Anwendungen.

Anwendung: C 6 (D 12)–C 200 dil.; LM VI–XVIII dil.

Paeonia
(vgl. Varikose, Hämorrhoideneinklemmung S. 117)

Beißen und Jucken zwingt zum Kratzen.

Anwendung: D 6–C 6 (D 12) dil.

Ratanhia
(vgl. Hämorrhoiden S. 119)

Brennende Schmerzen beim Stuhlgang und noch sehr lange danach. Besser durch warmes Sitzbad oder kurze kalte Anwendungen.

Anwendung: D 6–C 6 (D 12) dil.;
auch als Salbe:
Rp. Ratanhia ∅ 5 ml.
Eucerini anhydr. ad 50.0
M.f.Ungt.

Atemorgane

Husten

Die Überschrift „Husten" ist bewußt sehr allgemein gewählt. Eine Differenzierung nach klinischen Gesichtspunkten gibt für die homöopathische Mittelwahl keine Entscheidungshilfe, da die meisten der folgenden Mittel eine übergreifende Wirkung auf alle Schleimhäute der Atemwege haben. Deshalb ist eine Einordnung in Laryngitis, Tracheitis, Bronchitis nicht sinnvoll.
Es ist selbstverständlich, daß wir vor jeder Therapie eine diagnostische Klärung der Art der Erkrankung durchführen, denn das gemeinsame Leitsymptom „Husten" reicht vom psychosomatischen Verlegenheitshusten über akute Entzündungen, allergische Zustände bis zur Tuberkulose und zum Karzinom.
Die homöopathische Anamnese muß folgende Fragen klären:

– Warum und weshalb hustet der Patient?	– Ätiologie
– Wann (Uhrzeit, Jahreszeit) und unter welchen Bedingungen (z. B. mehr im warmen Raum oder in kalter Luft) tritt der Husten auf; was bessert oder verschlimmert (z. B. heißes Getränk)?	– Modalität
– Welche Begleitumstände sind damit verbunden (z. B. Brechreiz, Nasenbluten, unfreiwilliger Harnabgang beim Hustenstoß)?	– Begleitsymptome

Bei chronischen Erkrankungen berücksichtigen wir die gesamte leibliche und seelische Verfassung des Kranken, d. h. seine Konstitution.

Übersicht

Vgl. in den Repertorien:

Husten, Zeit	EK 781–784;	KK III 353–360
Modalitäten		
Art, Empfindungen	EK 784–814	KK III 377–401
Auswurf	EK 815–824;	KK III 403–416
Entzündung,		
Bronchien	EK 832;	KK II 202
Kehlkopf/Trachea	EK 750–765;	KK III 315–318
Atmung	EK 766–780;	KK III 331–351

Trockener Husten

Akut

Bei fieberhaftem, katarrhalischen Infekt	S. 124	Aconitum Belladonna Bryonia

Entzündung geht vom Nasen-Rachen-Raum zu den Bronchien später auch feuchter Husten	S. 125	Sticta pulmonaria Corallium rubrum Rumex crispus Justicia
Krampf- und Reizhusten	S. 126	Drosera Ipecacuanha Hyoscyamus
Kruppöser Husten	S. 126	Spongia Bromum
Feuchter Husten		
Akut		
Auswurf leicht	S. 127	Pulsatilla
Auswurf schwierig	S. 127	Sticta pulmonaria Corallium rubrum Rumex crispus Justicia Antimonium tartaricum Kalium jodatum Senega Dulcamara
Auswurf zäh	S. 128	Hydrastis canadensis Antimonium sulfuratum aurantiacum
Chronische Formen		
Auswurf leicht	S. 128	Phellandrium Stannum
Auswurf schwierig	S. 129	Grindelia Hepar sulfuris Ammonium carbonicum Hydrastis
Auswurf fötid	S. 129	Phellandrium Carbo animalis + veget. Kreosotum Sulfur jodatum Bacillinum

Trockener Husten

Bei akuten Erkrankungen gibt uns die Art des Verlaufes oft schon Hinweise auf das homöopathische Arzneimittel. *Sehr rasch beginnender, trockener Husten: bei katarrhalischen oder grippalen Infekten*, auch beim *Pseudokrupp*, werden öfter *Aconitum* oder *Belladonna* erforderlich.

Aconitum

Stürmischer Beginn nach Einwirkung von kaltem Wind (Ostwind). Kurzer, trockener Husten. Pfeifende Inspiration. Haut heiß, aber trocken; Frostschauer im Beginn der Krankheit. Gesicht im Liegen rot – aber blaß beim Aufsetzen.
Schlimmer 23 Uhr bis Mitternacht und durch Kälte.

Anwendung: C 6 (D 12) dil. nach Methode 1

Belladonna

Plötzlicher rascher Beginn eines Allgemeininfektes. Haut rot, heiß, schweißig; dampft unter der Bettdecke, will zugedeckt bleiben, friert beim Aufdecken. Gesicht hochrot, glänzend; große Pupillen; Augenweiß ist rot. Klopfende Karotiden. Starker Durst auf kaltes Wasser (Atropin macht Trockenheit der Schleimhäute). Hustenreiz geht vom Larynx aus; Rachenwand hochrot. Husten trocken, krampfig; die Erschütterung des Körpers beim Husten wird in Kopf oder Bauch gespürt. (*Belladonna* hat starke Empfindlichkeit gegen Erschütterungen).
Schlimmer durch Kälte, nachts, durch Sprechen.

Anwendung: C 6 (D 12) dil. nach Methode 1

Bei weniger dramatischem Verlauf und *stechenden Schmerzen* in der Brust ist *Bryonia* ein oft bewährtes Mittel.

Bryonia

Jede Bewegung verschlimmert die stechenden Schmerzen. Durst auf große Mengen, trinkt bei Fieber selten, aber viel auf einmal (*Arsenicum* wenig, aber oft). Schleimhaut trocken. Husten trokken mit stechenden Schmerzen in der Brust.
Schlimmer durch Bewegung, durch tiefes Atmen, durch Sprechen. Besser durch Ruhe, durch Festhalten des Brustkorbes, beim Husten (wie *Drosera*). Obwohl Husten durch Einwirkung von trockener Kälte entsteht, wird der Hustenreiz schlimmer bei Eintritt ins warme Zimmer.

Anwendung: D 6–C 6 (D 12) nach Methode 1

Entzündung geht vom Nasenrachenraum zu den Bronchien.

Für manche Patienten ist sehr charakteristisch, daß ihre katarrhalischen Infekte zuerst im Nasenrachenraum beginnen und sich dann abwärts über Trachea zu den Bronchien ausdehnen. Bei dieser Situation denken wir an *Sticta*, *Corallium*, *Rumex* und *Justicia*. Die Schleimmenge ist bei diesen Mitteln meist gering; das Abhusten des Schleimes fällt den Patienten schwer.

Sticta pulmonaria

Beginn mit schmerzhaftem Gefühl der Völle oder Verstopfung an der Nasenwurzel und Trockenheitsgefühl der Nasenschleimhäute, bis die Nase zu laufen beginnt. Dauerndes vergebliches Bedürfnis, sich zu schneuzen. Trockener, hakkender Husten; kann nicht aufhören, wenn er einmal angefangen hat. „Grippiges" zerschlagenes Gefühl.
Schlimmer abends, nachts, im Liegen, durch tiefes Einatmen. Sehr wirksam auch bei Laryngotracheitis, bei Grippe und Masern.

Anwendung: D 6–C 6 (D 12) dil.

Corallium rubrum

Retronasaler Reflexhusten. Ununterbrochene kleine Hustenstöße, ausgehend von einem Reiz im hinteren Nasenrachenraum durch Schleimeiterstraße. Nase verstopft, Sekret läuft nach rückwärts. Sehr empfindlich gegen kalte Luft; verkriecht sich deshalb unter die Bettdecke oder hält sich Tuch vor den Mund; eingeatmete Luft erscheint kalt.
Schlimmer nachts, durch kalte Luft. Besser im warmen Raum. Auch oft sehr wirksam bei Pansinusitis mit Schleimeiterstraße und bei Keuchhusten.

Anwendung: C 6 (D 12) tabl.

Rumex crispus

Sehr empfindlich gegen kalte Luft. Anhaltender, trockener und erschöpfender

Kitzelhusten; Reiz vom Rachen bis zur Bifurkation. Beim Husten stechender Schmerz (wie *Bryonia* hinter Schlüsselbeinen und Brustbein; zieht zur linken Brust, evtl. bis zur Brustwarze; wegen des Schmerzes versucht der Kranke, den Husten zu unterdrücken.
Schlimmer nachts gegen 23 Uhr und in den frühen Morgenstunden zwischen 2 und 5 Uhr, durch kalte Luft, bei Übergang vom Warmen ins Kalte (*Bryonia* schlimmer vom Kalten ins Warme), bei Berühren des Kehlkopfes.
Besser, wenn Hals bedeckt ist (z. B. durch Schal), bei geschlossenem Mund, im warmen Raum. Husten macht oft unfreiwilligen Harnabgang (wie *Causticum*, *Coccus*, *Pulsatilla*, *Scilla*). Auch oft sehr wirkungsvoll bei Patienten mit chronischem Husten, bei denen man keinen wesentlichen Befund erheben kann, der aber durch kalte Luft entsteht und immer wieder neu dadurch ausgelöst wird.

Anwendung: D 6–C 6 (D 12) dil.

Justicia

Akute Entzündung der Atemwege mit erstickenden Hustenanfällen. Das Mittel hat eine breite Wirkung auf die Schleimhäute: Tränen, Niesen, Husten mit Schleimrasseln; kaum oder nur wenig Auswurf; der Schleim ist sehr zäh.
Die Hustenanfälle steigern sich bis zum Erstickungsgefühl mit Würgen und Erbrechen; nachts ist alles schlimmer. – *Justicia* und *Ipecacuanha* haben viele Ähnlichkeiten: *Ipecacuanha* hat aber Blutungsneigung und saubere Zunge mit Übelkeit; *Justicia* neigt zu starker Obstipation.

Anwendung: D 6–C 6 (D 12) dil.

Bei trockenem *Krampf- und Reizhusten* sind oft indiziert:
Drosera, *Ipecacuanha* und *Hyoscyamus*.

Drosera

Erstickender Husten mit kurz aufeinanderfolgenden Hustenanfällen, so daß Atemholen fast nicht möglich ist; dabei roter Kopf, eventuell zyanotische Rötung, oft verbunden mit Nasenbluten und Brechreiz. Stechender Schmerz; hält sich den Brustkorb fest vor Schmerzen wie *Bryonia* und *Rumex*.
Husten *schlimmer* nachts, vor allem nach Mitternacht und durch Sprechen.
Anwendung: Wirkt oft besser in Tabletten, deshalb C 6 (D 12) tabl.

Ipecacuanha

Krampfhusten mit Atemnot; Erstikkungsgefühl mit grobem Rasseln, als wenn die Bronchien voll Schleim wären; es kann jedoch kaum ausgehustet werden, da der Schleim sehr zäh ist. – Starke Übelkeit bei sauberer Zunge. Beim Husten leicht Erbrechen und Nasenbluten, Neigung zu Streckkrämpfen nach einem Hustenanfall. – Allgemein sehr abgeschlagen und erschöpft; Gesicht blaß mit blauen Augenringen. Heiser bis zur Stimmlosigkeit.
Husten und Kurzatmigkeit *schlimmer* durch Bewegung und besser durch Kalttrinken.

Anwendung: D 6–C 6 (D 12) dil.

Hyoscyamus

Nächtlicher, nervender Husten, „homöopathisches Codein“. Trockener, spastischer Husten. Empfindung, als ob das Zäpfchen zu lang wäre. Paßt besonders bei nervösen, hpyersensiblen Menschen mit Neigung zu Schlaflosigkeit; Husten beginnt meist sofort nach dem Niederlegen. – Hustenanfälle *schlimmer* nachts, durch Trinken und Essen, durch Liegen, und *bessern* sich beim Aufsitzen und am Tage.

Anwendung: C 6 (D 12)– C 30 dil.

Bei *kruppösem Husten* und *Pseudokrupp* bewähren sich oft *Spongia* und *Bromum*. Beim Pseudokrupp beginnt man die Behandlung wegen der auffallenden existentiellen Angst dieser Kinder mit *Aconi-*

tum. Aconitum ist auch indiziert, weil Pseudokrupp besonders nach Erkältungen durch kalten Wind auftritt.

Spongia

Erstickender Husten, kruppartig; trockener, rauher Husten, „sägend"; trockenes Gefühl in der Kehle und Trachea; Kehlkopf sehr berührungsempfindlich; heisere, rauhe Stimme; Auswurf sehr spärlich und hell.
Spongia ist jodhaltig, daher hungrig und durstig; Husten wird *besser* durch Essen oder Trinken, besonders durch warme Getränke.

Anwendung: C 6 (D 12) – C 30 dil.

Bromum

Patient schwitzt leicht, wenn er sich bei Anstrengungen erhitzt; ist dann empfindlich gegen Zugluft und Abkühlung. Diese Situation tritt besonders auf an warmen Tagen mit abendlicher Kühle, dadurch Husten, Asthma oder Durchfall. Husten krampfhaft, pfeifend, trocken, kruppös; *schlimmer* im warmen Raum, aber auch durch Einatmen von kalter Luft. Die eingeatmete Luft wird kalt empfunden. Der Husten *bessert* sich durch kaltes Getränk, auch am Meer (wie *Medorrhinum*).

Anwendung: C 6 (D 12) – C 30 tabl.

Feuchter Husten (mit Auswurf)

Akute Form

Bei akutem Erkältungshusten mit wechselnder Schleimbeschaffenheit paßt öfter

Pulsatilla

Der Husten ist am Morgen locker und der *Auswurf kommt leicht heraus*, besonders in frischer Luft und im Freien. Abends und nachts wird er aber krampfig und trocken, schlimmer im warmen Zimmer. Sputum schmeckt „wie alter Schnupfen" (*Kent*), beim Husten gehen unwillkürlich einige Tropfen Urin ab (wie *Coccus cacti*, *Causticum*, *Kalium carbonicum*). – Im allgemeinen fällt bei diesen Patienten auf, daß sie frostig sind, aber keine Wärme vertragen (geheizte Räume, warmes, dämpfiges Wetter, warme Anwendungen).

Anwendung: C 6 (D 12) – C 30 dil.

Bei *schwieriger Entleerung des Auswurfes* kommen auch Mittel in Frage, die ich schon oben bei Entzündungen, die vom Nasenrachenraum ausgehen, erwähnt habe, nämlich: *Sticta*, *Corallium rubrum*, *Rumex* und *Justicia*.
Für die nächste Arzneimittelgruppe können wir uns entscheiden bei Schleimansammlungen in den tieferen Atemwegen – gekennzeichnet durch reichliche feuchte Rasselgeräusche bei der Auskultation der Lungen.

Antimonium tartaricum (Tartarus emeticus)

Der schwache Patient (oft Kind oder Greis) kann reichlichen zähen Schleim nicht abhusten und wird dadurch kurzatmig und hinfällig. Erstickender Husten mit grobem Schleimrasseln; Schleim weißlich, zäh; Expektoration erleichtert vorübergehend den Hustenreiz.
Husten mit Atemnot, evtl. Nasenflügelatmung; verfallenes, blasses Aussehen, oft Übelkeit. Husten entsteht bei feuchter Kälte, im Winter. Er wird *schlimmer* im warmen Zimmer, besonders in dämpfiger Luft, im Liegen; muß sich aufsetzen, um besser abzuhusten. *Verschlimmerung* nachts 3 Uhr. Dienlich auch bei beginnendem Lungenödem und bei chronisch-rezidivierender Bronchitis.

Anwendung: D 6 – C 6 (D 12) – C 30 tabl.,

Kalium jodatum

Bei hartnäckigem Husten und chronischen Entzündungen kann es als Resorptionsmittel eingesetzt werden. Husten trocken (laryngeal) oder feucht mit reichlichem, oft eitrig-grünlichen Auswurf, der sich aber nur schwierig entleeren läßt.

Hustenreiz und Allgemeinbefinden *besser im Freien*! Stechende Schmerzen zwischen den Schulterblättern. Husten ist *schlimmer* nachts zwischen 2 und 5 Uhr durch Wärme (Raum, Kleidung, Wetter); bei feuchter, wechselhafter Witterung und *besser* in frischer Luft. Oft sehr dienlich bei schwer lösender Pneumonie im Stadium der Hepatisation.

Anwendung: D 4, D 6, C 6 (D 12) tabl.

Senega

Der Husten klingt oft rauh und hackend. Bei der Auskultation hört man allerdings großblasige Rasselgeräusche, denn der Schleim kann nur sehr mühsam ausgehustet werden. Husten ist schlechter im Liegen, besser in Bewegung. Der Schleim ist oft sehr zäh, weißlich wie Eiweiß, seltener gelblich. Wundheitsgefühl, Stiche und Druck auf der Brust.
Sonderliches Symptom: Am Ende eines Hustenanfalles tritt öfter Niesen auf.

Anwendung: D 3–C 6 (D 12) dil.

Dulcamara

„Husten nach Einwirkung von feuchtkaltem Wetter oder durch Naßwerden; muß lange husten, bevor sich der Schleim löst." (Hering) Hustenreiz nach einem tiefen Atemzug; Husten klingt bellend, manchmal ähnlich wie bei einem Keuchhusten. Bewährt bei langdauerndem Husten nach Masern.

Anwendung: D 3–C 6 (D 12) dil.

Zäher Auswurf

Hydrastis canadensis

Zäher, *fadenziehender* Schleim oder dikker gelblicher Auswurf. Rauher, harter Husten mit Hustenreiz, der vom Kehlkopf ausgeht; muß sich viel räuspern. Besonders indiziert bei geschwächten Kindern oder erschöpften älteren Menschen, bei langdauernder Laryngotracheitis oder Bronchitis, ist also anwendbar sowohl bei akuten als auch bei chronischen Hustenfällen.

Anwendung: D 6–C 30 dil.

Antimonium sulfuratum aurantiacum

Sehr zäher Schleim. Schleimrasseln in den Atemwegen hörbar, kann aber sehr schlecht abhusten. Dieses Mittel hat große Ähnlichkeit mit *Antimonium tartaricum* – aber ohne Schwäche und Hinfälligkeit. Hat sich oft bei Emphysembronchitis bewährt.

Anwendung: C 6 (D 12)–C 30 tabl.

Chronische Formen

Bei solchen Kranken benötigen wir (nach sauberer Diagnostik) oft *Konstitutionsmittel*, die nur durch umfassende Fallaufnahme ermittelt werden können. Die folgende Zusammenstellung gibt einige orientierende Hinweise.

Auswurf kommt leicht

Phellandrium aquaticum

Chronische Bronchitis, evtl. Emphysem, mit reichlichem, oft übelriechendem Auswurf; *Verschlechterung* in der kalten Jahreszeit und *besser* im Sommer. Atembeklemmung durch Schleim, muß aufrecht sitzen. Stechende Schmerzen im rechten Thoraxbereich mit Ausstrahlung zum Rücken, zwischen die Schulterblätter und zur rechten Sakralregion. Starke Erschöpfung.

Anwendung: D 4–D 6 dil.

Stannum

Schwächegefühl in der Brust; fühlt sich so schwach, daß er kaum sprechen kann. Sprechen, Lachen, Hinlegen auf die Seite und warmes Getränk lösen Hustenattakken aus, die sich allmählich steigern, einen Höhepunkt erreichen und allmählich abflauen. Reichlicher Auswurf von weißlichem, gelblichen, gelbgrünlichem oder gräulichen Schleim, der widerwärtig süßlich oder salzig schmeckt. Stechende Schmerzen im linken Brustbereich. Beengungsgefühl in der Brust, muß die Kleidung öffnen und tief Luft holen. Nachtschweiß. Von den alten homöopathischen Ärzten oft bei Lungentuberkulose verwendet; bei eitriger Bronchitis und Bronchiektasen bewährt.

Anwendung: C 6 (D 12)–C 30 tabl.

Auswurf schwierig

Grindelia robusta

In den Atemwegen hört man viele Rasselgeräusche. Durch den zähen, schwer abhustbaren Schleim starke Atembeklemmung bis zum Asthma. Kann im Liegen nicht atmen; erwacht aus dem Schlaf mit Erstickungsgefühl oder hört auf zu atmen beim Einschlafen und schreckt hoch mit keuchender Atmung. Besonders indiziert bei Asthma- und Emphysembronchitis mit reichlichem zähen Schleim.

Anwendung: D 6–C 6 (D 12) dil.

Hepar sulfuris

Bronchialerkrankungen treten nach Unterdrückung von Hauterkrankungen auf. Der Husten kann trocken oder feucht sein – die Reichweite dieses Mittels umfaßt sowohl den Pseudokrupp, trockenen, krampfigen Larynxhusten, feuchte Bronchitis mit zähem Schleim als auch pneumonische Infiltrationen. Für alle Formen gilt die gleiche Ätiologie: Folge von Kälte; Einwirkung von kalter, trockener Luft; ebenso die gleichen Modalitäten: Husten ist *schlimmer* nachts, durch Kaltwerden, durch kaltes Getränk, durch Sprechen, im Liegen, am Morgen. *Besserung* bei feuchtem Klima, bei Regenwetter, durch Luftbefeuchtung im Raum.

Anwendung: C 30–C 200 tabl.

Ammonium carbonicum

Eine Arznei für erschöpfte alte Menschen oder schlaffe dicke Kinder. Atemnot und Herzklopfen bei geringer Anstrengung, schon Sprechen fällt schwer. In der Kehle trockenes, wundes Gefühl; Rasselgeräusche über der Lunge; trockener Husten; *schlimmer* nachts, besonders 3–4 Uhr. Am Morgen und tagsüber kommt etwas schleimiges Sputum, manchmal mit Blutstreifen; schmeckt salzig oder süßlich. – Husten ist *schlimmer* im warmen Raum, bei naßkaltem Wetter, *besser* bei trockener Witterung. Besonders geeignet bei Bronchitis mit Herzmuskelschwäche, besonders bei Rechtsinsuffizienz und Altersemphysem.

Anwendung: C 6 (D 12)–C 30 tabl.

Hydrastis canadensis
(vgl. oben S. 128)

Bei *fötider Bronchitis* kann man an die folgenden Mittel denken, sie haben sich vielfach bewährt.

Phellandrium (s. S. 128)

Carbo vegetabilis und
Carbo animalis

Die Mittelbilder dieser beiden Arzneien haben im Bereich des bronchitischen Syndromes geringe Unterschiede. Wenn der Geruch des Auswurfes besonders widerlich ist, wird *Carbo animalis* bevorzugt, besonders wenn der Allgemeinzustand extrem schlecht ist. Frostige, erschöpfte Patienten mit kalten Extremitäten, die sich aber trotz der Frostigkeit im warmen Zimmer schlechter fühlen; ausgeprägtes Verlangen nach frischer Luft, will bei Atembeklemmung frische Luft zugefächelt bekommen. Wundes, rauhes Gefühl vom Larynx bis in die Brust mit brennenden Schmerzen beim Husten. Erstickender Husten mit Zyanose der Lippen, evtl. auch der Extremitäten. Husten ist *schlimmer* am Abend, vor Mitternacht, beim Gähnen, beim Sprechen und Essen, durch kaltes Getränk, in warmen, schlecht gelüfteten Räumen, im Liegen; muß aufsitzen oder mit erhöhtem Kopf ruhen.

Auswurf ist entweder gering oder zäh. Auffallend ist der zähe, weißliche oder grüngelblich-eitrige Schleim mit widerwärtigem Geruch.

Anwendung: C 30–C 200 tabl.

Kreosotum

Bei diesem Mittel sind *alle Absonderungen übelriechend* und scharf – entsprechend ist das gelbliche, eitrige oder blutig tingierte Sputum von widerlichem Geruch. Beim Abhusten kommt es öfter zum Erbrechen und zu stechenden oder brennenden Schmerzen im Brustbereich; Druckgefühl hinter dem Sternum.
Der Husten ist *schlechter* in der kalten Jahreszeit, am Morgen und Abend, beim Erwachen, beim Liegen auf der Seite oder beim Umdrehen im Bett, durch Musik, beim *Ausatmen*. – Nach den Hustenattacken starke Erschöpfung mit ängstlichem Gefühl der Schwere und Beklemmung in der Brust; kurzatmig mit Nasenflügelatmung.

Anwendung: D 4, D 6, C 6 (D 12)–C 30 dil.

Sulfur jodatum

Die Symptomatik ist sehr ähnlich wie bei *Sulfur*: Trockener Husten, vom Larynx ausgehend, mit brennender Wundheit und heiserer Stimme; später bronchialer Husten mit reichlichen Rasselgeräuschen; Schleim dick, reichlich, übelriechend. Atemnot durch Schleimansammlungen, besonders nachts, *besser* nach Abhusten des Schleimes.

Anwendung: D 3, D 6, C 6 (D 12)–C 30 tabl.

Bacillinum
(Tuberkulin-Nosode aus Kaverneneiter)

Bei fötider Bronchitis, besonders auch bei Bronchiektasen, Mukoviszidose ist gelegentlich Zwischengabe dieser Nosode wichtig. Entweder laryngealer Kitzelhusten, der zu ermüdenden Attacken führt, oder tiefer, bronchialer Husten mit reichlichem, schleimig-eitrigen Auswurf. Husten nachts im Schlaf, ohne daß der Kranke davon wach wird.

Anwendung: Einzelgaben C 30, C 200 tabl.

Asthma

In der Benennung von Krankheiten spiegelt sich die verschiedene Einstellung der Ärzte: Früher sprach man vom Asthma *nervosum*, heute von *Bronchial*-Asthma. Wenn man die homöopathische Fallaufnahme durchführt (vgl. Bd. I S. 67 ff.), so erkennt man rasch, daß die Lunge das Reflexorgan eines viel tieferen Geschehens ist. Dies Geschehen ist mit drei Begriffen zu beschreiben: *Angst – Krampf – überschießende Reaktion* (Allergie, Hyperergie).
Unsere Arzneiwahl muß im *Anfall* besonders auf die Angstsymptome achten, *nach dem Anfall* die auslösenden Faktoren berücksichtigen und sich *schließlich* der *chronischen Grundstörung* widmen. Diese letzte Aufgabe setzt Kenntnis der Hahnemannschen Anweisungen für die Behandlung chronischer Krankheiten voraus (vgl. Bd. I, S. 169 ff.).

Übersicht

Asthma	EK 766	KK III/331
Atmung		
Behindert	EK 768)	
Erschwert	EK 769)	
Keuchend	EK 770)	KK III/334–342
Ringen nach Luft	EK 771)	
Schwierig	EK 773)	
Pfeifen bis Stöhnen	EK 771–779	
Geräusche beim Atmen		KK III/343–346
Schnappen nach Luft	EK 772	KK III/347
Behandlung im Anfall	S. 133	Aconitum
		Belladonna
		Acidum hydrocyanicum
		Stramonium
		Arsenicum album
		Cuprum metallicum
		Lachesis
		Ipecacuanha
		Jodum
		Spongia
		Ammi visnaga
Behandlung in der anfallsfreien Zeit		
Wodurch entsteht der Anfall?		
Ätiologie, auslösende Faktoren		
Emotionale Auslösung		
Folge von Ärger	S. 136	Bryonia
		Chamomilla
		Nux vomica
Folge von Zorn, Verzweiflung	S. 137	Arsenicum album
Folge von Aufregung, Erregung	S. 137	Bryonia
		Nux vomica
		Aconitum
		Ambra grisea
		Ignatia
		Gelsemium
Folge von niedriger Reizschwelle	S. 137	Moschus
Neurotische, „hysterische" Reaktion		Nux moschata
		Pulsatilla
Folge von Infekten		
Bei jeder Erkältung, bei banalen Infekten, bei Schnupfen	S. 138	Sticta pulmonaria
		Dulcamara
Nach (seit?) einer epidemischen Infektionskrankheit	S. 138	Entsprechende Nosoden, besonders oft:
		Morbillinum
		Pertussinum
		Scarlatinum

Nach einer Impfung	S. 138	Thuja Silicea Variolinum Polio-Nosode Diphtherinum
Folge von atmosphärischen Faktoren		
Durch trockene Kälte	S. 139	Aconitum Aralia racemosa Causticum Hepar sulfuris Nux vomica
Durch feuchtkaltes Wetter	S. 140	Dulcamara China
Durch feuchtwarmes Wetter	S. 141	Carbo vegetabilis Lachesis
Durch warme Zimmerluft	S. 141	Carbo vegetabilis Ammonium carbonicum Bromum Kalium sulfuricum
Folge von Unterdrückungen		
Von Hautausschlägen, Schweiß, Exanthemen	S. 142	Cuprum Pulsatilla Silicea Apis Sulfur
Der Menses	S. 142	Pulsatilla Lachesis Spongia
Wie verliefen die Anfälle?		
Trockenes spastisches Asthma, wenig Schleim (meist Kaltfront-Typen)	S. 142	Arsenicum album Cuprum Spongia Acidum hydrocyanicum Bromum Lobelia
Feuchtes Asthma, reichlicher, meist zäher Schleim (meist Warmfront-Typen)	S. 143	Antimonium tartaricum Ammonium carbonicum Blatta orientalis Ipecacuanha Kalium jodatum
Wann treten die Anfälle auf?		
Siehe Abb. 1 und 2.	S. 134	
Konstitutionsbehandlung		
Sykotische Arzneimittel	S. 144	Natrium sulfuricum Thuja Medorrhinum

Behandlung im Anfall

Die Behandlung im Anfall setzt gute Arzneimittelkenntnisse voraus, da die Notfallsituation eine rasche Entscheidung verlangt. Mit den folgenden Mitteln sollten wir uns gut vertraut machen, da sie auch in anderen dringlichen Krankheitsfällen benötigt werden. In ihrem Arzneimittelbild und im Asthma-Anfall begegnen wir in gleicher Weise der existentiellen Angst.

Aconitum

Plötzlicher Beginn, oft in der Nacht. Folge von kaltem Wind (Ostwind!), Ärger, Schreck. Kurzer trockener Husten; pfeifende Inspiration und bedrohliche Angst mit Todesgedanken; sagt seine Todesstunde voraus.

Anwendung: C 30 dil. oder glob., Methode 1 (alle 5 Minuten 1 Eierlöffel voll bis zur Besserung)

Belladonna

Plötzlicher Beginn, oft in der Nacht. Folge von Schreck, Ärger, Abkühlung, durch Wechsel von warmem zu kaltem Wetter, nach Überhitzung. Gesicht heiß, schweißig, rot; angstvoll erweiterte Pupillen. Klopfender, harter, schneller Puls. – Trockener, bellender Husten; trockenes, geschwollenes Gefühl im Rachen. Meist kräftige Patienten; lebhaft, interessiert an allem, oft auch exaltiert.

Anwendung: C 30 dil. oder glob., Methode 1 (alle 5 Minuten 1 Eierlöffel voll)

Acidum hydrocyanicum

Eine der giftigsten Arzneien – deshalb auch für sehr kritische Situationen: *Kollaps durch die Atemnot.* Puls schwach, unregelmäßig, kalte Extremitäten. – Kiefer verkrampft, blasse livide Lippen, Zyanose. Krampfiger erstickender Husten; Gefühl, als wenn der Rachen fast verschnürt wäre; lautes, erregtes Atmen.

Anwendung: C 30 dil. oder glob., Methode 1

WANN TRETEN DIE ANFÄLLE AUF?

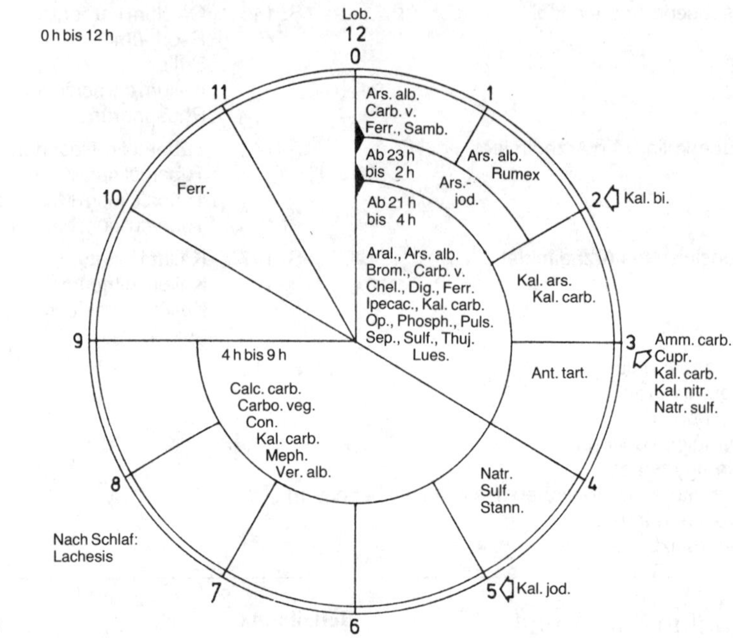

Abb. 1

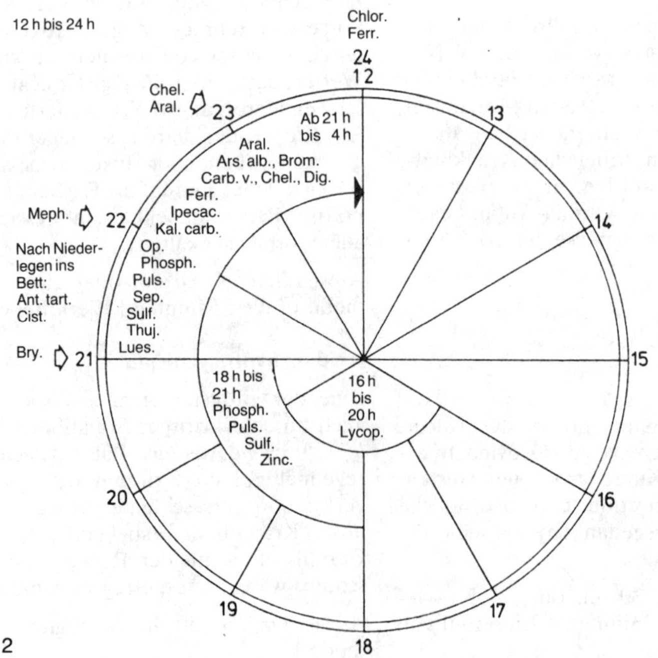

Abb. 2

Stramonium

War früher in vielen Asthma-Räuchermitteln enthalten. Heftiger, erregter Gesichtsausdruck; rotes, kongestioniertes Gesicht. Will nicht allein sein; Angst in der Dunkelheit; *verlangt Licht*, aber nicht zu grelles. – Krampfiger, trockener Husten; heisere, krächzende Stimme; Nase verstopft und trocken.

Anwendung: C 30 dil. oder glob., Methode 1

Arsenicum album

Ruhelose Angst, besonders nachts, will nicht allein sein. Erschöpft und kalt, eingefallenes, blasses Gesicht. Asthma-Anfälle besonders kurz nach Mitternacht, 1 Uhr, bei feuchtem Wetter. Kann bei einem Anfall nicht liegenbleiben, muß sich aufsetzen; möchte vor Unruhe und Angst herumgehen, aber muß sich vor Schwäche nach ein paar Schritten wieder setzen. Furcht vor dem Ersticken; Empfindung, als ob die Atemorgane zugeschnürt wären. Trockener Husten mit Brennen im Brustkorb; stechender Schmerz im rechten oberen Lungenbereich.

Anwendung: C 30 dil. oder glob., Methode 1

Cuprum metallicum

Bei vielen Krampfzuständen ist Kupfer indiziert – auch bei Asthma-Patienten, wenn diese zu Muskelkrämpfen und Zukkungen neigen. Anfälle treten auf nach unterdrückender Behandlung von exanthematischen Kinderkrankheiten oder Hautausschlägen. Nächtliche Anfälle (3 Uhr) mit Empfindung, als wenn die Brust zusammengeschnürt wäre. Atemnot und Husten können sich steigern bis zur Zyanose der Lippen und zur Verkrampfung im Magen mit Erbrechen – mit dem Erbrechen weicht die Atemnot.

Anwendung: C 30 glob., Methode 1

Lachesis

Alles Beengende löst Beklemmungen aus: enge Kleidung oder Druck am Hals, an der Taille; enge Räume – reagiert mit Erstickungsgefühl und Angst. Äußert seine Beschwerden mit extravertierter Redelust und Gestik. Hat das Verlangen, tief einzuatmen. Asthma-Anfälle treten oft nachts auf, aus dem Schlaf heraus oder nach dem Schlaf; nach warmen Bädern; im Frühling; nach Unterdrückung der Menses; in der Klimax.

Anwendung: C 30 dil. oder glob., Methode 1

Ipecacuanha

Erstickender Husten mit lauten Rasselgeräuschen, kann aber den Schleim kaum abhusten; Sputum enthält oft kleine Blutbeimengungen. Bei der Atemnot oft sehr heiser mit Schnupfen und Niesen. Beständige Übelkeit, dabei aber völlig reine Zunge. Asthma-Anfälle treten periodisch auf, besonders bei feuchtwarmem Wetter und Wind.

Anwendung: C 30 dil. oder glob., Methode 1

Jodum

Hauptmittel bei Asthma durch Pollenallergie. – Rauhe Stimme und rauhes Gefühl mit zusammenschnürender Enge im Kehlkopfgebiet. Kruppartiger Husten mit asthmatischer Beklemmung und Angst; möchte Schleim herausbringen, löst sich nicht, ist sehr zäh. Atemnot und Husten sind *schlimmer* im warmen Raum, bei warmem, feuchten Wetter, im Liegen, in der Ruhe; verlangt frische Luft, möchte herumgehen.

Anwendung: C 30 dil. oder glob, Methode 1

Spongia

Trockener, kruppartiger Husten, bessert sich durch Essen oder Trinken. Kurze, keuchende Atmung; er bekommt keine

Luft im warmen Zimmer und im Liegen. Atembeklemmung geht mehr vom Hals aus: „Als ob ein Stöpsel in der Kehle steckte." (Hahnemann, RAL Bd. VI.)

Anwendung: C 30 dil. oder glob., Methode 1

Ammi visnaga

Da noch keine Arzneimittelprüfung an Gesunden durchgeführt wurde, sind bisher keine individuellen Symptome bekannt. Breite Wirkung als krampflösendes Mittel.

Anwendung: ∅–D 4 dil. 5–10 Tr. in kurzen Abständen (15–20 Min.), etwa 3mal wiederholen

Behandlung in der anfallsfreien Zeit

Die Anamnese muß sich um vollständige Symptome bemühen (vgl. Bd. I S. 45 und S. 70). Es sollten die folgenden Fragen beantwortet werden:

Warum/wodurch entsteht der Anfall?	Ätiologie	Cur?
Wie verläuft der Anfall? Was geschieht im Anfall? (z. B. trocken, feucht, mit Furcht/Angst)	Sensation	Quod?
Wodurch und wann wird es besser oder schlechter?	Modalitäten	Quomodo?

Wodurch entsteht der Anfall?

Ätiologie, auslösende Faktoren (Folge von . . .)

Die emotionelle Auslösung eines Anfalles kann durch gute Beobachtung oder vorsichtiges, indirektes Fragen ermittelt werden. Die folgenden drei *Ärger-Mittel* können oft die psychische Reizschwelle senken.

Bryonia

Folge von *Ärger, Kränkung* und *Kälte*. Findet überall Anlaß, sich zu ärgern, wird dabei *wütend*; besonders bei Dingen des täglichen Geschäftes und Berufes. Hustet bei trockener, kalter Witterung, aber auch, wenn er aus der Kälte in einen warmen Raum kommt; stechende Schmerzen beim Husten. Atemnot durch Bewegung, Sprechen, tiefes Atmen – dabei Verlangen, die Brust auszudehnen.

Anwendung: C 6 (D 12) dil.

Chamomilla

Exaltierte Reaktion auf *Ärger*, auf trokkene *Hitze*. Kinder sind nur zu beruhigen, wenn man sie auf den Armen herumträgt. Hörbares Schleimrasseln mit schweißigem Gesicht im Anfall.

Anwendung: C 30 / C 200 dil. in Einzelgaben.

Nux vomica

Reizbarer, ärgerlicher, zorniger Patient, evtl. auch „heimtückisch und boshaft" (*Hahnemann*, RAL). Krampfige Physiognomie. Bei Atemnot ist immer *starke Völle* im Leib oder ursächlich beteiligt. Asthma *schlimmer* bei trockener Kälte (Hochdruck-Wetterlage!) und *besser* bei feuchtem Wetter.

Anwendung: LM VI dil. mit wenigen Tropfen beginnen und langsam steigern; später bis LM XVIII oder LM XXX

Bei *Folge von Zorn, Verzweiflung* mit starker Angst und motorischer Unruhe sollte man die Symptomatik von *Arsenicum album* (siehe S. 135) nachschauen und mit dem Patienten vergleichen.
Überschießende Reaktionen bis zur spastischen Atemnot als *Folge von Aufregungen* im Beruf wurden schon bei *Bryonia* erwähnt; sie sind auch typisch für die Lebenseinstellung von Menschen, die *Nux vomica* benötigen. *Aconitum* mit seiner plötzlichen heftigen Reaktion auf Ärger, Schreck, Aufregung gehört in die gleiche Gruppe. Gegen diese drei eher *heftigen* Mittel heben sich die folgenden Arzneien deutlich ab durch ihre „sanftere", verdeckte Symptomatik.

Folge von Aufregung, Erregung

Ambra grisea

Auffallende *Überempfindlichkeit durch Aufregung*, durch alles Ungewohnte, durch Musik. Kann nicht schlafen wegen Sorgen; ängstliche Träume. Sprechen und unterhalten strengt schon an, will lieber allein sein; besonders fremde oder ungewohnte Gesellschaft belasten. Diese emotionellen Einflüsse lösen krampfigen Husten aus, der in asthmatische Atmung übergeht; dabei viel Luftaufstoßen; Empfindung, als wenn die Brust verstopft wäre; schon das Herausräuspern von Schleim macht Erstickungsgefühl.

Anwendung: D 6–C 6 (D 12) dil.

Ignatia

Folge von *Aufregungen, Sorge, Kummer, Gram, enttäuschter Liebe*. Schneller Wechsel der Stimmungslage; seelische Einflüsse setzen sich rasch in funktionelle Störungen um. Was sich bei *Bryonia* und *Nux vomica* mehr nach außen entlädt, wird bei *Ignatia* zu *stillem* Kummer, zur Verschlossenheit, zur Ablehnung von Trost und als Funktionsstörung zum Krampf, zum Globusgefühl im Hals. Trockener Husten; der Hustenreiz wird immer stärker, je länger man hustet, und damit die Atemnot beim Einatmen.

Anwendung: LM XIV / XVIII dil.

Gelsemium

Folge von *Gefühlserregung, Furcht, Schreck, unerwarteten Nachrichten*. Diese emotionalen Einflüsse führen zu einer Störung der vegetativen Koordination: Zittern, Empfindung, als ob das Herz stehen bliebe; beginnen tiefer und schneller zu atmen (Hyperventilationssyndrom); Krampf im Kehlkopf, Stimmritzenkrampf, Aphonie; spastisches Asthma mit Störung der Bauchatmung durch Spastik im Zwechfellbereich.

Anwendung: LM VI–XVIII dil.

Niedrige emotionelle Reizschwelle

Bei Patienten, die sofort in Panik geraten, bei „Neurotikern" und „hysterisch" agierenden Menschen löst die geringste Beeinträchtigung der Atmung schon einen Asthma-Anfall aus. (Vgl. Asthma, hysterisch, EK 767, KK III/333). Hier können wir eine „arzneiliche Psychotherapie" durchführen mit

Moschus

„Man wird große Heilkräfte von ihm erfahren in dem gespannten tonisch krampfhaften Zustande der meisten hypochondrischen Personen..." (*Hahnemann*, RAL Bd. I S. 314) – „Plötzliches Verkrampfen in der Kehle, als wenn er Schwefeldampf eingeatmet hätte, mit krampfigem Zucken und Bewegen der Arme und Beine..." – „Hysterische Brustkrämpfe; nervige, erstickende Beengung, besonders nach Kaltwerden." (Hering) – Asthma mit sehr großer Angst, „Erstickungsgefühl durch Schleimansammlung in den Bronchien, Schleim kann nicht abgehustet werden."

Anwendung: C 30 (D 30) dil. oder glob.

Nux moschata

Neigt zu raschem Wechsel seiner Stimmungslage von läppischer Heiterkeit zu unmotivierter Traurigkeit (wie *Ignatia, Pulsatilla*); oft schläfrig, matt, erschöpft oder verkrampft. Trockene Haut und Schleimhaut; trockener Mund mit dikkem, klebrigen Speichel, so daß die Zunge am Gaumen kleben bleibt; trotz der Trockenheit kein Durst. Trockene, verstopfte Nase; Lastgefühl auf der Brust; muß angestrengt tief atmen und die Lunge erweitern; Atembeklemmung bis zum spastischen Asthma.

Anwendung: LM XVIII dil.; C 30 / C 200 dil.

Pulsatilla

Rascher Wechsel der Stimmungslage. Milder, dicker, gelber Schnupfen *am Morgen* und Verstopfung *abends*. Entsprechend ist der Husten: morgens locker mit Schleimauswurf, besonders in frischer Luft, im Freien; abends (18–21 Uhr) und nachts wird er krampfig und trocken, schlimmer im warmen Zimmer. Abends Erstickungsgefühl beim Hinlegen; Angst und Atemnot bei Linksseitenlage. Asthma nach Unterdrückung von Hautausschlägen, Exanthemen, nach Ausfall oder Unterdrückung der Menses.

Anwendung: D 6 dil. – C 30 glob.

Akute oder auch lange zurückliegende Infekte sind oft Schrittmacher für das asthmatische Geschehen. Die Patienten klagen dann, daß jede sogenannte Erkältung in einen Infekt mit Schnupfen und Husten und dann in die spastische Atemnot übergeht. In der Vorphase akuter Infekte können wir schon mit den folgenden Mitteln helfen:

Sticta pulmonaria

Jeder Schnupfen steigt abwärts zu den Bronchien. Beginn mit *Druck* an der *Nasenwurzel*, Völlegefühl in der Nase – dann etwas Fließschnupfen mit viel Niesen; meist rascher Übergang zu trockener Rhinitis: Obschon kein Schnupfen läuft, besteht dauernder Drang, die Nase zu schneuzen; Nase verstopft, Krusten und Borken. Entzündungen steigen rasch abwärts, Kehle wie wund, trockener, abgehackter Husten. Schlimmer durch Einatmen, am Abend, bei Ermüdung, bei Temperaturänderung.

Anwendung: D 4–C 6 (D 12) dil.

Dulcamara

Folgen von *feuchter Kälte*, besonders bei Wechsel *nach* warmen Tagen. Asthma im Herbst. „Husten nach Einwirkung von feuchtem Wetter oder auch Naßwerden. Muß lange husten, bevor sich der Schleim löst." (Hering) Husten klingt rauh, bellend; wird schlimmer nach tiefem Atmen und besser durch Wärme. Nase verstopft, besonders bei kaltem Regenwetter; „will die Nase warmhalten, damit kalte Luft nicht die Nase verstopft." (Boericke)

Anwendung: C 6 (D 12) dil. – C 30 glob.

Länger zurückliegende Infekte und Kinderkrankheiten, besonders nach unterdrückender Behandlung, können in der biographischen Anamnese manchmal als wahrscheinlicher Auslöser ermittelt werden. Über die anamnestische Erkundigung: Seit wann besteht das Asthma? Was war damals? kommt man ohne suggestives Hineinfragen zu wertvollen ätiologischen Symptomen. Geben Sie bei (fast) sicherem Zusammenhang oder großer Wahrscheinlichkeit die *entsprechende Nosode* als einmalige Gabe in C 30 und wiederholen diese Arznei nach Stillstand der Besserung (etwa nach vier Wochen) in der C 200 in mäßiger Dosis (2–3 Tropfen oder 1 Tablette oder 2–3 Globuli). Besonders oft habe ich bei meinen Patienten *Pertussinum* (Keuchhusten-Nosode) oder *Morbillinum* (Masern-Nosode) geben müssen; seltener ist *Scarlatinum* (Scharlach-Nosode) erforderlich. Beginnen Sie die Asthma-Kur aber nicht mit einer Nosode – behandeln Sie zuerst mit einem pflanzlichen Mittel, das zur *gegenwärtigen akuten Symptomatik* paßt. Entsprechendes gilt auch für die Behandlung bei Folgen nach Impfungen: *Variolinum* bei Störungen nach einer Pockenimpfung; *Polio-Nosode*, *Diphtherinum* nach den gleichnamigen Impfungen. Nach Pockenimpfungen kann man die Kur mit *Thuja* oder *Silicea* einleiten, bevor die Nosode angewendet wird.

Thuja

Diese Patienten reagieren bei feuchtkaltem Wetter, bei Aufenthalt in feuchtem Kleinklima (z. B. im Talgrund, an Binnenseen, in feuchter Wohnung) mit katarrhalischen Absonderungen aus der Nase mit Heiserkeit. Trockener, hackender Husten und Asthma.

Anwendung: C 30–C 200 in Einzelgaben dil. oder Globuli

Silicea

Nach Pocken- oder anderen Impfungen reagieren diese Patienten mit Erkältungsneigung; Schnupfen geht in Verstopfung der Nase über, es bilden sich Krusten, die beim Ablösen bluten; Husten mit eitrigem, *übelriechenden* Auswurf. Asthma nach Unterdrückung von Hautausschlägen, von Exanthemen, Fußschweiß – für die Arzneiwahl sind hier die Allgemeinsymptome besonders charakteristisch: Mangel an Lebenswärme, immer frostig; friert an Füßen, Händen, am Kopf; paradox zu dieser Frostigkeit besteht übelriechender Kopf- und Fußschweiß.
Schnell verzagt, wenig Selbstvertrauen; gewissenhaft, fast pedantisch. Furcht vor Mißerfolg, dadurch ängstlich bei Auftritten in der Öffentlichkeit, vor Prüfungen, vor neuen Unternehmungen – aber leistet alles gut, wenn er einmal begonnen hat. Sanfter, nachgiebiger Charakter – aber auch eigensinnig, widerspenstig; Abneigung gegen Trost.

Anwendung: Reihe von C 6 (D 12)–C 1000 tabl.

Atmosphärische Faktoren haben für die Auslösung eines Asthma-Anfalles große Bedeutung. Die homöopathische Arzneiwahl richtet sich konsequent nach diesen individuellen Modalitäten der Wetterabhängigkeit.
Curry und *Lampert* haben die unterschiedlichen Reaktionen auf bestimmte Wetterlage zur Typeneinteilung benutzt.[1] Gerade bei Asthmatikern kann man die unterschiedliche Reaktionsweise auf Kalt- oder Warmluftfronten beobachten und für die homöopathische Mittelwahl verwenden. Auch daran sieht man, wie modern die Homöopathie ist. – Die Ergebnisse der phänomenologischen Beobachtung sind und bleiben richtig, sie werden durch spätere Forschungsergebnisse nur besser erklärbar.

Trockene Kälte verstärkt die Krampfbereitschaft bei vagotonen Menschen mit Empfindlichkeit gegen Kaltfronten im Wetterablauf. Kaltfronten sind in unserer Klimazone oft mit Barometeranstieg und Schönwetterlage gekoppelt. Die Modalitäten „schönes Wetter verschlechtert" (KK I/528), „trockenes Wetter verschlechtert" (EK 1411; KK I/528), „trokkenes, kaltes Wetter verschlechtert" (EK 1356; KK I/505) weisen auf Mittel hin, die auch bei Asthmatikern eine wichtige Rolle spielen, besonders wenn es sich um ein spastisches, trockenes Asthma handelt.

Aconitum (siehe S. 133)

ist uns ja hinreichend bekannt. Es hat die deutliche Wettermodalität: Folge von kaltem Ostwind, d. h. eine trockene Hochdrucklage baut sich bei dieser Windströmung auf. Spastisches Asthma; kein Schleim. Existentielle Angst beim Anfall, erwartet seine Todesstunde.

Anwendung: C 30–C 200 dil. in einzelnen Gaben; während des Anfalles nach Methode 1 anwenden

[1] Curry, Manfred, Zürich 1935; Lampert, H., Hannover 1967. Gute Übersicht bei Beuchelt, Hellmuth, Ulm/Donau 1960

Aralia racemosa

Sehr empfindlich gegen kalte *Zugluft*. Trockener Husten, beginnt schon beim Hinlegen am Abend oder aus dem ersten Schlaf heraus. Scharfer, wundmachender Schnupfen, ausgelöst durch Zugluft. Asthma mit pfeifender Atmung und Fremdkörpergefühl im Kehlkopf, beginnt bald nach dem Hinlegen; nach kurzem Schlaf; gegen 23 Uhr; muß sich aufsetzen.

Anwendung: D 4–C 6 (D 12) dil.

Causticum

Charakteristische Symptomatik: Allgemeine Trockenheit der Haut und Schleimhäute mit Verschlimmerung durch trockene Luft, auch durch trockenes Sommerwetter; besser bei feuchter Luft, bei Regen, durch Trinken. – Trokkener, hohler, krampfiger Husten mit rauher Wundheit in der Brust. Atemnot mit der Empfindung, also ob die Luftröhre zugeschnürt wäre.

Anwendung: Reihe von C 6 (D 12)–C 1000 tabl.

Hepar sulfuris

Erkältet sich bei geringstem kaltem Luftzug, empfindlich gegen *trocken-kaltes* Wetter. Die Nase verstopft sich in kalter Luft, Niesen in trocken-kaltem Wind. *Pseudokrupp* bei kaltem, trockenem Wetter (Folgemittel nach *Aconitum, Spongia*). Trockener, krampfiger Husten, schlimmer nachts, nach Kaltwerden, durch kaltes Getränk. Rasselnde Atmung; Asthma mit Erstickungsanfall, muß aufstehen und den Kopf nach hinten überstrecken; Asthma *besser durch Luftbefeuchtung* (Wasser im Raum verdunsten lassen!), bei Regenwetter. Asthma schlechter in trocken-kalter Luft. Heftiger, ungeduldiger streitsüchtiger Patient.

Anwendung: Reihe von C 30–C 1000 tabl.

Nux vomica

Überempfindlich gegen den kleinsten kalten Luftzug, besonders bei Querbelüftung im Raum; frostig, fehlende Anpassung an Warm-Kalt-Unterschiede; besonders empfindlich gegen *trocken-kaltes* Wetter, aber auch gegen *schönes Wetter*. Schleimig-dünnflüssiger Schnupfen am Tage; Nase ist nachts verstopft – Verstopfung im warmen Raum, im Freien läuft die Nase; viel Niesen in kalter Luft. – Trockener, hackender Husten mit Gefühl der Zusammenschnürung in der Luftröhre. Asthma-Anfall oft *am Morgen* (ist typische Verschlimmerungszeit von *Nux!*); schlimmer bei trocken-kaltem Wetter, bei Hochdruckwetterlage; nach dem Essen. Bei einem Anfall *Völlegefühl im Magen*. – Heftige, reizbare, hastige Patienten. (Vgl. S. 136)

Anwendung: LM VI–XVIII dil.

Auslösung von Asthmaanfällen durch feucht-kaltes Wetter weist auf eine Mittelgruppe, die zur Sykose von *Hahnemann* gehört (vgl. Bd. I, Sachwortverzeichnis, S. 235). Die sykotischen Mittel im engeren Sinne bespreche ich später im Zusammenhang im Kapitel Konstitutionsbehandlung. Deshalb möchte ich hier nur zwei pflanzliche Mittel nennen, die bei der Modalität Asthma bei feuchtkaltem Wetter angezeigt sind.

Dulcamara (vgl. S. 138)

ist eine Arznei, die für Folgen von Nässe besonders zuständig ist, wenn die Abkühlung im Anschluß an eine vorherige Erwärmung erfolgt. Deshalb wirkt *Dulcamara* auch besonders gut bei Asthma-Anfällen, die im Herbst auftreten. In dieser Jahreszeit ist der Tag- und Abend-Unterschied in der Temperatur oft recht groß.

Anwendung: C 6 (D 12) dil.–C 30 glob.

China

Auch dieses Mittel ist besonders indiziert, wenn Asthma im Herbst auftritt oder in

dieser Jahreszeit immer wieder schlechter ist. – Trockener, krampfiger und erschöpfender Husten in der Nacht, als wenn er übelriechende Dämpfe eingeatmet hätte. (In der alten Arzneimittellehre steht: „als ob er Schwefeldämpfe eingeatmet hätte“, Hering). *Asthmatischer* Husten nachts 3 Uhr mit Erstickungsgefühl; *verlangt frische Luft*, will angefächelt werden (wie *Carbo vegetabilis*). Husten und Atemnot schlimmer bei feuchter Kälte. Atemnot beim Bücken, beim *Senken des Kopfes*.
Anwendung: C 6 (D 12) – C 30 dil.

Bei *feucht-warmem Wetter* verschlechtern sich die Patienten, die auf sinkenden Ozongehalt reagieren, wie er besonders bei Warmluftfronten auftritt. Im Arzneimittelbild von *Carbo* und *Lachesis* ist das Verlangen nach frischer Luft besonders deutlich.

Carbo vegetabilis

Mangelnde Sauerstoffversorgung und schlechte Blutzirkulation zeigen sich an der bläulichen Farbe der Lippen und Ohren mit Kälte der Extremitäten; Puls weich. Atmung beklemmend und schnell keuchend. – Verlangen nach frischer, kühler Luft, möchte noch zusätzlich Luft zugefächelt bekommen (wie *China*). Die asthmatische Beklemmung wird zusätzlich verstärkt durch Zwerchfellhochstand, starken Meteorismus mit Aufblähung des Oberbauches und fehlender Bauchatmung.
Anwendung: C 6 (D 12) tabl.

Lachesis (vgl. S. 142)

Livides, purpurrotes Gesicht, gedunsen – sieht aus wie ein chronischer Alkoholiker. Erstickungsgefühl mit Angst, verstärkt sich in engen Räumen, bei feucht-warmem Wetter – verlangt frische, kühle Luft. Asthma *schlimmer im Frühling*.
Anwendung: C 30 dil oder glob.; wenn im Intervall zwischen den Anfällen längere Einnahme nötig ist, dann besser LM VI–XVIII dil.

In *warmer Zimmerluft* fühlen sich Asthma-Patienten oft schlechter; besonders deutlich finden wir diese Modalität bei der eben besprochenen *Carbo vegetabilis* und den folgenden Mitteln:

Ammonium carbonicum

hat eine *Verschlimmerung im warmen Raum*, die deshalb auffallend ist, da diese Patienten auch sehr empfindlich gegen *feuchte Kälte* sind. – Trockener, nächtlicher Husten mit Erstickungsgefühl, besonders zwischen 3 und 5 Uhr; Husten schlimmer in der Wärme, Atemnot bei geringer Anstrengung; pfeifendes und rasselndes Atemgeräusch. Asthmaanfall in warmer Zimmerluft mit Besserung, wenn die Patienten an die kühle, frische Luft gehen.
Anwendung: C 6 (D 12) / C 30 tabl.

Bromum

Die Halogene (Chlor / Brom / Jod) haben eine ausgesprochene Reizwirkung auf die Schleimhäute. – Erstickender, spastischer Husten mit Heiserkeit; Husten schlimmer beim Einatmen, Luft wird beim Einatmen als kalt empfunden (wie *Rumex*); Empfindung, als ob die eingeatmete Luft vermischt ist mit Rauch oder Schwefeldämpfen. Beim Asthma-Anfall Empfindung, als ob keine Luft in die Lunge *hineingeht*; Asthma schlimmer im warmen Raum; bei warmem, feuchten Wetter, bei staubiger Luft; abends bis Mitternacht; besser bei einer Seefahrt oder direkt an der Meeresküste bei auflandigem Wind – im Hinterland oder bei Wind vom Lande her bald wieder schlechter.
Anwendung: C 6 (D 12) – C 30 dil.

Kalium sulfuricum

zeichnet sich aus durch milde reichliche, schleimig-eitrige Absonderungen der Schleimhäute. Es wird wegen der Ähnlichkeit der Symptome als „biochemische“ *Pulsatilla* bezeichnet; es folgt auch gut nach Pulsatilla. – Starke Rasselgeräusche beim Atmen; Atemnot mit asthmatischer Beklemmung im warmen Raum, bei heißem Wetter; Besserung im Freien in frischer, kühler Luft.

Anwendung: D 6–C 30 tabl.

Folge von Unterdrückungen

Durch Unterdrückung von *Hautausschlägen, Exanthemen und Schweißabsonderungen* erfolgt bei disponierten Patienten eine Verschiebung der Krankheitsäußerungen vom Ektoderm zum Entoderm. Die alten Ärzte wußten noch um die Gefahr, wenn eine Krankheit „nach innen schlägt".
Hahnemann beobachtete oft bei seinen chronischen Kranken, daß am Anfang einer chronischen Erkrankung ein Zurückdrängen der äußeren Erscheinung stattfand.[1]
Entsprechend dem *Hering*'schen Gesetz[2] müssen wir diese Unterdrückungen auflösen mit Arzneien, die „von innen nach außen" wirken und die Ausscheidung über die Haut wiederherstellen: *Cuprum* (s. S. 135), *Pulsatilla* (s. S. 138) und *Silicea* (s. S. 139) haben diese Fähigkeit – sie werden aber noch übertroffen von *Apis* und besonders von *Sulfur*.

Apis

paßt besonders, wenn das Exanthem von Kinderkrankheiten, wie Masern oder Scharlach, nicht richtig herauskommen konnte, oder auch nach Unterdrückung von kleinblasigen, urtikariellen oder erysipelartigen Hautausschlägen.
Das Asthma tritt besonders im warmen Zimmer oder nach Überhitzung auf. Starkes Verlangen nach Kühle, nach frischer Luft, will die Fenster und Türen offen haben; muß aufrecht sitzen, kann bei Kopftieflage nicht atmen.

Anwendung: C 30 dil.; LM VI–XVIII dil.

[1] Vgl. Bd. I S. 158 u. S. 180
[2] Vgl. Bd. I S. 154

Sulfur

wurde schon von *Hahnemann* als das große Ausscheidungsmittel erkannt. Es provoziert zurückgeschlagene Hautausschläge und verstärkt die Ausscheidung von Schweiß und Stuhl.
Asthma tritt auch im Wechsel mit Hautausschlägen oder mit Gichtanfällen auf – im periodischen Rhythmus ist mal das eine, mal das andere schlimmer; abendliche und nächtliche Anfälle, verstärkt im warmen Raum, dabei großes Verlangen nach frischer Luft, reißt das Fenster auf.

Anwendung: Reihe von C 6 (D 12)–C 1000 tabl.; bei reizbaren Hautausschlägen besser LM VI–XVIII, mit wenigen Tropfen beginnen.

Unterdrückung der Menses kann bei latentem Asthma neue Anfälle auslösen. Wir erinnern uns an drei Mittel, die in ihrer Symptomatik viele Bezüge zur hormonalen Steuerung haben; *Pulsatilla (s. S.* 138) und *Lachesis* (s. S. 135) für den hypophysär-ovariellen und *Spongia* für den Regelkreis der Schilddrüse (s. S. 135).
Damit beenden wir das Studium der Mittel mit Hinweisen auf die *Ätiologie* des Asthma-Anfalles. Die Frage *Cur ?*, *Weshalb ?* ist gestellt. Damit können wir uns bei der Differenzierung der Arzneimittel der nächsten Frage zuwenden.

Wie verläuft der Anfall?

Was geschieht?
Zwei gut unterscheidbare Verlaufsformen (mit wenigen Übergängen) weisen auf entsprechende Mittel:
Das *trockene, spastische Asthma* und das *feuchte Asthma, die Asthmabronchitis*.
Das *trockene spastische Asthma* produziert wenig Schleim und befällt vorwiegend *Kaltfront-Typen*.[1]

[1] Lit. Curry, Manfred, Zürich 1935; Beuchelt, Helmut Ulm/Donau 1960

Dazu gehören vorwiegend schlankwüchsige, parasympathikotone, zu Krampfzuständen neigende Menschen, die auf meteorologische Kaltluftfronten ungünstig reagieren. (Vgl. S. 139)
Dieser Gruppe entsprechen die im Kapitel Behandlung im Anfall schon genannten Mittel: *Arsenicum album, Cuprum, Spongia* und *Acidum hydrocyanicum*; außerdem *Bromum* und *Lobelia*.

Bromum

Trockener, krampfiger, erstickender Husten mit Empfindung, als sei die Brust wie zusammengeschnürt. Husten wird *schlimmer* beim Einatmen; bekommt keine Luft in die Lunge; beim Einatmen wird die Luft als kalt empfunden. Erstikkungsgefühl im warmen Raum, *bessert* sich durch kaltes Getränk. Asthma *bessert* sich an der Meeresküste und auf der See, kehrt aber rasch im Land zurück; Asthma bei Seeleuten im Binnenland.

Anwendung: C 6 (D 12)–C 30 (D 30) glob. oder dil.

Lobelia inflata

Spastischer Husten mit Empfindung, als ob die Brust zusammengeschnürt würde; dabei Magenschmerzen und Schwächegefühl in der Magengrube; evtl. vagotone Solarkrise mit Übelkeit. Kurze Einatmung mit verlängerter, mühsamer Ausatmung. Atemnot bei Anstrengung, im akuten Anfall, später evtl. sogar Besserung durch rasches Gehen; im Anfall sehr blasses Gesicht, kalter Schweiß, Todesangst. Extreme Abneigung gegen Tabakrauch – die Alkaloide Lobelin und Nikotin haben ähnliche pharmakologische Wirkung auf den Vagus.

Anwendung: C 6 (D 12) dil.

Gegen diese ausgesprochen spastische trockene Asthmaform imponiert die *Asthmabronchitis* durch reichlichen Schleim, der meist zäh ist. Die Atemnot entsteht hier durch die verstärkte Schleimbildung; die Spastik tritt auch in der subjektiven Symptomatik etwas zurück. In dieser Weise reagieren besonders *Warmfront-Typen*, d. h. Menschen von vorwiegend fülligem Körperbau und sympathikotoner-hyperergischer Reaktion mit Unverträglichkeit gegen dämpfige Wärme.
Einige typische Arzneimittel möchte ich benennen:

Antimonium tartaricum

paßt besonders für alte erschöpfte Menschen oder schwache Kleinkinder. – Erstickender Husten mit zähem, reichlichem Schleim; laute, feuchte, großblasige Rasselgeräusche; der Patient kann wegen seiner Schwäche kaum abhusten. Die Bronchien sind überladen mit Schleim; der Kranke muß aufsitzen, Furcht vorm Ersticken im Liegen; Erleichterung durch Auswurf, Aufstoßen, Erbrechen. Asthma tritt auf in warmer Zimmerluft, aber auch bei *feuchter* Kälte im Winter.

Anwendung: C 6 (D 12)–C 30 tabl.

Ammonium carbonicum (vgl. S. 141)

Pfeifendes, rasselndes Atemgeräusch bei fettleibigen, müden, matten Patienten, die fast nur noch sitzen. Kollapsneigung, Emphysem, Rechtsherzbelastung komplizieren den Fall. – Asthma-Anfall zwischen 3 und 5 Uhr, durch Anstrengung, in der Wärme, besonders in warmer Zimmerluft; *besser* durch kühle, frische Luft.

Anwendung: C 6 (D 12) / C 30 tabl.

Blatta orientalis

Asthmabronchitis mit eitrigem Schleim. Auswurf erleichtert, „wirkt am besten bei korpulenten und stämmigen Patienten" (*Boericke*). – *Verschlimmerung* bei dämpfigem Wetter, in feuchter Umgebung, hydrogenoide Veranlagung.

Anwendung: C 6 (D 12) / C 30 dil.

Ipecacuanha

Großblasige Rasselgeräusche durch reichlichen Schleim; kann den Schleim trotz großer Anstrengung nur ungenügend abhusten. Würgender Husten macht Atemnot und Übelkeit bis zum Erbrechen. Starkes Verlangen nach frischer Luft, nach Sauerstoff; will an das offene Fenster und schnappt nach Luft. Die Atemnot ist so groß, daß der Patient blau und blaß wird; kalter Schweiß im Gesicht, evtl. tonische Krämpfe in den Extremitäten. – Anfälle werden *schlimmer* durch Bewegung, durch feuchte Wärme, aber auch bei naßkaltem Wetter; ein Schluck kaltes Wasser löst manchmal die Verkrampfung.

Anwendung: C 6 (D 12) / C 30 dil.; im Anfall nach Methode 1

Kalium jodatum

Sowohl trockener Kehlkopfhusten als auch feuchte Bronchitis mit großblasigem Rasselgeräusch und reichlichem Auswurf, manchmal grünlich oder weißlich, wie Seifenlauge. Atemnot nachts, zwischen 2 und 5 Uhr, gegen Morgen, im Raum, bei warmem, dämpfigem, aber auch bei feuchtem, wechselhaften Wetter. – Alles *besser im Freien*. „Asthma bei jungen Leuten, die ihre Entwicklung noch nicht abgeschlossen haben, mit vielen rheumatischen Beschwerden im Brustbereich und Schlaflosigkeit." (*Hering*)

Anwendung: D 6 / C 6 (D 12) / C 30 tabl.

Konstitutionsbehandlung

Nachdem die Asthma-Anfälle durch die Vorbehandlung seltener und schwächer geworden sind, ist es erforderlich, eine längere konstitutionelle Kur anzuschließen. Für die Mittelwahl ist dann nicht mehr allein das Anfallsgeschehen, sondern die Gesamtheit der Symptome hinweisend. Die Fallaufnahme muß dann auch die biographische Anamnese erfassen.[1]
Die *Hahnemann*'sche Einteilung der chronischen Krankheiten in drei Grundformen und Zuordnung der entsprechenden Arzneimittel bewährt sich auch bei der Konstitutionsbehandlung des Asthma bronchiale.

Die vorwiegend sykotischen Arzneimittel sind auffallend oft indiziert. Die *panikartige* Angst mit *hyperergischer* Schleimhautreaktion charakterisieren das asthmatische Geschehen und die Grundtendenz der Sykose. Von *Kent* ist mir eine Aussage in Erinnerung, die ich sinngemäß zitiere: „Seit ich weiß, daß Asthma eine sykotische Krankheit ist, habe ich viel bessere Erfolge."
Beim kindlichen Asthma und bei Asthmatikern mit ausgeprägter hydrogenoider Diathese ist das wichtigste Mittel:

Natrium sulfuricum

Druckgefühl in der Lunge, als ob eine Last auf der Brust liegen würde. Hat oft ein Verlangen, tief durchzuatmen. Kurzatmig bei feuchtem, dämpfigen Wetter. „Anfälle von Heu-Asthma, die der Patient sehr fürchtet, da sie große Erschöpfung verursachen und ihn zwingen, im Bett zu bleiben; Niesen mit Kurzatmigkeit." (*Hering*). – Feuchtes Asthma mit reichlichem, gelbem bis grünlichem Schleim; Anfälle treten auf bei feuchtem Wetter, nach Anstrengungen, morgens 4–5 Uhr.

Anwendung: Reihe von C 6 (D 12)–C 1000 tabl.

Thuja

Die Verordnung dieser Arznei muß sich auf die gesamte personale Symptomatik beziehen. Im psychischen Bereich fällt auf: hastig, immer in Eile, vergeßlich; ängstliche, sorgenvolle Gedanken über die Zukunft; eigenartige Mißempfindun-

[1] Vgl. Bd. I S. 73, 108, 172

gen (Beine sind zerbrechlich, wie aus Glas, wie aus Holz; im Leib ist etwas Lebendiges u. a.); illusionäre Vorstellungen (wird verfolgt, jemand steht neben ihm). Diese Patienten vertragen – entsprechend der sykotischen Reaktion – sehr schlecht feuchtkaltes Wetter, Aufenthalt in feuchten Klimazonen, (im Talgrund, an Binnenseen, in feuchten Wohnungen). Gesicht: blasse, faltige, fettige, verdickte Haut (Orangenhaut), Warzen, Epitheliome, rote Nävi; seitliche Enden der Augenbrauen sehr spärlich; Schwellungen um die Augen. –
Trockener Nachthusten oder Husten mit grünlichem Auswurf, schmeckt wie alter Käse. Kurzatmig mit viel Schleim in den oberen Atemwegen; mit Völle und Verkrampfung im Oberbauch; als ob die Lunge angewachsen wäre; als ob in die untere Lunge Tropfen fallen würden.
Asthma besonders nachts, aber auch tags; *nach Impfungen* mit der Empfindung, als ob an den unteren Rippen etwas angewachsen wäre. Nach dem Anfall starker, öliger Schweiß.

Anwendung: Reihe von C 6 (D 12)–C 1000 tabl.; LM VI–XXX dil.

Medorrhinum
(vgl. Bd. I S. 188)

Schlechtes Gedächtnis; verliert den Faden im Gespräch; verspricht und verschreibt sich. Hastig, unruhig; traurig mit Wechsel der Stimmungslage, abends besser.
Trockener, schmerzhafter Husten, *besser* durch Liegen auf dem Bauch – Verlangen nach tiefem Atmen; empfindet die Brust wie verstopft und ringt nach Luft; kann nicht ausatmen. Asthma-Anfälle *schlimmer* im warmem Raum, am Tage; *besser* in *Knie-Ellenbogen-Lage*, an der Meeresküste (aber nicht bei trocken-kaltem Landwind).

Anwendung: C 30 dil.; LM VI–XXX dil.

Bei lymphatischen Patienten mit psorischer Symptomatik bedingt die Infektanfälligkeit auch Entzündungen im Nasen-Rachen-Raum und in den Bronchien. Besonders die Wechselwirkung zwischen verstopfter Nase, Nasennebenhöhlen-Entzündungen und Bronchialsystem (Sinubronchiales Syndrom) ist öfter Veranlassung für Asthmabronchitis.
Hier können *Calcium carbonicum, Psorinum, Sulfur, Kalium carbonicum* endgültige Heilung bringen.

Calcium carbonicum

Pastöse, schlaffe, blasse Menschen mit Neigung zur Fettleibigkeit, besonders dicker Bauch. Abneigung gegen Kälte und Nässe, Neigung zu partiellem Schweiß. Körperlich und nervlich wenig belastbar; mattherzig im seelischen und leiblichen Bereich; rasch entmutigt, schnell erschöpft. Kurzatmig bei Anstrengungen, besonders beim Steigen. – Adenoide Wucherungen, Nasenpolypen und Schwellungen der Schleimhäute führen zu chronischer Verstopfung der Nase und zur Mundatmung. Gelblicher, stinkender Schnupfen, Nasenöffnung wund. Schnupfen mit Beklemmung der Atmung; beengtes Atmen, wie durch eine Blutwallung zur Brust; Erleichterung durch Hochziehen der Schultern. – Nächtliche Asthmaanfälle mit Hitzegefühl, Angst und Unruhe; Asthma in früher Morgenstunde mit Gefühl, als wäre Staub in der Kehle und Lunge.

Anwendung: Reihe von C 6 (D 12)–C 1000 tabl.

Psorinum

Extrem *frostige* Patienten mit unreiner Haut und unangenehmem Körpergeruch, werden trotz Waschens nicht richtig sauber und trotz warmer Kleidung nicht warm.
Chronischer Schnupfen mit verstopfter Nase; Schleim läuft nach rückwärts in den Rachen, wird nachts davon wach, muß große Schleimmengen ausräuspern. Atemnot

im Sitzen, besonders beim Anlehnen; *besser im Liegen*, muß aber die Arme weit vom Körper weghalten. – Schwerer Asthma-Anfall, als ob der Patient sterben würde.

Anwendung: C 30 dil.; LM XVIII–XXX dil.

Sulfur (vgl. S. 142)

wurde schon beschrieben als Hauptmittel, wenn Asthma nach *Unterdrückung* von Hautausschlägen oder von natürlichen Absonderungen auftritt, z. B. Schweiß, Schnupfen, Eiter. Auch indiziert bei *Wechselzuständen* zwischen Asthma und Gicht; mit Durchfällen oder Hautkrankheiten.

Anwendung: Reihe von C 6 (D 12)–C 1000 tabl.; bei reizbaren Hautleiden LM VI–XIV dil. mit 1–2 Tropfen beginnen und vorsichtig steigern.

Kalium carbonicum

Schwäche schon nach geringer Anstrengung. *Schweiße* sowohl am Tage als auch nachts. *Stechende Schmerzen* in der Brust, im Rücken, an den Extremitäten. Abneigung gegen kaltes Wetter und Zunahme der bronchialen Symptome bei kaltem Wetter; *besser* durch Wärme und in warmer Witterung, auch nach feuchter Wärme. – Asthmaanfälle treten nachts zwischen 2 und 3 Uhr und morgens auf, besonders nach Husten. Muß sich aufsetzen und nach vorn beugen, Hände auf die Oberschenkel stützen (Kutschersitz). Sonderliches Symptom: Hin- und Herschaukeln bessert die Atembeklemmung.

Anwendung: Reihe von C 6 (D 12)–C 1000 tabl.

Phosphorus

Meist handelt es sich um lebhafte, empfindsame, sanguinische Menschen mit großer Empfänglichkeit gegen äußere Einflüsse. Tuberkulinische Symptome. Übererregbar gegen Lärm, Licht, Gerüche, reizbare, heftige, ärgerliche Reaktion schon bei unbedeutenden Erlebnissen – aber leidet dadurch, bekommt Hitzegefühl im ganzen Körper und ist danach auffallend erschöpft. Charakteristisch ist insgesamt das rasche Nacheinander von Erregung und Erschöpfung; rasch begeistert, aber hält nicht durch; Frohsinn wechselt mit Traurigkeit; nach lebhafter Teilnahme am Gespräch tritt apathische Gleichgültigkeit auf; erregte erotische, bildhafte Vorstellungen, aber geringe Potenz; im toxischen Bereich zuerst Entzündung, dann Degeneration.
Angst wird in der Brust empfunden (EK 825, KK II/201). Verlangen, tief zu atmen. Empfindung einer Last, eines Gewichtes auf der Brust, besonders am Abend, morgens, vor Gewitter. Erstikkungsgefühl abends beim Einschlafen, beim Liegen auf dem Rücken. Asthma-Anfall mit Angst vorm Ersticken, beginnt mit zusammenschnürendem Gefühl in der Kehle; starkes Verlangen nach frischer Luft.

Anwendung: C 30 / C 200 glob.; LM XIV–XVIII dil. Vorsicht bei noch aktiver Tuberkulose, nur höhere Potenzen in geringer Dosis

Die zuletzt besprochene Arznei, *Phosphorus*, weist schon auf die Bedeutung der tuberkulinischen Arzneien hin für die Behandlung des Asthma. Als *Zwischenmittel* bewähren sich die *Tuberkulin-Nosoden*. *Tuberculinum* ist keine einheitliche Nosode. Je nach Ausgangsmaterial und Zubereitung tragen sie verschiedene Namen mit unterscheidbaren Arzneisymptomen und Indikationen. Der Prototyp dieser Nosoden-Familie ist *Tuberculinum Koch* und spiegelt den *Grundcharakter* der *Tuberkulinie*.[1]
Dieser *Grundcharakter* wiederholt sich in allen Tuberkulin-Nosoden: Wechselt oft seine Interessen, den Beruf, den Partner, die Freunde, den Ort, reist gern. Anfällig gegen Erkältungen; verträgt keine An-

[1] [Vgl. Bd. I S. 192]

strengungen; empfindlich gegen Musik, Wetterwechsel, gegen feucht-warmes Wetter, aber auch gegen kühle Zugluft; fühlt sich nicht wohl am Morgen, nach Schlaf. Hat Angst vor großen Tieren (Hunde, Pferde, Kühe). Verlangen nach geräuchertem Fleisch.

Tuberculinum Koch

Paßt oft nach *Phosphor, Jod* oder *Arsenicum album*.
Magere Patienten mit gutem Appetit; lebhaft, sprunghaft, schnell erschöpft. Bei Kindern oft morgendlicher Durchfall; auffällige Gewichtsabnahme im mittleren Lebensalter. Asthma-Anfälle oft in Verbindung mit einem Infekt, bei Fieber.
Anwendung: D 30 dil. in seltenen Gaben; LM VI–XVIII dil.

Tuberculinum Marmorek

Paßt gut nach *Sulfur, Sulfur jodatum, Natrium muriaticum* oder *Pulsatilla*.
Magere Patienten *ohne* Appetit (im Unterschied zu *Tuberculinum Koch*). Sehr nervös, frostig, *trockene Haut* und Neigung zu Obstipation; trockene Lippen, trockene Zunge, trockener Mund. – Schmerzen über dem Thorax, zwischen den Rippen – schon die Perkussion ist unangenehm. Neigung zu Schwellungen der Achsellymphknoten.
Anwendung: D 30 dil.; LM VI–XVIII dil.

Tuberculinum bovinum

Symptomatik (fast) identisch mit *Tuberculinum Koch* – wirkt aber wesentlich milder; ist langsamer und weniger erregt. Neigt stärker zu Kopfschmerzen und Obstipation; depressiv; Abneigung gegen geistige Arbeit; Lymphdrüsen in den Leisten vergrößert. Schwache Potenz.
Anwendung: D 30 dil.; LM VI–XVIII dil.

Die luesinischen Mittel spielen zahlenmäßig keine große Rolle. Auffallend ist die Dominanz der Kalisalze.

In **Kalium jodatum** (s. S. 144) haben wir einen Vertreter dieser Gruppe und kennen seine große Bedeutung bei der *Asthma-Bronchitis* mit der kennzeichnenden Modalität 'alles besser im Freien'.
Anwendung: D 6 / C 6 (D 12) / C 30 tabl.

Kalium nitricum

Stechende und schneidende Schmerzen in der Brust, beim Atmen und Husten; meist trockener Husten, ohne Auswurf. Die stechenden Schmerzen behindern die Atmung und verursachen Kurzatmigkeit. Asthma mit beängstigender Atemnot, so daß auch bei großem Durst keine Zeit bleibt, nur einen Schluck zu trinken; wünscht, daß man ihm Luft zufächelt; asthmatische Anfälle sind *schlimmer* nachts, 3 Uhr, bei Kälte. Auffallende Mitbeteiligung des Herz-Kreislauf-Systems; sehr kleiner, fadenförmiger Puls und stechende Herzschmerzen; nächtliches Herzklopfen, muß sich aufsetzen; starke Ödeme.
Anwendung: D 6 / C 6 (D 12) / C 30 tabl.

Kalium arsenicosum

Besonders wirksam bei schwachen, mageren und blutarmen Patienten mit trokkener und rauher Haut; Neigung zu Ekzemen mit starkem Jucken, besonders verstärkt in der Wärme und beim Ausziehen. Asthma-Anfälle 3 Uhr. Dyskrasische Diathese. Hautkrebs.
Anwendung: D 6–C 30 tabl.

Luesinum

Nächtliche Schmerzen mit Unruhe; Schlaflosigkeit die ganze Nacht; Angst vor der Nacht; zwanghafte Gedanken, Furcht vor Geisteskrankheiten.
Fühlt sich am wohlsten im Hochgebirge, schlecht im Tiefland, an der See. – Nächtlicher trockener Husten, besonders 1–4 Uhr. Asthma-Anfälle fast nur *im Sommer*, im warmen und feuchten Klima, bei Gewitter, nachts von Sonnenuntergang bis Sonnenaufgang.

Anwendung: D 20 dil., 1 Gabe alle 3 Wochen; LM XVIII dil. 2mal in der Woche

Zusatzbehandlung

Neuraltherapie kann über Ausschaltung von Störherden – besonders Nasennebenhöhlen, Tonsillen, Zähnen, Narben – manche Blockade aufheben.

Akupunktur ist im Anfall oft wirksam. Wer diese Methode nicht beherrscht, kann sich helfen durch intrakutane Quaddelung an bestimmte Akupunkturpunkte (Abb. 3 und 4). Dafür kann man *Formica rufa* oder *Acidum formicicum D 12 Amp.* bei deutlicher allergischer Symptomatik verwenden oder *Cuprum metallicum D 12 Amp.* bei spastischer Veranlagung. Bei dieser Methode verbinden wir den therapeutischen Nutzen der Arznei mit der

Akupunktur-Punkte zum Quaddeln

Vorderseite:

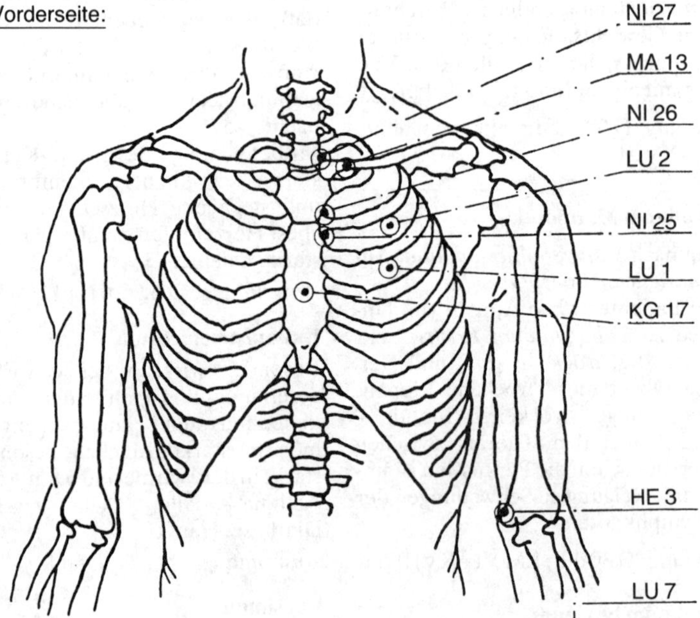

Konzeptionsgefäß 17	Sternum Mitte in Höhe 4. ICR
Lunge 1 und 2	3. u. 2. ICR in Mammillarlinie
Niere 27	auf dem Sternoklavikulargelenk
Niere 26	Parasternal 1. ICR
Niere 25	2. ICR
Magen 13	auf der Clavicula 2 Querfinger seitlich Claviculaköpfchen
Herz 3	Ellenbeuge am ulnaren Ende der Beugefalte
Lunge 7	1 Querfinger oberhalb Radiusköpfchen in der Radialrinne

Abb. 3

Steuerung über spezifische Wirkung im nervalen Segment der Lunge. Diese Methode hat besondere Bedeutung, wenn im Verlauf der späteren heilenden konstitutionellen Kur zwischenzeitlich nochmals ein Anfall auftritt, oder bei starker Arzneimittelabhängigkeit, wie sie bei chronischen Asthmatikern die Regel ist. Denn während der Kur sollte man die Wirkung der verordneten Tiefenarznei (meist in Hochpotenzen) nicht durch akute Mittel stören.

Symbioselenkung mit Sanierung der Bakterienflora im Nasen-Rachen-Raum und Darm ist bei Sinubronchialem Syndrom oft unerläßlich für einen Dauererfolg.

Atemgymnastik in Verbindung mit meditativer Entspannung gibt in der Hand von Könnern zusätzliche Hilfe und Sicherheit. Die noch manchmal geübte drillhafte Atemtherapie ist schlechter als gar keine.

Klimakuren können eine vegetative Umschaltung für einige Zeit erreichen. Bei der Wahl des Kur- und auch Ferienortes die Modalitäten des Asthmaanfalles berücksichtigen.[1]

Trockenbürsten und *Meersalzbäder* sind beim kindlichen Asthma eine gute Hilfe

[1] [Vgl. Bd. I S. 216]

Rückseite:

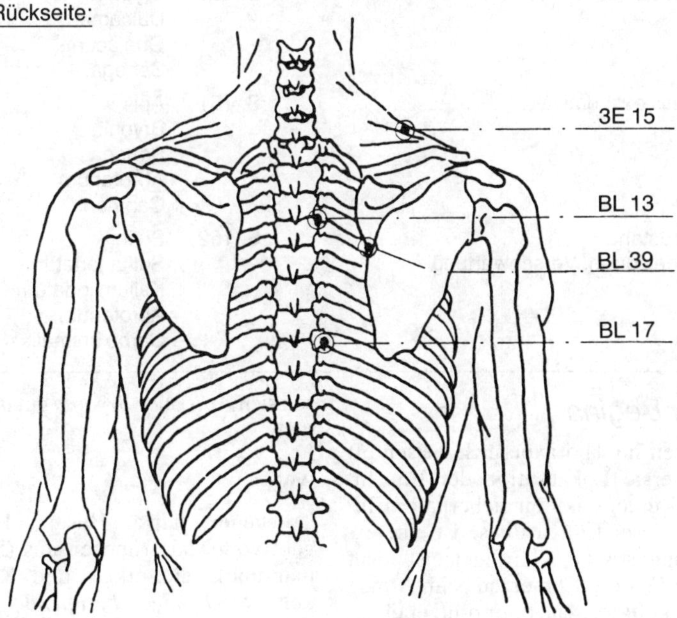

3 Erwärmer 15	Trapeziusmitte
Blase 13	zwischen Querfortsatz 3. u. 4. Thorakalwirbel
Blase 17	zwischen Querfortsatz 7. u. 8. Thorakalwirbel
Blase 39	medialer Rand der Scapula in Höhe 4. Rippe

Abb. 4

bei Infektanfälligkeiten. Sie machen auch der Mutter wieder Mut, daß ihr Kind von dem „Pümple" wieder frei wird – und Mut steckt an.

Pleuritis

Entzündung Rippenfell	EK 833; KK II/214
Brustschmerzen, Orte, Seiten	EK 852–854; KK II/256–259
Brustschmerzen, Empfindungen	EK 854–876; KK II/261–291

<u>Übersicht</u>

Akuter Beginn

Schmerzen im Thoraxbereich weisen oft auf die erste Lokalisation der Entzündung bei einem akuten fieberhaften Infekt. In dieser frühen Phase ist eine exakte diagnostische Klärung meist nicht möglich: Fieber, Schmerzen beim Atmen ohne auskultatorische oder röntgenologische Veränderungen lassen viele Entwicklungsmöglichkeiten offen.

In dieser ersten Phase ist aber homöopathische Therapie schon durchführbar, denn auf Grund ihrer Allgemeinsymptome können wir in dieser Zeit *Aconitum* oder *Belladonna* auswählen. (Vgl. auch das Kapitel Fieberhafter Infekt S. 17). Bei deutlicher Lokalsymptomatik lassen sich *Apis* oder *Bryonia* gut unterscheiden.

Apis

Trockener, harter Husten; Hustenreiz geht vom Halsgrübchen aus (Suprasternalgrube). Heiserkeit und Kurzatmigkeit. *Stechender, brennender Schmerz* beim Atmen; wundes, zerschlagenes Gefühl im Thoraxbereich. – Fieber, zuerst Frost, dann Hitze mit Schweiß; sonderliches Symptom: Kein Durst bei Schweiß; Durst nur in der Frostphase; im allgemeinen wenig Durst. – Verlangen nach frischer Luft, nach Abkühlung.

Anwendung: C 6 (D 12) dil.; bei akuten Fällen Methode 1

Bryonia

Trockener Husten mit *stechenden Schmerzen beim Atmen*. Hält sich still, atmet nur oberflächlich und legt sich zur Ruhigstellung auf die kranke Seite oder hält sich beim Husten den Brustkorb fest. Oft Folge von Erkältung – dabei ist sonderlich, daß er kühlen Raum verlangt und warme Anwendungen meist ablehnt.

Anwendung: C 6 (D 12) dil.; bei akuten Fällen Methode 1

Pleuritis sicca

Bryonia

bewährt sich nicht nur als Mittel im Anfang, sondern auch bei der deutlichen Entzündung des Rippenfelles mit knarrendem Reibegeräusch bei der Auskultation. Bevorzugte Lokalisation: rechts unten.

Anwendung: C 6 (D 12)–C 30 dil.

Dulcamara

Folge von kaltem Bad, von Einwirkung feuchter Kälte, besonders nach warmen Tagen. Rheumatische Veranlagung. – Meist trockener, heiserer, bellender Husten.

Anwendung: C 6 (D 12) dil.

Guajacum

Trockener Husten; der Hustenreiz hört erst auf, wenn sich etwas Schleim löst. Stechende, reißende Schmerzen im Thoraxbereich, schlimmer beim Atmen und besser in Ruhe. Verträgt örtliche Wärme schlecht. – Diese Symptomatik ist sehr ähnlich wie *Bryonia*. Die Unterschiede: *Übler* Körpergeruch, *übelriechender* Schweiß, meist schon vor Ausbruch der akuten Krankheit; Tonsillitis, rheumatische Schmerzen; auffallendes Verlangen nach Obst, besonders nach Äpfeln.

Anwendung: D 4–C 6 (D 12) dil.

Senega

Hackender, trockener Husten; *berstende* Schmerzen im Rücken beim Husten. Gefühl, als ob eine Last auf der Brust liegen würde, „als ob die Lunge nach hinten gegen die Wirbelsäule gedrückt würde" (*Boericke*). – Wirksam bei der trockenen Pleuritis und bei einem Erguß, besonders bei sehr geringer Harnausscheidung.

Anwendung: D 2–C 6 (D 12) dil.

Pleuritis exsudativa

Die *exsudative Pleuritis* verlangt meist die gleiche arzneiliche Behandlung, wie sie bei der trockenen Form schon angegeben wurde: *Apis, Bryonia, Senega.*
Zu diesen drei Mitteln kommen bei sehr großen Ergüssen noch *Abrotanum* oder *Cantharis* in Frage.

Abrotanum

Besonders bei tuberkulöser Pleuritis geeignet. – *Starke Abmagerung* bei gutem Appetit, aber auch appetitlos; dicker Bauch und magere Beine. – Rauhes, wundes Gefühl in den Atemwegen bei kalter Luft. (*Hering*)

Anwendung: C 6 (D 12)–C 30 dil.

Cantharis

Die individuelle Symptomatik ist im lokalen Bereich dieses Syndromes nicht sehr differenziert. – Der typische Brennschmerz von *Cantharis* kann im Brustbereich auftreten, dazu schießende oder stechende Schmerzen. Trockener, hackender Husten mit Kurzatmigkeit. Beim Atmen und bei Schmerzen tritt auffallendes Schwächegefühl in den Atmungsorganen auf, deshalb ist die Sprache auch schwach und zaghaft.

Anwendung: C 6 (D 12)–C 30 dil.; folgt oft gut nach *Bryonia*.

Neben dieser inneren Behandlung kann man bei Stauungstranssudaten (Eiweißgehalt unter 3 %) und bei sehr schnell nachlaufenden Exsudaten die Häufigkeit der entlastenden Punktionen reduzieren und dadurch den Eiweißverlust vermindern, wenn man örtliche Anwendung von **Cantharis** durchführt. Methode: Cantharidenpflaster, etwa 5 × 5 cm, auf die Haut des Brustkorbes im Bereiche der stärksten Dämpfung (meist Axillarlinie) auflegen; 6–8 Stunden liegen lassen, bis sich eine Blase bildet; Pflaster vorsichtig lösen, entfernen und die Blase mit einem *Calendula*-Salbenverband abdecken. Evtl. zusätzlich bei eosinophiler und rheumatischer Pleuritis etwas Blaseninhalt abpunktieren und davon 0,2 ml auf zwei bis drei Stellen verteilen oder auf den *Weihe-Punkt Cantharis* quaddeln (letzte Rippe, am Rücken, etwa 4 Querfinger neben der Wirbelsäule; entspricht Akupunktur-Punkt Blase 45).

Restzustand

Bei *Restzuständen nach Entzündungen* (Adhäsionen, Verklebungen, Verschwartungen) sind die Ausscheidungs- und Resorptionsmittel *Sulfur, Sulfur jodatum, Kalium jodatum* indiziert, dazu je nach Symptomatik *Abrotanum* oder *Carbo animalis*.

Sulfur

„Beklemmung und Brenngefühl in der Brust" (Boericke). Neigung zu Kurzatmigkeit mit Verlangen nach frischer Luft, besonders nachts, stellt sich an das offene Fenster. – *Sulfur* ist nach solchen schweren und langdauernden Krankheiten besonders indiziert, wenn anderwärts viele allopathischen Arzneien angewendet werden mußten.

Anwendung: Vorsichtig an die Reizschwelle herantasten, mit LM VI dil. 1 Tropfen beginnen und langsam die Potenzierungsstufe steigern.

Sulfur jodatum

Im Vergleich zu *Sulfur* ist bei *Sulfur jodatum* der üble Geruch der Ausscheidungen noch verstärkt (Bronchialschleim, Stuhl, Urin), und die Haut neigt mehr zu Eiterungen. Überschießende Erstreaktionen sind seltener als bei Sulfur.

Anwendung: C 6 (D 12) tabl. etwa 14 Tage lang, 1 Woche Pause, nochmals 14 Tage anwenden.

Kalium jodatum

Hartnäckiger Husten, trocken oder feucht mit reichlichem Auswurf. Stechende Schmerzen zwischen den Schulterblättern. Fühlt sich schlechter bei feuchtem, wechselhaften oder sehr warmen Wetter; mag keine warme Kleidung oder warmen Raum; Beschwerden sind in *frischer Luft* und *im Freien besser*.

Anwendung: C 6 (D 12) – C 30 tabl.

Abrotanum (siehe S. 151)

ist in der Phase der Exsudation und in der Nachbehandlung der Pleuritis bewährt, wenn Patienten sich nicht erholen und trotz guten Appetites abmagern (wie *Jod, Tuberkulin*).

Anwendung: C 6 (D 12) dil.

Carbo animalis

Frostige, erschöpfte Patienten mit kalten Extremitäten und lividen Lippen. Verlangen nach frischer Luft; fühlen sich im warmen Raum nicht wohl. – Husten oft schlimmer am Abend, beim Essen und Sprechen, durch kaltes Getränk; Atemnot und Husten beim flachen Liegen, müssen sich aufsetzen oder mit erhöhtem Kopf ruhen.

Anwendung: C 6 (D 12) tabl.

Sarkoidose (Manifestation in der Lunge), M. Boeck

Bei „einseitigen Krankheiten" (vgl. Organon, § 173 ff.) sind öfter keine individuellen Zeichen und Symptome zu ermitteln, die unsere Arzneiwahl sicher lenken können. Die Arzneifindung muß sich bei diesen Krankheitsfällen auf die Ähnlichkeit zwischen Arzneiwirkung und der Natur der Störung einstellen, d. h. auf die Toxikologie einer Arznei und die pathologischen Fakten.

Die *Ätiologie* der Sarkoidose ist noch nicht sicher geklärt. Es wird ein Zusammenhang mit der Tuberkulose angenommen (verminderte Tuberkulin-Empfindlichkeit, negativ bis 1:100). Das histologische Bild zeigt Granulome in der Lunge aus Epitheloidzellen und Riesenzellen. Die pathologischen Zeichen dieser Krankheit finden ihre ähnliche Symptomatologie im Arzneimittelbild von *Tuberculinum Rest* und in der chronischen Vergiftung mit *Beryllium* (Berylliose).[1]

Um die Patienten mit einer solchen belastenden Krankheit durch eine eventuelle Erstreaktion nicht zu überfordern, ist es oft angebracht, mit einem pflanzlichen Mittel zu beginnen, was zur Natur dieser Störung sehr gut paßt.

Abrotanum (siehe S. 151)

bewährt sich bei Patienten, die bei gutem Appetit mager werden. Abmagerung vor allem an den Beinen bei evtl. dickem Leib.

Anwendung: C 6 (D 12)–C 30 dil.

Beryllium

Fibrotische Veränderungen des retikulo-endothelialen Gewebes; „im Röntgenbild ausgedehnte streifig-knotige Verdichtungen" (*Voisin*). Hartnäckiger Husten.

Anwendung: C 200 tabl.[2]

[1] [Lit. Voisin, Henri, Hamm 1969; Moeschlin, Sven, Stuttgart/New York 1980]

[2] Diesen Hinweis bekam ich von einem mir namentlich unbekanntem Kollegen.

Tuberculinum Rest

Fibröse Verdichtungen im Lungengewebe, fibröse Entzündungen an den Gelenken mit Bildung von *Heberden*'schen Knötchen.

Anwendung: LM VI–XVIII; D 20 dil. (von Julian[3] empfohlen)

[3] [Julian, O., Materia Heidelberg 1975]

Herz und Kreislauf

Hypertonie

Die meisten Hypertoniker nehmen ihre Blutdruckerhöhungen nicht wahr, solange keine sekundären Krankheitserscheinungen aufgetreten sind. Die allgemeine Aufklärung und sogenannte Vorsorgeprogramme haben gegenüber der früheren Indolenz manches Gute bewirkt. Manchmal wird allerdings eine übersteigerte Sensibilisierung erzeugt. Es soll ärztlich gezüchtete Hypochonder geben, die mit ihrem (von der Kasse bezogenen) Meßgerät fast sakrale Riten ausführen und jedes Gespräch mit der missionarischen Verkündigung einleiten: „Mein Blutdruck . . ."
Die differentialdiagnostische Abklärung ist vor jeder Therapie für die Homöopathie schon deswegen erforderlich, um eine saubere Trennung von pathognomonischen und individuellen Symptomen und damit eine Wertung für die Arzneiwahl zu erreichen (vgl. Bd. I S. 41).
In der folgenden Übersicht verwende ich die international gültige Einteilung in *sekundäre Hypertonien* mit bekannter Pathogenese und *primäre (essentielle) Hypertonien* mit noch nicht sicher festgelegter Entstehung.
Eine gute Anamnese gibt bei den sekundären Hypertonien oft schon Hinweise auf die Natur der Grundstörungen (Hyperthyreose, Klimax, Arteriosklerose) und damit auf eine Gruppe von organotropen und funktionell zugeordneten Mitteln. Bei den *renal* bedingten Formen ist die Anamnese oft stumm, wenn nicht deutliche Abflußbehinderungen oder Entzündungen vorliegen. Die urologische Diagnostik und Therapie steht bei diesen Formen im Vordergrund, so daß ich keine Arzneihinweise bringe.
In die Gruppe der „essentiellen" Hypertonien ist alles das hineingepackt, was nach Ausschlußdiagnostik von den sekundären Formen übrig bleibt. Das sind nach vielen übereinstimmenden Statistiken fast 80 % aller Hypertonien.
Die endgültige Heilungsquote ist bei den familiär gehäuft auftretenden Formen sowohl mit homöopathischer und allopathischer Therapie nicht sehr groß, so daß man in beiden Fällen gelegentlich zusätzlich symptomatisch mit blutdrucksenkenden Arzneien arbeiten muß. Auf alle Fälle lohnt die Suche nach der *personal* passenden Arznei. Diese Basismittel werden in mittleren oder höheren Potenzstufen als Einzelgabe in entsprechenden Abständen gegeben.
Bei interkurrenten wechselnden Situationen kann man sich mit pflanzlichen Arzneien anpassen. Diese *Zwischenmittel* werden nach Bedarf im Intervall in niedrigen oder mittleren Potenzen gegeben.

Übersicht

In *Kents* Repertorien gibt es keine Allgemeinrubrik Hypertonie; vgl. aber Barthel-Klunker Bd. II S. 294. Ersatzweise kann man die folgenden Rubriken im Kent nachschauen: EK 1376 ff. – KK I/432 ff. (Pulsqualitäten: drahtig, gespannt, groß, hart, krampfhaft, voll).

Primäre (essentielle) Hypertonie

Basistherapie

Wie modern die Homöopathie von *Samuel Hahnemann* ist, erlebt man in unserer Zeit, wenn von psychosomatischer Verflechtung bei vielen Krankheiten die Rede ist – besonders auch bei den essentiellen Hypertonien. Wenn wir für diese Kranken eine Arznei suchen, müssen wir an deren personale Schicht herankommen und die Arzneiwahl danach ausrichten; aber nicht „in Psychologie machen", sondern uns davon leiten lassen, daß das Wesen des Menschen so formuliert werden kann: geistbegabter, beseelter Leib. Von dieser Formulierung leiten wir die praktische Folgerung ab, daß die heilende Arznei dem geistigen, seelischen und leiblichen Bereich des kranken Menschen entsprechen soll.

Argentum nitricum

Meist mageres, graues, eingefallenes Gesicht. Hastige, ungeduldige Menschen mit phobischen Ängsten und Befürchtungen; Schwindel mit unsicherem Gang im Dunkeln. Furcht vor einem *Schlaganfall*, vor einer Prüfung, vor dem Alleinsein, in einem engen Raum, an hochgelegenen Orten, daß er zu spät kommt, vor dem Tode – sagt seine Todesstunde voraus (wie *Aconitum*), vor Selbstmord, daß er seine Selbstbeherrschung verliert.
In Träumen wiederholen sich ähnliche Motive: schreckliche Träume von Toten, von lange verstorbenen Freunden, vom Wasser. Vergeßlich, Wortfindungsstörungen.
Kopfschmerzen: Entweder im linken Stirnbereich bohrender Schmerz oder im Nacken nach vorn ziehender Schmerz mit der Empfindung, als würde der Kopf zu groß; besser durch Gegendruck, durch Reiben, Massieren, durch Binden. Besserung durch Gegendruck finden wir auch bei Magenschmerzen (legt sich auf den Bauch und drückt mit den Händen dagegen) und bei Herzbeschwerden (Herzklopfen besser bei Lage auf der linken Seite).

Anwendung: Reihe von C 30–C 1000 tabl.

Arsenicum album

Meist hageres, blasses, ängstliches Gesicht, zarter Körperbau, dünnes, vorzeitig ergrautes Haar.
Ängstliche, unruhige Menschen; oft verzweifelt, geben sich selbst auf; es lohnt sich nicht mehr, die Arznei zu nehmen. Furcht vor dem Alleinsein, vor Räubern, vor dem nächtlichen Ersticken. Pedantisch in Kleinigkeiten; sparsam bis zum Geiz; tadelt gern andere; kann keine Unordnung ertragen; in der Kleidung extrem ordentlich und sauber. Brennende Kopfschmerzen, besser durch Kälte (sonderlich bei diesen frostigen Patienten). Alle anderen Schmerzen sind schlimmer in der Kälte und werden besser durch Wärme. Kopfhaut außerordentlich empfindlich, oft Schuppen. Herzklopfen nachts, besonders 3 Uhr, dabei starke Angst und Unruhe.

Anwendung: LM VI–XVIII dil.; C 30 / C 200 / C 1000 tabl.

Lycopodium

Vorzeitige Senilität, wirkt älter, als es seinem Lebensalter entspricht. Blaßgraues, gelbliches, gefurchtes Gesicht. In der biographischen Anamnese werden Leber-Galle-Erkrankungen, Nierensteine, gichtisch-rheumatische Beschwerden berichtet.
Ungeduldiger, fast pedantischer Mensch mit wechselnder Stimmung; verdeckt seine innere Zaghaftigkeit und sein mangelndes Selbstvertrauen durch autoritäres Verhalten; verträgt keinen Widerspruch, reagiert cholerisch. Furcht vor öffentlichen Auftritten, vor engen Räumen, beim Alleinsein, vor allen neuen Unternehmungen.
Frühzeitig nachlassende geistige Konzentration, vergeßlich; macht Fehler im Schreiben und Sprechen.
Klopfende *Kopfschmerzen* auf dem Scheitel, schlimmer in der Wärme, besser in frischer Luft. Krampfige *Herz*schmerzen, Herzklopfen bei Ärger, nachmittags (typische Verschlimmerungszeit 16–20 Uhr), nach dem Essen, besonders durch Meteorismus. *Puls* hart, voll, schnell.

Anwendung: Reihe von C 6 (D 12)–C 200 tabl.

Nux vomica

Gehetzte, unruhige Menschen, „welche sehr sorgfältigen, eifrigen, feurigen, hitzigen Temperamentes sind oder tückischen, boshaften, zornigen Gemütes" (*Hahnemann*, RAL).
Überbeschäftigte Großstadtmenschen; erschöpft von intellektueller Einseitigkeit und Mißachtung des biologischen Rhythmus; sitzender Lebensweise. Müssen sich abends „entspannen" durch zu reichliches Essen, Alkohol, Nikotin – und schlafen

am Fernseher ein. Häufiger indiziert bei Männern oder virilen Frauen.
Nux enthält als wesentliches Alkaloid Strychnin. Dieses bewirkt in toxischer Dosis erhebliche *Blutdrucksteigerung* durch *Gefäßspasmen* und Einfluß auf die zerebralen Vasomotorenzentren.
Anwendung: C 6 (D 12)–C 200 dil.; LM VI–XVIII dil.

Gratiola officinalis

Diese Arznei ist das weibliche Pendant zur meist männlichen *Nux vomica*. „Nux-Symptome bei Frauen sind oft durch *Gratiola* zu behandeln" (*Boericke*). Gemütsstörungen durch anmaßenden Stolz. – Schwindel mit Hitzegefühl im Kopf; Blutandrang zum Kopf, *Kopfschmerzen* mit Gefühl, als ob sich das Gehirn zusammenziehen würde, als ob es kleiner würde (*Hering*). Heftiges *Herzklopfen* mit Druck auf der Brust, besonders nach Stuhlgang.
Anwendung: D 6–C 6 (D 12) dil.

Phosphorus

Körperlich und geistig lebhaft – aber erschöpft von geringen Belastungen. Gesteigerte Phantasie, ekstatisch; Vorausahnungen, extrem sensitiv. Tuberkulinische Symptomatik (siehe Bd. I S. 200). Leicht beeinflußbar durch atmosphärische Schwankungen, z. B. durch Gewitter; durch Licht, Lärm, Gerüche.
Furcht beim Alleinsein, in der Dämmerung, vor Dunkelheit, bei Gewitter, vor Räubern, vor Schlaganfall. Pulsierender oder brennender Kopfschmerz. *Schwindel* mit Ohnmacht, Drehschwindel. *Herzklopfen* mit Angst, schlimmer *durch Linksliegen*. Neigung zu Rechtsinsuffizienz. Ausstrahlende Schmerzen in den rechten Arm (*Künzli*).
Anwendung: C 30 / C 200 tabl.; LM VI–XVIII dil.

Sulfur

Bei Hypertonikern findet man oft den hitzigen, *wohlgenährten, vollblütigen* Sulfur-Typ, der sich im Gesamteindruck deutlich abhebt von dem *schlanken* Sulfuriker mit hängenden Schultern, allgemeiner Muskelschwäche mit krummem Rücken.
Diese vollblütigen Menschen haben ein rotes Gesicht, auffallend rote Ohren und Lippen. Die Haut ist rauh, leicht schuppend, etwas pickelig; empfindliche Haut mit Unverträglichkeit von Wasser. Oft unangenehmer Körpergeruch mit widerlich riechendem Schweiß und Kot. Hitzeempfindungen, Blutandrang zum Kopf, (besonders auf dem Scheitel), nachts im Bett heiße Füße, streckt die Füße hinaus.
Anwendung: In Reihe von C 6 (D 12)–C 200 tabl.
Steigern Sie langsam in entsprechend großen Abständen. Rechnen Sie mit vorübergehenden Ausscheidungskrisen und Erstreaktionen: verstärkter Schweiß und Geruch des Körpers, Wiederauftreten alter, vor allem unterdrückter Hautausschläge. Machen Sie den Patienten auf diese Möglichkeiten aufmerksam, damit er aktiv mitarbeitet durch zeitweise Reduktion von tierischem Eiweiß, Fett, Zucker, Salz, Alkohol, Nikotin.

Thuja

Einige sichtbare Zeichen im Gesicht verraten die sykotische Belastung: (vgl. Bd. I, S. 200) Fettig-glänzende, etwas verschwollene, verdickte Haut mit tiefliegenden Hautporen (Orangenhaut). Augenbrauen spärlich oder sie fehlen vollständig am lateralen Augenbrauenbogen. Temporalarterien verdickt und deutlich sichtbar, ebenso die Venen auf dem Handrücken; an den Beinen Varizen. Braune Altersflecke (Keratoma senile), rote Nävi, besonders am linken Jochbogen. Lippen sind oft livid und das eigentliche Lippenrot wird gegen die Haut durch einen feinen weißen Saum abgegrenzt (Milchsaum).
Hastige, ungeduldige Menschen mit fixen Ideen; leicht reizbar, reagierten übertrieben.
Anwendung: C 6 (D 12)–C 30 dil.; LM VI–XVIII dil. (bei fixen Ideen)

Viscum

Rotes Gesicht mit Blutandrang zum Kopf, pulsierende Kopfschmerzen mit Schweregefühl im ganzen Kopf oder nur Stirnkopfschmerzen – schlimmer im warmen Zimmer und besser durch langsame Bewegung, im Freien, durch Gegendruck oder einen kalten Lappen. Schwindelanfälle, wird taumelig und muß sich festhalten. Herzklopfen mit Empfindung, als ob das Herz zusammengedrückt würde (ähnlich wie *Cactus grandifloris*). Puls schnell und weich oder langsam und hart; Extrasystolen, stolpernder Rhythmus.

Anwendung: Von *Voisin* ist die unterschiedliche Wirkungsrichtung tiefer oder mittlerer Potenzstufen erforscht worden:
D 1–D 6 dil. bei Hypertonie
C 6 (D 12)–C 9 dil. bei Hypotonie

Zwischenmittel

Bei besonderen leiblich-seelischen Belastungen kommt es auch bei gut eingestellten Hypertonikern zu gelegentlichen Steigerungen des Blutdruckes. Für diese Fälle kann man dem Patienten einige Mittel vorsorglich in seine Hausapotheke geben.

Adrenalin

Zorn und *Wut* bewirken starke Adrenalinausschüttungen und durch Sympathikusreizung auch Erhöhung des Blutdrukkes.
Stenokardische Beschwerden mit dem Gefühl, als ob sich im Brustkorb alles zusammenschnüren würde oder als ob ein Balken quer über der Brust läge. Paßt gut zu Patienten, die *Nux* oder *Sulfur* benötigen: Angriffslustige stellen sich rasch auf Kampf ein – dies bedeutet überschießende Adrenalin-Ausschüttung.

Anwendung: C 6 (D 12) dil., alle 10 Minuten 5 Tropfen oder aufgelöst nach Methode 1

Gelsemium sempervirens

Folgen von Gefühlserregungen, besonders beim Warten auf ein Ereignis (Prüfung, Reise, öffentliches Auftreten, Lampenfieber); durch schlechte Nachricht (evtl. plumpe Mitteilung eines ungünstigen Untersuchungsbefundes in der ärztlichen Praxis); plötzlicher *Schreck*, aber auch *Vorfreude*. Reagiert mit Blutandrang zum Kopf, mit Zittern, mit Durchfall, mit Angstgefühl in der Herzgegend, mit Herzklopfen. Empfindung, als bliebe das Herz stehen, muß tief atmen oder sich bewegen, damit das Herz weiterschlägt. Paßt gut zu Patienten, die *Argentum nitricum* oder auch *Phosphor* benötigen.

Anwendung: C 6 (D 12) dil. Methode 1

Coffea

Folge von unerwarteter großer *Freude*, von Gefühlserregung oder Begeisterung, aber auch nach Ärger, Schreck, Zorn, nach zuviel Kaffee, Alkohol, Nikotin. Meist sehr lebendige Menschen mit niedriger Reizschwelle gegen Schmerzen, Geräusche, Gerüche; exaltiert; erleben alles sehr stark, abends überwach durch Gedankenzudrang und hochfliegende Pläne. *Herzklopfen*, rascher Puls. Blutandrang zum Kopf und Hitzegefühl mit warmem Schweiß.

Anwendung: C 6 (D 12) / C 30 dil.

Glonoinum

Sehr reizbare Menschen mit Erregung durch geringsten *Widerspruch* – dadurch plötzliche Blutdrucksteigerung und Blutwallungen zum Kopf und zum Herzen. Pulsierender, hämmernder Kopfschmerz, schlimmer durch Wärme, Sonne. Vergrößerungsgefühl des Kopfes, „als ob der Schädel zu klein für das Gehirn wäre" (*Boericke*).

Anwendung: C 6 (D 12) / C 30 dil.

Sumbulus moschatus

Leicht *erregbare Menschen*, die man so obenhin als „hysterisch" bezeichnet; wechseln zwischen Lachen und Tränen; leicht erregt; reizbar, zappelig, zuerst geistig angeregt, dann niedergeschlagen, manchmal auch fröhliche Stimmung mit leerem „Keep-smiling"-Lächeln.
Hartes Herzklopfen, besonders nach Anstrengung, Erregung oder beim Essen; unregelmäßiger Herzrhythmus, mal schnell – mal langsam. Scharfe Schmerzen im Brustkorb, wie von einem Messer, ausstrahlend in die Finger der linken Hand. Hitzewallungen.

Anwendung: ∅ bis D 6 dil.

Sekundäre Hypertonie

In der Anamnese erfährt man oft Symptome, die in dem vielfachen Bündel von möglichen „Ursachen" der Blutdruckerhöhung auf einzelne besonders gestörte Funktionsabläufe und Grundkrankheiten hinweisen. Die Symptomatik gibt in Verbindung mit der klinischen Untersuchung die Möglichkeit, *endokrine, kardiovaskuläre* oder *renale* Hypertonien zu unterscheiden und die passenden Arzneien zu finden, die heilen können oder einen Stillstand der Grundkrankheit erreichen. Bei einem Endzustand ist zumindest Erleichterung möglich.

Endokrine Formen

Hyperthyreose

Die Behandlung der Grundkrankheit ist im Kapitel S. 254 beschrieben, so daß hier auf weitere Hinweise verzichtet werden kann.

Klimax

In der Umstellungsphase werden häufiger Blutdruckerhöhungen festgestellt. Die Gesamtheit der Symptome weist dann auf eines der folgenden Mittel hin:

Lachesis

Wechsel zwischen Depression und Erregung – traurig, mutlos, phlegmatisch am Morgen, nach dem Schlaf – erregt, gereizt, cholerisch und sogar heiter am Abend. Die Erregung zeigt sich in Lust zum Arbeiten am Abend, arbeitet gern auch in der Nacht; gesteigertes Mitteilungsbedürfnis bis zur Geschwätzigkeit, springt von einem Thema zum anderen, geringe Konzentration. Blutandrang zum *Kopf*; Gesicht purpurrot, gedunsen – wie ein Alkoholiker, aber auch blaß und kalt, Kopf heiß bei kalten Extremitäten; klopfender, hämmernder Kopfschmerz mit Besserung durch Nasenbluten. *Hitzewallungen* mit Schweißausbruch, Besserung des Allgemeinzustandes nach Schwitzen. Erwacht aus dem Schlaf mit Angst, Herzbeklemmungen und Erstickungsgefühl.
Wesentliche Leitsymptome: Besserung durch Ausscheidungen (Menses, Nasenbluten, Schweiß, Schnupfen, Fluor); schlechter nach Schlaf, schläft in seine Beschwerden hinein; schlechter durch Wärme und alles Beengende – verträgt keine enge Kleidung, besonders nicht am Hals; keine engen Räume.

Anwendung: C 30 dil.; LM VI–XVIII dil.

Sanguinaria

Heiße brennende Hände und Füße. Heiße Wallungen mit *Blutandrang zum Kopf*, dabei oft Schwindel. Schwindel schlimmer bei jeder Bewegung, besonders beim Hinlegen. Berstender Kopfschmerz. Schmerz hinter den Augen, als ob die Augen hinausgedrückt würden. Schläfenarterien prall gefüllt, *Gesicht rot*, oft umschriebene Wangenröte. Herzklopfen wird im Kopf gefühlt. Puls voll und kräftig.

Anwendung: C 6 (D 12)–C 30 dil.

Sepia

Patienten wirken müde, schlaff, *erschöpft*. Traurig ohne Veranlassung, gleichgültig gegen die gewohnte Arbeit,

gegen Kinder und Mann. Bei besonders starker Erschöpfung schlägt diese in sich gekehrte Phase um in eine reizbare Erregung mit dauernder Nörgelei und Streitsucht.
Berstender Kopfschmerz. Blutwallungen zum Kopf mit Schwindel. Venöse Stauung; Pfortaderkongestion; Leberfunktionsstörungen mit spastischer Obstipation.

Anwendung: C 6 (D 12) – C 30 / C 200 dil.

Kardiovaskuläre Formen

Arteriosklerotische Formen

wurden im Kapitel über diese Grundkrankheit (siehe Kapitel Arteriosklerose S. 170 beschrieben.

Hochdruckkrisen

treten auch bei sonst gut eingestellten Hypertonikern sehr plötzlich auf. Das bedeutet, daß heftige, rasch wirkende Mittel besonders indiziert sind.

Aconitum

Rascher, heftiger *Beginn mit Angst* und Ruhelosigkeit. Existentielle Angst, prophezeit seine Todesstunde. Folge von Schreck, Angst, kaltem, trockenem Wetter, eisigem Ostwind – aber auch Unterdrückung von Absonderungen (Schweiß, Menses, Schnupfen).
Heftiges Herzklopfen und harter, voller, paukender Pulsschlag. Blutandrang zum Kopf, trockene Hitze im Gesicht. Berstender Kopfschmerz mit Schwindel.

Anwendung: C 30 (D 30) dil. Methode 1

Crotalus horridus

Plötzlich auftretende Blutungen – besonders Nasenbluten, subkonjunktivales Hämatom. Blutandrang zum Kopf wechselt mit Blässe, gedunsenes Gesicht. *Dumpfer Hinterkopfschmerz* mit starker *Empfindlichkeit gegen Erschütterungen* (wie *Belladonna*). Herzklopfen mit Empfindung, als ob das Herz zittern würde. Puls hart, schnell – später im Kollaps klein und spitz.
Wahnhaftes Delir: ist von Feinden oder wilden Tieren umstellt, will fliehen.

Anwendung: C 6 (D 12) – C 30 dil.

Glonoinum
(vgl. S. 159)

Naja tripudians

Druck auf der Brust mit Angst und ausstrahlenden Schmerzen vom Herzen in den linken Arm – gelegentlich auch in den rechten Arm (wiederholt beobachtet von *Römer*). Herzklopfen mit sichtbarer Pulsation an Karotis und Temporalis. Puls erst schnell und hart, dann wechselnd schwach und unregelmäßig.

Anwendung: C 6 (D 12) – C 30 dil.

Hypotonie

Die apparativ gemessene Feststellung eines niedrigen Blutdruckes ist weder für eine allopathische Therapie noch für die homöopathische Arzneifindung ausreichend. Damit haben wir nur ein pathognomonisches Zeichen von geringem Wert für die Arzneiwahl. Erst die eingehende Anamnese und Gesamtuntersuchung können dieses Zeichen in das gesamte Krankheitsbild einordnen und uns helfen, die passende Arznei für den einzelnen Kranken zu finden.
In der Anamnese wird der Patient sowohl seine individuellen als auch die pathognomonischen Symptome berichten: Er ist rasch ermüdet und schnell erschöpft, das Schlafbe-

dürfnis ist oft vermehrt. Bei längerem Stehen, besonders in schlecht belüfteten Räumen, in Verbindung mit psychischen Konflikten kommt es zu Schwindel, Benommenheit des Kopfes, abdominellen Mißempfindungen, Schweißausbruch, Flimmern vor den Augen, vermehrtem Gähnen, schnellerer Atmung, Herzklopfen, Pulsunregelmäßigkeiten, stenokardischen Epfindungen, evtl. gesteigert bis zum Kollaps und zur Ohnmacht.

Über die anamnestische Frage, Wann tritt dies auf und seit wann bestehen diese Beschwerden?, können wir entscheiden, ob es sich um eine *dauernde*, evtl. schon lange bestehende oder *nur gelegentliche Störung* handelt. In Verbindung mit Untersuchungsergebnissen lassen sich oft die entsprechenden *Grundkrankheiten* erkennen, die eine *symptomatische* hypotone Regulationsstörung bedingen, oder es liegt eine *konstitutionelle Anlage* vor.

Diesen verschiedenen *konstitutionellen* Merkmalen, Lebenssituationen und Bedingungen lassen sich einzelne Arzneimittel zuordnen, die auf den individuellen Einzelfall abgestimmt werden können.

In den Repertorien kommt die Diagnose „Hypotonie“ nicht vor, da es dieses Meßverfahren noch nicht gab. Die alten Ärzte hatten aber dafür ein feines Gespür und sicheres Wissen über die verschiedenen Pulsqualitäten. Sie erhielten damit oft besseren Einblick in das Krankheitsgeschehen als wir Heutigen mit der Blutdruckmessung

Übersicht

Vgl. in den Repertorien:

Pulsqualitäten		
Fadenförmig	EK 1376	KK I/432
Kaum fühlbar (erkennbar)	EK 1378	KK I/433
Klein	EK 1378	KK I/433
Klein, leer	EK 1378	KK I/434
Schwach	EK 1378	KK I/435
Unfühlbar (unwahrnehmbar)	EK 1379	KK I/435
Weich	EK 1379	KK I/436
Ohnmacht		
Beim Stehen	EK 1374	KK I/432
Im überfüllten Zimmer	EK 1374	KK I/432
Im warmen Zimmer	EK 1374	KK I/432
Schwäche		
Morgens beim Aufstehen	EK 1397	KK I/440
Bei der geringsten Anstrengung	EK 1398	KK I/441
„Nervös“	EK 1401	KK I/445
Kollaps	EK 1357	KK I/417

Andauernde Hypotonie

Konstitutionell

Hager; leptosomer Körperbau	S. 163	Acidum phosphoricum
		Ferrum phosphoricum
		Kalium phosphoricum
		Phosphor
		Silicea
		Tuberculinum Koch
		Sulfur

Pastös; pyknischer Körperbau	S. 165	Ammonium carbonicum Kalium carbonicum
Symptomatisch		
Fokale Belastung	S. 166	Sulfur Phytolacca Mercurius solubilis
Herzleiden	S. 166	Lachesis Naja tripudians Cactus grandiflorus Crataegus Viscum Laurocerasus
Endokrine Fehlsteuerung	S. 167	Calcium fluoratum Natrium muriaticum
Ovar		Sepia Lachesis Pulsatilla
Schilddrüse		Spongia
Gelegentliche Hypotonie		
Akute Infekte	S. 168	Camphora Veratrum Aconitum Ferrum phosphoricum Gelsemium
Erschöpfende Krankheiten; Schwangerschaft, Stillen	S. 169	Acidum phosphoricum China
Orthostase	S. 170	Phosphor Sulfur Veratrum
Kollaps siehe Kapitel Dringliche Herz-Kreislauf-Störungen	S. 181	Camphora Veratrum Tabacum Carbo vegetabilis Cuprum Arsenicum album

Andauernde Hypotonie

Konstitutionelle Form

Bei *hageren Patienten mit asthenischem Habitus*, meist blassem Gesicht, schlaffer Körperhaltung und schmalem, langen Thorax ist die Hypotonie ein Teil ihrer gesamten konstitutionellen Anlage. In diesen Fällen bekommt der niedrige Blutdruck erst Krankheitswert, wenn die an sich Gesunden in der Zivilisation der Großstadt nicht mehr körperlich gefordert werden und der Fülle der Reizbelastung erliegen. Licht, Luft, Sonne, körperliche Arbeit im Freien (ersatzweise „Trimm dich"), innere und äußere Lebensordnung ist die beste Behandlung. Ergänzt werden kann dieses Programm mit den folgenden Arzneien:

Acidum phosphoricum

Zuerst geistige, dann auch körperliche Schwäche. Fühlt sich erschöpft und müde; müde am Tag, schlaflos nachts. Besonders indiziert bei rasch gewachsenen Jugendlichen mit asthenischem Habitus. Blasses Gesicht, Ringe um die Augen. *Folgen von psychischer* (Schule, Studium, Kummer, besonders Liebeskummer) *oder körperlicher Überlastung* (erschöpfende Krankheiten, exzessive Onanie, Blutverlust, Stillen).
Geistige Erschöpfung: Langsam und träge, nachlassendes Gedächtnis, Abneigung gegen jede geistige Arbeit, gegen Gesellschaft und vieles Reden.
Körperliche Erschöpfung: Rücken und Beine schwer, kann nicht lange stehen; Schwächegefühl in der Brust beim Sprechen; Libido anfangs noch gesteigert, später erloschen; schwache Potenz; erschöpft nach Koitus; nächtliche Ejakulationen mit lasziven Träumen; Spermatorrhö bei Stuhlgang. Schwächende Nachtschweiße.
Nahrungsverlangen: Kalte Milch, kühle, saftige Speisen, Bier.
Nahrungsabneigungen: Brot und Kaffee.
Modalitäten: Schlimmer nach Anstrengungen, durch Kälte, nach Samenabgang, beim Stehen; besser durch Wärme, in der Ruhe, nach Schlaf.

Anwendung: D 3–C 30 dil.

Ferrum phosphoricum

Weicher, leicht unterdrückbarer Puls bei Menschen, die rasch ihre Gesichtsfarbe wechseln. Neigung zum Nasenbluten, zu Anämie. Trotz der Blutarmut auch hektische Röte des Gesichts bei Erregung, besonders bei Verlegenheit (Plethora falsa). Schnell erschöpft und schwach; überempfindlich und reizbar. Paßt oft bei tuberkulinischen Kindern.

Anwendung: Reihe von C 6 (D 12)–C 30 (D 30) dil.

Kalium phosphoricum

In diesem Arzneimittelbild verbindet sich die psychische Schwäche und Erschöpfung von *Acidum phosphoricum* mit der Reizbarkeit, der muskulären Schwäche und Frostigkeit von *Kalium.* Bei nervlicher Erschöpfung durch Sorgen, besonders aber durch einseitige intellektuelle Anstrengungen, denen der Patient nicht gewachsen ist, kommt es zu mutloser, schüchterner, depressiver Verstimmung. Die begleitende Hypotonie bewirkt mangelnde Hirndurchblutung, dadurch Schwindel, Sehstörungen, Ohrgeräusche und Kopfschmerzen. – Durch leichte Bewegungen werden diese Erscheinungen besser.
Hängende Oberlider (wie *Causticum, Gelsemium*) als Zeichen der Erschöpfung und Schwäche sind manchmal ein physiognomischer Hinweis auf diese Arznei.

Anwendung: C 6 (D 12)–C 30 (D 30) tabl.

Phosphorus

Astheniker mit dünner Haut, zartem Haar, lebhaften Augen; oft sanguinisches Temperament; verbraucht seine Energie zu rasch, reizbare Schwäche.
Körperlich und geistig lebhaft mit enthusiastischem Schwung, aber rasch ermüdet. Kreislauf schnell erregt mit Pulsbeschleunigung und Herzklopfen bei emotionaler oder körperlicher Belastung. Puls schnell und weich. Im ganzen eher frostig, aber verträgt am Kopf keine Wärme und Sonnenbestrahlung.
Gefühlsbetont, oft leidenschaftlich und herrschsüchtig mit Überzeugung der eigenen Bedeutung. Ängstlich in der Dämmerung, beim Alleinsein, bei Gewitter. Sexuell rasch ansprechbar, aber schwache Potenz. Gesteigerter Appetit, Leere und Hinfälligkeit mit Blutdruckabfall vor dem Essen. Fühlt sich nach Essen und Schlaf besser, erholt sich rasch auch nach kurzem Schlaf. Sinnesorgane leicht erregbar, sehr kitzelig, überempfindlich gegen Gerüche, gegen Musik, grelles Licht, Berührung, meteorologische Einflüsse (Kalt-

front). Plötzliche Erschöpfung mit Ohnmachten und Schweißausbrüchen.
Modalitäten: Schlimmer durch körperliche oder psychische Belastung, in der Dämmerung, bei Gewitter und Wetterwechsel von warm zu kalt, durch Sonne und Wärme am Kopf, beim Liegen auf der linken Seite; besser durch Schlaf, kalte Getränke, im Freien, durch Essen.

Anwendung: LM VI–XVIII dil.; C 30 (-D 30) – C 200 (D 200) tabl./glob.

Silicea

Meist hagere, seltener rundliche Menschen, die durch ihre ausgeprägte Frostigkeit und Neigung zu Erkältungen auffallen. Paradox zur Frostigkeit ist die Schweißneigung, besonders am Kopf; an den Füßen übelriechender, wundmachender Schweiß.
Schwindel mit dem Gefühl, als ob man nach vorn fallen würde – schlimmer bei Bewegung und beim Aufwärtsschauen. – Fühlt sich müde und erschöpft, besonders am Morgen. Kleiner schneller Puls, öfter unregelmäßig.

Anwendung: Reihe von C 6 (D 12)–C 1000 tabl.

Tuberculinum Koch

Magere, hungrige, frostige Patienten mit häufigen Erkältungen. Ständiger Wechsel der Symptome – wechselt auch gern die Arbeitsstelle, den Ort, die Freunde, den Partner. Fühlt sich zerschlagen und müde. Abneigung gegen Arbeit. Kopfschmerzen nach geistiger Anstrengung, kann sich nicht konzentrieren beim Lernen.
Puls ist oft schwach und schnell. Physiognomische Zeichen: Lippen kräftig rot; Skleren schimmern bläulich wie Porzellan.

Anmerkung: Diese Nosode als Zwischenmittel anwenden, nicht als erstes Mittel und nicht bei noch aktiver Tuberkulose oder kurz zurückliegender Erkrankung.

Anwendung: LM VI–XIV dil.; C 6 (D 12)–C 30 (D 30) dil.

Sulfur

Schlaffe, gebeugte Körperhaltung und hängende Schultern; kann nicht lange frei stehen, muß sich anlehnen (orthostatische Hypotonie). Empfindlich gegen Kälte, besonders gegen kaltes Wasser; Stuhl, Schweiß und Haut riechen oft unangenehm, unreine rauhe Haut. Extremitäten am Tage kalt, nachts im Bett heiß, Füße werden hinausgestreckt. Vormittags 11 Uhr Gefühl der Leere und Hinfälligkeit mit Verlangen, etwas zu essen. Entweder starker Durst mit geringem Appetit oder flaues Gefühl im Magen, das durch Essen besser wird.
Psyche: Reizbar, schnell ärgerlich oder verdrossen; Abneigung gegen reguläre Arbeit, oft ohne Interesse für die alltäglichen Dinge. Legt auf sein Äußeres wenig Wert und kann sich in ideologischen Spinnereien verlieren. „Zerlumpter Philosoph" oder heftig reagierender Revolutionär.
Modalitäten: schlechter beim Stehen, in der Bettwärme, durch Waschen, Baden, 11 Uhr und nachts; besser bei trockenem, warmen Wetter, durch Bewegung.

Anwendung: Reihe von C 6 (D 12)–C 1000 tabl.

Auch bei *pastösen Fettleibigen* findet man noch im mittleren Lebensalter konstitutionelle hypotone Dysregulationen. Bei diesen Patienten erinnern wir uns an:

Ammonium carbonicum

Korpulente Patienten mit schlaffem Gewebe und Neigung zu Herzschwäche mit Vasomotorenkollaps.
Traurig und ängstlich; besonders verstimmt bei trübem Wetter. Empfindlich gegen kalte Luft und Wasser. Rasch erschöpft mit Schwere in den Beinen und Atembeklemmungen, besonders beim Steigen und Betreten eines warmen Raumes.
Puls schnell und schwach. Anfälle von Kollaps mit Todesangst, kaltem Schweiß, besonders in feuchtwarmen Räumen oder

aus dem Schlafe heraus, morgens 3–4 Uhr.
Allgemein besser bei trockenem Wetter und im Liegen.

Anwendung: D 6–C 6 (D 12) dil.

Kalium carbonicum

Neigung zu Störungen des Wasserhaushalts, retiniert Flüssigkeiten – erkennbar an Oberlidödem, Schwellung der Glabella.
Allgemeine Schwäche; Schwächegefühl im Kreuz, in den Beinen. Frostige Patienten mit reichlichem Schweiß bei der geringsten Anstrengung; nächtliche Schweiße, nach Mitternacht, besonders gegen 3 Uhr. Angstgefühl mit Beklemmung in der Herzgegend; Empfindung, als ob das Herz an einem Faden hinge – oder als ob das Herz am linken Rippenfell aufgehängt sei. *Stechende Herzschmerzen*, verstärkt bei Anstrengungen.
Puls klein, weich, zittrig, langsam oder seltener auch schnell.

Anwendung: Reihe von C 6 (D 12)–C 30 (D 30) tabl.
Nicht zu rasch wiederholen, bei Fieber aussetzen.

Symptomatische Form

Neben der konstitutionellen Anlage sind *chronische Infekte*, besonders *Herdinfekte* und *neurale Störfelder* oft die Veranlassung zu hypotonen Fehlregulationen. Wahrscheinlich schädigen die davon ausgehenden Toxine die Nebenniere und das hormonale System. Bedeutungsvoll sind vor allem Kopfherde (Zähne, Tonsillen, Nasennebenhöhlen), chronische Phlebitiden, Prostata- und Adnex-Erkrankungen und die neuralen Wirkungen von Narben. Unter der Behandlung mit *Sulfur* als Zwischenmittel können sich verborgene Herde melden, indem verstärkte Schmerzen oder Entzündungen an diesen Stellen auftreten. Mit *Phytolacca* oder *Mercur* kann man häufiger auch Tonsillen- oder Zahnherde ausheilen. (vgl. Kapitel Tonsillitis S. 235).

Funktionelle *Erkrankungen des Herzens*, aber auch koronare Durchblutungsstörungen sind oft verbunden mit einer hypotonen Fehlregulation. Prüfen Sie, ob ein Schlangengift – besonders *Lachesis* und *Naja* – oder *Cactus grandiflorus* paßt. Die Schlangengifte regulieren je nach Ausgangslage des Patienten den Blutdruck; entsprechend finden Sie diese Mittel auch bei der Hypertonie (vgl. *Lachesis* S. 160, *Naja* S. 161).

Lachesis

Indiziert bei organischen Herzerkrankungen (Myo- oder Endokarditis) nach Infekten mit kleinem, schwachem, weichem, unregelmäßigem Puls und Abfall des Blutdrucks im Stehen, besonders in warmen Räumen. Starkes Verlangen nach frischer, kühler Luft. Empfindung, als ob das Herz aufhöre zu schlagen; als ob es gepackt würde (ähnlich wie *Cactus*). Auffallend sind die Allgemeinsymptome: Gesicht oft gedunsen, rot, heiß oder blaß mit kalten Extremitäten, livide Verfärbung der Lippen, Ohren, Wangen. – Kann nichts Enges am Leibe haben, besonders nicht am Hals und im Brustbereich. Wechselnde Stimmungslage, traurig am Morgen, erregt und exaltiert am Abend. Mißtrauisch, eifersüchtig, sprunghaft, redet schnell und wirkt theatralisch.

Anwendung: LM XIV–XVIII dil.; C 6 (D 12) dil. Wirkt als Injektion oft schneller, C 30 (D 30) Amp.

Naja tripudians

Indiziert bei stenokardischen Beschwerden mit Blutdruckabfall, aber auch bei essentieller Hypertonie mit sehr wechselnden RR-Befunden, mal hoch, mal tief. Entsprechend ist der Puls: fadenförmig, schwach, weich – oder gespannt. Empfindung, als ob eine schwere Last auf der Brust liegen würde; oft Ausstrahlung der Herzschmerzen zum linken Arm, seltener auch nach rechts. Allgemein *schlechter* durch Kälte, durch und nach Anstrengungen.

Anwendung: C 6 (D 12) dil.; C 30 (D 30) dil oder glob.

Cactus grandiflorus

Bewährt sich oft bei stenokardischen Syndromen mit hypotoner Fehlregulation. Zwei typische Empfindungen leiten zur Wahl von *Cactus:* einmal das Gefühl, „als ob das Herz von einer eisernen Faust umklammert würde", „als ob das Herz mit einem festen Band zusammengeschnürt würde"; oder „als ob das Herz sich herumdreht". Dabei oft Taubheit des linken Armes mit eiskalten Händen.

Anwendung: D 4 / C 6 (D 12) dil.

Als sehr breit wirkende Mittel bewähren sich *Crataegus oxyacantha* (Weißdorn) und *Viscum album* (Mistel). Diese beiden Pflanzenextrakte liegen an der Grenze zwischen Homöo- und Phytotherapie. Beide sind ambivalent in ihrer Wirkung, ähnlich wie die Schlangengifte. Sie können niedrigen Druck zur Norm führen oder eine bestehende Hypertonie senken.

Crataegus oxyacantha

Weicher, schneller und oft unregelmäßiger Puls. Herzklopfen mit Blutandrang zum Kopf, dabei verwirrtes Gefühl; Empfindung, als sei das Herz zu groß; uncharakteristische Herzschmerzen an der Herzbasis mit Ausstrahlung zur linken vorderen Halsseite und zum linken Arm. Diese Herzsensationen bedingen oft auch eine Schlaflosigkeit.
Begleitsymptome: Drückender Schmerz im lumboiliakalen Bereich, beim Aufstehen stärker und durch Gegendruck besser (nach *Voisin*).

Anwendung: Biphasische Wirkung je nach Zubereitung
D 6 dil. bei Hypotonie
∅–D 1 dil. bei Hypertonien

Viscum album

Schwacher, unregelmäßiger, langsamer oder schneller Puls.
Apathisch, traurig, will allein sein, zu nichts Lust. „Schwindel. Ohnmachtsneigung mit kalten Schweißen." (nach *Voisin*)

Anwendung: Biphasische Wirkung je nach Zubereitung
C 6 (D 12)–C 9 dil. bei Hypotonie
D 1–D 6 dil. bei Hypertonien
(Vgl. S. 159)

Laurocerasus (Kirschlorbeer)

Bei Rechtsherzinsuffizenz mit pulmonaler Stauung kommt es bei manchen Patienten zu allgemeiner Schwäche und Blutdruckabfall bis zum Kollaps. Hier bewährt sich *Acidum hydrocyanicum*, die Blausäure. Milder und *nachhaltiger* wirkt der Kirschlorbeer, der reich an Blausäure ist.
Kleiner, schwacher, langsamer oder auch schneller Puls. Auffallendes Kältegefühl, evtl. blasses Gesicht mit Zyanose. Ängstliche Unruhe. Reflektorischer Kitzelhusten bei Herzkrankheiten (vgl. EK 792 und KK III/366).

Anwendung: ∅–D 3 dil. bei pulmonaler Stauung
C 6 (D 12) dil. bei symptomatischer Hypotonie

Endokrine Fehlsteuerung

Bei *Nebenniereninsuffizienz* ist die Hypotonie ein wesentliches Symptom. Hier können *Calcium fluoratum* oder *Natrium muriaticum* oft entscheidend helfen.

Calcium fluoratum

Starke körperliche Mattigkeit; fühlt sich schlechter bei Kälte, ohne direkt zu frieren. Schlaffes Bindegewebe mit lockeren, überstreckbaren Gelenken, Eingeweidesenkung, Venektasien. Magerkeit oder Abmagerung trotz guten Appetites, Verlust von Libido und Potenz.

Anwendung: Reihe von C 6 (D 12)–C 30 (D 30) tabl.

Natrium muriaticum

Deutliche Austrocknung des Gewebes; Anämie mit starker Schwäche. Abmagerung trotz erhaltenen Appetits; Abmagerung von oben nach unten, zuerst am Hals, dann auf den Rumpf übergehend. Trotz Frostigkeit werden warme Witterung und Sonne schlecht vertragen. Die traurige Verstimmung und Mutlosigkeit sind meist recht deutlich, Neigung zum Weinen; aber Trösten oder Versuch, den Kranken aufzumuntern, verschlimmert oder macht sogar zornig. Kann sich von seinen Sorgen, seinem Kummer nicht lösen, kommt immer wieder darauf zurück.

Anwendung: Reihe von C 30 (D 30)–C 1000 tabl.; LM XIV–XXX dil.

Bei *ovariellen Störungen* kommen in der Klimax besonders *Sepia* oder *Lachesis* in Frage; in der Adoleszenz häufiger *Pulsatilla*.

Sepia

Verschlossen, indolent, unzufrieden, evtl. streitsüchtig; Trost und Zuspruch verschlimmern. Gefühl von Senkung der Gebärmutter und der Eingeweide; schlimmer im Stehen, im Gehen; besser beim Kreuzen der Beine, im Sitzen und Liegen.

*Anwendung:*LM VI–XVIII dil.; C 6 (D 12)–C 1000 dil. oder tabl.

Lachesis

Exaltiert, psychisch erregt; Rededrang. Stimmungslabil: Traurig am Morgen, aber aufgedreht am Abend. Überempfindlich gegen alles Enge am Hals, an der Brust, am Rumpf. Alles *schlimmer* in der Wärme, besonders in warmen, engen Räumen, bei verspäteter oder aussetzender Regel, beim Erwachen. *Besser* beim Ingangkommen der Regel, bei Schweißen. Hitzewallungen zum Kopf; ausgeprägtes Verlangen nach frischer Luft.

*Anwendung:*LM XIV–XVIII dil.; C 6 (D 12)–C 30 (D 30) dil.

Pulsatilla

Langsame venöse Zirkulation mit rötlicher oder blauroter Verfärbung an den Unterschenkeln, besonders bei kalter Witterung. Sanfter, liebenswürdiger Charakter; gefühlsbetont, schüchtern mit ausgeprägtem Verlangen nach Sympathie, nach Zuspruch und Trost. Rascher Wechsel der Stimmungslage, eben noch Tränen, bald wieder freundlich.
Frostig, aber Abneigung gegen Wärme mit Verlangen nach frischer Luft. Abneigung gegen warme, schlecht belüftete Räume, beengende Kleidung, gegen fette Speisen. Periode oft zu spät, zu schwach. Stimmungslage vor der Regel besonders weinerlich.

Anwendung: LM VI–XVIII dil.; C 30 (D 30)–C 200 dil. oder tabl.

Bei *Hypothyreose* mit begleitender Hypotonie läßt sich der Allgemeinzustand und auch der Blutdruck deutlich anheben mit

Spongia

Weiche, diffuse Struma, Kolloidkropf oder euthyreote Knoten. Allgemeine Verlangsamung mit Angst vor der Zukunft. „Träge und ohne Schwung; möchte lieber ruhen und nicht sprechen." (*Hering*) Schwach und erschöpft nach geringen körperlichen Anstrengungen.

Anwendung entsprechend der hormonalen Ausgangslage:
Bei Hypothyreose D 1 / D 2 dil.
Bei Euthyreose D 6 dil.
Bei Hyperthyreose (dabei fast immer im Anfang auch Hypertonie) C 6 (D 12)–C 30 (D 30) dil.
Vgl. auch Kapitel Struma, S. 254

Gelegentliche Hypotonie

Im Verlauf von akuten Infekten treten oft hypotone Krisen auf, deren Symptomatik mit dem Arzneimittelbild einiger homöopathischer Arzneien übereinstimmt, die sowohl das Infektgeschehen als auch die Hypotonie heilen können.

Hahnemann hat bei der Arzneiwahl für seine Cholerapatienten sehr deutlich dieses Zusammenspiel von Infekt mit hypotoner Krise gesehen und mit *Camphora* behandelt.

Camphora

Gesicht eingefallen; verzerrter, ängstlicher Ausdruck; kalter Schweiß. Trotz eisiger Kälte des Körpers deckt sich der Patient auf. Blasse, kalte Haut, evtl. sogar bläulich-livid.
Puls klein, schwach, oft langsam; erheblicher Blutdruckabfall. Im Verlauf der Infektion kommt es *rasch* zur Erschöpfung und zum völligen Versagen aller Kräfte. Starker Durst durch profuse wäßrige, evtl. schwärzliche Durchfälle; verlangt kleine Schlucke von kaltem Wasser, aber erbricht es bald wieder.

Anwendung: D 1 / D 3 dil. in kurzen Abständen wiederholen. Wirkt rasch, aber nicht lange anhaltend.

Veratrum album

Bei diesem Mittel sind – ähnlich wie bei *Camphora* – besonders Darminfekte die Auslöser der kollapsigen Schwäche; dazu kommen aber auch pneumonische Prozesse oder Entzündungen im Wochenbett. In einigen Bereichen sind diese sonst ähnlichen Mittel unterscheidbar: *Veratrum* hat deutlichen kalten Stirnschweiß und ausgesprochenes Verlangen nach Wärme und Flachliegen; läßt sich gern warm zudecken und verlangt Wärmflasche; ist mehr verzweifelt, traurig, ängstlich beim Alleinsein oder auch motorisch und psychisch unruhig, redet, flucht. *Camphora* ist eher verkrampft bis zu Konvulsionen.

Anwendung: C 4–C 30 (D 30) dil. In akuten Fällen aufgelöst nach Methode 1

Aconitum

Der stürmische Beginn mancher Infekte, die dieses Mittel verlangen, die trockene heiße Haut und der Pulsbefund im Liegen (hart, drahtig, schnell, voll) täuschen über die labile Kreislauffunktion hinweg. Wenn Sie den Patienten aufsitzen lassen zur Untersuchung, wird er blaß und der Puls wird klein und schnell.

Anwendung: C 6 (D 12) dil. nach Methode 1
Vgl. auch Kapitel Fieberhafter Infekt S. 17

Ferrum phosphoricum

Dieses oft verwendete „Fiebermittel" bewährt sich bei Menschen mit geringer Abwehrkraft und vasomotorischer Labilität. Dies zeigt sich daran, daß der Patient schnell die Gesichtsfarbe wechselt zwischen hektischer, oft umschriebener Röte der Wangen und fahler Blässe.

Anwendung: C 6 (D 12) tabl. nach Methode 1
Vgl. Kapitel Fieberhafter Infekt S. 18

Gelsemium

Fieberhafter Infekt mit Frösteln, Zittern und Benommenheit, dabei allgemeine Schwäche. Der Puls ist weich, mäßig beschleunigt und leicht unterdrückbar; manchmal aber auch im Liegen langsam und bei geringer Bewegung stark beschleunigt.

Anwendung: C 6 (D 12) dil. nach Methode 1
Vgl. Kapitel Fieberhafter Infekt S. 18

Nach erschöpfenden Krankheiten, Schwangerschaft und Stillen kommt es oft zu hypotonen Krisen. Denken Sie in solchen Krankheitsfällen an *Acidum phosphoricum*, (siehe oben S. 164) besonders aber an *China*.

China

Allgemeine Schwäche und Frostigkeit. Hohläugig mit blauen Ringen; gelbliche Gesichtsfarbe mit fleckiger Röte.
Herzklopfen mit Erschöpfung und Schweiß bei geringer Anstrengung mit

Atemnot und Blutandrang zum Kopf. Extremitäten dabei kalt. – Puls schwach, schnell, oft unregelmäßig, wechselt auch die Stärke. Schwindel, der den Patienten nach rückwärts zieht. Entsprechend der Erschöpfung fühlt sich der Patient im Gesamten *besser* in der Wärme und bei Ruhe.

Anwendung: D 6–C 6 (D 12) dil.

Orthostase

Wenn junge Menschen zu Ihnen in das Sprechzimmer kommen, die durch ihre schlaffe Haltung mit hängenden Schultern und erschöpftem Gesicht auffallen, können Sie mit aller Vorsicht eine Blickdiagnose wagen: *Phosphor* paßt oft für schlanke, hellhäutige Menschen, die trotz der erschöpften Gesichtszüge eine freundliche Offenheit zeigen. – *Sulfur* wirkt durch sein rauhes, pickeliges, verdrossenes Gesicht nicht gerade attraktiv. Dieser Eindruck wird oft durch die nachlässige Kleidung noch verstärkt.

Beide neigen zur Erschöpfung, zu niedrigem Blutdruck, vor allen Dingen zum *Abfall* der RR-Werte *im Stehen*.
Diese beiden Mittel wurden oben beschrieben (S. 158).
Bei weniger typologischer Prägung bewährt sich beim Orthostasesyndrom das ebenfalls schon besprochene *Veratrum album* in der D 4 dil. (S. 169). Dieses Mittel gebe ich gern bei Patienten, die sagen: „Ohne zwei Tassen Kaffee am Morgen komme ich nicht zu mir, und wenn ich dann in der vollen Straßenbahn (Bus u. a.) stehen muß, so kippe ich um; dazu brauche ich regelmäßig morgens noch 1 Tablette X (Sympathikotonikum).“

Hypotoner Kollaps

Entsprechend dem Hinweis in der Übersicht werden diese Mittel hier nicht besprochen, vgl. Kapitel Dringliche Herz-Kreislauf-Störungen S. 181.

Arteriosklerose

Die *individuelle* Symptomatik wird durch die *Kollektiv*symptome der Grundkrankheit meist stark überlagert. Deshalb muß sich die Arzneiwahl oft auf die Mittel beschränken, die deutliche organotrope Beziehungen zur Sklerose im Gefäßsystem haben. Wenn Sie aber über das klinische Syndrom keine passende Arznei finden, dann rate ich zu umfassender Fallaufnahme mit nachgehender Wertung und Ordnung der wesentlichen Symptome (vgl. Bd. I Repertorisation, S. 115 ff.).
An sich ist es fast eine Beleidigung der gesamten ärztlichen Tradition, wenn auf die Regelung der Lebensführung und Ernährung (Diät im weitesten Sinne) hingewiesen werden muß – aber der in unserer Zeit fast allein seligmachende Glaube an die Wirkung der allerneuesten pharmazeutischen Produkte muß etwas zurechtgerückt werden.

Übersicht

Vgl. Repertorien

Im Kent gibt es keine Allgemeinrubrik Arteriosklerose, sie existiert allerdings im Synthetischen Repertorium (SR) Barthel-Klunker, II, S. 37. Stattdessen können wir im Kent in folgenden Rubriken die entsprechenden Mittel finden.

Alte Leute	EK 1339–KK I/408
Altern, vorzeitig	EK 1339–KK I/408
Gangrän, des Alters	EK 1315–KK II/155
Kopfschmerz, bei alten Leuten	EK 133–KK I/240
Schwindel, bei alten Leuten	EK 101–KK I/155
Trägheit, des Geistes	EK 72–KK I/106
Vergeßlichkeit, alte Leute	EK 76–KK I/113

Zerebrale Sklerose

Rotes Gesicht	S. 172	Aurum metallicum Aurum jodatum Strontium carbonicum Strontium jodatum
Blasses Gesicht	S. 172	Argentum nitricum Barium carbonicum Barium jodatum Plumbum metallicum Plumbum jodatum
Mit Demenz	S. 173	Hyoscyamus Veratrum album
Allgemeine Sklerose	S. 173	Barium carbonicum Calcium carbonicum Arsenicum jodatum Jodum Secale cornutum Vanadium Viscum album Cholesterinum

Zerebrale Sklerose

Entsprechend der destruktiven Tendenz dieser Krankheit stehen gleich im Anfang Mittel, die in den destruktiven luesinischen Formenkreis gehören.

Rotes Gesicht

Aurum metallicum
Aurum war lange Zeit in der offiziellen Pharmakologie ein bewährtes Luesmittel.
Solange der Patient gesund war, führte er ein Leben voller körperlicher und seelischer Aktivität. Dieser früheren Aktivität entspricht noch das vollblütige, rote Gesicht; Blutwallungen zum Kopf mit Blutdruckerhöhungen und nächtlichen, nach außen pressenden Kopfschmerzen.
Mit der Erkrankung ist die Aktivität aber umgeschlagen in eine verzweifelte, grüblerische Schwermut mit Selbstanklage und Selbstmordgedanken (Erschießen, Hinabstürzen, Ertränken). Starke Gedächtnisschwäche, sehr kälteempfindlich.

Anwendung: Reihe von C 6 (D 12)–C 200 tabl.

Aurum jodatum

wird bevorzugt bei anamnestisch ermittelter früherer Lues oder Tuberkulose; bei Perikarditis; bei Paresen.
Gegenüber *Aurum metallicum geringere Depressionen, nicht kälteempfindlich*, generalisierte Arteriosklerose.

Anwendung: C 6 (D 12)–C 30 tabl.

Strontium carbonicum

Heißes, rotes Gesicht mit Blutandrang zum Kopf; Erregung und/oder Gehen verstärken die Kongestion des Kopfes. Brennende oder stechende Empfindung im Vorderhaupt; von innen nach außen pressender Schläfenschmerz.
Paradoxes Symptom: Trotz der Blutfülle des Kopfes verträgt er keinen Luftzug und fühlt sich besser, wenn er den *Kopf warm einhüllt*, durch warmes Bad, durch heiße Handbäder. Schwindel mit Übelkeit morgens, mittags mit drückendem Kopfschmerz linke Seite. Hypertonie mit pulsierenden Adern, drohende Apoplexie.
Sehr vergeßlich; schweigsam; besorgt und ängstlich, als hätte er ein schlechtes Gewissen; mißgelaunt, ärgerlich, heftig – möchte alles schlagen, was ihm in den Weg kommt. Abneigung gegen Fleisch.

Anwendung: C 6 (D 12)–C 30 tabl.

Strontium jodatum

Ähnlich wie Strontium carbonicum – aber *ohne* die auffallende Verschlechterung durch Kälte und Besserung durch Wärme. Bei Strontium jodatum setzt sich der Jodanteil durch und erzeugt Abneigung gegen Wärme.

Anwendung: C 6 (D 12) tabl.

Blasses Gesicht

Argentum nitricum

Erschöpfter Gesichtsausdruck, abgemagert, tiefliegende Augen und eingesunkene Schläfen. Die Haut wirkt welk, trokken, grau.
Kopfschmerz mit Bohren oder Klopfen im linken Stirnhöcker oder vom Nacken zum Vorderhaupt ziehender Schmerz mit Vergrößerungsgefühl. Schmerz wird besser durch Gegendruck, festes Massieren im Nacken, durch Einbinden.
Dreh*schwindel* mit Zittern und Taumeln.
Hastige, unkoordinierte Bewegung, kann im Dunkeln oder mit geschlossenen Augen nur unsicher gehen.
Sehr vergeßlich, findet beim Sprechen nicht die richtigen Wörter oder Begriffe.
Immer in Eile; phobische Angst, besonders bei Blick in die Tiefe, vor allen neuen Aufgaben. Furcht, daß er seinen Verstand verliert, daß er aus dem Fenster springt.

Anwendung: Reihe von C 30–C 1000 tabl.; LM XVIII–XXX dil.

Barium carbonicum

Bei diesem Mittel und bei *Calcium carbonicum* findet man bei der Erhebung der biographischen Anamnese (Bd. I, S. 73), daß in der Kindheit Lymphatismus bestand, der im Alter zu Sklerose übergeht. Bevorzugter Habitus: kurz, breit, gedrungen. Körperlich und geistig *verlangsamt*, Gedächtnisverlust, kann nichts Neues aufnehmen. Schwindel mit Kopfschmerz, sehr frostig.

Anwendung: C 6 (D 12) tabl. Man muß die Arznei lange Zeit geben. Patient und seine Arznei reagieren *langsam*.

Barium jodatum

Arzneimittelbild fast identisch mit *Barium carbonicum*. Unterschied: Der Jodanteil beschleunigt und reizt; zierlicher im Körperbau, schneller und *nicht frostig*.

Anwendung: C 6 (D 12)–C 30 dil.

Plumbum metallicum

Blaßgraue Gesichtsfarbe – bedingt durch Gefäßspasmen. Bei der Bleivergiftung kommt es *zuerst* zu spastischen Veränderungen, dann zur Schädigung der Gefäßintima und *am Ende* zur Atheromatose.

Vom Spasmus her verstehen wir eine Reihe von typischen Symptomen: Gespannter, kleiner und harter Puls; blasser Hochdruck, Hautblässe, Kälteempfindlichkeit; spastische Obstipation. Als Folgezustand des Gefäßspasmus kommt es zu trophischen Störungen des Nervensystemes, der Nieren, der Drüsenorgane, der Muskeln und zu Paresen.
Trockene, faltige Haut. Gleichgültig, ohne Hoffnung; langsame Auffassung, Wortfindungsstörungen.

Anwendung: C 6 (D 12)–C 30 tabl.

Plumbum jodatum

entspricht im wesentlichen dem Arzneimittelbild von *Plumbum metallicum*.
Unterschied: Auffallend mager, psychische und motorische Unruhe, *nicht frostig* – eher Unverträglichkeit von Wärme.

Anwendung: C 6 (D 12)–C 30 tabl.

Mit Demenz

Für die Angehörigen ist es ein erschütterndes Schicksal, wenn sie die Auflösung der Persönlichkeit eines lieben Menschen erleben müssen. Die schon besprochenen Mittel bei Zerebralsklerose kann man im Einzelfall ergänzen mit Arzneien, die bei bestimmten illusionären Vorstellungen oder wahnhaften Ideen indiziert sind.

Hyoscyamus

Bei alten Menschen ist *motorische Unruhe*, Schlaflosigkeit, ängstliches *Mißtrauen* und *Eifersucht* öfter ein Anlaß, weshalb die Angehörigen ärztliche Hilfe suchen. Mit sedativen Arzneien kann man zwar einen Teil bessern, aber auch die letzten Reste der intellektuellen Aktivität dämpfen. In solchen Fällen ist *Hyoscyamus*, das alte Bilsenkraut, besonders indiziert, wenn dabei noch läppisches, *obszönes Schwätzen* mit *Neigung* zum *Entblößen* beobachtet wird.

Anwendung: LM XVIII dil.; C 30 dil. in seltenen Gaben

Veratrum album

Blasses, eingefallenes Gesicht, „mattes Ansehen der Augen mit blauen Ringen darum“ (*Hahnemann*, RAL[1]).
Erschöpft, kollapsig, möchte liegen; frostig mit kaltem Schweiß. –
Im psychischen Verhalten wechseln öfter zwei Zustände: entweder schweigsam, depressives Grübeln mit Verzweiflung über sein Seelenheil; „sitzt sinnend in einem Winkel, jammernd und untröstlich weinend“ (*Hahnemann*, RAL) – oder heftige Unruhe mit Herumlaufen, Geschwätzigkeit, Heulen, Fluchen, obszöner Rede, schamlosem Benehmen. Die Unruhe tritt häufiger nachts auf (nach 2 Uhr).

Anwendung: C 12–C 30 dil.

Allgemeine Sklerose

Die schon oben beschriebenen Mittel (vgl. Zerebralsklerose S. 171) können bei entsprechender Symptomatologie auch bei *generalisierter Arteriosklerose* verwendet werden. Besonders hinweisen möchte ich auf *Barium carbonicum* und *Barium jodatum*, die nach meiner Beobachtung zu selten verwendet werden. Das Gleiche gilt für *Calcium carbonicum* – wir denken beim lymphatischen Kleinkind vielleicht sogar zu oft an diese Arznei und vergessen seine Qualitäten bei älteren Menschen (vgl. Bd. 1, Arzneiprozesse, S. 111).

Calcium carbonicum

Blasses, schlaffes Gesicht, oft pastös, gedunsen. Vorzeitige Alterserscheinungen; am Skelettsystem (Arthrosen), am Herzen, mit Atemnot bei geringer Anstrengung, besonders beim Steigen; am Drüsensystem mit präklimakterischer Metrorrhagie und vorzeitiger Impotenz; sehr frühe Weitsichtigkeit mit grauem Star.

[1] Die Reine Arzneimittellehre von Hahnemann bleibt eine lebendige Quelle der Arzneikenntnis. Gehen Sie ad fontes!

Der Gesamteindruck eines vorzeitig gealterten Menschen entsteht auch durch die langsame Gestik und Sprechweise bei oft depressiver Grundstimmung mit Gedächtnisschwäche, Abneigung gegen geistige Arbeit.

Anwendung: Reihe von C 6 (D 12)–C 30; höhere Potenzen bei älteren Menschen nur selten; die gleiche Potenz nicht wiederholen.[1]

Arsenicum jodatum

Besonders indiziert bei Koronarsklerose mit schnellem unregelmäßigen Puls, kurzatmig bei Bewegung. In der biographischen Anamnese wird öfter tuberkulinische Belastung ermittelt.
Abmagerung, allgemeine körperliche Schwäche, dabei guter Appetit und Besserung des Allgemeinbefindens durch Essen. Verlangen nach frischer Luft; Schwindel mit dem Gefühl des Zitterns; Kopfschmerzen mit Vergrößerungsgefühl des Kopfes (wie *Argentum nitricum*).

Anwendung: C 6 (D 12)–C 30 dil.

Jodum

Die Arzneimittelbilder von *Arsenicum jodatum* und *Jodum* sind sehr ähnlich. Rastlose motorische und psychische Unruhe mit Angst bei reizbarem, impulsiven Charakter; Schwindel mit Kopfschmerz; Blutandrang zum Kopf beim Bücken; Abmagerung oder Magerkeit bei gutem Appetit und guter Ernährung.
Puls stark, hart, schnell – aber auch weich und unregelmäßig. Schwächegefühl am Herzen mit Angst und Ruhelosigkeit. Empfindung, als ob das Herz zusammengedrückt würde (wie *Cactus*). Lautes Herzklopfen bei geringer Anstrengung – aber auch in der Ruhe. Aortensklerose; Myokardschwäche.

Anwendung: C 6 (D 12)–C 30 tabl.

[1] [Vgl. Hahnemann, Chronische Krankheiten, 2. Teil]

Secale cornutum

Atheromatöse Veränderungen und Spasmen der Arterien und Arteriolen bewirken arteriellen Hochdruck und trophische Störungen im entsprechenden Versorgungsgebiet: Kopfschmerzen, Schwindel, Ohrensausen, Innenohr-Schwerhörigkeit, Sehstörungen; anfangs eisige Kälte der Extremitäten, besonders der Beine, mit brennenden Schmerzen; als Endzustand die *Gangrän*.

Anwendung: D 3 (bei Gangrän) / D 6 (bei Hypertonie) / C 30 (bei zerebraler Lokalisierung)

Vanadium

gehört in die Gruppe der destruktiv wirkenden Metalle. – Degenerative Veränderungen am Gehirn, am Herzen, an der Leber und Niere.
Starke Schwäche, Abmagerung, Schwindel mit Zittern, Schwermut, Enzephalomalazie. Durchblutungsstörungen am Auge bis zur Erblindung.
In der Herzgegend eine Empfindung, als ob das Herz zusammengedrückt würde oder als ob es zu groß wäre. Druckgefühl auf dem Thorax mit existentieller Angst.

Anwendung: C 6 (D 12)–C 30 tabl.

Viscum album

Bei dieser Arznei müssen wir – wie bei vielen – auch eine besonders deutliche biphasische Wirkungsmöglichkeit kennen: die aktive hypertone, hitzige Phase mit Unternehmungslust und nervöser Reizbarkeit und die hypotone frostige Phase mit Apathie, Arbeitsunlust und Schwäche.
Bei arteriosklerotischen Patienten handelt es sich im *Anfang* meist um die *hypertone Phase*: Blutandrang von unten nach oben, kongestiver, pulsierender Kopfschmerz, schlimmer durch Wärme und besser durch Bewegung in frischer Luft und kalte Anwendungen. *Schwindelanfälle*; Drehschwindel, muß sich festhalten.

Herzklopfen, langsam mit vollem Puls, Extrasystolie. Empfinden, als ob das Herz zusammengedrückt würde (wie *Cactus*).
Die *hypotone Phase* kann im Einzelfall auch bei einem Arteriosklerotiker vorkommen – meist handelt es sich aber um spastische Syndrome, wie Asthma, Chorea minor, Epilepsie, Ischialgie, Neuralgie, Myalgie.
Die homöopathische Wirkung verschiedener Potenzstufen ist durch *Voisin* herausgearbeitet worden und hat sich nach meiner Erfahrung bewährt.[1]

Anwendung: In der aktiven hypertonen Phase: D 1–D 6 dil.
Für die hypotonen Syndrome: C 6 (D 12)–C 9 dil.

Cholesterinum

Nach der jetzigen wissenschaftlichen Erkenntnis ist Erhöhung des Cholesterinspiegels im Blut einer der wichtigsten Risikofaktoren für die Atheromatose und ihre Folgekrankheiten.
Entsprechend der ätiologischen Verbindung verwendet die neuere Homöopathie (von Frankreich ausgehend) diesen Stoff als isopathische Arznei in potenzierter Form.

Anwendung: Nach meiner Erfahrung als Zwischenmittel, z. B. 1 × in der Woche C 30 oder ab und zu 1. Woche lang täglich C 6 (D 12) dil.

Zerebraler Insult

Der *drohende* Insult, das *akute* Geschehen und die *Nachbehandlung* verlangen eine phasengerechte Therapie mit Arzneien, die diesen drei Situationen entsprechen.
Die ersten beiden Notfallsituationen fordern eine rasche Entscheidung und zielgerichtete Arzneiwahl.
Bei schon eingetretenem Insult mit Bewußtlosigkeit, Kollaps, vollständigen Paresen ist Behandlung auf der Intensivstation zu empfehlen. Aneurysma, Massenblutung oder Hirnembolie haben – wenn überhaupt – vielleicht dort noch eine Chance.
Nach Möglichkeit sollte man die *intrazerebrale Blutung* von der *Enzephalomalazie* unterscheiden: Patienten mit heißem, roten Gesicht und Hypertonie neigen mehr zur Blutung – blasse, kalte, hypotone Patienten leiden häufiger an Ischämie. Meist sind schon früher transitorische Durchblutungsstörungen aufgetreten, die man im Dialekt so treffend als „Schlägle“ bezeichnet.

[1] [Voisin, Henry, Heidelberg 1969]

Übersicht

Vgl. Schlaganfall		EK 1382–KK I/438
Gehirnblutung		EK 117–KK I/183
Gehirnerweichung		EK 118–KK I/184
Drohender Insult		
Bei rotem Gesicht	S. 176	Asterias rubens Belladonna Glonoinum
Bei blassem Gesicht	S. 177	Cocculus Cuprum metallicum Secale cornutum
Akuter Insult		
Intrazerebrale Blutung	S. 177	Arnica Belladonna Lachesis Opium
Enzephalomalazie	S. 178	Causticum Ginkgo biloba Phosphorus
Nachbehandlung (vgl. auch Kapitel Arteriosklerose)		
Lähmung Gesicht EK 370–KK II/110	S. 178	Barium carbonicum Causticum Cocculus
Halbseitenlähmung nach Apoplexie EK 1374 (Paralyse) KK I/425 (Lähmung) CEK 1424–KK II/502	S. 179	Alumina Barium carbonicum Conium Phosphorus Zincum
Lähmung Extremitäten		
Arme (EK 1025 – obere Glieder KK II/503)	S. 179	Barium carbonicum Phosphorus
Beine (EK 1027 – untere Glieder KK II/504)	S. 179	Nux vomica Phosphorus
Sprachlähmung EK 431 (Sprache fehlt nach Schlaganfall) KK II/207 (Sprache, Verlust nach Apoplexie)	S. 179	Barium carbonicum Crotalus horridus Nux vomica

Drohender Insult

Gute Arzneimittelkenntnisse sind nicht nur eine Hilfe zur schnellen und sicheren Verordnung, sie geben uns auch diagnostische Hinweise in der wenig differenzierten Frühphase von Krankheiten.
Es ist selten, daß ein Insult plötzlich und unerwartet eintritt. Die ersten Zeichen und Hinweise einer kritischen Krankheitsentwicklung lernen wir aus der Symptomatik der Arzneimittelbilder. Schauen Sie sich unter diesem Blickwinkel die nächsten drei Arzneimittelbilder an.

Bei rotem Gesicht

Asterias rubens

Wird ungeduldig, plötzlicher Schwindelanfall, Hitzegefühl im Kopf mit Brennen der Kopfhaut. Blutandrang zum Kopf, Völlegefühl, als ob der Kopf zerspringen wolle (*Hering*).

Anwendung: C 6 (D 12) dil.

Belladonna

Klopfender Schmerz mit Blutandrang zum Kopf und Kälte der Extremitäten. Schmerz kommt plötzlich und geht plötzlich. Pupillen weit, unruhiges Pupillenspiel.

Anwendung: C 6 (D 12) dil.

Glonoinum

Ängstliche Unruhe mit Erregung, möchte herumlaufen. Gesicht rot, Blutwallungen mit Schwindel. Pulsierender Kopfschmerz, besser durch Nasenbluten, schlimmer im warmen Raum.

Anwendung: C 6 (D 12) dil.

Bei Patienten mit dieser Blutüberfüllung und meist hypertonen Kreislaufverhältnissen empfiehlt es sich, außer der arzneilichen Therapie evtl. einen Aderlaß durchzuführen oder im Nacken 2 Blutegel anzusetzen.

Bei blassem Gesicht

Cocculus

Schwindel mit Taubheitsgefühl im Gesicht. Einschlafende Extremitäten mit Kältegefühl – evtl. Seitenwechsel von rechts nach links oder umgekehrt. Nervlich übererregt durch Schlafmangel. Erschöpft und schwermütig.

Anwendung: C 6 (D 12)–C 30 dil.

Cuprum metallicum

Plötzlicher Kopfschmerz. Blasses, eingefallenes Gesicht, Ringe um die Augen; Lippen livid, bläulich.

Anwendung: C 6 (D 12)–C 30 tabl.

Secale cornutum

Plötzliche Kopfschmerzen mit Ohrensausen und Schwindel. Hinfälliger Gesamteindruck mit erdiger Farbe des Gesichtes; tief eingesunkene Augen und eingefallene Schläfe. Schon längere Zeit Symptome der zerebralen Mangeldurchblutung: vergeßlich, nimmt nichts Neues mehr auf.

Anwendung: D 3–C 6 (D 12) dil.

Akuter Insult

Intrazerebrale Blutung

Arnica

Erstes Mittel der Wahl bei Verdacht auf intrazerebrale Blutung *bei rotem Gesicht*. Plethorische Patienten. Kopf heiß, Körper kalt, evtl. benommen bis bewußtlos; antwortet, wenn man ihn anspricht, fällt aber sofort wieder in seine Bewußtlosigkeit zurück. Oder: Ist noch bei Bewußtsein, aber verwirrt; will keinen Arzt, schickt den Pfleger weg.

Anwendung: C 30 dil. oder glob.

Belladonna

Heißes, rotes Gesicht, angstvoll große Pupillen, klopfende Karotiden, kalte Extremitäten.

Anwendung: C 6 (D 12) dil., C 30 glob.

Lachesis

Livides, purpurrotes, gedunsenes *Gesicht* wie ein Alkoholiker. Verlangt frische Luft, öffnet die Kleidung, will nichts Enges am Körper.

Anwendung: C 6 (D 12)–C 30 dil. / glob.

Opium

Dunkles, mahagonifarbenes Gesicht, gedunsen. – Enge, träge Pupillen, Augen halb geschlossen, benommen, bewußtlos, gelähmt. – Voller, verlangsamter Puls. – Folge von Schreck.

Anwendung: C 30 / C 200 glob.

Enzephalomalazie

Causticum

Plötzlich auftretende, halbseitige Lähmung, besonders rechtsseitig zentrale Fazialisparese, Sprachlähmung. *Meist blasses Gesicht.*

Anwendung: C 30 / C 200 glob.

Ginkgo biloba

Hom. Einzelmittel oder phytotherapeutische Fertigarznei: Tebonin.

Anwendung: Sofort 2 Ampullen langsam i. v. injizieren. Oft bewährt.
Oral auch D 3 / D 4 dil.

Phosphorus

Plötzlich auftretende Paresen. – Erregt oder auffallend gleichgültig, will nicht allein sein. –
Paßt besonders bei zarten, schlankwüchsigen Patienten. Schneller, weicher Puls.

Anwendung: C 30 / C 200 tabl. / glob.

Nachbehandlung

Das Ergebnis der Nachbehandlung hängt ab von der Beeinflußbarkeit der Grundkrankheit: Die Entwicklung der Arteriosklerose kann durch sinnvolle Lebensführung und Arznei zum Stillstand kommen oder sich zumindest verlangsamen. – Auf die Risikofaktoren Hypertonie, Diabetes, Hypercholesterinämie, Hyperlipidämie muß geachtet werden. –
Im Kapitel Arteriosklerose (S. 170) finden Sie entsprechende Hinweise, die durch die folgenden Angaben ergänzt werden.

Für das Schicksal der Insult-Patienten ist entscheidend, ob es gelingt, die Paresen durch physiotherapeutische und übende Verfahren zu mildern und durch arzneiliche Behandlung zu bessern. –
In Abweichung von der üblichen Anwendungsweise hat es sich bewährt, bei Lähmungen *mittelhohe Potenzen* in *kürzeren Abständen* zu geben, z. B. C 30 je 1 Gabe an drei aufeinanderfolgenden Tagen, dann weiter jeden dritten Tag. –
Sehr hohe Potenzen (C 200 und höher) sollte man bei geschwächten Patienten vermeiden.

Lähmungen im Gesicht

Barium carbonicum

ist dienlich bei Kindern *und* alten Menschen (ähnlich wie *Calcium carbonicum*). Bevorzugter Körperbau-Typ: Kurz, breit, gedrungen. Neigung zu Hypertonie und Sklerose: Blutgefäße, Drüsen, Prostata, Testes, Ovar, Lymphknoten. Körperlich und geistig verlangsamt. Gedächtnisverlust. Schwindel und Kopfschmerz. – Postapoplektische Lähmung: Hemiplegie, Gesichtslähmung, Verlust der Sprache.

Anwendung: Zuerst C 30 / tabl. in kürzeren Abständen, bis eine Reaktion erfolgt, längstens aber drei Wochen. Danach weiter C 6 (D 12) tabl. längere Zeit weitergeben.
Barium carbonicum paßt bei langsamen Menschen und wirkt langsam.

Causticum

Schlaffe, erschöpfte Menschen mit trokkener Haut und Schleimhaut. –
Besonders indiziert bei (rechtsseitiger) *Fazialisparese* als Folge einer Enzephalomalazie, dabei oft Schwindel mit trauriger Verstimmung. Starkes Verlangen nach Sympathie und Anteilnahme – aber auch mitleidig, weint über das Schicksal anderer.

Anwendung: C 30 tabl. in kürzeren Abständen

Cocculus

Bei drohendem Insult (siehe S. 176) wurde schon beobachtet, daß als Frühsymptom Taubheit im Gesicht auftritt – ein Hinweis auf die mögliche Lähmung. Bei postapoplektischen Paresen, besonders bei Gesichtslähmung, ist Cocculus indiziert, wenn Schwindel mit Schwäche verbunden ist; Schwindel wird schlimmer bei Bewegungen, beim Fahren, durch Schlafmangel. Er bessert sich beim ruhigen Liegen oder Sitzen.

Anwendung: C 30 dil. in kurzen Abständen.

Halbseitenlähmungen

reagieren auf *Barium carbonicum* oder bei entsprechender Symptomatik auf eines der folgenden Mittel:

Alumina

paßt zu Menschen mit *trockener Haut* und Schleimhaut (wie *Causticum*). Meist sind es *magere*, frostige, erschöpfte Menschen mit schüchterner Ängstlichkeit. Schwindel und Übelkeit morgens nüchtern, Besserung nach dem Frühstück. Schwindel mit Unsicherheit beim Gehen, kann nur mit offenen Augen und bei Tage gehen; fängt *bei Augenschluß* an zu *schwanken* oder zu fallen.

Anwendung: C 30 tabl. in kurzen Abständen

Conium

Die toxische Wirkung kennen wir vom Giftbecher mit Schierlingssaft, den Sokrates leeren mußte: Von den Beinen nach oben aufsteigende Lähmung. Extremitäten schwer, gelähmt, zittrig. Schwindel beim Umdrehen im Bett, bei Seitwärtsschauen, bei jeder Lageveränderung.

Anwendung: C 30 dil. in kurzen Abständen

Phosphorus

Schlaffe Lähmung der Arme und/oder Beine mit Taubheit, Kälte, Zittern und evtl. brennenden, reißenden Schmerzen. Im ganzen schwach und erschöpft mit Schwindel beim Aufrichten. –
Die Arzneiwahl ist nur von den personalen Allgemeinsymptomen zu treffen: Bei diesen körperlich geschwächten Patienten, die in ihrer Krankheit niedergeschlagen und traurig sind, treten immer wieder kurze Phasen auf, in denen das sanguinische Grundnaturell zumindest in einem Aufleuchten der Augen erkennbar wird.

Anwendung: LM XIV dil. 3mal täglich 3 Tropfen

Zincum

Zuerst Übererregung mit motorischer Unruhe, besonders in den Beinen – muß sie dauernd bewegen; dann Lähmung mit Taubheit, die geringste Erregung verursacht Zittern; inneres Zittergefühl ohne sichtbares Zittern. – Verträgt keinen Alkohol.

Anwendung: C 30 tabl. in kurzen Abständen

Lähmung einer Extremität

verlangt die schon eben besprochenen Mittel (vgl. Halbseitenlähmung) oder reagiert gut auf

Nux vomica

Lähmung von Arm oder Bein mit Anästhesie. Im Arm ein Gefühl, als ob das Blut in den Adern schlagen würde; Beine sind kalt, blau, Muskeln verkrampft.
Bei *Sprachlähmung* nach Apoplexie sollte man an *Nux* denken, wenn es sich um frostige, früher aktive, beruflich überlastete Menschen mit Leber-Galle-Stauungen handelt.

Anwendung: LM XIV–XVIII dil., im Anfang mehrmals täglich

Crotalus horridus

Ausgeprägte Senilität mit weinerlicher, depressiver Grundstimmung, Gedächtnisverlust, evtl. Wahnideen als Folge der zerebralen Sklerose. Blutungsneigung.

Anwendung: LM XIV–XVIII dil., mehrmals täglich im Anfang, dann seltener

Dringliche Herz- und Kreislaufstörungen

In dringlichen Situationen muß auch der homöopathische Arzt in der Lage sein, rasch zu handeln. Das erlernte Wissen und Können aus seiner klinischen Ausbildung und Erfahrung in der Notfallmedizin gibt ihm in Verbindung mit der homöopathischen Arzneikenntnis die nötige Sicherheit zu sinnvollen Entscheidungen. Diese Entscheidungen sind selbstverständlich davon abhängig, ob die dringliche Situation bewältigt werden muß in der beschützenden Atmosphäre des Krankenhauses und der Praxis oder etwa im Urlaub – sozusagen in der Badehose und nur mit der Notfall-Apotheke.
Die homöopathische Arzneiwahl stützt sich in diesen Fällen auf:

– Genaue Beobachtung des Patienten (Gesichtsfarbe, Haut)	blaß / rot / blau heiß / kalt/ feucht / trocken
– Bewertung der psychischen Situation (Sprache, Mimik, Gestik)	ruhig / erregt / beherrscht / exaltiert Folge von Furcht, Angst, Sorge
– Kurze Anamnese, soweit möglich, vollständiges Symptom anstreben	Cur / Ubi / Quod / Quomodo[1]
Pulskontrolle, Untersuchung je nach Voraussetzung	RR, Auskultation, EKG u. a.

Kollaps

Die *Ätiologie* läßt sich oft nicht sofort ermitteln, so daß wir uns an die beobachtbaren Phänomene halten müssen: Der Patient ist kalt, blaß, hinfällig bis zur Ohnmacht und hat oft kalten Stirnschweiß und ein eingefallenes, ängstliches Gesicht.

In dieser Situation denken wir zuerst an *Camphora* oder *Veratrum album*; bei starker Übelkeit und Schwindel an *Tabacum*. Auffallende Zyanose erinnert an *Carbo vegetabilis*; extreme Angst, Erschöpfung mit Unruhe weisen auf *Arsenicum album*; für kollapsige, korpulente Patienten paßt oft *Ammonium carbonicum*.

[1] [vgl. Bd. 1, S. 70]

Übersicht

Kollaps vgl. Repertorien EK 1357 KK I/417 EK 1371 KK I/428 (Ohnmacht) EK 1376 ff. KK I/432 ff (Puls kaum fühlbar, leer, klein, schwach, unfühlbar)	S. 181	Camphora Veratrum album Tabacum Carbo vegetabilis Arsenicum album Ammonium carbonicum
Stenokardie EK 831 (Brustbräune[2]) KK II/220 (stenokardische Beschwerden) EK 825 KK II/220 (Angina pectoris) EK 826 KK II/202 (Angst in der Herzgegend) EK 846 KK II/261 ff. (Brustschmerzen, s. Unterrubrik Schmerzart und Ort	S. 182	Aconitum Naja tripudians Latrodectus mactans Cactus grandiflorus Spigelia Myrtillocactus
Herzklopfen EK 835 ff. KK II/220 ff. EK 836 II II/222 (mit Angst) EK 836 (Aufregung) KK II/223 (Erregung)	S. 184	Aconitum Gelsemium Coffea
Herzjagen EK 1376 (Puls frequent) KK I/434 (Puls schnell)	S. 184	Aconitum Gelsemium Veratrum album Coffea Arsenicum album Ignatia

Camphora

Gesicht blaß, kalt, kalter Schweiß; will trotz der Kälte nicht zugedeckt werden und deckt sich auf (wie *Tabacum*). Verzerrter Gesichtsausdruck mit erweiterten Pupillen; Augen starr oder nach oben gedreht, krampfige Mimik, evtl. klonische Krämpfe der Extremitäten. Sehr erregt bis zu „hysterischen“ Konvulsionen; Neigung zum Schreien. Puls klein und schwach, Blutdruckabfall.
Diese Symptome treten auf bei Kollaps nach operativen Eingriffen, nach erschöpfenden Krankheiten – z. B. war *Camphora* das Hauptmittel *Hahnemanns* bei der Cholera und bewährt sich jetzt noch bei der Cholera nostras, bei Gastroenteritis und Kolitis, bei Schockzuständen nach Epilepsie und Krämpfen.

Anwendung: D 1 / D 3, in kurzen Abständen wiederholen, anfangs alle 10 Minuten. Wirkt rasch, aber nicht lange!

Veratrum album

Periphere Kreislaufschwäche mit kaltem Schweiß. Gesicht blaß, eingefallen, kalt, kalter Schweiß. Kältegefühl von Gesicht

[2] [Alter Ausdruck für beengende Zustände]

und Körper oder auch inneres Brennen. Starkes Verlangen nach frischer Luft. Will flach liegen mit tiefgelagertem Kopf. Ohnmacht beim Aufsitzen. Angstvoller Gesichtsausdruck. Heftiges Herzklopfen, Tachykardie, Puls rasch, schwach, klein, manchmal auch verlangsamter Puls. Übelkeit, evtl. Erbrechen. Verlangen nach kaltem Getränk.
Klinische Indikationen: Kollaps bei peripherer Kreislaufschwäche, bei akuten Infekten und Herzerkrankungen, bei paroxysmaler Tachykardie; bei Brechdurchfall, Nahrungsmittel-Vergiftungen, Dysmenorrhö; auch bei religiöser Manie.

Anwendung: D 4–C 30 dil. oder glob.

Tabacum

Sterbenselend mit Schwindel und Kälte. Gesicht leichenblaß, eingefallen, kalter Schweiß; eiskalt am ganzen Körper, aber will den Leib nicht zugedeckt haben (wie *Camphora*). Starkes Verlangen nach frischer Luft. Erbrechen schlimmer bei geringer Bewegung. Durchfall mit krampfigen Leibschmerzen. Stechende Herzschmerzen; Puls weich, unregelmäßig, intermittierend, mal schnell, mal langsam; Puls setzt aus.
Diese Symptomatik findet man bei Kollaps nach sportlicher Anstrengung und Nikotinabusus, bei Koronarinsuffizienz, Menièreschem Schwindel, bei der Kinetose.

Anwendung: C 6 (D 12)–C 30 dil. oder glob.

Carbo vegetabilis

Kollaps durch mangelnde Blutzirkulation und Überladung mit Kohlensäure. Blasses, gedunsenes Gesicht mit Zyanose und kaltem Schweiß. Lippen livid bis blau. Kalte Hände und Füße; friert auch am ganzen Körper. Venen erweitert. Starkes Verlangen nach frischer Luft; will kühle Luft zugefächelt haben. Puls weich, schwach, fast nicht spürbar; Atmung beklemmt und schnell. Brennende Schmerzen in der Brust, Leib aufgetrieben; Zwerchfellhochstand. Alles schlechter bei feuchtwarmem Wetter, im engen Raum.
Indikationen: Kreislaufkollaps als Folge mangelnder Sauerstoffversorgung, z. B. bei Asthma cardiale, Intoxikationen, Cor pulmonale.

Anwendung: C 6 (D 12) tabl.

Arsenicum album

Ruhelose Angst und Erschöpfung. Facies hippocratica – kalter Schweiß im Gesicht und am ganzen Körper; Lippen livid, angstvoller Gesichtsausdruck. Motorische Unruhe, verändert oft seine Lage. Sehr frostig, deckt sich bis zum Hals zu, will am Kopf aber Kühle. Puls schnell, klein, oft unregelmäßig. Herzklopfen mit starker Erschöpfung; brennende Schmerzen in der Herzgegend. Starker Durst, trinkt oft, aber in kleinen Schlucken.
Bewährt bei Kollaps mit starker Angst, in der Agonie, bei Angina pectoris mit Todesfurcht.

Anwendung: C 30 glob. oder dil.

Ammonium carbonicum

Korpulente Patienten mit Herzmuskelschwäche und Atembeklemmung. Blasses, gedunsenes Gesicht mit Zyanose. Kollapsneigung beim Betreten eines feuchtwarmen Raumes und bei feuchtkaltem Wetter – alles *besser* bei trockenem Wetter. Traurige, weinerliche Gemütsart. Viel Ähnlichkeit mit *Lachesis*, aber nicht redselig. Puls beschleunigt, hörbares Herzklopfen. Kollaps mit Todesangst.
Bewährtes Analeptikum bei fetten, trägen Patienten mit Herzschwäche bei Asthma bronchiale und Lungenemphysem, bei Rechtsherz-Insuffizienz.

Anwendung: D 4 / D 6 / C 30 dil.

Stenokardie

Der plötzliche und dramatische Herzschmerz spricht fast immer für ein ernstes Ereignis. Der ätiologische Bereich geht

vom akuten Infarkt über die Angina pectoris bis zum psychosomatischen Äquivalent einer existentiellen Bedrohung; nur selten führen „hysterische Schauspieler“ eine derartige Tragödie so glaubhaft vor, daß man die Motive nicht durchschaut.
In einer früheren Studie[1] habe ich auf den gleichen Wortstamm und Sinngehalt von Angst und Enge hingewiesen. In der Stenokardie begegnen wir bei der mechanischen Enge der Koronargefäße auch der existentiellen Angst als psychischem Äquivalent.
Die für solche Zustände passenden Mittel umfassen beides, die Enge und die Angst: *Aconitum, Naja, Latrodectus.*

Aconitum

Plötzlicher dramatischer Beginn mit ausgeprägter Angst und Ruhelosigkeit, mit Furcht vor dem Tode, prophezeit seine Sterbestunde. Folge von Ärger, Zorn, durch scharfen kalten Wind. Gesicht rot und heiß im Liegen, beim Aufrichten blaß. Entsprechend ist auch der Puls: voll und gespannt im Liegen, beim Aufrichten klein und schwach. Stechende Schmerzen in der Herzgegend mit Ausstrahlung zur linken Schulter und zum Arm, oft mit Atembeklemmung.
Auch bei drohendem Infarkt und bei der akuten Endokarditis ist dies oft das erste Mittel zur Dämpfung der Angst und Ruhelosigkeit.

Anwendung: C 6 (D 12) dil., C 30 glob. nach Methode 1, alle 10 Minuten einen Eierlöffel voll

Naja tripudians

Bei einer ernsten, plötzlich auftretenden Stenokardie mit Verdacht auf einen Infarkt, soll man zuerst an *Aconitum* und *Naja* denken. Die Todesangst zeigt sich bei diesen schweren Anfällen deutlich im Gesicht; Angst beim Alleinsein. Gefühl einer schweren Last in der Herzgegend mit Ausstrahlung der Schmerzen zum Kopf, Nacken und über die linke Schulter zum linken Arm mit Zusammenschnüren im Hals. Wie *Römer* zeigen konnte, erfolgt manchmal auch die Ausstrahlung zum rechten Arm. Der Puls wechselt dauernd seine Stärke, mal weich, mal hart. Kollaps mit kalten Extremitäten und Zittern. Allgemein *schlechter* durch Kälte, durch Bewegung; *besser* in frischer Luft.
Bewährt bei ernsten Stenokardien, bei Verdacht auf Herzinfarkt, Mikroembolien, Blutdruckkrisen, Myokarditis und reflektorischen Herzstörungen, die vom Ovar ausgehen.

Anwendung: C 6 (D 12) dil. / C 30 glob. Im akuten Fall Methode 1, alle 5–10 Minuten 1 Eierlöffel voll

Latrodectus mactans

Extreme Angst mit Atemnot, *schreit* vor Schmerzen. Schmerzen strahlen von der Brust zur Achsel, den Arm hinunter bis in die Fingerspitzen – der Arm ist wie gelähmt. Oft Ausstrahlung in beide Arme oder in den Bauch mit krampfigen Leibschmerzen und Gefühl drohender Ohnmacht. Eiskalte Haut. Puls schnell und leer, fast nicht zu zählen. *Schlechter* durch jede Bewegung.
Diese Symptome finden wir bei Angina pectoris, bei drohendem Herzinfarkt und Solarkrisen.

Anwendung: D 6 / C 6 (D 12) dil. / C 30 glob. In akuten Fällen Methode 1, alle 10 Minuten 1 Eierlöffel voll

Treten die stenokardischen Zustände weniger dramatisch auf, können wir *Cactus grandiflorus, Spigelia* oder *Myrtillocactus* anwenden.

Cactus grandiflorus

Die Schmerzsensation bei diesem Mittel ist besonders typisch: Gefühl, als ob das Herz von einer Faust umfaßt würde; wie im Schraubstock; wie von einem Band ge-

[1] [Lit. Köhler, G., Eine bildhafte Studie über das Symptom „Angst“. In: Deutsche Homöopathische Monatsschrift 7 (1960)]

schnürt; wie eine Last auf der Brust. Seltener treten ziehende, stechende, bohrende Schmerzen auf oder das sonderliche Symptom, *als ob das Herz herumgedreht würde* (EK 879, KK II/211). Der Schmerz wird *schlimmer* beim Linksliegen, beim Gehen und *bessert* sich in Ruhe, in frischer Luft. Puls schnell, weich, unregelmäßig oder voll und gespannt. Herzklopfen mit Schwindel; hebender Herzspitzenstoß. – Betroffen sind meist plethorische Menschen mit rotem Gesicht, die bei einem stenokardischen Anfall blaß werden.
Diese Symptome finden wir bei Angina pectoris; bei Stenokardien, die durch Klappenfehler, besonders bei Mitralinsuffizienz, Dilatation und Hypertrophie des Herzens auftreten; bei nervösen Herzbeschwerden und nervösem Herzklopfen bei plethorischen Patienten; beim Basedow-Herzen.

Anwendung: ∅, D 4 / C 6 (D 12) dil.

Spigelia

Der Gesichtsausdruck zeigt starke Erregung und Angst. *Spitze, stechende* Schmerzen mit Herzklopfen strahlen zur linken Schulter und zum linken Arm aus. Puls weich, oft unregelmäßig und schnell. *Schlimmer* durch Linkslage, bei Berührung, durch Kälte und Bewegung, *besser* beim Liegen auf der rechten Seite mit erhöhtem Kopf. Besonders indiziert bei rheumatischer Genese der Herzstörungen, bei fokaler Belastung; im Beginn von Endokarditis, Myokarditis, Perikarditis.

Anwendung: D 4 / C 6 (D 12) dil. / C 30 glob. (bei starker Erregung)

Myrtillocactus

Krampfige, stechende Schmerzen. – Obschon keine exakte Arzneiprüfung an Gesunden durchgeführt wurde, ist es gut eingeführt bei Durchblutungsstörungen des Herzmuskels, bei Koronar-Insuffizienz mit anginösen Beschwerden und bei der Nachbehandlung des Infarktes.

Anwendung: D 3 / D 4 dil.

Herzklopfen

als Folge von Angst, Furcht und Erregung reagiert oft rasch auf *Aconitum* (s. S. 183), *Gelsemium* oder *Coffea*.

Gelsemium

Ein wichtiges Mittel für vegetativ stigmatisierte Patienten, die in einer Ausnahmesituation mit starkem Herzklopfen reagieren. Bei Erregung und Angst, z. B. bei einem öffentlichen Auftritt (Lampenfieber), beim Zahnarzt, vor ambulanten Eingriffen werden sie zittrig; dabei haben sie das Gefühl, als würde das Herz aufhören zu schlagen, wenn sie es nicht durch schnelles und tiefes Atmen in Bewegung halten würden. Der Puls ist weich, schnell und unregelmäßig. Indiziert auch bei *Herzjagen* als Folge von Angst und Erregung.

Anwendung: C 6 (D 12) dil. – C 30 glob., evtl. nach Methode 1 in kurzen Abständen 1 Eierlöffel voll

Coffea

Große Empfindlichkeit gegen emotionale Einflüsse und gesteigerte Schmerzunverträglichkeit bewirken Herzklopfen, Tachykardie, Extrasystolen. Meist sanguinische oder cholerische Patienten, die besonders stark auch auf unerwartete *freudige Ereignisse* reagieren.

Anwendung: C 6 (D 12) dil. – C 30 glob.

Herzjagen

hat sowohl deutliche organische als auch emotionale Ursachen. Die organisch fixierten Störungen der Reizbildung benötigen subtile diagnostische Abklärung der Grunderkrankung und eine sehr ausführliche Fallaufnahme, um die passende Arznei zu finden.
Im akuten Fall mit deutlicher emotionaler Auslösung können wir mit *Aconitum, Gelsemium, Veratrum album, Coffea, Arsenicum album* oft eine rasche Beruhi-

gung erreichen. Diese Arzneien wurden oben schon besprochen; weiter möchte ich aber noch hinweisen auf

Ignatia

Angst, Sorge, Kummer lösen plötzliche und *widerspruchsvolle* Störung der vegetativen Funktion aus. Nervenschwache Menschen mit übersteigerter Sensibilität reagieren in Ausnahmesituationen mit Kopfschmerzen, Globusgefühl, Magen-Darm-Beschwerden, Herzklopfen und Herzjagen. Mit *Ignatia* gewinnen Sie kooperative Patienten, die ihre Affekte bei diagnostischen oder therapeutischen Maßnahmen besser unter Kontrolle haben.

Anwendung: C 6 (D 12) dil. – C 30 glob.

Bewegungsorgane

Rheumatischer Formenkreis

Die Hochschulmedizin hat einen großen Vorteil – sie hat Patentrezepte. Diese Patentrezepte wechseln allerdings von Zeit zu Zeit und passen sich dem gerade herrschenden Wissenschaftsverständnis und Erkenntnisstand an. Die Betrachtungsweise ist für den Humoralpathologen wesentlich anders als für den Zellularpathologen.
Der Endokrinologe sieht das Krankheitsgeschehen anders als der Allergologe oder Bakteriologe. Entsprechend dieser verschiedenen Betrachtungsweisen wird das Krankheitsbild des rheumatischen Formenkreises schillernd und mehrdeutig, da keine einseitige Betrachtung die wirkliche Causa dieser Krankheit angeben und therapeutisch erfassen kann.
Die Benennungen und Deutungen der Untergruppen des rheumatischen Formenkreises sind zur Zeit wieder recht unterschiedlich. Übereinstimmende Meinung der Rheumatologen ist nur, daß das „Rheuma" keine einheitliche Krankheit ist – weder von der Seite der Veranlassung noch im Verlauf. Selbst eine sichere Abgrenzung zwischen entzündlichen und degenerativen Formen ist nicht immer möglich. Deshalb können wir erst recht mit gutem Grund die Arzneiwahl nach den individuellen Zeichen und Symptomen auswählen.
Die zeitlichen Abläufe modifizieren die Arzneiwahl: Bei akutem Beginn werden wir die auslösenden Faktoren, Folgen und Unterdrückungen und die aktuelle organotrope Symptomatik für die Arzneiwahl besonders berücksichtigen. Bei Übergang in einen chronischen Zustand oder bei schleichendem Verlauf treten die personotropen konstitutionellen Symptome in den Vordergrund.
Akute Infekte lösen bei entsprechender Disposition oder durch unterdrückende (fiebersenkende) Behandlung öfter Gelenkentzündungen oder Streuungen aus. Bei bekanntem Infektionserreger kann die zugehörige *Nosode* (z. B. *Scarlatina*) als *Zwischenmittel* angewendet werden, wenn ausnahmsweise die Arzneiwahl nach exakter Symptomenähnlichkeit nicht möglich ist oder das Ergebnis unbefriedigend bleibt. Wurde der akute Infekt durch Unterdrückung des Fiebers zur „Metastasierung" auf die Gelenke oder innere Organe gezwungen, so erinnern wir uns an *Sulfur, Phosphor* oder an eine Mittelgruppe, die im *Kent* unter „Folgen von Chinin-Mißbrauch, nach zu vielem Chinin" registriert ist (EK 1345; KK I/495). Dieses eigenartige Stichwort findet seine Erklärung darin, daß früher besonders Chinin als fiebersenkende Droge mißbraucht wurde. Wir finden eine zweite Mittelgruppe unter dem Stichwort „Metastasen" (*Kent* EK 1368; KK I/427), die wir beim Übergang von einer Krankheit auf ein anderes Organ berücksichtigen können.
Eine gewisse Sonderrolle spielt das *Rheumatische Fieber* wegen der bekannten Auslösung durch β-Streptokokken vom Typ A und seiner Komplikationen durch Ausbreitung auf Herz, Leber, Niere. Deshalb muß auch aus juristischen Gründen eine zusätzliche Antibiotika-Behandlung empfohlen werden. Bei gewissenhafter homöopathischer Behandlung der Tonsillitis schon im Anfangsstadium lassen sich Komplikationen mit viszeraler Ausbreitung vermeiden.[1]

[1] Lit. Bauhof, Wolfgang, Diss. Freiburg 1982

Dasselbe gilt sicher auch für andere Infekte, die durch hyperergische Mesenchymreaktionen rheumatische Prozesse auslösen bzw. durch fokale Streuungen unterhalten.

Übersicht

Vgl. in den Repertorien
EK 1036, 1038 – KK II 562/567
(Gliederschmerzen, rheumatisch)

Akute Arthritis		
Nach Tonsillitis	S. 189	vgl. Kapitel Tonsillitis Phytolacca
Noch lokalisiert	S. 189	Bryonia Rhus toxicodendron Acidum salicylicum Spiraea ulmaria
Viszerale Mitbeteiligung – Leber und Niere	S. 189	Acidum benzoicum Berberis vulgaris
– Herz	S. 190	Veratrum viride Pyrogenium Lachesis Spigelia Kalmia
Progredient-chronische Polyarthritis		
Mittel des Anfanges Bei allopathischer Vorbehandlung	S. 191	Nux vomica Sulfur
Hormonale Dysfunktion	S. 192	Pulsatilla Cimicifuga Hedera Helix
Deutliche Wetterabhängigkeit	S. 193	Dulcamara Rhododendron
Auffallende Kältebesserung	S. 193	Apis Ledum Guajacum
Konstitutionelle Mittel Wärmebesserung	S. 194	Kalium phosphoricum Kalium carbonicum
Kältebesserung	S. 194	Kalium sulfuricum Kalium jodatum
Feuchtes Wetter bessert	S. 194	Causticum
Trockenes Wetter bessert	S. 195	Lycopodium Sulfur

Akute Arthritis

Nach Tonsillitis

Vgl. hierzu das Kapitel Tonsillitis (S. 235) Aus dieser Gruppe möchte ich ein Mittel hier besonders herausstellen, da es relativ früh neben dem Halsbefund auch Gelenkbeschwerden produziert.

Phytolacca

Die Phytolacca-Angina zeigt dunkelrote, bis ins Bläulichrote gehende Farbe. Der Schmerz strahlt bis in die Ohren aus, besonders beim Kauen; kann nichts Heißes schlucken (wie *Lachesis*). Die *rheumatischen Beschwerden* sind schlimmer nachts (wie *Rhux tox.*), in der Bettwärme, durch örtliche warme Anwendungen (wie *Bryonia*), bei feuchtem Wetter. Sie sind besser durch Bewegungen und wechseln den Ort, oft Zerschlagenheitsgefühl (wie bei *Arnica* und *Eupatorium*). Schmerzen sitzen tief an den knöchernen Teilen des Gelenkes und an den Sehnen; häufig sind der Ischias und das Kniegelenk befallen.

Anwendung: D 6–C 6 (D 12) dil.

Noch lokalisiert

Bryonia

Akute Gelenkentzündungen als Folge von Unterkühlung mit *stechenden Schmerzen*, die in der *Ruhe* und durch festen Gegendruck *besser* werden und bei Bewegung und lokaler Wärme sich verstärken. Oft *Schwellungen der Gelenke*. Reizbare, ärgerliche Patienten mit trokkenen Schleimhäuten und Durst auf große Mengen kalter Flüssigkeit.

Anwendung: D 4–C 30 dil.

Rhus toxicodendron

Akut auftretende Gelenkschmerzen als Folge von Abkühlung, Durchnässung. Schmerzen verstärken sich in der Ruhe und durch Kälte; nachts besonders allgemeine Unruhe mit Bewegungsdrang. *Bewegung* und örtliche *Wärme bessern*.

Anwendung: D 4–C 30 dil.

Acidum salicylicum

Charakteristisch sind *wandernde Schmerzen* in verschiedenen Gelenken, die oft als brennend empfunden werden. Schmerzen sind schlimmer bei Bewegung, bei Berührung der Gelenke und nachts, dabei allgemeine Unruhe bis zur Erregung. Blutandrang zum Kopf mit Hitzewallungen. *Starke Schweiße*, Fußschweiß. Besonders wirkungsvoll ist die Salicylsäure, wenn neben dem rheumatischen Geschehen *Neigung zu Schwindel* besteht. Dröhnen und Klingeln in den Ohren, evtl. Ménièrescher Schwindel. Augensymptome in Form von Flimmern, Farbillusionen beim Sehen, auch Entzündungen der Retina.

Anwendung: D 3–D 6 dil.

Spiraea ulmaria

Ziehende, *reißende Schmerzen* in den Gelenken mit häufigem Wechsel des Ortes. *Verschlimmerung* durch *Bewegung*, durch Feuchtigkeit. Muskelkrämpfe. Starke Schweiße; Erregung der Blutzirkulation mit Blutandrang zum Kopf, Ohrensausen, Schwindel. Nachts sehr unruhig. Vermehrter Harndrang, Urinausscheidung vermehrt, lehmfarbener Harn, roter Grieß. Die Harnsymptome treten bei *Spiraea* deutlich in Erscheinung und geben uns den Hinweis, daß die Heilung über Anregung der Nierenleistung mit vermehrter Ausscheidung gehen muß.

Anwendung: D 3–D 4 dil.

Viszerale Mitbeteiligung

Leber und Niere

Acidum benzoicum

Befall der kleinen Gelenke, Schmerzen wandern von rechts nach links, von oben nach unten. Nächtliche Schweiße mit nächtlicher Verschlimmerung, erwacht nachts mit innerer Hitze. *Harn* sehr dunkel, *übelriechend wie Pferdeharn*, alkalische Reaktion. Traurige, ernste Gemütsverfassung. Schlaf sehr unruhig. Angstgefühl beim Schwitzen. Ohrgeräusche.

Anwendung: D 3–C 6 (D 12) dil.

Berberis

Vorwiegend Rückenschmerzen und Schmerzen in der Lendengegend. *Schmerzen* vom Nierenlager *ausstrahlend*, in der Lebergegend stechende Schmerzen, Gefühl wie lahm und steif, ausgesprochene Mattigkeit. Schmerzen wechseln oft ihren Charakter. Verschlimmerung bei Bewegung, beim Hängenlassen der Gliedmaßen. Harn oft dunkel mit dunklem Satz, wechselnd in der Beschaffenheit.

Anwendung: D 3–D 6 dil.

Herz

An diese Komplikation muß immer wieder gedacht werden – aber nicht erst bei hörbarem Klappengeräusch oder deutlichen klinischen Zeichen. Das ist zu spät! Prüfen Sie neben Ihren sonstigen Untersuchungen die *Druckschmerzhaftigkeit* bestimmter *reflektorischer* neuraler *Punkte* und machen Sie einen Seitenvergleich zwischen rechts und links. Als *frühestes* Zeichen wird der Patient einen Spontanschmerz oder vermehrte Druckempfindlichkeit im linken zweiten Interkostalraum am linken Sternalrand äußern. Dieser Punkt entspricht einem Akupunkturpunkt (Niere 25) und einem *Weihe*schen Druckpunkt.[1]

Diesem oben angegebenen Punkt im linken Interkostalraum (zwischen 2. und 3. Rippe parasternal) ordnet *Weihe* eine Arznei zu, deren Symptomatik genau mit der kritischen Situation einer viszeralen Ausbreitung beim rheumatischen Fieber übereinstimmt.

[1] August *Weihe*, ein homöopathischer Arzt, hat zuerst 1886 durch Beobachtung und Abtastung seiner Patienten hyperalgetische Zonen und Punkte entdeckt, die mit bestimmten Krankheitszuständen und dazu passenden homöopathischen Arzneimitteln übereinstimmen.
Lit. Schöler, Heinz, Ulm/Donau 1954

Veratrum viride

Fieberhafter Zustand mit heißem, *roten* Gesicht – aber sofort *Blässe* beim Aufsitzen (wie *Aconitum*). Puls zuerst voll, schnell, dann leicht unterdrückbar, weich und unregelmäßig; zuletzt langsam mit Absinken des systolischen und diastolischen Druckes. Brennender Schmerz im Herzgebiet, Empfindung einer schweren Last auf der Brust, Hitze des Körpers mit kaltem Stirnschweiß. Übelkeit mit leerem Erbrechen. Zunge belegt, weißgelblich mit rotem Mittelstreifen. *Boericke* notiert als klinische Indikation: Vorhofflimmern Herzrheumatismus.[2]

Anwendung: D 3/dil. (nach Methode 1) in kurzen Abständen bei schnellem Puls und noch normalem Druck. Bei Druckabfall sofort aufhören. D 6–C 6 (D 12) bei kleinem und *langsamen* Puls, Methode 1 im stündlichen Abstand.

Weitere typische reflektorische Schmerzzonen lassen sich nachweisen um die Austrittsstelle des Nervus supraorbitalis links; im Bereich der linken Arteria temporalis; an der ulnaren Seite der Ellenbeuge, einen Querfinger oberhalb der Beugefalte; in der Gegend des Processus styloideus ulnae und über der volaren Fläche des Erbsenbeines; an der medialen Seite des Schulterblattrandes in Höhe der vierten Rippe. Oft finden wir auch eine Schmerzprojektion in den linken oder den mittleren Oberbauch.

In diesem Stadium des rheumatischen Fiebers kommen bei der Arzneimittelwahl in Frage: *Lachesis, Pyrogenium, Spigelia* und *Kalmia*. Für *Lachesis* und *Pyrogenium* spricht der septische Allgemeinzustand: Hohes Fieber, livide Lippen, starke Unruhe, Redefluß – dies sind gemeinsame Symptome.

Worin liegt der wesentliche Unterschied? *Lachesis* hat *Besserung* durch *Kälte, Pyrogenium Wärmebesserung*.

[2] Lit. Boericke, William, Deutsche Übersetzung, Leer 1972

Pyrogenium

Starkes Zerschlagenheitsgefühl (ähnlich *Arnica*). Frost besonders gegen 19 Uhr, trotz Hitze und Schweißausbruch. Starke Gliederschmerzen und Ruhelosigkeit, *gebessert durch Wärme. Diskrepanz zwischen Temperatur und Puls* – hohes Fieber, relativ langsamer, weicher, leicht unterdrückbarer Puls. Unangenehmer Geruch des Körpers, des Schweißes, aller Exkrete. Zunge oft bräunlich belegt, brauner Strich in Zungenmitte. Durst auf kaltes Wasser, das erbrochen wird, sobald es im Magen warm geworden ist. Jeder Herzschlag wird im ganzen Körper gefühlt. Angst und Vernichtungsgefühl in der Herzgegend. „Gefühl als ob das Herz kaltes Wasser durch die Adern pumpe", Empfindung von Schnurren in der Herzgegend. Der Kranke schreit im Schlafe auf infolge der Brustbeklemmung.

Anwendung: C 6 (D 12)–C 30 dil.

Lachesis

Angst gegen alles Beengende: enge Kleidung am Hals, an der Taille, an der Brust; enge warme Räume. Engegefühl am Herzen, erwacht aus dem Schlaf mit Erstikkungsgefühl. Heiße Wallungen mit Schweißausbruch, Frost im Wechsel mit Hitzegefühl. Rheumatische Schmerzen in den Gelenken mit Spannungsgefühl. Sehr schmerzhaft bei Berührung, *schlimmer durch Wärme*.

Anwendung: C 6 (D 12)–C 30 dil.; auch als i.v.-Injektion, evtl. als Mischinjektion je 1 Amp. Lachesis D 12, Pyrogenium D 30, Echinacea D 4 (nach *Schlüren*[1])

Spigelia

Reißende neuralgische *Schmerzen*, Verschlimmerung durch Bewegung, kaltes, feuchtes Wetter, durch Erschütterungen; Besserung durch Ruhe, Wärme und leichten Druck. Die *Herzaktion* ist oft so *heftig*, daß sie *sichtbar* und auf Abstand *hörbar* ist. Ausstrahlende stechende Herzschmerzen in den linken Arm, zur Schulter, zum linken Auge, in die Temporalgegend. Psyche: Ruhelose Ängstlichkeit, ist um die Zukunft besorgt; Angst vor spitzen Gegenständen, leicht gereizt und beleidigt.

Anwendung: D 6–C 6 (D 12)

Kalmia

Die Gelenkschmerzen wandern meist vom Rumpf zu den Extremitäten, von oben nach unten. *Blitzartige Schmerzen*; dumpf, reißend. Schlimmer durch Wärme und Bewegung. Herzklopfen schlimmer bei Linkslage, Kurzatmigkeit. Geringste Anstrengung beschleunigt den Puls. Große Schwäche.

Anwendung: D 4 / D 6 dil.

Progredient-chronische Polyarthritis

Von den chronischen Krankheitsfällen des rheumatischen Formenkreises ist die progredient-chronische Polyarthritis (früher primär chronische benannt) besonders charakterisiert durch ihre *fortschreitende Entwicklung* von der Entzündungsphase des artikulären und periartikulären Gewebes bis zur Knochendestruktion.
Die homöopathische Therapie ist aussichtsreich bei frühzeitigem Beginn. Gleichzeitig ist Herdsanierung, Symbioselenkung und für längere Zeit eine vegetarische Ernährung mit Übergang zu laktovegetabiler Kost erforderlich. Günstig sind zwischenzeitliche Fastenkuren. *Hahnemann* weist in den §§ 259–263 Organon auf die Bedeutung der Diätetik im umfassenden hippokratischen Verständnis.

Mittel des Anfangs

Bei diesen chronischen, wahrscheinlich auch genetisch geprägten Krankheiten ist es oft zweckmäßig, mit *pflanzlichen Mitteln* zu beginnen und danach Schritt für Schritt mit tiefwirkenden antipsorischen

[1] Lit. Schlüren, Erwin, Heidelberg 1977

und antisykotischen Arzneien weiterzuarbeiten. Lange allopathische Vorbehandlung – besonders mit Cortison, immunsupressiven Arzneien oder Gold – erschwert die Arzneifindung und -wirkung. Evtl. beginnen mit *Nux vomica D 4* (2 mal 5–8 Tropfen täglich, etwa 10 Tage lang) oder *Sulfur* C 30 (3 mal wiederholen im Abstand von je 1 Woche).
Der *Übergang von allopathischer zu homöopathischer Behandlung* ist oft schwierig. Die Meinungen gehen auseinander – einige fordern radikales Absetzen, ich entscheide mich meist für die pragmatische Lösung: Schritt für Schritt absetzen, so schnell, wie es die Situation und vor allem die Schmerzen zulassen.
Die Arzneiwahl muß sich auf eine umfassende Fallaufnahme stützen. Ich kann hier nur an ein paar Mittel erinnern, die vor allem *am Anfang* dienlich sind, bis die personale Symptomatik deutlich wird.
Die Statistik zeigt, daß viermal mehr Frauen als Männer befallen werden und daß diese Störungen oft in *Krisenzeiten der hormonalvegetativen Steuerung* beginnen: Menarche, Schwangerschaft, Klimax. Hier bewähren sich

Pulsatilla

Ziehende, spannende, einschießende Schmerzen in und um die Gelenke; beginnen in der Ruhe, werden schlimmer durch Wärme, durch Hängenlassen der Gliedmaßen, beim Liegen auf der schmerzhaften Seite. Besserung tritt ein durch Bewegung, häufigen Lagewechsel, im Freien, durch kühle Anwendungen. *Charakteristisches Zeichen*: Neigung zu Anschwellungen der Beine und zu venösen Stauungen. Daraus erklärt sich die *Besserung* der Schmerzen durch alles, was die Blutzirkulation fördert: *Bewegung, Kühle*. Alles, was die Durchblutung verlangsamt, verstärkt auch die Schmerzen: Ruhe, Wärme, Daraufliegen.
Auffallendes Symptom: Die Schmerzen wechseln oft und rasch den Ort; hören plötzlich auf.

Anwendung: C 6 (D 12)–C 200 dil.

Cimicifuga

Krampfartige oder wie elektrische Stromstöße einschießende Schmerzen. Auffallende Ruhelosigkeit der Gliedmaßen, Gliederzuckungen; muß sich bewegen und gehen. Schmerzen werden besser durch Bewegung, schlimmer bei naßkaltem Wetter.
Sehr breite Wirkung auf Muskeln, Sehnen, Nerven und auf Uterus, Ovar, Hypophyse. Mit Eintritt der Periode bessern sich die rheumatischen Schmerzen und dazu spiegelbildlich kommt es in der Klimax zu verstärkten Beschwerden; arthralgisch-myalgisch-neuralgischer Symptomenkomplex der Wechseljahre.
Depressive Stimmungen, „wie in einer dunklen Wolke" – oder auch erregt, schwatzhaft.
Sonderliches Symptom: Bei leiblichen Beschwerden bessert sich die traurige Verstimmung; physische und psychische Symptome wechseln sich fortwährend ab.

Anwendung: C 6 (D 12)–C 30 dil.; LM VI–XVIII dil.

Hedera Helix

1932 von *Mezger* geprüft: „Heftige Schmerzen in Armen und Beinen, im Rücken und Kreuz wechselnd, teils besser durch Bewegung, teils schlechter, sowohl in den kleinen wie großen Gelenken, in den Nervenbahnen und Muskeln. Ameisenlaufen und Kribbeln. Steifigkeit der Glieder. Verschlimmerung nachts und morgens."[1]
Die Periode ist verzögert, schwach und abgekürzt. Fühlt sich aber während der Periode weniger müde, während sonst große Müdigkeit und Abgespanntheit auffällt. Die Schilddrüse ist oft vergrößert, Beengungsgefühl am Hals. *Hedera* ist jodhaltig, von daher versteht sich die Besserung des Allgemeinzustandes durch Essen, in der frischen Luft; Besserung der Gelenkschmerzen durch Bewegung.

[1] Lit. Mezger, Julius, Saulgau/Wttbg. 1951

„Der primär-chronische Gelenkrheumatismus scheint sich besonders dieser Behandlung mit Hedera zugänglich zu zeigen." (*Mezger*)

Anwendung: D 6–C 6 (D 12) dil.

Bei deutlicher Wetterabhängigkeit bewähren sich *Dulcamara* und *Rhododendron*

Dulcamara

Rheumatische Beschwerden treten als Folge von Durchnässung auf, bei naßkalter Witterung, bei Abkühlung am Abend nach heißen Tagen, durch Sitzen auf kaltem Boden. Schmerzen wie zerschlagen mit Lähmigkeit und Kältegefühl; Reißen und Zucken. Besserung der Schmerzen durch Wärme, Bewegungen, kräftiges Massieren und Reiben.

Anwendung: D 4–C 30 dil.

Rhododendron

Ausgesprochene Wetterfühligkeit, "*Barometer-Rheumatismus*". Schmerzen werden ausgelöst und verschlechtern sich *vor* Wetterwechsel, von schön zu schlecht, *vor* Sturm und Gewitter. Schmerzen besonders am Unterarm, in den Händen, an Beinen und Zehen, am Periost. Schwellungen der Gelenke, Schlechter in der Ruhe, nachts, gegen Morgen, besser durch Bewegung und Wärme.

Anwendung: D 3–D 6 dil.

Auffallende Besserung der Beschwerden und der Schmerzen *durch Kälte* ist bei Rheumatikern ein paradoxes Symptom und widerspricht der gängigen Auffassung, daß Rheumatiker sich warm halten müssen, daß Wärme auf alle Fälle gut tut. Diese Modalität haben – neben *Pulsatilla* (S. 192) – besonders ausgeprägt *Apis, Ledum* und *Guajacum*.

Apis

Typisch ist rascher Beginn der Gelenkentzündungen mit Ödem und Gelenkerguß; wirkt auf die Gelenkserosa. Stechende Schmerzen mit Gefühl einer brennenden Hitze und starker Berührungsempfindlichkeit – wie bei Bienenstich. Trotz des inneren Hitzegefühls auch beim Schwitzen *wenig* oder *kein Durst*. Schmerzen werden *besser* durch *kalte Anwendungen*, schlechter in der Wärme, durch Bewegung und Berührung.

Anwendung: D 3–C 6 (D 12) dil.

Ledum

Rheumatische Erkrankungen mit heißen, blassen Schwellungen um die Gelenke, beginnen oft an den Füßen und entwikkeln sich nach aufwärts (*Kalmia* von oben nach unten). Auffallend ist, daß diese Patienten im ganzen sehr frostig sind und *Mangel an Lebenswärme* haben, dennoch Wärme, besonders Bettwärme, schlecht vertragen. Sie decken sich auf und strekken die Füße hinaus; sie finden Linderung ihrer Gelenkschmerzen durch *kalte Anwendungen*, durch Übergießen mit *kaltem Wasser*.

Anwendung: D 4–C 6 (D 12) dil.

Guajacum

Geschwollene, steife Gelenke mit Spannungsgefühl und Hitzeempfindungen. Schrumpfung der Sehnen, Bänder und Kapseln; Deformierung. *Schmerzen* sind auffallend *stärker* durch *Wärme* und bei feuchtkaltem Wetter. Bewegung und Druck sind unangenehm und schmerzhaft. *Kalte Anwendungen bessern* – diese Patienten sind die geborenen Anhänger der zur Zeit hochgejubelten Eisbehandlung bei Gelenkschmerzen.
Haufige Symptome: Schlechter Körpergeruch, übelriechender, reichlicher Harn, auffallendes Verlangen nach Äpfeln.

Anwendung: D 6 / C 6 (D 12)–C 30 dil.

Konstitutionelle Mittel

Nach der Therapie des Anfangs mit pflanzlichen Mitteln muß man sich um die Arzneifindung im konstitutionellen Bereich bemühen. Hier bestimmt allein der Symptom-Inbegriff des Einzelfalles die Arzneiwahl. Auffallend oft habe ich bei chronischen Rheumatikern die Kalisalze, *Causticum, Lycopodium* und natürlich *Sulfur* als erforderlich befunden.
Zunächst die beiden Kalisalze mit deutlicher *Besserung durch Wärme und Bewegung*.

Kalium phosphoricum

„Hypersensible, nervöse, Harte Menschen, die sich durch lange Leiden, durch Sorgen und Ärger und durch geistige Tätigkeit verausgabt haben".[1] Sehr frostige Patienten.
Ziehende, reißende Schmerzen in den Gelenken mit *lähmender* Empfindung. Lähmige Steifigkeit nach Bettruhe. *Verschlimmerung* der Schmerzen durch Kälte, im Winter, morgens 5 Uhr, im Beginn der Bewegung; *Besserung* durch langsame Bewegung und Wärme. Unruhe in den Füßen, lähmige Schmerzen der Fußsohlen, Zittern der Hände, Zukken und Schwäche der Gliedmaßen.

Anwendung: Reihe von C 6 (D 12) – C 200 tabl.

Kalium carbonicum

Schwäche, Schweiße und stechende Schmerzen charakterisieren dieses Mittel. Reißende, stechende Schmerzen von der Schulter zum Handgelenk, besonders im Handgelenk sehr starke Schmerzen; Schmerzen im Rücken, in der Lumbalgegend, in den Hüftgelenken. Die Gliedmaßen versagen ihren Dienst schon nach geringer Anstrengung wegen Muskelschwäche. *Schmerzen* werden deutlich *besser* durch *Wärme* und in den meisten Fällen *durch Bewegung*; sie *verschlimmern* sich *durch Kälte*, nachts zwischen 3 und 5 Uhr, beim Liegen auf der linken Seite.

Anwendung: Reihe von C 6 (D 12) – C 200 tabl.

[1] *Kent*, Arzneimittelbilder, deutsche Übersetzung Ulm/Donau 1958

Besserung der Schmerzen durch Kälte

Kalium sulfuricum

Verlangen nach frischer Luft. Die Beschwerden entwickeln sich in der Ruhe und werden durch leichte Bewegung gebessert. Auffallende *Verschlimmerung* durch *Wärme*, möchte sich wegen Schwäche niederlegen, aber die Bettruhe verschlimmert, er muß umhergehen, um seine Schmerzen zu lindern. Umherziehende, wandernde Schmerzen. *Kalium sulfuricum* hat viel Ähnlichkeit mit *Pulsatilla,* es als Folgemittel; im psychischen Bild hebt es sich aber von *Pulsatilla* deutlich ab. Der Patient ist leicht reizbar, eigensinnig, schnell aufgebracht, unzufrieden, hastig, immer in Eile.

Anwendung: Reihe von C 6 (D 12) – C 200 tabl.

Kalium jodatum

Diese Arznei gehört in den luesinischen Formenkreis (vgl. Bd. I, S. 183) mit destruktiver Tendenz der Krankheitsabläufe: Versteifung der Gelenke mit Kontraktur, Knochenveränderungen mit Exostosen. Heftige *nächtliche* Schmerzen mit Unruhe, muß sich bewegen, kann nicht im Bett bleiben. Schmerzen sind ziehend, reißend, *schlimmer in der Wärme*, in der Ruhe, nachts; *besser* durch Bewegung, im Freien, *im Kühlen*.

Anwendung: Reihe von C 6 (D 12) – C 200 tabl.

Feuchtes Wetter bessert

Causticum

Fahlgelbes Gesicht, gesenkte Augenlider, allgemeine große Schwäche. Traurige Hoffnungslosigkeit, ängstlich, schweigsam. Der Kranke ist wie ausgetrocknet. Zunehmende Versteifung der Gelenke führt zu lähmungsartigen Zuständen mit Gelenkkontrakturen: dadurch Gefühl, als ob die Glieder verrenkt wären, als wenn die Sehnen zu kurz würden. Hat das Bedürfnis, sich zu strecken, zu recken, muß sich ständig bewegen, um der empfundenen Versteifung entgegenzuarbeiten. „Kann die Beine nicht ruhig halten, weiß nicht, wie er sie legen soll" (*Mezger*). Wundes Empfinden der Gelenke mit brennendem Schmerz, *Verschlimmerung* durch *Kälte*, besonders durch *trockene* Kälte, insgesamt auch sehr frostig. Die Trockenheit ist bei diesen Patienten so groß, daß *trockenes, schönes Wetter verschlechtert* und *feuchtes* Wetter *bessert*. Verschlimmerungszeit 3–5 Uhr morgens und nach dem Aufstehen.

Anwendung: Reihe von C 6 (D 12) – C 200 tabl.

Trockenes Wetter bessert

Lycopodium

Reißende, brennende, ziehende Schmerzen, *schlimmer* nachts, *in der Ruhe*, bei *feuchtem Wetter* und *besser* in der *Wärme*, bei *Bewegung*. Taubheit in den Gliedmaßen, als wenn die Durchblutung aufhörte. Schmerzhafte Steifheit der Muskeln und Gelenke, knackende Gelenkgeräusche beim Ausstrecken der Extremitäten. Bandgefühl um die Gelenke. Schmerzen beginnen oft auf der rechten Seite und dehnen sich nach links aus. Rheumaknötchen an den Gelenken, vor allem der Finger; ein Fuß heiß, der andere kalt. Keine Kraft, die Arme zu heben oder die Hände zu bewegen.

Anwendung: Reihe von C 6 (D 12) – C 200 tabl.

Sulfur

Reißende *Schmerzen* in den Muskeln und Gelenken der Gliedmaßen, *ziehen von oben nach unten*. Schwäche, Knarren und heiße Anschwellungen der Gelenke. Brennende Schmerzen in den Fußgelenken mit nächtlicher Hitze; streckt die Füße hinaus. *Schmerzen* sind *schlimmer nachts*, im Federbett, bei *feuchtem Wetter*. Im Anfang der Bewegung sind die Gelenke noch steif und schmerzhaft; *fortgesetzte Bewegung bessert* – besonders typisch bei Rückenschmerzen: beim Aufstehen aus dem Bett oder vom Sitzen, steif und gebeugt. Erst nach einer Zeit wird er im Gehen freier und kann sich allmählich aufrichten; zuviel Bewegung verschlimmert aber wieder. Fühlt sich wohl bei trockenem, milden Wetter und gemächlicher Bewegung.

Anwendung: Reihe von C 6 (D 12) – C 200 tabl.

Arthrosen

Der Umbau der Knorpel-Knochen-Struktur ist der Endprozeß eines sehr vielfältigen Geschehens. Hormonale Einflüsse, Stoffwechselbelastungen durch ungenügende Funktionen des Darm-, Leber-, Galle-Nierensystems und konstitutionelle Bedingungen der gichtisch-rheumatischen Diathese spielen ihre besondere Rolle. Diese Schrittmacher der Krankheitsentwicklung müssen wir in unserem therapeutischen Konzept erfassen.
Der deutsche Ausdruck „Gelenkverschleiß" ist ein Monstrum, der sich auf den technischen Vergleich mit einer ausgeschlagenen Radachse bezieht und zu wenig therapeutische Hoffnungen läßt. Außerdem steht im krassen Widerspruch zum „Verschleiß" die Beobachtung, daß Bewegung in vielen Fällen lindert, daß gezielte krankengymnastische Übungen, arzneiliche Behandlung und Neuraltherapie vieles aufhalten oder rückgängig machen können.
Die folgende Übersicht stellt einen Versuch dar, die Beziehungen der vielfältigen individuellen Symptome zu besonders charakteristischen, pathophysiologischen Bedingungen aufzuzeigen. Damit soll dem Therapeuten eine Hilfe gegeben werden, das passende Arzneimittel für den konkreten Einzelfall rascher zu finden.

Koxarthrose

Folge von Überanstrengung, Zerrung

Calcium carbonicum

Meist pastöse, schlaffe, blasse Menschen mit Neigung zur Fettleibigkeit, besonders im Abdominalbereich. Abneigung gegen Kälte und Nässe. Körperlich und nervlich wenig belastbar, mattherzig, schnell erschöpft, kurzatmig bei Anstrengungen, besonders beim Steigen. Rasch entmutigt. Frostig mit örtlichen Schweißen, besonders behaarter Kopf, Hände, Füße. Verlangen nach Eiern und Abneigung gegen Milch.
Verschiedenartige Schmerzen im Hüftbereich: reißend, stechend, schießend, schlechter im Sitzen, nach Anstrengungen, durch Bewegung. Die Beziehungen zum Knochenstoffwechsel werden deutlich durch die Biographie: Frühkindliche Rachitis, spät laufen gelernt, starke lymphatische Reaktionen im Kindesalter, im Alter Neigung zur Osteoporose.

Anwendung: Reihe von C 6 (D 12) – C 200 tabl.

Rhus toxicodendron

Charakteristisch ist die *Ruhelosigkeit* mit dauerndem *Drang zum Bewegen*. Die Schmerzen werden im Beginn der Bewegung erst etwas schlimmer, *fortgesetzte Bewegung bessert*. Schmerzempfindung: wie verrenkt, verzerrt, wie zu kurz. Folgen von Überanstrengungen, Distorsionen, von Kälteeinwirkung. Hüftgelenkschmerzen werden schlimmer beim Liegen auf der kranken Seite, bei Nacht, durch kalte Anwendungen.

Anwendung: C 30 – tiefere Potenz oft nicht wirksam

Beziehungen zum Leber-Galle-System

Carduus marianus

In der Gesamtsymptomatik spielt die zugrunde liegende Störung des Leber-Galle-Systems mit *Pfortaderstauung* eine wichtige Rolle: Völlegefühl im Leib mit Aufstoßen, Schmerzen in der Lebergegend, evtl. kolikartige Schmerzen, die quer von rechts zur Mitte ziehen, besser durch Zusammenkrümmen; Wechsel von Durchfall mit Verstopfung; Hämorrhoiden, Krampfadern, Ulcera cruris.

Übersicht

Koxarthrose

Folge von Überanstrengung, Zerrung	S. 196	Calcium carbonicum Rhus toxicodendron
Beziehungen zum Leber-Galle-System	S. 196 + S. 198	Carduus marianus Chelidonium Lycopodium
Hormonale Beziehungen	S. 198	Pulsatilla Lachesis Sepia
Beziehungen zum Knochenstoffwechsel	S. 199	Calcium carbonicum Calcium phosphoricum Acidum fluoricum Phosphorus Silicea
Beziehungen zur gichtisch-rheumatischen Diathese	S. 199	Causticum Colchicum Colocynthis Ledum Lycopodium Medorrhinum Thuja Rhus toxicodendron
Auffallende Symptome		
Schmerzen treten anfallsweise auf	S. 201	Causticum Colocynthis Pulsatilla
Deutliche Besserung durch Gehen	S. 201	Lycopodium Pulsatilla Rhus toxicodendron
Deutliche Besserung durch kalte Anwendungen	S. 201	Ledum Pulsatilla

Gonarthrose

Die bei der Behandlung der Koxarthrose aufgeführten Mittel können auch bei der Gonarthrose angewendet werden. Darüber hinaus haben die folgenden Arzneimittel besondere Beziehungen zum Kniegelenk.

Beziehung zum Knochenstoffwechsel	S. 201	Aurum Calcium carbonicum Kalium carbonicum
Beziehung zur gichtisch-rheumatischen Diathese	S. 202	Acidum benzoicum Causticum Guajacum

Begleittherapie

Begleittherapie . . . S. 202

Die Hüftschmerzen ziehen vom Gesäß zum Oberschenkel und werden schlechter beim Bücken und beim Aufstehen vom Sitzen. Schwäche in den Füßen nach Sitzen.
Die Leber-Beziehung erklärt die betonte Wirkung bei *rechtsseitigen Krankheitsprozessen*, Linksseitigkeit schließt das Mittel aber nicht aus.

Anwendung: ∅–D 2 / D 4 dil.

Chelidonium

Organotrope Beziehungen zum Leber-Galle-System mit Schmerzausstrahlung zum rechten Schulterblatt. Ärgerliche, gereizte, „gallige" Stimmungslage. In Muskeln und Gelenken stechende Schmerzen oder wie zerschlagen. Schmerzen von der Hüfte zum Oberschenkel; Fersenschmerzen, wie eingeschnürt durch zu enges Schuhwerk.

Anwendung: D 4–C 30 dil.

Lycopodium

Organotrope Beziehung zum Leber-Galle-System mit mangelhafter Assimilation und verzögertem Abbau der Nahrungsbestandteile. Gichtisch-rheumatische Diathese mit vermehrter Harnsäureausscheidung. Schwäche mit Zerschlagenheitsschmerz in den Extremitäten; brennende Schmerzen zwischen den Schulterblättern. *Gelenkschmerzen sind schlimmer in der Ruhe* und nachts, *besser durch Bewegung*. Meist stärker rechts. Oft Krämpfe in Waden und Zehen. Füße unterschiedlich warm, rechts meist wärmer als links oder umgekehrt.

Anwendung: Reihe von D 6–C 200 tabl.

Hormonale Beziehungen

Obschon die folgenden drei Arzneien keine unmittelbaren toxikologischen Beziehungen zum Knorpel- und Knochenprozeß haben, ist ihre Anwendung bei Arthralgien in den Wechseljahren mit oder ohne röntgenologisch nachweisbare Veränderungen oft sehr erfolgreich.

Pulsatilla

Charakteristisch ist die *Menstruationsstörung* im Sinne der *verspäteten* oder *ausbleibenden* Periodenblutung; Neigung zu venösen Stauungen; allgemeine Frostigkeit mit *Unverträglichkeit von Wärme* und Verlangen nach frischer Luft, nach Bewegung; häufiger Wechsel der Beschwerden, wandernde Schmerzen. Milde, nachgiebige Naturen, gelegentlich auch ärgerlich und gereizt, schnell traurig und verzagt, aber leicht zu trösten. Reißende, stechende, wandernde Schmerzen von der Hüfte zum Knie. Hüftschmerzen wie verrenkt. Steifheit mit Knarren in den Kniegelenken. Schmerzen in den Gliedmaßen verstärken sich beim Herabhängen (Venosität!), in der Ruhe, durch Wärme, gegen Abend, beim Ausbleiben der Regel. Die Schmerzen werden besser durch fortgesetzte Bewegung, Entblößen, kühle Anwendungen. Schwere, müde, oft gestaute Beine.

Anwendung: D 6–C 200 dil.

Lachesis

Charakteristisch ist: *Ausbleiben der Regel löst* neuralgische und rheumatoide *Schmerzen aus*. Wiedereintritt der Periodenblutung und Schweißabsonderung bessert. Wärme in jeder Form (warme Anwendungen, Sommerwärme, enge Räume) *verschlechtert* allgemein und örtlich. Starker Wechsel der Gemütslage; oft am Morgen (nach Schlaf) traurig und mutlos, am Abend lebhaft und aufgedreht mit Redelust. Vertragen nichts Enges am Körper, besonders der Hals muß freibleiben, tragen gern tiefes Dekolleté. Viele Beschwerden sind *links stärker* oder beginnen links und wandern dann nach rechts. Die Beine sind oft gestaut, bläulich, marmoriert. Neigung zur Varikose. Schmerzhafte Steifigkeit von den Lenden zum Kreuz und in die Oberschenkel. Hüftschmerzen nach Schlaf und 15 Uhr. Stechende Schmerzen in den Kniegelenken, quetschende oder brennende Schmerzen in der Tibia.

Anwendung: C 30 dil.

Sepia

Häufig bei Wechseljahrsbeschwerden gebrauchtes Mittel bei erschöpften Frauen mit Wechsel von Gleichgültigkeit gegen Familienpflichten und reizbarer Ungeduld. Venöse Stase und Deszensusbeschwerden. Obstipation mit Knollengefühl im Enddarm. Frostige, kalte Extremitäten mit Wechsel von Hitzewallungen und übelriechenden Schweißen (besonders Füße, Genitalien, Achsel). Starke Schwäche und Lähmigkeit in den Beinen.

Anwendung: D 6–C 200 dil.

Beziehungen zum Knochenstoffwechsel

Calcium carbonicum (siehe S. 196)

Calcium phosphoricum

Unruhige Menschen mit rascher körperlicher und psychischer Erschöpfbarkeit. Gelenkschmerzen mit Steifheit und kaltem, tauben Gefühl. Gesäß wie eingeschlafen. Schmerzen schlechter bei jeder Wetteränderung, besonders bei feuchtkaltem Wetter.

Anwendung: Reihe von C 6 (D 12)–C 200 tabl.

Acidum fluoricum

Diese Arznei produziert in toxischen Dosen eine deutliche Entkalkung des Knochens und vermehrte Kalkausscheidung über Niere und Darm. Durch vielfältige Erfahrung wurde die günstige Wirkung bei Arthrosen bestätigt. *Charakteristisch* ist: ausgeprägte Klopfempfindlichkeit der Knochen. Plötzlich auftretende Stiche im Hüftknochen mit Lahmheit der Hüfte; Varikose an Unterschenkeln, heiße brennende Füße und Wundheit zwischen den Zehen, besonders in der warmen Jahreszeit.

Anwendung: C 6 (D 12)–C 30 dil.

Phosphorus

Lebhafte, agile Menschen, die sich rasch erschöpfen und nach kurzem Schlaf schnell wieder erholt sind. Sanguinisches Temperament, aber auch furchtsam beim Alleinsein, am Abend, bei Gewitter. Überempfindlich gegen alle Sinneseindrücke, gegen Dauerbelastungen, schnell ermüdet. Stechende Schmerzen im Hüftgelenk mit Empfindung, als ob es plötzlich nachgeben würde. *Brennende Schmerzen* im Rücken, besonders zwischen den Schulterblättern.

Anwendung: C 6 (D 12)–C 200 dil.

Silicea

Ausgesprochen *frostige Menschen*. Mangel an innerer Wärmeproduktion *mit Neigung zu* örtlichen *Schweißen* an den Füßen, am Kopf, evtl. sauer riechender Nachtschweiß. Bei Hüft- und Knieschmerzen ist charakteristisch die ausgesprochene Schwächeempfindung der Beine bei geringer Anstrengung und Besserung der Schmerzen durch örtliche Wärme. Schwäche und Schweregefühl in den Beinen mit Lähmigkeit. Quetschende, schießende oder stechende Schmerzen vom Kreuz über die Hüfte bis zum Fuß. Müdigkeit bei kleinem Spaziergang. Schmerzen im Kniegelenk, als ob es zu fest gebunden wäre. Schwächegefühl und Zittern des Kniegelenks, besonders beim Treppabgehen. Wadenkrampf beim Sitzen. Beim Gehen tritt eine Empfindung auf, als wären die Waden zu kurz.

Anwendung: Reihe von C 6 (D 12)–C 200 tabl.

Beziehungen zur gichtisch-rheumatischen Diathese

Causticum

Allgemeine körperliche und psychische Schwäche mit Neigung zu örtlichen Paresen. Brennende, rauhe, wunde Empfindungen an den Schleimhäuten. Starkes Verlangen nach Sympathie, sehr mitleidig mit dem Unglück anderer Menschen. Kann nichts Grausames hören oder sehen. Bei kaltem, trockenen Wetter verstärken sich die *Schmerzen* und werden *besser, wenn es regnet*. Brennende, reißende Schmerzen in Muskeln und Gelenken, besser bei Beginn der Bewegung. Anfallsweise auftretende Schmerzen. Empfindung, als ob die Sehnen zu kurz wären, als ob die Gelenke verrenkt wären. Geht sehr unsicher. Abnahme der Muskelkraft. Berstende Schmerzen im Hüftgebiet beim Husten. Gicht. Schmerzen besser durch Wärme. Knarrende Geräusche in den Kniegelenken beim Gehen, besonders beim Abwärtsgehen. Schmerzen mit Steifheit im Kniegelenk beim Gehen, Empfindung, als wären die Sehnen zu kurz. Ausstrahlende Schmerzen vom Gelenk in die Unterschenkelknochen.

Anwendung: Reihe von C 6 (D 12) – C 200 tabl.

Colchicum

In der Phytotherapie hat sich *Colchicum* bei der Behandlung der Gicht oft bewährt. Durch die Arzneimittelprüfung an Gesunden wurde der Wirkungsbereich erweitert auf dyspeptische Zustände, akute Enteritis und akute Entzündung an Peri- und Endokard bei Gichtpatienten. Günstige Wirkungen lassen sich auch erzielen bei akuten Schmerzzuständen, bei Arthrosen im Hüft- und Kniegelenk. *Charakteristisch* ist *allgemeine Schwäche mit innerer Kälte und* starker *Berührungsempfindlichkeit* der erkrankten Region mit reißenden Schmerzen, die schlimmer abends und nachts sind. Verschlimmerung durch Kälte und Bewegung, Besserung durch Wärme und Ruhe. *Sonderliches Schlüsselsymptom*: Küchengerüche erregen eine starke Übelkeit bis zum Brechreiz.

Anwendung: ∅ – D 6 dil.

Colocynthis

Reizbare, ungeduldige, ärgerliche Patienten mit blitzartig einschießenden heftigen Schmerzen. Unruhe und Taubheitsgefühl. Die Schmerzen sind krampfig; sie werden durch Kälte und Ausstrecken des Beines ausgelöst; sie werden besser durch Wärme, Anziehen des Beines an den Leib und Liegen auf der kranken Seite (= fester Gegendruck). Schmerzen im Hüftgelenk, wie in einen Schraubstock gespannt, wie mit eisernen Ketten gefesselt.

Anwendung: D 4 – C 30 dil.

Ledum

Auffallend ist, daß diese frostigen Patienten *verstärkte Schmerzen in der Wärme* bekommen und sich *besser* fühlen durch *kalte Anwendungen*. Außerdem sind die Schmerzen nachts und durch Bewegung schlimmer, sie bessern sich in der Ruhe. Schmerzen beginnen in den Füßen, steigen von unten nach oben und treten öfter über Kreuz auf: rechte Hüfte, linke Schulter.

Anwendung: D 3 – C 30 dil.

Lycopodium (siehe S. 198)

Medorrhinum

Diese Arznei ist angezeigt bei Nachwirkungen von schlecht behandelter Gonorrhö und Folgen einer Unterdrückung von Ausscheidungen im Urogenitalbereich (Fluor, Urethritis). Als Zwischenmittel zu empfehlen, wenn die individuell ausgewählte Therapie nicht anspricht oder nur vorübergehende Wirkung hat. Charakteristisch ist hastige, wirre, planlose Wesensart; die Zeit geht zu langsam; schlechtes Kurzzeitgedächtnis, verliert beim Sprechen den roten Faden. Schmerzhafte Steifigkeit aller Gelenke mit Schwere und Schwäche der Gliedmaßen. Scharfer Schmerz von der Hüfte zum Knie, schlechter beim Gehen, bei dämpfigem Wetter, bei Gewitter, besser am

Meer. Unruhe, Taubheit, Kältegefühl, Krampf im Unterschenkel bis zum Knie.

Anwendung: C 6 (D 12)–C 30 dil.; LM VI–XVIII dil.

Thuja occidentalis

Konstitutionsmittel – d. h. die Verordnung kann nur unter Berücksichtigung der personalen Einheit des kranken Menschen erfolgen. Charakteristisch ist die *Neigung zu Wucherungen* (Warzen, Fibrome, Zysten), zu Stoffwechselerkrankungen, z. B. Gicht, Rheuma mit Steinbildung in Nieren und Gallenblase. Belastend wirken chronische Infekte (besonders Gonorrhö), Impfungen, Überernährung mit tierischem Eiweiß, Bluttransfusionen, Seruminjektionen. Diese Patienten *vertragen sehr schlecht feuchtkaltes Wetter*, Aufenthalt in feuchten Klimazonen (im Talgrund, an Binnenseen, in feuchten Wohnungen). Viel Ähnlichkeit mit *Medorrhinum*: hastig, immer in Eile, vergeßlich; ängstliche, sorgenvolle Gedanken über die Zukunft; eigenartige *Mißempfindungen in der Körperfühlsphäre*: Beine sind zerbrechlich wie aus Glas, wie aus Holz, im Leib ist etwas Lebendiges. Ziehende, reißende, brennende Schmerzen in Muskeln und Gelenken, die plötzlich kommen und plötzlich gehen, dabei Lähmigkeit mit Zittern und Zucken. Schmerzen in der Hüfte mit Gefühl, als ob das Bein zu lang wäre, oder auch Schmerzen von der Hüfte zum Knie mit Gefühl, als ob das Bein zu kurz wäre. Die *Schmerzen* sind *schlimmer nachts*, 3 Uhr und 15 Uhr, *bei naßkaltem Wetter*, in Bettwärme; Bewegung und frische Luft bessern.

Anwendung: C 6 (D 12)–C 30 dil.

Rhus toxicodendron (siehe S. 196)

Auffallende Symptome

In der organotropen Ordnung der Arzneimittel wird für den Lernenden die Besonderheit der homöopathischen Arzneiwahl etwas überdeckt. Deshalb weise ich zum Schluß auf drei paradoxe Symptome hin, die der gängigen Vorstellung des Gelenkverschleißes nicht entsprechen: Was „verschlissen“ ist, tut *immer* weh, zur Linderung braucht es *Ruhe* und *Wärme*.

Schmerzen, die nicht ständig, sondern nur *anfallsweise* auftreten, reagieren auf *Causticum* (S. 199), *Colocynthis* (S. 200), *Pulsatilla* (S. 198)

Deutliche *Besserung beim Gehen* beobachtet man bei

Lycopodium (S. 198), *Pulsatilla* (S. 198), *Rhus toxicodendron* (S. 196)

Linderung der Schmerzen durch *kalte Anwendungen* weisen hin auf

Ledum (S. 200) oder *Pulsatilla* (S. 198)

Gonarthrose

Beziehungen zum Knochenstoffwechsel

Aurum

Besonders geeignet für Menschen, die in jungen Jahren tatkräftig ihre wirtschaftlichen Ziele verfolgt haben, beim Älterwerden sind sie physisch und psychisch erschöpft, werden depressiv. Sie empfinden das Leben als eine Last und sehnen sich nach dem Tode, Selbstmordgedanken. Degenerative Organerkrankungen, besonders Arteriosklerose. Kälteempfindlich, kalte Extremitäten bei warmem Gesicht. *Nächtliche Knochenschmerzen*, nächtliche Schmerzen in Hüfte und besonders Kniegelenk. Zittern der Knie mit Steifheit und Schwächegefühl, wie gelähmt, als wenn ein Band um das Knie gezogen würde.

Anwendung: Reihe von C 6 (D 12)–C 200 tabl.

Calcium carbonicum (siehe S. 196)

Kalium carbonicum

Schwäche, Schweiße, *stechende Gelenkschmerzen*, Frostigkeit kennzeichnen stichwortartig dieses Mittel. Stechende, krampfige Schmerzen vom Kreuz über

Hüfte zum Knie. Taubes Empfinden im ganzen Bein, wie eingeschlafen. Schmerzen im Knie beim Treppensteigen, besonders beim Abwärtsgehen. Zerrende Schmerzen in der Tibia beim Gehen, sehr berührungsempfindliche Knochen.

Anwendung: Reihe von C 6 (D 12) – C 200 tabl.

Beziehungen zur gichtisch-rheumatischen Diathese

Acidum benzoicum

Die Beziehung zum Harnsäurestoffwechsel wird gekennzeichnet durch ein auffallendes Urinsymptom: Der Harn ist dunkel, meist alkalisch und hat einen *widerlich scharfen Geruch*, ammoniakalisch, wie Pferdeharn. Rheumaartige, wandernde Schmerzen von links nach rechts, von oben nach unten; Kniegelenk, Achillessehne, große Zehe sind besonders befallen. Knarrende Geräusche im Knie, als wenn sie zu trocken wären. Schwellung der Kniegelenke. Geschwüriger Schmerz im ganzen Bein mit Nierenschmerzen. Sonderliches Symptom: Ziehende Schmerzen in den Kniegelenken nach Wein.

Anwendung: D 6 – D 30 dil.

Guajacum

Chronisch-rheumatische Erkrankungen mit *Schrumpfungsprozessen* der Sehnen. Gicht, übelriechende Schweiße. Krampfige Schmerzen im Oberschenkel bis zum Knie oder vom Fuß zum Knie. Schlechter durch Kälte und Bewegung. Hitzegefühl in den schmerzhaften Partien. Schrumpfung der Gelenkkapsel und der Sehnen; Bedürfnis, die Glieder zu strecken. Sonderliches Symptom: Verlangen nach Äpfeln.

Anwendung: ∅ – C 6 (D 12) dil.

Begleittherapie

Neuraltherapie

Örtliche, streng *intrakutane Quaddelung* mit homöopathischen Arzneien in Ampullen an besonders druckempfindlichen Punkten oder an segmentbezogenen Akupunkturpunkten.

Bei Wärmeverschlechterung:
brennende Schmerzen mit starker Berührungsempfindlichkeit:
Apis D 12 oder *Acidum formicicum* D 12 Amp.

Bei Wärmebesserung:
Viscum D 3 / D 4 / D 12 je nach Reaktion oder *Acidum sulfuricum* D 12 Amp.

Viscum

Blutandrang zum Kopf, Schwindel abends und nachts, unruhige Beine, Allgemeinbefinden bessert sich durch Schweiße. Bei Hypertonikern D 3 / D 4
Bei Hypotonikern C 6 (D 12)

Acidum sulfuricum

Hastig, immer in Eile, Sodbrennen. Verlangen nach alkoholischen Getränken, meist Hypertoniker.

Diät
Gewichtsreduktion. Eiweißbeschränkung, besonders tierisches Eiweiß reduzieren (Schweinefleisch, Eier). Vegetabile Kost.

Krankengymnastische Übungen, Radfahren, Bindegewebsmassage, Lymphdrainagemassage, Fußreflexzonenmassage.

Ischialgie

Dieser Oberbegriff umfaßt viele schmerzhafte Phänomene im Bereich des Nervus Ischiadicus mit recht unterschiedlicher Pathogenese.
Die *eingehende Anamnese* ist auch hier eine hervorragende Methode, um die vorwiegend *mechanischen* oder *traumatischen Ursachen* (Diskusprolaps, Wirbelblockade) und Störungen der *Wirbelsäulenstatik* abzugrenzen gegen Krankheitsfälle, bei denen das *rheumatisch-gichtische* Geschehen mit ausgeprägten Modalitäten (warm/ kalt, Ruhe/Bewegung, Tag/Nacht) im Vordergrund steht.
Nachbarschaftliche Einflüsse vom Beckenraum (Uterus, Ovar, Prostata, Darm, Eingeweide-Ptose, Venostase) oder auch *neurotoxische Fernwirkungen* (u. a. Diabetes, Lebererkrankungen, Schwermetalle, Herdbelastung) sollten durch entsprechende Untersuchungen abgeklärt werden.

Übersicht

Vgl. EK 1054 / KK II/590

Rheumatische Entzündungen, Neuralgie		
Plötzlicher Beginn, akuter Verlauf	S. 204	Aconitum Belladonna Colocynthis Magnesium phosph. Chamomilla Kalium bichromicum Rhus toxicodendron
Allmählicher Beginn rezidivierend, subakuter Verlauf oder lange anhaltende Beschwerden	S. 206	Ammonium muriaticum Berberis vulgaris Bryonia Causticum Gaultheria Kalium jodatum Lycopodium Menyanthes Medorrhinum Natrium sulfuricum Phosphorus Sulfur Tellur
Fokale Fernwirkung		
Herdinfekte	S. 208	Sulfur Kalium bichromicum Phytolacca
Nachbarschaftliche Einflüsse		
Vom Beckenraum aus	S. 208	Cimicifuga Pulsatilla Sepia

Folge von Wirbelsäulenveränderungen		
Folge von Verletzungen	S. 209	Arnica
		Hypericum
		Ruta graveolens
Verdacht auf Bandscheiben-Vorfall –		
Repertorium der Symptome, die auf Drucksteigerung im Lumbalkanal hinweisen:		
Taubheitsgefühl	S. 204	Colocynthis
		Gnaphalium
	S. 210	Nux vomica
	S. 208	Phytolacca
	S. 205	Rhus toxicodendron
Husten und/oder Niesen verschlechtert . . .	S. 210	Capsicum
	S. 206	Causticum
	S. 209	Sepia
	S. 208	Tellur
	S. 210	Verbascum
Pressen beim Stuhlgang verschlechtert . . .	S. 210	Nux vomica
	S. 205	Rhus toxicodendron
	S. 209	Sepia
	S. 208	Tellur

Rheumatische Entzündungen, Neuralgie

Bei plötzlichem Beginn mit akutem Verlauf erinnern wir uns bei dieser lokalisierten Entzündung an die beiden *Anfangsmittel Aconitum* und *Belladonna*.

Aconitum

Heftiger *plötzlicher Beginn* als Folge von Abkühlung im rauhen Ostwind. Unerträgliche, schießende, reißende, seltener stechende Schmerzen mit Taubheit und Prickeln. Empfindung, als ob das Bein abgebunden wäre oder als ob Tropfen von eiskaltem Wasser am Oberschenkel hinunterlaufen würden; als ob Ameisen laufen würden. Sehr berührungsempfindlich. Die Schmerzen sind schlimmer nachts, im warmen Zimmer, beim Aufstehen aus dem Bett, abends, beim Liegen auf der kranken Seite. – Besserung tritt ein, sobald der Patient anfängt zu schwitzen; in der frischen Luft.

Anwendung: C 30 (D 30) dil. nach Methode 1

Belladonna

Klopfende oder brennende *Schmerzen* längs des Nervs mit krampfiger Empfindung der Muskulatur. Heiße, trockene oder feuchte, oft aber rote Haut. Schmerzen beginnen plötzlich und können auch plötzlich aufhören; sie werden *schlimmer* durch *Erschütterung* des Beines; durch Berührung; vor allem durch Kälte, möchte zugedeckt bleiben.

Anwendung: C 30 (D 30) dil. nach Methode 1

Die folgenden zwei Mittel haben gemeinsame Ätiologie, Modalität und Schmerzart: *Auslösung* und *Verschlimmerung* der Schmerzen *durch Kälte*; die *Schmerzen* sind vorwiegend *krampfig*.

Colocynthis

Heftiger, *krampfiger*, zusammenziehender, blitzartig schießender, stechender, brennender Schmerz; zieht von der Sakralregion bis in die Kniekehle oder zum Fuß. Taubes Gefühl in der schmerzhaften

Partie; Empfindung, als wären die Sehnen zu kurz. Mit den Schmerzen tritt allgemeine körperliche Unruhe auf mit zorniger, ärgerlicher, heftiger Gereiztheit. Die *Schmerzen* kommen plötzlich; sie werden *ausgelöst durch Kälte*, aber auch *durch Zorn*, Entrüstung, Verdruß; sie werden *besser durch Wärme*, durch Anziehen des Beines und Beugen im Knie, durch leichte Bewegung; nach Stuhlgang mit Abgang von Blähungen; manchmal durch festen Gegendruck, liegt deshalb bei Tage oft auf der schmerzhaften Seite. Nachts macht sich die körperliche Unruhe bemerkbar; voller ängstlicher Ungeduld findet er keine erträgliche Lage, Bewegung ist schlecht und ruhig Liegen ist auch schlecht.

Anwendung: C 6 (D 12)–C 30 (D 30) dil.; in akuten Fällen nach Methode 1

Magnesium phosphoricum

Neuralgische, *krampfartige*, aber auch stechende, schießende, bohrende Schmerzen mit Krampf und Schwäche in der Muskulatur. Die Schmerzen wechseln rasch die Stellen und wandern vom Kreuz über den Oberschenkel bis zur Wade. *Kälte* löst den Schmerz aus und *verschlimmert* ihn. *Wärme bessert*, vor allem als heißer Breiumschlag auf die schmerzhafte Stelle (ähnlich wie *Arsenicum album*); paradox zu dieser örtlichen Wärme-Besserung ist die Verschlechterung durch Bettwärme, besonders in der Nacht.
Magnesium-phosphoricum-Patienten sind oft nervlich leicht erregbar, „dünnhäutig", sensitiv; müde, matt, erschöpft.

Anwendung: Bei akutem Schmerz C 30 (D 30) dil., weiter nach Methode 1 – aber bei Besserung sofort aufhören, da sonst Arzneiprüfungs-Symptome auftreten.[1]

Chamomilla

Sehr heftige neuralgische, ziehende, reißende Schmerzen im Nervenverlauf vom Kreuz bis zur Ferse und Sohle. Diese Schmerzen sind verbunden mit Lähmungsgefühl und Taubheit in diesem Gebiet und Krampf in der Muskulatur. Schmerz, Schwäche und taubes Empfinden gehören bei diesem Mittelbild zusammen. Die Schmerzen sind schlimmer *nachts im Bett*. Der überempfindliche, reizbare, übelgelaunte Patient wirft sich hin und her, steht auf – aber kann vor Schwäche im kranken Bein kaum gehen; die Fußsohlen brennen, kann deshalb kaum auftreten.
Ärger, *Zorn*, *Wind* lösen die Schmerzen aus und verstärken sie. Die psychische Reaktion auf die Schmerzen erscheint exaltiert, überwertig, ungeduldig.
Bei Kolikschmerzen (Niere, Galle, Darm, Dysmenorrhoe) können warme Anwendungen den Schmerz lösen. – Bei Neuralgien lehnt der Patient örtliche Wärme ab, fühlt sich aber bei feucht-warmem Wetter allgemein besser. Linke Seite bevorzugt.

Anwendung: C 30 (D 30) dil., bei akutem Verlauf nach Methode 1

Kalium bichromicum

Schmerzen kommen und gehen *plötzlich*, *wandern rasch* von der Hüfte zur Ferse. Stehen, Sitzen, Liegen und örtlicher Druck auf den Nerv verstärken den Schmerz; Bewegung und Beugen des Beines bessern. Wärme oder Kälte haben keinen deutlichen Einfluß, allerdings verstärkt jeder Wetterwechsel die Schmerzen.
In der Anamnese häufig Nasennebenhöhlenentzündung; auf fokale Streuungen achten!

Anwendung: C 30 (D 30) tabl.; in akuten Fällen nach Methode 1

Rhus toxicodendron

Reißende *Schmerzen* längs des Nervs *mit Taubheit* und Ameisenlaufen. Oft *Folge von Kälte* und/oder Nässe, *Überanstrengung*, *Zerrung*, Verheben; Verdacht auf Wirbelblockade mit Schmerzen beim

[1] Vgl. Lit. Mezger, Arzneimittellehre.

Pressen zur Stuhlentleerung. Schmerzen sind in der Ruhe und Kälte schlimmer; Bewegung und Wärme bessern. Lokkernde Massagen und örtliche Wärmepackungen bekommen sehr gut.

Anwendung: C 30 (D 30) dil., evtl. nach Methode 1

Allmählicher Beginn, lange anhaltende Beschwerden

Rezidivierender oder subakuter Verlauf

Ammonium muriaticum

Stärkere *Schmerzen im Sitzen* und beim *Aufstehen* vom Sitzen. Deutliche *Besserung im Liegen* und manchmal beim Gehen. Empfindung, als ob die Sehnen und Muskeln im kranken Bein zu kurz wären (wie *Causticum*, *Guajacum*). Linke Seite häufiger.

Anwendung: C 6 (D 12) dil.

Berberis vulgaris

Oft indiziert bei Patienten mit harnsaurer Diathese; bei Neigung zu Steinbildungen; bei Störungen im Leberstoffwechsel. Meist *weit ausstrahlender Schmerz* durch das ganze Bein. Empfindung wie lahm, steif, matt, kalt. Schmerzen sind schlimmer bei Berührung, beim Gehen, vor einem Sturm, bei Wind.

Anwendung: D 6–C 6 (D 12) dil.

Bryonia alba

Folge von Ärger, *Abkühlung*, Unterdrükkung von Schweiß, bei gichtisch-rheumatischer Veranlagung, nach Verheben. *Stechende*, reißende *Schmerzen* mit *Besserung in der Ruhe*, durch festen Gegendruck. Obschon die Krankheit oft durch Kälte entsteht, verträgt der Patient keine warmen Anwendungen und heißes Wetter.

Anwendung: D 6–C 30 (D 30) dil.

Causticum

Ziehende, reißende Schmerzen bei Patienten mit gichtisch-rheumatischer Diathese.

Bei allen Nervenstörungen, besonders auch hier bei der Ischias-Neuralgie, finden wir eine auffallende Verbindung von: *Schmerz*, *taubem Empfinden* im entsprechenden Hautareal, *Schwäche* der Muskulatur bis zur Parese, *Empfindung*, als wären die *Sehnen zu kurz*. Die Schmerzen sind schlimmer bei trockener Kälte, in frischer Luft und besser bei feuchtem Wetter, bei Regen, in der Wärme, im Bett.

Anwendung: Reihe von C 6 (D 12)–C 1000 tabl.

Gaultheria

Bei Patienten mit akutem rheumatischem Schub oder einer Aktivierung durch akuten Infekt entstehen auch Ischiasneuralgien, die sich lange hinschleppen. Hier bewährt sich das Mittel, obschon keine sonstigen Prüfungssymptome oder Modalitäten bekannt sind.

Anwendung: ∅ bis D 3 dil.; mehrmals täglich 3-5 Tropfen; vorsichtig steigern, macht manchmal Magenbeschwerden. Bewährt sich nach *Boericke* auch bei Gastritis.

Kalium jodatum

„Schließende Schmerzen von der Ischiaswurzel aus bis in die Kniekehle. Nach kurzer Unterbrechung erscheint der Schmerz in der Wadenmitte ... und breitet sich zur Ferse und zum äußeren Knöchel aus. Bewegung ist zuerst schmerzhaft, nach kurzer Zeit besser erträglich“ (*Hering*). Die *Schmerzen* sind *schlimmer* im Stehen; im Liegen auf der kranken Seite; in der Ruhe; nachts; durch Berührung; durch Wärme, bei feuchtwarmem Wetter. Das *auffallende* und *sonderliche Symptom* ist die Besserung durch Bewegung: *Ischias ambulatoria*. „Kann nachts nicht im Bett bleiben, meidet das Bett für einige Wochen, setzt sich halb zurückgelehnt in einen Stuhl ... ist abgezehrt und erschöpft durch die Schmerzen und verlangt nach Ruhe." (*Hering*)

Anwendung: Reihe von C 6 (D 12)–C 200 tabl.; LM XIV–XVIII dil.

Lycopodium

Vorwiegend *rechtsseitige*, meist chronische Ischias mit brennenden oder stechenden Schmerzen; diese sind schlimmer in der Ruhe, beim Sitzen und beim Liegen auf der kranken Seite; sie werden besser durch Bewegung, beim Umhergehen, durch Wärme. Dabei oft Steifigkeit im Hüft- und im Kniegelenk; schmerzhafte, reißende Schmerzen in der Muskulatur; eingeschlafene, taube Empfindung in den Füßen; ein Fuß ist kalt, der andere warm, oder kalt-schweißige Füße.

Anwendung: LM XVIII dil. Reihe von C 30 (D 30)–C 1000 tabl.

Menyanthes

Stechende, zusammenziehende, krampfige Schmerzen; diese sind besser durch Bewegung und festen Gegendruck; sie werden schlimmer am Abend, in der Ruhe, beim Hinlegen. Beim Sitzen zukken und schlagen die Beine aufwärts; *eisiges Kältegefühl in den Beinen*.

Anwendung: D 6–C 6 (D 12) dil.

Medorrhinum

Schweregefühl, Unruhe, Taubheit, Muskelkrämpfe in den Beinen. Schwierigkeiten beim Treppensteigen und Abwärtslaufen durch die bleierne Schwere der Beine. Schmerzen in den Beinen; schlimmer nachts, bei Gewitter, bei feuchtem Wetter; besser durch Ausstrecken, bei trockenem Wetter, an der Meeresküste. Arzneidiagnose meist nur über die Gesamtheit der Symptome möglich. Sykotisches Mittel![1]

[1] Vgl. Bd.I, S. 188

Anwendung: LM VI–XVIII dil.; bei älteren Menschen sehr vorsichtig dosieren, mit 1 Tropfen beginnen; starke Erstreaktion!

Natrium sulfuricum

Sykotische Arznei (wie *Medorrhinum*) – entsprechende *Verschlechterung* und Auslösen der Ischiasschmerzen *bei feucht-kaltem Wetter*, bei Regen, in *feuchter* Gegend, an Binnenseen, in feuchten Häusern. Wandernde, heftige, stechende, bohrende Schmerzen; schlimmer beim Aufstehen vom Sitzen, beim Bükken, beim Umdrehen im Bett. Ändert dauernd die Lage, da er in keiner Stellung eine wesentliche Erleichterung findet.

Anwendung: Reihe von C 6 (D 12)–C 1000 tabl.

Phosphorus

Reißende, ziehende Schmerzen mit ausgesprochener Schwäche und Schwere; dabei eine Empfindung wie gelähmt. Die Schmerzen werden schlimmer durch geringe Abkühlung; nachts können Schmerzanfälle auftreten, die schon kurz nach dem Schlafengehen beginnen und aus dem Bett treiben. – Die lokalen Symptome sind nicht sehr charakteristisch, deshalb Arzneiwahl über die Gesamtheit der Symptome!

Anwendung: LM VI–XVIII dil.

Sulfur

Stechende, reißende, *brennende Schmerzen* mit Verschlechterung beim Aufstehen vom Sitzen; in der Bettwärme; nachts. Schweregefühl in den Beinen, wie gelähmt. Plötzliches Gliederzucken abends beim Einschlafen. Muskelkrämpfe beim Ausstrecken der Beine. Die Füße werden kalt empfunden, obschon sie objektiv warm sind; am Tage kalte Füße, nachts im Bett heiße Füße; streckt sie deshalb hinaus.

Anwendung: Reihe von C 6 (D 12)–C 1000 tabl.

Tellur

Schmerzen strahlen vom Kreuzbein zum rechten Ischiasnerv aus. Die Schmerzen sind *schlimmer* beim Liegen auf der kranken Seite; bei Anstrengungen; beim Bükken; bei allen Vorgängen, die den Druck im Lumbalkanal erhöhen (*Lachen, Niesen, Husten, Defäkation*). Auffallende Berührungsempfindlichkeit der Wirbelsäule mit Schmerzen vom letzten Hals- zum 5. Brustwirbel.

Anwendung: Reihe von C 6 (D 12)–C 30 (D 30) tabl.

Fokale Fernwirkung, Herdinfekte

Die Ausschaltung von neuralen Störfeldern oder von bakteriellen Streuherden kann mit den Verfahren der Neuraltherapie (Heilanästhesie am Ort des Schmerzes, im zugehörigen Dermatom, am entsprechenden Ganglion) oder durch operative Sanierung des Herdes versucht werden. Der endgültige Erfolg dieser Methoden wird durch homöopathische Nachbehandlung gesichert.

Bei geeigneten Krankheitsfällen werden *potenzierte Autonosoden* aus dem Material des Herdes oder aus dem Blut des Patienten hergestellt.[1]

Aus der Vielzahl der nach Symptomenähnlichkeit verordneten Mittel nenne ich zuerst *Sulfur* (vgl. oben S. 207), der die Fähigkeit hat, alte mesenchymale Blockaden aufzulösen und den Entgiftungsmechanismus von innen nach außen über Haut und Schleimhaut zu fördern.

Kalium bichromicum
(vgl. oben S. 205)

bewährt sich bei der Ausheilung einer alten Sinusitis.

Phytolacca

bewährt sich bei der Nachbehandlung der fokalen Belastung, die von den Tonsillen, einer alten Mastitis oder einer harten Narbe ausgeht, die bei feucht-kaltem Wetter schmerzt. Darüber hinaus weist sein Arzneimittelbild auch auf die akute Ischias. Stechende, reißende, besonders auch schießende Schmerzen, wie elektrische Stromstöße (*Voisin*); Empfindung wie zerschlagen. Der Schmerz wandert von der Hüfte über die *Außenseite* des Ober- und Unterschenkels; es besteht Unruhe und Bewegungsdrang (wie *Rhus toxicodendron*); möchte sich bewegen, aber die Schmerzen werden dadurch schlimmer (wie *Bryonia*); trockenes, warmes Wetter lindert die Schmerzen.

Anwendung: C 6 (D 12) dil., nach Methode 1 im akuten Fall; sonst C 30 (D 30) dil. oder LM VI–XIV zur längeren Nachbehandlung bei fokaler Belastung

Nachbarschaftliche Einflüsse

Von den Organen des Beckenraumes aus (Darm, Prostata, Ovar, Uterus, Adnexe) können neuralgische Schmerzen ausgelöst werden. Aus der Vielzahl der organotropen Mittel dieses Gebietes benenne ich vor allem *Cimicifuga, Pulsatilla, Sepia.* Diese Frauenmittel haben organotrope Beziehung sowohl zum weiblichen Becken als zur Ischias.

Cimicifuga (Actaea racemosa)

Schmerzen im Kreuzbein, in der Lumbalregion, über der Kreuzbein-Darmbein-Fuge. – Diese ziehen abwärts in das linke Bein. Schweregefühl im Bein; Gliederzucken; Schmerzen und steifes Gefühl in der Achillessehne.

Verschlimmerung der Schmerzen durch Kälte, bei naßkaltem Wetter; während der Regel – aber auch besser durch die Regel, besonders wenn vorher die Regel durch Kälte, bei einer fieberhaften Erkrankung oder durch psychische Einflüsse ausgesetzt hatte. Oft ist der Wech-

[1] Vgl. Bd. I S. 32, S. 178

sel zwischen psychischen und leiblichen Symptomen bei diesem Mittel sehr auffällig. Arthralgisch-myalgischer Symptomenkomplex in der Klimax.

Anwendung: LM VI–XVIII dil.

Pulsatilla

Ziehende oder brennende Schmerzen, „die sich gegen Abend und in der Nacht verstärken, Neigung, ständig die Lage zu wechseln; schlimmer im warmen Raum; besser in der frischen Luft; linksseitig, kann sich nicht ruhig verhalten, obwohl die Bewegung verschlimmert, je heftiger der Schmerz auftritt, umso stärker wird die Frostigkeit". (Übersetzt nach *Hering*) Die Schmerzen werden stärker, wenn das Bein herabhängt; rascher Wechsel der Beschwerden, Schmerzen können manchmal plötzlich für eine Zeit aufhören.

Anwendung: LM VI–XVIII dil.

Sepia

Oft indiziert bei klimakterischen Frauen mit Senkungsbeschwerden und Empfindung, als ob die inneren Organe nach unten drängen würden. Dieser Mechanismus ist besonders deutlich bei der Ischias in der Schwangerschaft. Bei Männern sind Prostatitis, Epididymitis oder Prostataadenom die Veranlassung zur Ischialgie. Ziehende, auch brennende Schmerzen in der Kreuzgegend erstrekken sich über die Wade bis zu den Zehen hinab; Verschlimmerung im Sitzen, beim Aufstehen aus dem Sitzen; nachts zwischen 3 und 5 Uhr, kann nicht im Bett bleiben, muß aufstehen und im Raum auf und ab laufen. Erweiterte Venen an der erkrankten Extremität, evtl. auch Schwellung, Unruhe und Taubheit in den Beinen.

Sepia kommt in Frage bei Ischiasfällen, bei denen eine Veränderung an den Bandscheiben vermutet wird oder wahrscheinlich ist. Die Verstärkung des Schmerzes beim Husten, Niesen und bei der Defäkation sind typische Modalitäten von *Sepia* (ähnlich wie *Tellur*). Der Einfluß von *Sepia* auf venöse Stauungen scheint auf die räumliche Enge im Lumbalkanal günstig zu wirken.

Anwendung: D 6 dil. bei ausgeprägter Senkung oder Prostata-Vergrößerung; sonst C 30 (D 30) dil. oder LM XIV, XVIII bei psychischer Übereinstimmung.

Folge von Wirbelsäulenveränderungen

Nach Verletzungen (Fall, Prellung, Stauchung) können Ischialgien auftreten, die sich von der rheumatischen oder neuritischen Form nur dadurch unterscheiden, daß in der Anamnese eine klare Ätiologie feststellbar ist. Für die Arzneiwahl haben die ätiologischen Symptome eine sehr hohe Wertigkeit. Deshalb rate ich, mit den Traumamitteln die Behandlung zu beginnen und *danach* entsprechend der verbliebenen Symptomatik zu verordnen.

Arnica

Wundes, lahmes, *geprelltes Gefühl im Kreuz*; Bett erscheint zu hart; findet deshalb keinen Schlaf, da der Patient voller Unruhe eine geeignete Ruheposition sucht; sehr berührungsempfindlich. „Kann nicht aufrecht gehen wegen des Prellungsschmerzes in der Beckenregion" (*Boericke*). Eventuell sichtbare Blutergüsse.

Anwendung: C 6 (D 12)–C 30 (D 30) dil.

Hypericum

Folgen von Nervenverletzungen, auch Stichverletzungen (Injektionen!). Schießender Schmerz von der Nervenwurzel ausgehend, zieht *linear* längs des Ischiasnervs mit Taubheit und Kribbeln im Versorgungsgebiet. Kälte, vor allem feuchte Kälte, und Berührung verstärken den Schmerz.

Anwendung: C 6 (D 12)–C 30 (D 30) dil.; LM XIV–XXX dil.

Ruta graveolens

Folgen von stumpfen *Verletzungen der Knochenhaut, der Knorpel*; Verrenkungen, Zerrungen der großen Sehnen und Bänder; Prellung der Wirbelsäule, des Kreuzbeines, besonders im Bereich des Kreuzbein-Darmbein-Gelenkes.
Schwäche in den Beinen beim Aufstehen. Schmerzen sind schlimmer nachts, bei feucht-kaltem Wetter, in der Ruhe mit dem Bedürfnis, die Lage zu wechseln. Im Bereich des großen Gesäßmuskels ausgeprägtes Verkürzungsgefühl. Sehnen sehr empfindlich, besonders Achillessehne.

Anwendung: D 6–C 6 (D 12) dil.

Verdacht auf Bandscheibenvorfall, gestörte Statik der Wirbelsäule

Die Abgrenzung zu den schon besprochenen Formen des Ischiassyndromes ist nicht immer möglich. Bei klarer mechanischer Ätiologie ist im allgemeinen „mechanische" Therapie erforderlich (Chiropraktik, Operation). Man sollte aber nicht vergessen, daß die dynamische Wirkung unserer Arzneien ab und zu auch anscheinend mechanische Veränderungen aufzuheben vermag. Gleichlaufend mit dieser Erfahrung ist die Operationshäufigkeit beim Diskusprolaps seltener geworden und wird nur nach strenger Indikationsstellung durchgeführt.
Die Symptomatik der meisten Arzneimittel, die bei dieser Ätiologie in Frage kommen, ist schon beschrieben worden. *Die Übersicht am Anfang dieses Kapitels und das Repertorium* (s. S. 204) geben die nötigen Hinweise, so daß eine Wiederholung nicht erforderlich ist. Nachgetragen werden die „Nerven"mittel: *Capsicum* und *Verbascum* mit der Modalität schlechter bei Husten oder Niesen und *Nux vomica*, das große vielnützige Mittel (Polychrest).

Capsicum

Paßt besonders für fettleibige Menschen mit schlaffem Gewebe und großer Empfindlichkeit für Kälte und Zugluft.
Schießende, reißende, stechende Schmerzen vom Kreuz über Hüfte bis zum Knie. Die Schmerzen *verschlimmern* sich durch Kälte, bei Überstrecken nach rückwärts und besonders *beim Husten*.

Anwendung: C 6 (D 12)–C 30 (D 30) dil.

Verbascum thapsiforme (Königskerze)

Krampfartige, lähmige Schmerzen im Bein, die plötzlich auftreten; beim Husten und/oder Niesen werden sie schlimmer. Krampfartiger Druck am Knöchel und an der Sohle des Fußes, schlimmer beim Stehen und besser beim Gehen.

Anwendung: Äußerlich als Einreibung: Königskerzenöl oder innerlich
∅–C 6 (D 12) dil.

Nux vomica

Nächtliche Schmerzen in der Kreuzgegend; kann sich im Bett nicht umdrehen ohne vorheriges Aufrichten. Schwäche, Taubheit, eingeschlafenes Gefühl und Krämpfe in den Beinen; taubes Gefühl im Lumbalbereich. Verschlimmerung durch Kälte, besonders trockene Kälte; morgens; im Stehen.

Anwendung: C 6 (D 12)–C 30 (D 30) dil.; LM VI–XVIII dil.

Hals – Nase – Ohr

Otitis Media

Die Arzneiwahl richtet sich nach den Symptomen, die der *Phase der Krankheit* entsprechen.
Besonders wichtig sind
- die Ätiologie
- das Tempo des Entzündungsablaufes (z. B. *Belladonna* ist schneller als *Ferrum phosphoricum*),
- die Art der Schmerzen und der Absonderung,
- nach dem alten Grundsatz homöopathischer Menschenbehandlung: das lokale Symptom ist zweitrangig; die Reaktionen und Modalitäten des Menschen in seiner Gesamtheit sind vorrangig.

Übersicht

Vgl. in den Repertorien:

Entzündung Mittelohr		
EK 299	KK III/87	
EK 298 (Eiterung)	KK III/91	(Inneres Ohr, Mittelohreiterung)
Absonderungen		
EK 296/297 (Ausfluß)	KK III/79/80	
EK 297 (s. unter „schuppiger Ausfluß")[1]	KK III/79	(als Folge von akuten Exanthemen)
EK 297 (Ausfluß nach Scharlach)	KK III/80	(Absonderung nach Scharlach)
EK 297 (Ausfluß nach Masern)	KK III/80	(Absonderung nach Masern)

Phasen der Krankheit – Stufen der Entwicklung

Zuerst nur Schmerz ohne örtlich sichtbare Entzündung (Otalgie)

Bei Beginn eines Allgemeininfektes	S. 212	Aconitum Belladonna Chamomilla
Bei der Zahnung	S. 213	Chamomilla
Nach Kälteeinwirkung, besonders durch kaltes Wasser		Magnesium phosphoricum
Beginnender Tubenkatarrh	S. 213	Ferrum phosphoricum

Lokalisation der Entzündung am Ohr mit Rötung des Trommelfells

Plötzlicher Beginn mit hohem Fieber	S. 213	Belladonna Apis

[1] Falsche Übersetzung, diesen Hinweis übernehme ich von Lit. Wecker, Leonhard, Stuttgart 1982

Allmählicher Beginn, geringeres Fieber	S. 213	Ferrum phosphoricum
Ohr sondert nach Spontandurchbruch oder Parazentese ab	S. 214	Pulsatilla Mercurius solubilis Hepar sulfuricum Hydrastis Kalium bichromicum Psorinum Tuberculinum Aviaire
Drohende Mastoiditis .... (vgl. EK 312 – Knochenfraß, Wurmfortsatz)[2] KK III/92 – Knochen, Caries, Processus mastoideus)	S. 215	Capsicum Aurum Silicea
Rezidivierende Otitis .... Konstitutionsbehandlung	S. 216	Calcium carbonicum Thuja Natrium sulfuricum Tuberculinum aviaire Tuberculinum Marmorek
Chronische Otitis		
Allgemein	S. 216	Pulsatilla Silicea Aurum Tellur
Nach Scharlach	S. 217	Apis Aurum Carbo vegetabilis Lycopodium Tellur Scarlatinum
Nach Masern	S. 217	Pulsatilla Sulfur Morbillinum
Chronisches Hydro- oder Mukotympanon	S. 217	Jaborandi

Wer als Haus- oder Kinderarzt tätig ist, weiß um die „Freude", die das Schellen des Telefons zu später Abendstunde oder in der Nacht auslöst. Anlaß dieser Anrufe ist plötzliches Fieber mit „schrecklichem Ohrenweh".

Phasen der Krankheit
Otalgie

In dieser *ersten Phase* finden Sie oft noch keinen sicheren Befund am Ohr, noch keine deutliche Lokalisation des beginnenden fieberhaften Infektes.

[2] Eindeutiger Übersetzungsfehler, im engl. Original S. 285 mastoid process

Der plötzliche und heftige Beginn der Ohrenschmerzen mit Bevorzugung der Nacht erinnert uns an drei „schnelle und stürmische" Mittel.

Aconitum

Stürmischer Beginn eines Allgemeininfektes durch Einwirkung von kaltem, trockenen Wetter (Ostwind!). Die Kranken, meist Kinder, erwachen in der Nacht (besonders kurz vor Mitternacht) mit Frost, Unruhe, großer Ängstlichkeit. Der Frost, evtl. Schüttelfrost, geht über in einen Zustand mit trockener, heißer Haut. In dieser ersten Phase des noch nicht lokalisierten Infektes wird neben anderer heftiger Schmerzsymptomatik über *Ohrenschmerzen* geklagt, verbunden mit starker Geräuschempfindlichkeit. Das äußere Ohr ist dabei oft rot und heiß. – *Schlimmer* im heißen Zimmer und nachts gegen 23 Uhr.

Anwendung: C 6 (D 12) dil. nach Methode 1

Belladonna

Plötzlicher Beginn eines Allgemeininfektes mit Hitze und dampfendem Schweiß, Gesicht rot, Pupillen erweitert. Überempfindlich gegen Kälte (will zugedeckt bleiben, obwohl er schwitzt), Erschütterungen und Licht. Halsschlagadern klopfen, *Schmerz* im Ohr wird *klopfend, hämmernd* empfunden. Im Anfang kann Trommelfellbefund noch normal sein, bald zeigt sich aber flammende Röte. Paßt sowohl für Otalgie als auch bei beginnender sichtbarer Entzündung (siehe Stufe 2). Homöopathische Behandlung kann schon im Anfangszustand zielgerecht einsetzen und dadurch die Weiterentwicklung zur klinisch diagnostizierten Otitis media verhindern. *Schlimmer* durch Kälte und Erschütterung; *besser* durch Wärme.

Anwendung: C 6 (D 12) dil. nach Methode 1

Chamomilla

Diese Arznei paßt für überempfindliche, reizbare, übelgelaunte, ruhelose Patienten mit roter, heißer Wange auf der kranken Seite. Ein sanfter, ruhiger, still leidender Kranker braucht nie *Chamomilla*. Bevorzugtes Kindermittel *bei erschwerter Zahnung mit Durchfall und unerträglichen* Schmerzen im Kiefer oder Ohr. Das kranke Kind verlangt, daß es herumgetragen oder dauernd gestreichelt wird; es fordert dieses und jenes (Spielzeug, Essen, Trinken) und verweigert dann trotzig das Verlangte. *Im Ohr stechender Schmerz*, wundes Gefühl, Empfindung wie verstopft, Klingeln in den Ohren. – *Schlimmer* nachts, bis Mitternacht, durch Wärme, warmes Getränk, *besser* durch Umhertragen, Streicheln und nach Schwitzen.

Anwendung: C 30 (D 30) dil. oder glob.

Nach diesen drei Arzneien mit heftiger und plötzlicher *Allgemeinsymptomatik* beschreibe ich zwei Arzneimittelbilder mit *milderem Verlauf*.

Magnesium phosphoricum

Starke Otalgie (vorzugsweise rechts) *nach Gehen im kaltem Winde* oder *nach Schwimmen im kaltem Wasser*. Schmerz sehr heftig; charakteristisch sind krampfige Schmerzen (wie *Colocynthis*). Paßt besonders für erschöpfte, müde Menschen mit Abneigung gegen geistige Anstrengungen. – *Schlimmer* durch Kälte und kaltes Wasser, *besser* durch Wärme.

Anwendung: C 6 (D 12) / C 30 tabl. nach Methode 1

Ferrum phosphoricum

Wirkt fast spezifisch bei Otalgie, die durch *Tubenkatarrh* hervorgerufen wird und im kongestiven Entzündungsstadium der *Otitis media*, bevor Exsudat oder Eiterung auftreten. Typisch für *Ferrum phosphoricum*: Langsam ansteigendes Fieber, allmählicher Beginn. – Gesichtsfarbe wechselt, mal blaß, mal rot. Puls rasch und weich, klein, leicht zu unterdrücken. – Klopfende Schmerzen im Ohr, empfindet den Pulsschlag im Ohr. Neigung zu Nasenbluten. Mäßiger Durst. – *Schlimmer* nachts, besonders 4–6 Uhr morgens, *besser* durch kalte Anwendungen und langsames Umhergehen.

Anwendung: C 6 (D 12) tabl. nach Methode 1

Lokalisation der Entzündung

In der *zweiten Phase* lokalisiert sich die Entzündung: Das Trommelfell ist rot, verdickt, pulsiert.

Bei plötzlichem Beginn mit hohem Fieber und kräftig rotem Trommelfell finden wir meist die Symptomatik von *Belladonna* (vgl. S. 213) oder bei blaßrotem, ödematösem Trommelfell.

Apis

Stechende, brennende Schmerzen, durch Berührung und Wärme schlimmer; starke ödematöse Schwellung.
Bei *Aconitum, Belladonna* und *Ferrum phosphoricum* sehen wir das Trommelfell gerötet, bei *Apis* liegt die *Phase* der *Exsudation* mit durchscheinendem Ödem vor. Bei Fieber fällt die Durstlosigkeit auf. – *Schlimmer* durch Wärme, Berührung und nachmittags; *besser* durch Kälte.

Anwendung: C 6 (D 12) dil. nach Methode 1

Bei allmählichem Beginn und geringerem Fieber entsprechen der Verlauf und die Symptomatik meistens *Ferrum phosphoricum* (siehe S. 213).

Absonderung

Wenn die Behandlung zu spät einsetzte und es schon zu einem *spontanen Durchbruch* kam oder eine Parazentese nötig wurde, differenzieren wir die folgenden Arzneien nach der *Art der Sekretion* und nach den auffallenden und deutlichen Begleitsymptomen.

Pulsatilla

Pus bonum et laudabile – Absonderung dick, gelb, mild, selten wundmachend. – Diese Kranken klagen nicht über Schmerzen, sind launisch, weinerlich, niedergeschlagen; frösteln schnell, wenn sie nicht warm angezogen sind, und verlangen frische Luft; ein warmer Raum ist ihnen nicht angenehm. – *Schlimmer* in der Wärme, obwohl frostig; *besser* im Freien, im Kühlen.

Anwendung: D 6 / C 6 (D 12) / C 30 dil.

Anmerkung: Von manchen Autoren wird *Pulsatilla* in tiefer Potenzierung (D 3 / D 4) auch bei der *beginnenden* Otitis empfohlen. Dieser Empfehlung kann ich mich nicht anschließen. *Pulsatilla* produziert in tiefer Potenzierung Eiterungen! Das richtige Timing gehört zum Tennis, zur Börse und zur homöopathischen Therapie. Wenn die Eiterung Abfluß hat, dann ist *Pulsatilla* erlaubt. Ein so erfahrener Praktiker wie *Voisin* warnt bei der akuten Otitis media: „In allen Fällen sind gefährlich und deshalb kontraindiziert: *Hepar sulfur, Sulfur* und in geringerem Grade *Sulfur jodat, Lycopodium* und in tiefen Dilutionen *Pulsatilla*."[1]

Mercurius solubilis

Absonderung gelb bis grünlich, *scharf*, mit Blutbeimengungen, übelriechend. Das blutig-eitrige Sekret *ätzt* Gehörgang und äußeres Ohr bis zur Ekzembildung. Nachts ist alles schlimmer: Unruhe, Schweiß, Schmerz. Die Patienten sind frostig, vertragen aber die Bettwärme schlecht und schwitzen. Schweiß färbt gelb. – Schlimmer nachts, in der Bettwärme, durch Temperaturextreme (sehr kalt und sehr warm).

Anwendung: C 6 (D 12) / C 30 (D 30) tabl.; LM VI dil.

Hepar sulfuris

Eiter dick, gelb, übelriechend, oft mit blutigen Beimengungen. Frostige Menschen mit großer Empfindlichkeit gegen Kälte, vor allem gegen kalten Luftzug. Psychisch sehr reizbar. – *Schlimmer* durch Kälte, besonders durch kalte Luft, Zugluft, im Winter; *besser* durch Wärme und örtliche Wärmeanwendungen.

Anwendung: C 6 (D 12) / C 30 tabl. Vgl. Anmerkung zu *Pulsatilla*. *Hepar sulf.* nur anwenden bei offenem Trommelfell.

[1] Lit. Voisin, Henri, Praktische Homöotherapie, Hamm 1969, S. 460

Hydrastis

Absonderung gelb, dick, *fadenziehend*. Meist in Verbindung oder nach Sinusitis mit dem für *Hydrastis* typischen fadenziehenden zäh-eitrigen Schleim. Die Absonderung riecht nicht und reizt nicht. *Hydrastis* wirkt besonders gut bei geschwächten, erschöpften Menschen. – *Schlimmer* durch Kälte, aber mehr trokkene Kälte.

Anwendung: C 6 (D 12) dil.

Kalium bichromicum

Absonderung gelblich-schleimig, zieht *lange Fäden* und *haftet*; *macht oft Ekzeme*; Otitis *externa*. *Kalium bichromicum* greift das Gewebe stärker an als *Hydrastis*. Die Absonderung ist meist *übelriechend* und führt rascher zur Zerstörung mit Neigung zu Ulzerationen. – Schlimmer durch Kälte, besonders durch feuchte Kälte, besser durch Wärme.

Anwendung: C 6 (D 12) / C 30 tabl.

Psorinum

Absonderung gelblich-bräunlich, eitrig, stinkend, wundmachend. Chronische Ohreiterung. Jucken im Gehörgang; Neigung zu nässendem, krustigem Ekzem hinter den Ohrmuscheln mit übelriechender Absonderung. – Extrem *frostiger* Patient. Furcht vor der Zukunft; traurig, ängstlich; wenig Selbstvertrauen. Trotz der Frostigkeit stinkende Schweiße bei geringer Anstrengung; unangenehmer Körpergeruch.

Anwendung: LM VI–XXX dil.; C 30 / C 200 glob.

Tuberculinum aviaire

Dieses Präparat der Vogeltuberkulose ist die mildeste Tuberkulin-Nosode. Bei tuberkulinischer Diathese (vgl. Bd. I, S. 192), vor allem in der Kinderpraxis, sehr günstige Wirkung als Zwischenmittel, wenn die Eiterung nicht aufhört und die Schwerhörigkeit nicht nachläßt; bei Rezidiven der dauernd erkälteten, kümmernden, appetitlosen Kinder.

Anwendung: C 6 (D 12) dil.; LM VI–XIV dil.

Drohende Mastoiditis

Die Gefahr einer Mastoiditis sollte bei jeder Behandlung der Otitis media nicht vergessen werden. Dieser an sich selbstverständliche Rat hat besondere juristische Bedeutung für alle Therapeuten, die nicht routinemäßig Antibiotika anwenden. – Auch die *okkulte Mastoiditis* bei Säuglingen sollte differentialdiagnostisch erwogen werden.

Die erste Arznei ist hier *Capsicum* – je nach Symptomatologie erinnern Sie sich auch an die „Knochenmittel" *Aurum* oder *Silicea*.

Capsicum (Spanischer Pfeffer)

Der typische Capsicum-Patient ist frostig und träge in der Abwehrleistung gegen Infekte, auch psychisch und körperlich, schlaffes Gewebe. Wangen und Nase oft rot. Neigt zu Heimweh. Schmerzen werden *brennend* empfunden: Pfeffer brennt. – *Schlimmer* durch Kälte; *besser* durch Wärme und Ruhe.

Anwendung: C 6 (D 12) / C 30 dil.

Aurum metallicum

Durch die hundert Jahre vor der Kolloidchemie geleistete Erfindung *Hahnemanns*, unlösliche Stoffe durch Verreibung kolloidal löslich zu machen, haben wir in der Homöopathie die Möglichkeit, metallisches Gold therapeutisch zu nutzen. Gold ist ein tiefwirkendes Konstitutionsmittel, das die Fähigkeit hat, Knochen anzugreifen. Es paßt bei hartnäckiger, übelriechender Eiterung der Ohren mit *Nekrose der Gehörknöchelchen und/oder am Mastoid*. Große *randständige Trommelfelldefekte nach Scharlach*. – *Schlimmer* im Winter, durch Kälte (Schmerzen und Absonderung), sowie nachts (Schmerzen und allgemein).

Anwendung: Reihe von C 6 (D 12)–C 200 tabl.

Silicea

Silicea ist ein Konstitutionsmittel für Menschen mit Mangel an eigener Wärmeproduktion und Neigung zu langdauernden Eiterungen. Es ist ein tiefwirkendes Mittel, das fähig ist, den Knochen anzugreifen: *Ostitis der Gehörknöchelchen*, *Mastoiditis*. Die Ohrabsonderung ist eitrig, übelriechend – der Eiter ist entweder dünnflüssig, typischer ist *krümeliger*, körniger *Eiter*. Die Hörfähigkeit ist herabgesetzt. Dröhnen in den Ohren. Sie werden selten einen *Silicea*-Patienten finden, der bei kühler Witterung ohne Kopfbedekkung geht: er friert besonders am Kopf, an Händen und Füßen. Seine Ohrenbeschwerden werden besser, wenn er den Kopf warmhält. (Er trägt aber ungern einen hartrandigen Hut, besonders wenn er zu Kopfschmerzen neigt: die Kopfhaut ist sehr empfindlich.) Neben dem örtlichen Befund am Ohr weisen folgende Leitsymptome auf *Silicea*: Mangel an Eigenwärme; Kältegefühl mit Empfindlichkeit gegen Kälte; friert besonders am Kopf, an Händen und Füßen – paradox zum Kältegefühl: Schweiße am ganzen Kopf (*Calcium carbonicum* schwitzt am behaarten Kopfteil); stinkende Fußschweiße; rasch erschöpft und mager; Neigung zu langdauernden Eiterungen. – *Schlimmer* durch Kälte, im Winter und morgens; *besser* durch Wärme, im Sommer, durch Einhüllen des Kopfes.

Anwendung: Reihe von C 6 (D12) – C 200 tabl.

Rezidivierende Otitis

Die *konstitutionelle Behandlung* mit tiefwirkenden Arzneien ist dringend geboten, wenn Patienten zu uns kommen, die immer wieder an einer Otitis erkranken. *Hahnemann* hat uns mit seinen Forschungen über chronische Krankheiten die Wege zur Behandlung der rezidivierenden Erkrankungen gezeigt. (Vgl. Bd. I, Kap. XI, S. 169 ff.)
Die *psorisch* reagierenden Kranken mit ihrer lymphatischen Diathese, die *Sykotiker* mit großer Erkältungsneigung durch feuchtes Wetter und Nässe, aber auch die *Tuberkuliniker* leiden häufig an Entzündungen der Ohren. Diese Krankheitsformen reichen vom Tubenkatarrh über die Otitis media bis zur Mastoiditis, aber auch von der Schwerhörigkeit durch adenoide Wucherungen, Polypen, Pansinusitis bis zum Hydro- oder Mukotympanon. Stellvertretend für viele hier möglichen Arzneien nenne ich nur *Calcium carbonicum*, *Thuja* und *Natrium sulfuricum*, die *Tuberkulin-Nosoden aviaire* und *Marmorek*.
Die Breite dieser Arzneimittelbilder übersteigt die organotrope Beschreibung.

Chronische Otitis

Die Arzneiwahl überschreitet auch die lokalen Leitsymptome bei den *chronischen Mittelohrentzündungen*. Die schon beschriebenen Arzneien *Aurum* (S. 215), *Silicea* (S. 216) und *Pulsatilla* (S. 214) werden oft angewendet.
Auf ein neues Mittel möchte ich hinweisen, an das wir selten denken, weil wir es zu wenig kennen und viele seiner Symptome nicht im *Kent* registriert sind (es wurde erst 1850 von *Hering* geprüft):

Tellurium
Element Nr. 52 Te. Kommt in der Erdrinde als Tellurid vor, Verwandtschaft mit Selen und Sulfur.

Chronische Otitis mit scharfem, übelriechenden, wäßrigen oder gelblichen Sekret; riecht wie Fischlake. Ekzematöse Otitis externa. Von *Nash* bei alten. Otorrhöen nach Scharlach empfohlen. Diese Empfehlung bewährt sich evtl. nach Zwischengabe der Scharlach-Nosode.

Anwendung: D 6/C 6 (D 12) / C 30/C 200 tabl.

Boericke macht mit Recht darauf aufmerksam, daß dieser Arzneistoff langsam wirkt, aber auch lange Nachwirkung hat. Deswegen Geduld haben!

Nach Scharlach trat früher häufiger als jetzt eine randständige perforierende Otitis media auf, mit der Neigung zur Chronizität und zu zerstörenden Prozessen an den Gehörknöchelchen und am Mastoid. Erfolg der Antibiotikatherapie? Änderung des Genius epidemicus?
Aus der Erfahrung meiner homöopathischen Praxis darf ich mit Dankbarkeit gegenüber *Samuel Hahnemann* sagen, daß ich bis jetzt keine Scharlach-Otitis bei den Patienten erlebt habe, die von Anfang an homöopathisch behandelt wurden.
Um alte, übernommene Fälle doch noch auszuheilen, bewähren sich: *Apis* (S. 214), *Aurum* (S. 215), *Carbo vegetabilis, Lycopodium, Tellur* (S. 216) und als Zwischengabe *Scarlatina*.

Carbo vegetabilis

Absonderung dick, *fleischfarben* oder *eitrig*, *übelriechend*, wundmachend. Ziehende Schmerzen im Ohr, die von innen nach auswärts gehen (nach *Hering*). Schwerhörigkeit seit einem akuten Exanthem.

Anwendung: C 6 (D 12) tabl.

Lycopodium

Absonderung eitrig, scharf, wundmachend, übel aussehend. Starke Beeinträchtigung der Hörfähigkeit nach Scharlach; Trommelfell teilweise zerstört, randständiger Defekt. Äußerer Gehörgang wund durch scharfe Absonderung (nach *Hering*).

Anwendung: Reihe von C 6 (D 12) – C 200 tabl.

Scarlatinum

wird als Zwischengabe verwendet, wenn die Anamnese den ätiologischen Zusammenhang vermuten läßt oder bestätigt. Keine individuelle Symptomatik bekannt.

Anwendung: C 9 (D 18) / C 30 (D 30) dil.

Nach Masern tritt gelegentlich eine langdauernde Otorrhö auf, allerdings seltener eine so starke Zerstörung der Gehörknöchelchen oder am Mastoid wie nach Scharlach.

Pulsatilla (s. S. 214)

ist oft bei den Masern selbst, aber auch bei ihren Folgekrankheiten angezeigt.

Anwendung: C 6 (D 12) dil.

Sulfur

kann die Folgekrankheiten bei psorisch reagierenden Patienten ausheilen. – Die Absonderung ist oft stark, von widerlichem Geruch, scharf; ekzematöse Haut im äußeren Gehörgang und am Ohrläppchen mit starkem Juckreiz.

Anwendung: In Reihe von C 6 (D 12) – C 200 tabl.

Morbillinum

wird als Zwischengabe verwendet, wenn die Anamnese den ätiologischen Zusammenhang der chronischen Otitis mit einer durchgemachten Masernerkrankung vermuten läßt oder bestätigt. Keine individuelle Symptomatik bekannt.

Anwendung: D 12 / D 20 dil.

Bei lymphatischen Kindern mit Vergrößerung der Rachenmandeln und entsprechender Behinderung der Tubenbelüftung, vielleicht auch durch Unterdrükkung der akuten Entzündung bleiben *Restexsudate*.

Hydro- oder Mukotympanon

Neuerdings fragen neben Eltern auch Fachkollegen (HNO- und Kinderärzte), ob man die Einlage von Paukenröhrchen durch unsere arzneiliche Behandlung vermeiden könne. In vielen Fällen ist es möglich, mit der individuell ausgewählten Arznei die lymphatische Diathese und damit die Ursache der zugrunde liegenden konstitutionellen Schwäche auszuheilen (vgl. Bd. I, S. 194/195). Diese konstitutionelle Therapie braucht Zeit. Manchmal kann man mit einem kleinen organotropen Mittel einen Anfangserfolg erreichen:

Pilocarpus Jaborandi (Jaborandi, Pilocarpus microphyllis)

Enthält Pilocarpin; wirkt schweißtreibend und resorbierend.

Anwendung: D 6 dil.

Schnupfen

Die katarrhalische Absonderung aus der Nase ist oft ein notwendiges Ventil zur Entlastung oder Ausschaltung einer tieferen Störung. Die gedankenlose Trockenlegung der Schleimhäute mit abschwellenden und entzündungshemmenden Nasensprays oder Salben ist eine unterdrückende Maßnahme, die eigentlich jeder als Verhinderung der körpereigenen Abwehr erkennen kann. Die Verlaufskontrolle und Beobachtung dieser so behandelten Patienten zeigt häufige Rückfälle, Übergang zu chronischen Entzündungen und am Ende eine atrophische Schleimhaut. Die homöopathischen Arzneien zielen nicht auf eine unterdrückende rasche Beseitigung des Symptomes Schnupfen – sondern auf die meist unbekannte *Veranlassung* einer überschießenden und damit krankhaften Reaktion. Damit bestätigt sich die homöopathische Therapie als logische und kausale Heilmethode.

Akuter Verlauf

Ein akuter Fließschnupfen im Beginn eines fieberhaften Infektes weist oft auf

Gelsemium
(vgl. Kapitel Fieberhafter Infekt, S. 18)

Dumpfer Kopfschmerz, Völlegefühl an der Nasenwurzel, mäßiges Fieber. Reichlicher, wäßriger, scharfer Schnupfen. – Frostschauer im Rücken mit Zittern; gerötetes Gesicht.

Anwendung: C 6 (D 12) – C 30 dil.

Menschen mit fehlender Anpassung an Temperaturschwankungen reagieren als Folge von Abkühlung oft mit Schnupfen. Prüfen Sie die Symptomatik dieser Patienten und die Arzneimittelbilder von *Nux vomica*, *Sabadilla* oder *Hepar sulfuris* (s. S. 221).

Nux vomica

Diese Patienten melden sich energisch, wenn sie einem Luftzug ausgesetzt werden, z. B. bei Querbelüftung in einem Raum. – *Milder* Fließschnupfen nach Abkühlung. Der Schnupfen ist nicht sehr stark, schleimig, dünnflüssig. Besonders typisch: die Nase läuft am Tage, bei Kälte, morgens; Verstopfung und trockenes Gefühl sind schlimmer nachts und im warmen Raum. Niesen in kalter Luft; fühlt sich am wohlsten im Freien bei mittlerer Temperatur.

Anwendung: D 6 / C 30 / C 200 dil.

Sabadilla

Frostige, nervöse Patienten, die auf jede Kälteeinwirkung Schnupfen bekommen und im Sommer an Heuschnupfen leiden. Augen und Nase brennen. Die Nase läuft reichlich, im Anfang dünn, später dick – trotzdem Empfinden: wie verstopft; eine Nasenseite offen, die andere verstopft, Seiten wechseln. Viel Niesen. Schmerzen

Übersicht

Vgl. in den Repertorien

EK 352–367	KK III/167–182
EK 357 (Trockenheit)	KK III/182
EK 359 (Verstopft)	KK III/183 (Verstopfung)

an Stirn und Nasenwurzel. Jucken am Gaumen; Schluckschmerzen, besonders beim Leerschlucken. Schnupfen *schlimmer* in *kalter Luft*, im Freien, durch Blumenduft; *besser in warmer Luft* und durch warme Getränke.

Anwendung: D 6–C 30 dil.

Wenn der Katarrh nicht nur die Nase, sondern auch die Augen betrifft, erinnern wir uns an die Zwiebel und den Augentrost, an *Allium Cepa* und *Euphrasia officinalis*.

Allium cepa

Der Zwiebelsaft reizt die Nase, Augen und Kehlkopf. Katarrh meist Folge von feuchter Kälte, Durchnässung der Füße. – *Wundmachender*, *scharfer*, wäßriger Fließschnupfen mit viel Niesen und

Druck in den Stirnhöhlen. Reizung der Augenbindehäute mit reichlichen, aber *milden* Tränen. Charakteristisch ist also der *scharfe* Schnupfen und die *milde* Tränensekretion. – Absteigender Katarrh zum Larynx mit Wundheitsgefühl, Heiserkeit, krampfhaftem trockenen Husten. – *Schlimmer im warmen Raum*, besonders in dämpfiger Zimmerluft und *besser im Freien*.

Anwendung: D 6 / C 6 (D 12) dil.

Euphrasia officinalis

Der Name 'Augentrost' sagt schon an, daß die Konjunktivitis bedeutungsvoller ist als die Rhinitis. Im Gegensatz zu *Cepa* ist hier charakteristisch: *scharfe* Tränen und *milder* Schnupfen. Akuter wäßriger, nicht reizender Schnupfen und starke Entzündung der Bindehäute mit Tränen, welche die Lidränder wundmachen. Sekretion der Augen wird schnell schleimig und dick, verklebt die Lider; starke Lichtscheu. Katarrh kann abwärtssteigen zum Larynx mit quälendem Reizhusten, dabei oft reichlicher, schleimiger Auswurf. Besonderheit: Husten tritt fast nur am Tage und im Stehen auf, er wird besser im Liegen – aber der Schnupfen läuft auch nachts, dabei viel Niesen. – *Schlimmer im warmen Raum und am Tage.* Sonderliches Symptom: Keuchhustenanfälle fast nur am Tage!

Anwendung: D 4 / D 6 / C 6 (D 12) dil.

Der Säuglingsschnupfen mit trockener und verstopfter Nase behindert das Stillen und damit das Gedeihen. Sicher wären viele Pädiater froh, wenn sie wüßten, daß man dagegen etwas ausrichten kann mit dem Saft des schwarzen Holunders in potenzierter homöopathischer Zubereitung – der wissenschaftliche Name:

Sambucus nigra

Der Säugling kann mit verstopfter Nase nicht trinken. Nase verstopft, aber keine Absonderung – viel Schniefen. In der Nacht eventuell Erstickungsanfälle mit pfeifender Inspiration. Bei Fieber starker Schweiß im Moment des Erwachens, aber im Schlaf trocken und heiß. Holundertee wirkt schweißtreibend. Die Verstopfung der Nase und die Atemnot sind *schlimmer in trockener, kalter Luft*, nachts, gegen Mitternacht. Die Laryngitis ist besser durch warme Umschläge auf den Hals.

Anwendung: D 4 / D 6 / C 6 (D 12) glob.

Einem Patienten mit scharfem Schnupfen und wunden, roten Naseneingängen verordnen Sie am besten

Arum triphyllum

Sehr scharfer, wundmachender Schnupfen – stark reizender Fließschnupfen mit blutigroten Schleimhäuten; zwingt zum Kniebeln in der Nase, bohrt in der Nase, bis es blutet. Obwohl die Nase läuft, ist sie verstopft oder es besteht ein Verstopfungsgefühl; muß mit offenem Munde atmen. – Schnupfen *schlimmer in der Wärme*, beim Hinlegen, nachmittags.

Anwendung: D 6 / C 6 (D 12) / C 30 dil.

Chronischer Verlauf

Allgemeine Mittel

Teucrium marum

Chronischer Schnupfen mit Krusten und Polypen. Viel Jucken und Kribbeln in der Nase; Verstopfungsgefühl mit schlechtem Geruch der Nasenabsonderung. Besonders indiziert bei Nasenpolypen. Schnupfen *schlimmer in der Bettwärme*.

Anwendung: D 4 / D 6 / C 6 (D 12) dil.

Bei Nasenpolypen kann man auch örtlich behandeln mit folgender Salbe:

Rp. Teucrium marum ∅ 10 ml
Eucerini anhydr. ad 50.00
M. f. ungt.
S. Nasensalbe!

Luffa operculata

Bei Katarrhen der Nase tritt starke Müdigkeit mit Durst und dumpfen Kopfschmerzen von der Stirn zum Nacken auf. Feinere Modalitäten sind noch nicht bekannt.

Anwendung: Der Wirkungsbereich wechselt mit der Höhe der Potenzierung
D 4 dil. atrophische Schleimhaut, Ozäna
D 6 dil. verstopfte Nase mit schleimig-eitriger Absonderung, Sinusitis
D 12 dil. seröse Sekretion, akuter Fließschnupfen

Pulsatilla

macht auch in diesem Bereich wechselnde Symptome: Nase verstopft *oder* Fließschnupfen. Absonderung häufiger am Morgen, in kühler frischer Luft – Verstopfung eher im warmen Raum, am Abend. Nase verstopft *oder* ganz frei. Mal ist die eine Seite frei, mal die andere (ähnlich wie *Lac caninum*, aber kein so strenger Seitenwechsel).
Milde dicke gelbe Absonderung, reifer Schnupfen – aber auch grünliche stinkende Borken in der Nase. Verlust des Geruchsvermögens. Nasenbluten. Pressender Schmerz an der Nasenwurzel (wie *Cinnabaris*). Übergreifen der Entzündung zur Stirnhöhle.
Wechselnde launische Stimmung. Verlangen nach frischer Luft.

Anwendung: D 6 / C 6 (D 12) / C 30 / C 200 dil.

Die Konstitutionsbehandlung ist bei allen *rezidivierenden* oder *chronischen* Krankheitsfällen erforderlich, um eine endgültige Ausheilung zu erreichen. Voraussetzung zur Arzneifindung ist für solche Krankheitsfälle die umfassende Anamnese (vgl. Bd. I, S. 67 ff.), die auch die Vorgeschichte, die Biographie des Kranken und seiner Familie mit aufnehmen muß. Die *verbalen* Symptome *und* die leiblichen *Zeichen*, die sonderlichen *und* charakteristischen Symptome müssen erfaßt werden.
Bei den *psorischen* Schnupfen-*Patienten* finden wir oft die Symptomatik von *Calcium carbonicum*, *Hepar sulfuris* oder *Sulfur*.
Mit den folgenden kurzen Hinweisen kann ich selbstverständlich nicht das breite und vollständige Arzneimittelbild erfassen. Die zusätzliche Verwendung einer Arzneimittellehre ist erforderlich.

Calcium carbonicum

Erkältet sich bei jedem Wetterwechsel und reagiert mit Erkrankung der oberen Luftwege. Dabei schleimig-eitrige Absonderungen aus der Nase mit Sinusitis, Blepharo-Konjunktivitis und Bronchitis. Der Schnupfen ist meist mild, bei längerer Dauer werden die Nasenlöcher wund; übler Geruch, faulig, eitrig; Verlust des Geruchsvermögens. *Auffallend* ist der Unterschied zwischen Tag und Nacht – tags Sekretion, nachts Verstopfung; bei nächtlicher Verstopfung tritt Druck auf der Brust mit Angst und Kurzatmigkeit auf. Gleiches gilt für den Husten: tags Auswurf, nachts trocken.

Anwendung: Reihe von C 6 (D 12) – C 200 tabl.

Hepar sulfuris

Noch frostiger als *Calcium carbonicum* – erkältet sich schon durch kalten Luftzug, durch geringe Entblößung; besonders empfindlich gegen *trocken*-kaltes Wetter. Nase in kalter Luft verstopft, Niesen bei trocken-kaltem Wind. *Schnupfen* gelb bis grünlich, zuerst flüssig, bald aber dick, übelriechend (wie alter Käse); wundmachend, schorfige Krusten an den Nasenöffnungen; Polypen; Schmerzen an der Nasenwurzel. Oft Übergang in eitrige *Nasennebenhöhlen*-Entzündung mit splitterartigem Schmerz in der Stirn oder im Kiefer; Erleichterung durch Wärme (Kopfdampfbäder, Kopf warm einhüllen).

Anwendung: Reihe von C 6 (D 12) – C 1000 tabl.

Sulfur

Unterscheidet sich von *Calcium carbonicum* und *Hepar sulfuris* durch seine Temperatur-Modalität: Als junger Mensch fast immer zu warm. – *Schnupfen* mit Niesen; brennend, scharf, wäßrig oder gelb, klebrig, leimartig; übelriechend; reichlich und brennend im Freien, Verstopfung im Raum. – Geruchsverlust bei chronischem Schnupfen; sonst auffallend empfindlich gegen Gerüche des eigenen Körpers, gegen eigenen Stuhlgeruch; illusionäre Geruchswahrnehmung.

Anwendung: Reihe von C 6 (D 12)–C 1000 tabl.

Die *sykotischen Patienten* mit Abhängigkeit von Kälte und Nässe benötigen oft *Dulcamara*, *Natrium sulfuricum* oder *Thuja*.

Dulcamara

Erkältet sich rasch durch Abkühlung am Abend nach heißen Tagen, besonders durch Naßwerden. Schnupfen dick, schleimig oder auch wäßrig. Auffallendes Symptom: *Verstopfung der Nase in kalter Luft*, wird besser im warmen Raum – *und besser durch Bewegung*. Dieses letzte Symptom, das bei chronischen Schnupfenpatienten gar nicht so selten ist, wird im Kent verzeichnet nur mit vier Mitteln: *Dulcamara*, *Phosphorus*, *Rhus toxicodendron*, *Thuja*, (vgl. EK 354, KK III/179). Sinngemäß hat sich mir dieses Symptom außerordentlich bewährt bei Patienten, die an Stockschnupfen leiden und berichten, daß die Nase frei wird, sobald sie sich warmarbeiten. Wichtiges Mittel auch bei Heuschnupfen (s. S. 223) (vgl. auch EK 356, KK III/182, Warmwerden beim Gehen bessert: Mercurius jod.ruber = Mercur.bijod.)

Anwendung: LM VI–XVIII dil.; C 6 (D 12)–C 30 dil.

Natrium sulfuricum

Nase verstopft, trocken und brennend; Niesen mit Fließschnupfen; der im Anfang wäßrige Schnupfen wird gelb, zäh, dick; dicker Schleim mit salzigem Geschmack sammelt sich nachts in den hinteren Choanen und läßt sich morgens aushusten; grünliche, übelriechende Krusten mit etwas Blut werden am Morgen aus der Nase ausgeschneuzt. Die behinderte Nasenatmung tritt zusammen mit Druck auf der Brust auf, besonders nachts, morgens und bei feuchtem Wetter.

Anwendung: Reihe von C 6 (D 12)–C 1000 tabl.; bei Asthma besser LM VI–XXX dil.

Thuja

An der äußeren Nase können folgende Zeichen auf *Thuja* hinweisen: Risse zwischen Nasenflügel und Wangenhaut; grobporige Orangenhaut oder sehr harte Haut an den Nasenflügeln; schorfige Nasenlöcher; Warzen.
Sehr hartnäckiger Schnupfen mit *hypertropher* Schleimhautschwellung – am Ende atrophische Schleimhaut mit Trokkenheit und starker Empfindlichkeit der Nase. Eitriger, scharfer Schnupfen; „dikker, grüner Schleim mit Blut vermischt; später braune Krusten; wunde Nase; ...“ (*Hering*). „Geruch in der Nase nach saurem Bier oder Fischlake“ (*Hering*). Nach Niesen wird die Nase freier. Polypen.

Anwendung: Reihe von C 6 (D 12)–C 1000 tabl.; bei Asthma LM VI–XXX dil.

Die *luesinischen Mittel*, *Kalium jodatum* und *Kalium bichromicum* werden bei der Besprechung der Nasennebenhöhlenentzündung dargestellt. (Vgl. S. 233) Der Grundcharakter des luesinischen Terrains entspricht auch besser Krankheitsprozessen, die eben nicht nur auf die oberflächliche Schleimhaut beschränkt bleiben; sie *überschreiten* diese Grenze, befallen die Nebenhöhlen und verursachen Schmerzen im Nasen- und Stirnbein, in den Kieferknochen.

Die *Tuberkulin-Nosoden* bewähren sich bei chronischem Schnupfen skrofulöser Kinder als Zwischenmittel.

Bacillinum

Unruhige, zerstreute Kinder; können nirgendwo ruhig sitzenbleiben. Guter Appetit und trotzdem sehr mager. Grünlicher, stinkender, eitriger Schnupfen; kleine Furunkel am Naseneingang. Nachts viel Husten, aber Patient schläft trotzdem, er stört mehr die Umgebung als den Kranken.

Anwendung: D 14 / D 20 dil. eine Gabe (etwa 1–5 Tropfen) – lange warten!

Tuberculinum bovinum

Die mildeste Tuberkulin-Nosode. Magere, schwache Kinder mit gutem Appetit und Obstipation, periodisch auftretende Kopfschmerzen (nach *Voisin*).

Anwendung: C 7 / C 9 dil. 1 Gabe 1mal in der Woche je 1–5 Tropfen, höchstens 3mal wiederholen.

Tuberculinum Koch

Frostige, trotz guten Appetits magere Kinder; schwach und unruhig, sind dauernd in Aktion; fühlen sich im Freien immer wohler; halten nicht lange durch, weder bei körperlicher Tätigkeit noch beim Lernen. – Chronischer Schnupfen mit viel Niesen; reichlicher Schnupfen mit brennender Empfindung im hinteren Nasenbereich.

Anwendung: D 12 / D 30 dil. in seltenen Zwischengaben jeweils 1–5 Tropfen.

Allergischer Schnupfen

Pollinose (Heuschnupfen, Heufieber, Heu-Asthma), Rhinitis vasomotorica, Neurogene Rhinitis

Der allergische Schnupfen ist nur ein Ausschnitt der breiten allergischen Reaktionsmöglichkeiten mancher Menschen. Der Behandlungsplan umfaßt die arzneiliche Therapie der akuten Krise und die konstitutionelle Grundbehandlung.
Während der Krisen sollte man die passenden akuten Mittel verordnen. Die Arzneiwahl richtet sich dabei besonders nach den deutlichen und auffallenden *Sensationen* (z. B. Jucken, Brennen), nach der *Art der Sekretion* (z. B. scharf, mild, reichlich, verstopft), nach der *Lokalisation* (z. B. Auge, Nase, Rachen, Bronchien) und nach den charakteristischen Modalitäten, evtl. sonderlichen Reaktionen und Begleitsymptomen.

Übersicht

Vgl. Repertorien
EK 355 (jährlich wiederkehrend) KK III/180 — Heuschnupfen

Behandlung in der akuten Krise

Unspezifische Mittel mit Breitenwirkung . . . S. 225 — Cardiospermum, Galphimia glauca

Verschlimmerung durch Wärme	S. 225	Allium cepa Arsenicum jodatum Kalium jodatum
Verschlimmerung durch Kälte	S. 225	Aralia racemosa Arsenicum album Dulcamara Sabadilla
Starke Mitbeteiligung der Augen	S. 226	Euphrasia Allium cepa Kalium jodatum Sinapis nigra Arundo donax
Nase verstopft und schmerzhaft, ... wenig Absonderung	S. 226	Sinapis nigra Sticta pulmonaris
Brennende Schmerzen in der Nase	S. 226	Arsenicum album Arsenicum jodatum Arum triphyllum Sanguinaria Arundo donax
Starkes Jucken	S. 227	Arundo donax Sabadilla
<u>Heuschnupfen mit Asthma</u> . . . . EK 345 (Niesen mit Heu-Asthma) KK III/175 (Niesen bei Heu-Asthma) EK 355 (asthmat. Atmen) KK III/180 (mit Asthma) EK 767 (Heu-Asthma) KK III/332 (Heu-Asthma)	S. 227	Arsenicum jodatum Carbo vegetabilis Jodum Lachesis Natrium sulfuricum Silicea
<u>Konstitutionelle Grundbehandlung</u>		
Die häufigsten Mittel	S. 229	Arsenicum album Bromum Carbo vegetabilis Jodum Kalium jodatum Naja tripudians Natrium muriaticum Natrium sulfuricum Nux vomica Psorinum Pulsatilla Silicea Sulfur Thuja

Behandlung in der akuten Krise

Der unvergessene *Dr. Willmar Schwabe* (gest. 1984) hat von seinen Forschungsreisen zwei Pflanzen mitgebracht, die in der Erfahrungsheilkunde Südamerikas auch bei allergischen Krankheiten angewendet werden. Die Erfahrungen ex usu in morbis bestätigen bei uns den Anwendungsbereich.
Leider sind noch keine ausreichenden Arzneimittelprüfungen an Gesunden durchgeführt worden.
Wenn wir bei Patienten keine auffallende und sonderliche, individuelle Symptome finden, kann man mit diesen unspezifischen Mitteln mit Breitenwirkung oft gute Anfangserfolge erzielen.

Cardiospermum

scheint eine cortisonähnliche Wirkung zu haben; wirkt bei hyperergischen Krankheitsprozessen der Haut und Schleimhaut, auch bei rheumatischen Erkrankungen.

Anwendung: D 3 dil.

Galphimia glauca

ist bei der Anwendung an Kranken geprüft und bewährt sich bei allergischer Rhinitis.[1]

Verschlimmerung durch Wärme

In der ersten Gruppe der gut geprüften Mittel finden wir die auffallende Modalität, daß der Nasenfluß im *warmen Raum stärker* wird.

Allium cepa

Niesen bei Eintritt in ein *warmes* Zimmer; reichlicher, wäßriger, reizender Schnupfen. Fremdkörpergefühl an der Nasenwurzel. Tränen brennen, aber machen nicht wund; *Leitsymptom: scharfe Nase, milde Träne.* Die Augen sind sehr lichtempfindlich. Absteigender Katarrh zum Larynx mit wundem Gefühl und Heiserkeit; abgehackter Husten bei Einatmen kalter Luft.

Anwendung: D 6 / C 6 (D 12) dil.

Arsenicum jodatum

Starker, wäßriger, *brennender*, scharfer Schnupfen reizt Oberlippe und Nasenöffnung; schmerzhaftes Niesen. Brennen im Hals bis zum Kehlkopf. Schnupfen wird *schlimmer* im warmen Zimmer, aber auch in *sehr* kalter Luft.

Anwendung: C 6 (D 12) / C 30 tabl.

Kalium jodatum

Beißender, wäßriger Schnupfen; *schlimmer* im warmen Zimmer. Starke Konjunktivitis mit viel Tränen. Verlangen nach frischer Luft, fühlt sich *im Freien wohler*. Regionale Lymphknoten geschwollen.

Anwendung: C 6 (D 12) / C 30 tabl.

Verschlimmerung durch Kälte

weist auf eine Reihe von „frostigen" Patienten, die durch kalte Luft rasch Schnupfen bekommen.

Aralia racemosa

In kalter Zugluft tritt Niesen und scharfer, wäßriger Schnupfen auf mit salzigem Geschmack; verstopfte Nase bei Heuschnupfen im Frühling. Trockener, spastischer Schnupfen nachts mit *Übergang zu Asthma* nach dem ersten Schlaf, etwa um Mitternacht.

Anwendung: D 6 / C 6 (D 12) / C 30 dil.

Arsenicum album

Sehr frostige Patienten, vertragen aber am Kopf keine Wärme. Flüssiger Schnupfen mit verstopfter Nase; Schnupfen reizt die Nasenöffnung; brennende Empfin-

[1] [Lit. Wiesenauer, Markus, Galphimia glauca; Herz, Walter, Galphimia glauca.

dung. Viel Durst, trinkt häufig, aber wenig auf einmal. Augen brennen, scharfe Tränen. Ängstliche Unruhe, schlimmer nach Mitternacht.

Anwendung: LM XVIII dil.; C 30 (D 30) dil.

Dulcamara

Alles ist *schlimmer* durch *feuchte Kälte*. Die Nase verstopft sich bei feuchter Kälte; dicker, schleimiger Schnupfen, Nasenöffnung verkrustet. Lidränder entzündet, schlimmer in frischer Luft.

Anwendung: C 6 (D 12) dil. nach Methode 1

Sabadilla

Sehr frostige Patienten, die bei geringster Erkältung einen katarrhalischen Schnupfen bekommen; im Sommer Heuschnupfen mit Brennen der Augen und Nase. Absonderung zuerst dünn, wird aber bald dick mit Empfindung wie verstopft. *Jukken am Gaumen*. Wundheit im Rachen; Schmerzen beim Leerschlucken, besser durch warmes Getränk.

Anwendung: D 6 / C 6 (D 12) dil. nach Methode 1

Starke Mitbeteiligung der Augen

ist besonders bei *Euphrasia* ein auffallendes Symptom. Der deutsche Name dieser Pflanze verspricht dem Patienten nicht zuviel: Augentrost.

Euphrasia

Klagt mehr über die Augen als über die Nase; Lichtscheu sehr ausgeprägt – trägt dunkle Brille. Tränen brennen und beißen, machen wund; Sekretion der Augen schleimig und dick; Augenlider verkleben, muß dauernd blinzeln. *Leitsymptom:* scharfe Träne, milder Schnupfen. (Im Gegensatz zu *Allium cepa*: scharfer Schnupfen, milde Tränen!)

Anwendung: D 4 / D 6 dil.

Starke Mitbeteiligung der Augen beobachten wir auch bei den schon besprochenen Mitteln *Allium cepa* (S. 225), *Kalium jodatum* (S. 225) und bei den folgenden Arzneien: *Sinapis* (S. 226), *Arundo* (S. 227).
Manche Patienten belästigt die dauernd *verstopfte und schmerzhafte Nase. Dieses auffallende Symptom weist auf Sinapis*, den schwarzen, scharfen Senf und auf *Sticta pulmonaria*.

Sinapis nigra

Trockener Schnupfen; geringe, aber *scharfe* Absonderung; Nasenlöcher sind wechselseitig verstopft, besonders tagsüber; nachts fließt im Liegen der Schleim in den Rachen. Viel Niesen. Brennen in den Augen, heißes Gefühl mit Tränenfluß. Im inneren Hals tritt ein Gefühl auf, als ob man sich durch heißes Geränk verbrannt hätte. Von oben nach unten absteigende Katarrhe (wie *Sticta pulmonaria*). Neigung zu Asthma.

Anwendung: D 6–C 6 (D 12) dil. nach Methode 1

Sticta pulmonaria

Obschon kein Schnupfen läuft, besteht ein Drang, dauernd die Nase zu schneuzen. Nase verstopft; Krusten; trockenes Gefühl. Druck an der Nasenwurzel. Viel Niesen. Entzündungen steigen rasch abwärts in den Pharynx bis zu den Bronchien. Kehle wie wund; trockener, abgehackter Husten, *schlimmer* beim Einatmen, am Abend, bei Ermüdung.

Anwendung: D 6 / C 6 (D 12) dil.

Brennende Schmerzen in der Nase

sind charakteristisch für *Arsenicum album* (S. 225), *Arsenicum jodatum* (S. 225), *Arum triphyllum, Sanguinaria*.
An *Arundo donax* (siehe S. 227) muß man denken, wenn *Brennen mit Jucken* besonders deutlich ist.

Arum triphyllum

Besonders *scharfer* Schnupfen; bohrt in der Nase, bis es blutet; Nasenöffnung blutig-rot. Reizender Fließschnupfen, trotzdem Verstopfung oder Gefühl des Verstopftseins. Atmet immer mit offenem Mund.

Anwendung: C 6 (D 12) / C 30 dil. oder nach Methode 1

Sanguinaria canadensis

Scharfer, wundmachender Fließschnupfen mit Druck an der Nasenwurzel und viel Niesen. Brennendes Gefühl in den Augen, in der Nase, im Rachen. „Wundheitsgefühl und Brennen, als ob die Schleimhaut abgezogen wäre." (*Mezger*). – Überempfindlich gegen Blumengerüche oder Verlust der Riechfähigkeit.

Anwendung: D 6 / C 6 (D 12) / C 30 dil.

Starker Juckreiz

Wie bei vielen allergischen Hautprozessen kommt bei entsprechender Schleimhautreizung auch starker Juckreiz häufig vor. Bei Rhinitis allergica ist Jucken nur an der Nase noch nicht sehr auffallend. – Zum Leitsymptom wird das Jucken, wenn es *vorherrscht, an mehreren und ungewöhnlichen Stellen auftritt.*
Bei *Sabadilla* (S. 226) hörten wir schon, daß Jucken am Gaumen ein auffallendes Symptom ist.

Arundo donax

hat als einziges Mittel *Jucken* am *Auge*, in der *Nase*, im *Gehörgang* und am *Gaumen*. Schnupfen mit Niesen und Jucken; Brennen in der Nase, im Gehörgang, am Gaumen, beim Urinieren. Manchmal auch Ekzem um die Augen und am Ohr; Risse an Fingern und Fersen; rissige Zunge.

Anwendung: D 6 / C 6 (D 12) dil. nach Methode 1 in akuten Fällen.

Heuschnupfen mit Asthma

ist von der Pathogenese her ein übersteigerter Sonderfall der allergischen Schleimhautreaktion der gesamten Atemwege (vgl. Kapitel Asthma S. 130). Deshalb können hier schon manche Mittel besprochen werden, die auch in der Liste der tiefwirkenden konstitutionellen Arzneien (s. S. 229) verzeichnet sind.

Arsenicum jodatum (vgl. S. 225)

wurde schon besprochen bei der Modalität 'Wärme verschlechtert'. Die dünne, scharfe Sekretion aus der Nase, die im Anfang besteht, geht über in hackenden, trockenen Husten mit verstopfter Nase und geringem Auswurf, der schwierig abzuhusten ist. Heisere Stimme bis zur Stimmlosigkeit. Atemnot bis zur asthmatischen keuchenden Atmung. Abmagerung, Entkräftung, Nachtschweiß und zunehmende Empfindlichkeit gegen kaltes Wetter. Tuberkulinische Symptome; früher häufig bei der Tuberkulose verordnet.

Anwendung: C 6 (D 12) dil.

Carbo vegetabilis

„Häufiges Niesen mit anhaltendem und heftigem Kribbeln und Kitzeln in der Nase; Tränenfluß mit beißendem Schmerz in und über der Nase. Heu-Asthma." – „Möchte niesen, aber kann es nicht. Sehr starker Schnupfen mit wundem und rauhem Gefühl in der Brust." – „Husten durch Kitzelgefühl in der Kehle mit zähem, salzigem Auswurf." – „Asthma bei alten und erschöpften Menschen; zittrige Schwäche; voll von Blähungen, aber ohne Abgang." (alle Zitate nach *Hering*).
Starkes Verlangen nach frischer, kühler Luft. Die asthmatische Beklemmung wird zusätzlich verstärkt durch Zwerchfellhochstand mit Aufblähung im Oberbauch und mangelnde Bauchatmung.

Anwendung: C 6 (D 12) tabl.

Jodum
(vgl. Kapitel Asthma, S. 135)
August Bier war großer Anhänger der Jodtherapie bei beginnendem Schnupfen. Er löste 1 Tropfen Jodtinktur in einem Glas Wasser auf. Diese Behandlung ist sicher günstig in Fällen, wenn es sich um einen Jodschnupfen handelt.
Oft plötzlicher Beginn mit trockenem und verstopftem Gefühl in der Nase, besonders im Raum; im Freien und in frischer Luft läuft die Nase, reichliches, scharfes und wundmachendes Sekret; dabei Empfindung, als ob heißes Wasser aus der Nase liefe. Trockener Husten durch Hitzegefühl in der Kehle. Beim Einatmen Husten; kurzatmig mit schwerem Atmen, auch in der Ruhe.
Hauptmittel bei Asthma durch Pollenallergie. – Rauhe Stimme und rauhes Gefühl mit zusammenschnürender Enge im Kehlkopfgebiet. Kruppartiger Husten mit asthmatischer Beklemmung und Angst; möchte Schleim herausbringen, löst sich nicht, ist sehr zäh. Atemnot und Husten sind *schlimmer* im warmen Raum, bei warmem, feuchten Wetter, im Liegen, in der Ruhe; verlangt frische Luft, möchte herumgehen.

Anwendung: C 30 dil. oder glob., Methode 1

Lachesis
(vgl. Kapitel Asthma, S. 135)
„Die Nasenschleimhäute sind verdickt, muß oft schneuzen; trockenes, verstopftes Gefühl zunächst in der Stirnregion, das sich allmählich auf Rachen und Brust ausdehnt; anhaltender, kurzer, trockener Husten mit keuchender Atmung; das Gesicht ist rot und gedunsen, dabei eine Empfindung, als ob die Augen herausgepreßt würden" (*Hering*). Hat das Verlangen, tief einzuatmen. Asthmaanfälle treten oft nachts auf, aus dem Schlaf heraus oder nach dem Schlaf; nach warmen Bädern, im Frühling; nach Unterdrückung der Menses, in der Klimax.

Anwendung: C 30 dil. oder glob., Methode 1; LM VI–XVIII dil.

Natrium sulfuricum
Starkes Niesen mit anfänglich wäßriger, dann reichlich gelblicher Sekretion; die Nasenöffnungen sind wund. Druckgefühl in der Lunge, als ob eine Last auf der Brust liegen würde. Hat oft ein Verlangen, tief durchzuatmen. Kurzatmig bei feuchtem, dämpfigen Wetter. „Anfälle von Heu-Asthma, die der Patient sehr fürchtet, da sie große Erschöpfung verursachen und ihn zwingen, im Bett zu bleiben; Niesen mit Kurzatmigkeit . . ." (*Hering*). – Feuchtes Asthma mit reichlichem, gelben bis grünlichen Schleim; Anfälle treten auf bei feuchtem Wetter, nach Anstrengungen, morgens 4–5 Uhr. Sehr wichtiges *Asthmamittel bei Kindern*, besonders bei sykotischer Veranlagung, bei hydrogenoider Diathese.[1]

Anwendung: Reihe von C 6 (D 12)–C 1000 tabl.

Silicea

Wechsel von scharfem, wäßrigen Fließschnupfen am Tage mit Verstopfung der Nase am Morgen. Sehr lästiges Jucken mit Trockenheit der Nasenschleimhäute, später auch dicker, grüngelblicher, übelriechender Schleim, der verkrustet. Schnupfen nach Unterdrückung von Fußschweiß. – Tiefe Seufzer-Atmung; kurzatmig beim Gehen, bei Anstrengung, beim Liegen auf dem Rücken, beim Husten. Asthma wird *schlimmer* beim Hinlegen und durch krampfigen Husten mit Zusammenschnürung in der Kehle; evtl. ausgelöst durch kalten Luftzug auf den Nacken, bei Gewitter; Heu-Asthma erst Ende August.

Anwendung: Reihe von C 6 (D 12)–C 1000 tabl.

[1] Bd. I, S. 195

Konstitutionelle Grundbehandlung

Die Arzneiwahl für die Erstverschreibung bemüht sich um weitgehende Ähnlichkeit mit der Symptomatik in der akuten Krise. *Hahnemann* bezeichnet diese Krisensituation als „auflodernde Psora" – sobald der Brand einigermaßen unter Kontrolle ist, muß man sich an das Zentrum des Feuers heranarbeiten. Es geht nicht nur um vorübergehende Beschwichtigung, das angestrebte Ziel ist die endgültige Heilung der chronischen Krankheit. Die bei Allergikern zugrunde liegenden Störungen der Konstitution werden ermittelt durch die Anamnese, die sowohl die Krisen als auch die ganzheitlichen Phänomene vor Ausbruch einer allergischen Reaktion umfaßt. Die Arzneiwahl stützt sich auf die Gesamtheit der personalen leiblichen und Gemütssymptome. Wir dürfen bei aller spezialisierten Differenzierung der Allergene nicht vergessen, daß hinter einer allergischen Reaktion oft ein psychischer Konflikt besteht.

Wenn die erste allergische Manifestation nach einer bestimmten Infektionskrankheit begann, empfiehlt es sich, die entsprechende Nosode zu geben – aber nicht damit die Kur eröffnen, sonst löst man eine neue Krise aus. Erst eine Zeitlang die Grundbehandlung durchführen und bei Stillstand des guten Anfangserfolges die Nosode als *Zwischenmittel* geben. Bei saisonal festgelegter Pollinose (Heuschnupfen) bewährt sich eine prophylaktische Gabe *Psorinum* C 200 schon im Spätherbst, wenn es sich um frostige Patienten mit übelriechenden Schweißen handelt.

Vor der Heuschnupfen-Saison (Dezember bis Februar des folgenden Jahres) kann man auch eine Kur mit *potenziertem Eigenblut* durchführen.[1]

[1] Lit. Imhäuser, Hedwig, Heidelberg 1970, S. 144]

Eigenblut-Nosode

Herstellung

Nach Möglichkeit das Blut in der Heuschnupfen-Saison abnehmen! Man entnehme *0.1 ml Kapillarblut* (Fingerbeere o. ä.) und bringe es in ein etwa 15 ml großes Reagenzglas, das mit *10 ml* 30%igem Alkohol gefüllt ist; mit Gummistopfen verkorken und 30mal gut verschütteln. Diese Stammlösung ist die nach der *Centesimal-Skala* hergestellte 1. Potenz (C 1). Im gleichen Mischungsverhältnis weiter potenzieren bis C 30 nach der *Einglas-Methode* (*Korsakoff*).[1]

Anwendung

(nach *Imhäuser*, von mir etwas modifiziert)

Anfang Januar mit der Kur nach folgendem Schema beginnen:

(Vor jedem Gebrauch Flasche gut schütteln!)

C 6: 6 Tage lang
täglich morgens nüchtern 8 Tropfen
danach 1 Woche Pause

C 7: 6 mal wiederholen
jeden 2. Tag morgens nüchtern 8 Tropfen
danach 1 Woche Pause

C 9: 4 mal wiederholen
jeden 3. Tag morgens nüchtern 8 Tropfen
danach 1 Woche Pause

C 12: 3 mal wiederholen
jeden 4. Tag nüchtern 8 Tropfen
danach 1 Woche Pause

C 30: 3 mal wiederholen
1 mal wöchentlich nüchtern morgens 8 Tropfen

(Fläschchen im Kühlschrank aufbewahren!)

Zur Grundbehandlung gehört auch die diätetische Ordnung – Diät im griechischen Sinne verstanden: Ordnung im Denken, Verhalten und auch Essen. Damit vollziehen wir den wichtigen Hinweis

[1] vgl. Bd. 1, S.35/36]

Akute Heuschnupfenmittel. < = Beschwerden verstärken sich, > = Beschwerden werden geringer, + = Bei dem angegebenen Mittel trifft dieses Symptom zu

	Cepa	Arsenicum jodatum	Arum	Arundo	Euphrasia
Wärme Warmes Zimmer	< Absonderung Niesen	<			<
Kälte Im Freien					
Brennen	+ Nase, Auge	+	+	+	
Jucken				+	
Absonderung scharf	+ Nase	+ Nase, Lippe	+ ätzend		+ Auge
mild	+ Auge				+ Nase
reichlich	+	+			+
wenig			+ verstopft		
Lokalisation Auge	+			+	+
Nase	+	+	+	+	+
Rachen	+	+	+ Gaumen wund	+ Gaumen Gehörgang	
Bronchien	+	+ Asthma			
Besonderes	Niesen bei Eintritt in warmes Zimmer	Ernster Zustand. Oft Asthma	Zupft an Nase und Oberlippe bis zum Bluten	Jucken an Auge, Nase, Ohr, Gaumen	Starke Lichtempfindlichkeit der Augen

Kalium jodatum	Nux vomica	Sabadilla	Sanguinaria	Sinapis	Sticta
<	< Absonderung stärker				< bei Temperaturänderungen
>	> Absonderung < Nase verst. < nachts	<		< <	
+ wird heiß empfunden			+ Auge, Nase, Rachen	+ Auge, Rachen	
		+			
+	+		+	+	
+	+ im Zimmer morgens	+	+		
x(+)	+ im Freien nachts verstopft			+ Nase verstopft	+ verstopftes Gefühl
+		+ Brennen		+ Augenlider	
+	+	+	+	+	+
		+ zäher Schleim		+ wie verbrannt	+
+	+ Husten macht berstenden Kopfschmerz	+ zäher Schleim, Kloßgefühl mit Schluckzwang		+ Asthma	+
Verlangt frische Luft, Schwellung der Lymphdrüsen	Reizbar, überempfindlich gegen Gerüche, Licht, Lärm. Wechsel zwischen Verstopfung und Fließschnupfen	Krampfartiges Niesen, Jucken am Gaumen	Sehr geruchsempfindlich, Schnupfen durch Geruch von Blumen	Übler Mundgeruch	Absteigende Katarrhe, muß dauernd Nase schneuzen

Hahnemanns im § 4 Organon: „Er (der Arzt) ist zugleich ein Gesundheit-Erhalter, wenn er die gesundheitsstörenden und krankheitserzeugenden und -unterhaltenden Dinge kennt und sie von den gesunden Menschen zu entfernen weiß."
Vom Prinzip her kann jedes sicher passende Tiefenmittel die Heilung vollenden. Die in der *Übersicht* (S. 224) angegebenen Mittel sind nach meiner Erfahrung öfter als andere nötig – die meisten davon sind auch in den Repertorien angegeben. Bei *Kent* fehlen *Thuja* und *Sulfur*. Die gehäuften Impfungen (*Thuja*) und unterdrückenden Behandlungen (*Sulfur*) veranlassen aller Wahrscheinlichkeit nach die Zunahme der Allergien. Die Toxizität und Allergenwirkung vieler Arzneien und Umweltgifte verstärken diese Entwicklung (*Nux vomica*, *Sulfur*). Die umfassende Darstellung dieser konstitutionellen Mittel überschreitet den Rahmen der auf einzelne Syndrome bezogenen Anordnung.
Die korrekte Arzneifindung ist nur auf dem 'langen Weg'[1] über Sammlung, Wertung und Ordnung der wesentlichen Symptome unter Verwendung eines Symptomenverzeichnisses zu erreichen.

[1] Vgl. Bd. I S. 95

Entzündung der Nasennebenhöhlen

Selbst aus einem banalen Schnupfen kann sich eine Nasennebenhöhlenentzündung entwickeln, ein Grund mehr, auch den Schnupfen korrekt zu behandeln. Der Übergang von der Rhinitis zur Sinusitis ist fließend; Symptomatik und Ätiologie sind meist sehr ähnlich. Daraus erklärt sich, daß jedes der bereits besprochenen Schnupfenmittel auch hier indiziert sein kann. Die Schleimhautreaktionen in der Stirn- oder Kieferhöhle, in den Siebbeinzellen sind fast identisch. Ich habe nicht beobachtet, daß die verschiedenen Orte spezifische Mittel verlangen; entscheidender für die Mittelwahl sind die Sensationen und Empfindungen, die dort auftreten.

Akuter Beginn

In der akuten Phase ist bei raschem, heftigem Beginn der Entzündung das erste Mittel

Belladonna

Klopfender Schmerz im Bereich der Stirn- oder Kieferhöhle mit starker Empfindlichkeit gegen alle Erschütterungen des Kopfes; schon Sprechen wird als Erschütterung empfunden und gemieden. – Gesicht tomatenrot, heiß, schweißig, fiebrig; große Pupillen, oft begleitende Bindehautentzündung. Die Beschwerden sind schlimmer durch Kälte und nachts.

Anwendung: C 6 (D 12) dil. nach Methode 1

Subakute Phase

In der subakuten Phase mit fadenziehendem Sekret müssen wir differenzieren zwischen Hydrastis und Kalium bichromicum.

Hydrastis canadensis

Im Anschluß an scharfen Fließschnupfen mit supraorbitalem oder im Oberkiefer empfundenem Schmerz tritt die für *Hydrastis* typische Schleimhautsekretion auf: dick, gelblich-schleimig, *fadenziehend*. Der Schleim fließt nach hinten ab und wird oft *blutstreifig*. – Paßt besonders bei seelisch und körperlich erschöpften Menschen, die abgemagert sind. –

Übersicht

Vgl. in den Repertorien

Katarrh erstreckt sich in die Stirnhöhle EK 341 (Stirnsinus)	KK III/174
Katarrh erstreckt sich zur Kieferhöhle EK 341 (Highmor'sche Höhle)	KK III/174 (Nasenvorhof)
Schnupfen erstreckt sich zur Stirnhöhle EK 356 (Stirnsinus)	KK III/182
Schmerzen in der Stirnhöhle durch chronischen Schnupfen EK 173 (Stirnsinus)	KK I/300
Schwere (Gefühl) in den Stirnhöhlen EK 236	KK I/222
Völlegefühl in den Stirnhöhlen durch Entzündung EK 360 (Stirnsinus)	KK III/144
Empyem der Kieferhöhle EK 361 (Abszeß Highmor'sche Höhle)	KK II/75 (Abszeß Kieferhöhle)

Akuter Beginn	S. 232	Belladonna
Subakute Phase Fadenziehendes Sekret	S. 232	Hydrastis Kalium bichromicum
Druck an der Nasenwurzel	S. 234	Kalium bichromicum Cinnabaris
Chronische Eiterung, Empyem	S. 234	Hepar sulfuris Silicea Kalium jodatum Mercurius solubilis Pyrogenium
Neuralgische Nachschmerzen Hinweis auf Herdreaktion	S. 234	Cedron Mezereum Verbascum

Schlimmer nachts und *besser* im Freien, aber nicht bei trockenem, kalten Wind.
Anwendung: D 6 / C 6 (D 12) / C 30 dil.

Kalium bichromicum

Ein akuter, dünnflüssiger Schnupfen mit Gefühl der Trockenheit, Verstopfung und *Druck an der Nasenwurzel* geht rasch über in das nächste Stadium mit geleeartigem zähen, festhaftenden, *fadenziehenden Schleim*. Dabei Neigung zur Bildung von Borken und Krusten, die sich schwer ablösen lassen; Geschwüre in der Nase, wie ausgestanzt, evtl. Perforation am Septum. – Die Schmerzen an der Stirn oder an den Backenknochen sind auf eng umschriebene Stellen begrenzt (eine Fingerkuppe deckt die Schmerzzone) und werden durch Kälte und Druck *schlimmer*. Schmerzen kommen plötzlich und gehen plötzlich, oft zur selben Stunde (wie *Cedron*, *China* und *Sulfur*). Beschwerden *besser* durch warmes Wetter, in feuchter Wärme (Kopfdampfbäder!).
Anwendung: C 6 (D 12) / C 30 tabl.

Der Druck an der Nasenwurzel, der für *Kalium bichromicum* sehr typisch ist, tritt auch oft auf bei *Cinnabaris*.

Cinnabaris

Bei Sinusitis frontalis vor allem bewährt, wenn heftige Stirnkopfschmerzen mit Druck an der Nasenwurzel (wie von einer sehr schweren Brille) oder Schmerzen in den inneren Augenwinkeln bestehen. Der übelriechende Schleim ist zäh und tropft von den hinteren Choanen in den Rachen. Mund und Rachen trocken, sehr unangenehmer Mundgeschmack, muß Mund ausspülen. – Beschwerden sind *schlimmer* nachts, besonders die Trokkenheit im Munde.

Anwendung: C 6 (D 12) / C 30 tabl.

Chronische Eiterung, Empyem

Im Kapitel Schnupfen (S. 221) wurde schon auf *Hepar sulfuris* hingewiesen; es bewährt sich auch als Simile bei Vereiterungen der Nasennebenhöhlen. Bei ungenügendem Abfluß des eitrigen Sekretes keine tiefen Potenzen verwenden; günstig wirkt die kumulative Anwendung von Hochpotenzen C 100–C 1000 nach Methode 2.

Silicea

Chronische Eiterung bei kalten, frostigen Patienten, die den Kopf gern warm einhüllen. Auf *Silicea* weisen folgende Besonderheiten (Leitsymptome): Mangel an Eigenwärme; Kältegefühl mit Empfindlichkeit gegen Kälte, besonders am Kopf, an den Händen und Füßen. – Scheinbar paradox zum Kältegefühl tritt Schweiß am ganzen Kopf auf. (*Calcium carbonicum* schwitzt besonders am behaarten Teil des Kopfes.) Stinkender Fußschweiß. Rasch erschöpft und mager. Neigung zu langdauernden, trägen Eiterungen. – *Schlimmer* durch Kälte, im Winter, morgens. *Besser* durch Wärme, durch Einhüllen des Kopfes, im Sommer.

Anwendung: Reihe von C 30–C 1000 tabl.

Kalium jodatum

Im *Anfang* reichliche, *scharfe*, wäßrige Absonderung. Danach eher Verstopfung mit starkem Schmerz über den Augen und an der Nasenwurzel; heftiges Niesen, geschwollene Augenlider, reichlicher Tränenfluß. Später hämmernde Schmerzen im Vorderhaupt mit der Empfindung, als würde das Gehirn von beiden Seiten gepreßt. Eitrige, zähe Absonderung mit faulem, *übelkeitserregenden Geruch*; *grünlich-gelbes Sekret*.

Anwendung: D 6 / C 6 (D 12) tabl.

Mercurius solubilis

Anfangs reichliche, flüssige Sekretion; später eitrige, dicke, *gelb-grünliche, übelriechende*, schleimige, *ätzende Absonderung*. Nächtliches Nasenbluten. Nasenöffnungen wund, geschwürig, krustig. Nasenknochen geschwollen. Nachts oft unruhig, schweißig.

Anwendung: C 6 (D 12) / C 30 tabl.

Pyrogenium

ist angezeigt bei einer *kritischen*, fast septischen Situation, wenn aus sehr gewichtigen Gründen kein Antibiotikum verordnet werden kann. –
Stinkende Nasensekrete, Nasenbluten. Zunge trocken, rot, glänzend. Hitzegefühl und Frost wechseln während des Fiebers; Diskrepanz zwischen Fieberhöhe und Pulsfrequenz; Frost und/oder kalter Schweiß bei ansteigendem Fieber.

Anwendung: C 30 (D 30) dil. Eine Gabe pur, dann nach Methode 1 jede Stunde wiederholen, bis der Frost behoben ist.

Neuralgische Nachschmerzen

Nach scheinbar abgelaufener Entzündung verbleiben bei manchen Patienten *neuralgiforme Schmerzen* im Stirn- und Kieferbereich. Diese Schmerzen können sich aber auch als charakteristisches und auffallendes Symptom schon während der subakuten Phase entwickeln. Behandeln

Sie diese Patienten besonders gründlich und konsequent über längere Zeit; meist handelt es sich um potentielle oder streuende Herdinfekte.

Cedron

Periodische Wiederkehr der Schmerzen zur selben Stunde, „mit dem Glockenschlag". Neuralgische Schmerzen in der Umgebung des Auges bei Sinusitis frontalis; besonders Supraorbitalneuralgie links mit Tränenfluß und brennenden Augen. Schmerzen sind *schlimmer* nachts, vor Gewitter, im Liegen; *besser*, wenn der Patient aufrecht sitzt oder steht.

Anwendung: C 6 (D 12) / C 30 dil.

Mezereum

Brennende Schmerzen mit brennender, wundmachender Sekretion. Der neuralgische Schmerz ist mit taubem, pelzigen Gefühl verbunden; oft tritt die Neuralgie auf nach Rückgang oder Unterdrückung der Sekretion. Die Schmerzen sind *schlimmer* durch Kälte, Waschen mit kaltem Wasser, nachts, Berührung; sie werden *besser* durch Warmeinhüllen; paradoxes und sonderliches Symptom ist, daß der Brennschmerz besser durch Strahlungshitze eines offenen Feuers wird, auch besser durch trockene Wärme, z. B. Infrarotbestrahlung.

Anwendung: LM VI–XVIII dil.

Verbascum

Blitzartig zunehmender Schmerz über oder unter den Augen, in der Jochbeingegend. Bei Sinusitis oft Schnupfen mit heißem Tränenfluß, besonders, wenn der Schmerz einschießt. Schmerzen kommen periodisch zweimal am Tage zur gleichen Stunde (ungefähr 9 Uhr, ungefähr 16 Uhr). Schmerzen sind *schlimmer* in kalter Luft, bei Temperaturwechsel, durch Berührung, durch Bewegung.

Anwendung: C 6 (D 12) dil.

Erkrankungen der Tonsillen

Mit homöopathischer Behandlung kann man praktisch jede akute Mandelentzündung, die Mehrzahl der immer wieder rezidivierenden Entzündungen und viele Abszesse ausheilen.

Die Funktion und Bedeutung der Tonsillen für den Gesamtorganismus sind bisher nicht hinreichend erforscht – ein Grund mehr, mit diesem Organ behutsam umzugehen. Es besteht keine gesicherte Notwendigkeit, *jede* akute Tonsillitis mit Antibiotika zu behandeln und bei *allen* rezidivierenden Entzündungen die Tonsillektomie anzuschließen. In Zusammenarbeit mit einem Doktoranden der HNO-Klinik Freiburg wurden im Verlaufe von eineinhalb Jahren 50 Fälle von Tonsillitis homöopathisch behandelt, dokumentiert, nachbeobachtet, in vielen Fällen durch Abstrichuntersuchungen, BSG, Blutbild und Urinuntersuchung kontrolliert.[1]

Dabei zeigte sich, daß unsere Statistik durchaus mit den Erfolgen der sonst üblichen Therapie konkurrieren kann. Voraussetzung ist nur, daß jede Tonsillitis individuell behandelt wird, damit Rezidive vermieden werden können. Vergessen Sie auch nicht, daß die chronische oder rezidivierende Tonsillitis keine lokale Erkrankung ist, sondern ein Teilgeschehen einer konstitutionellen Schwäche (Lymphatische Diathese). Auch die Entscheidung zur antibiotischen Therapie muß dem Einzelfall vorbehalten bleiben.

Für die Arzneiwahl orientieren Sie sich zuerst an der einfachen Beobachtung: Was sieht man im Hals?

In der *ersten Phase* sieht man eine *Rötung* der Tonsillenoberfläche, evtl. Schwellung oder Ödembildung. Die zeitlich anschließende *Eiterungsphase* reicht von follikulären Stippchen über Beläge bis zur Abszeßbildung mit der Gefahr einer Ausbreitung und Streuung bei ungenügender Abwehrleistung. In dieser letzten *dritten Phase* muß aus juristischen Gründen und Gesamtverantwortung für den Patienten erneut die Frage nach antibiotischer Zusatztherapie gestellt werden. Jeder Phase der oben beschriebenen Entzündungsformen kann man diejenigen Heilmittel zuordnen, deren Arzneibild dem jeweiligen Krankheitsbild entspricht.

[1] Lit. Bauhof, W., Dissertation, Freiburg 1982

Übersicht

Vgl. in den Repertorien:

EK 474 (Schwellung, Mandeln)	KK III/285 (Schwellung, Tonsillen)
EK 457 (Entzündung, Mandeln)	KK III/276 (Entzündung, Tonsillen)
EK 456 (Eitern der Mandeln)	KK III/285 (Tonsillen, Eiterung)
EK 456 (Belegt, Mandeln)	KK III/269 (Belag, einfacher)
EK 462 (Membran, Ausscheidung, Diphtherie)	KK III/270 Belag, Exsudat, Diphtherie usw., Tonsillen)
EK 1339 (Abszesse, Drüsen)	KK I/407 (Abszesse, Drüsen)

<u>Phasen der Krankheit</u>

Akute Entzündung		
Rötung	S. 238	Belladonna Phytolacca
Rötung mit Schwellung	S. 238	Belladonna
Rötung mit starken Ödemen	S. 239	Apis
Eiterung		
Stippchen	S. 239	Mercurius solubilis Mercurius bijodatus Hepar sulfuris
Membranen / Pseudomembranen (vgl. Kapitel Epidemische Kinderkrankheiten, Diphtherie S. 20)	S. 240	Mercurius cyanatus
Abszeßbildung	S. 240	Myristica sebifera Hepar sulfuris Silicea
Ernstes Krankheitsbild, Gefahr der Streuung	S. 241	Ailanthus Lachesis Arsenicum album Baptisia Pyrogenium
Konstitutionelle Nachbehandlung	S. 242	Calcium carbonicum Calcium phosphoricum Barium carbonicum Barium jodatum Hepar sulfuris Silicea Dulcamara Thuja

Phasen der Krankheit

Akute Entzündung

In der *ersten Phase* der Entzündung sehen wir die Tonsille *rot* und *geschwollen*. Die zu diesem Zeichen passenden Mittel sind

Belladonna

Haut rot, heiß, schweißig. Gesicht hochrot, glänzend; große Pupillen, rote Bindehäute. Die *Tonsillen* sind *hellrot* geschwollen. Empfindung der Trockenheit im Munde (Atropin!) mit trockener, glänzender, roter Zunge (Himbeerzunge). Schlingschmerz und Schwellungsgefühl, kann kaum schlucken und sprechen. Paradoxes Symptom: verlangt kaltes Getränk in kleinen Schlucken, obschon kalte Flüssigkeit mehr Schmerzen macht.
Schmerzen *schlimmer* durch kaltes Getränk, durch kalten Halswickel, Schlukken, Sprechen; allgemeines Befinden ist schlechter nachts, durch Kälte; obschon der Patient dampft, will er zugedeckt bleiben.

Anwendung: C 6 (D 12) dil. nach Methode 1

Phytolacca

Hals und Tonsillen *dunkelrot* mit stechenden Schmerzen, die zum Ohr ausstrahlen. Allgemeines Zerschlagenheitsgefühl.
Bei *Belladonna* sehen wir die entzündeten Teile leuchtend rot; hier herrscht *dunkle Röte* vor. Auf der Tonsille entwikkeln sich später weiße Stippchen, die zu Belägen zusammenfließen können. In dieser Phase tritt übler Mundgeruch auf. Die rechte Seite ist oft stärker befallen, der Schmerz ist stechend, seltener brennend, und *strahlt zu den Ohren aus*.
Die Schmerzen werden *schlimmer* durch warmes Getränk. Die Zunge ist nur an der Spitze und der Seite rot, Zungenwurzel meist schmierig belegt; oft trockener Mund. Für die *Seitenstrang-Angina* paßt *Phytolacca* oft gut – die dunkelrote Färbung der Gaumenbögen mit stechendem Schmerz, der zum Ohr ausstrahlt, ist hinweisend. Neben den lokalen Symptomen ist der Allgemeinzustand wichtig: Fieber ohne nennenswerte Schweiße, am Körper eher kalt, alle Wärme sitzt im Kopf. Allgemeine Zerschlagenheit mit Bedürfnis, sich zu bewegen (wie bei *Rhus toxicodendron*), aber keine Besserung durch Bewegung. Fühlt sich allgemein sehr schwach.

Anwendung: C 6 (D 12) dil. Methode 1

Unterschiede zwischen Belladonna und Phytolacca

	Belladonna	Phytolacca
Lokalbefund	Hellrot	Dunkelrot
Schmerzart	Schlingschmerz	Stechend und brennend
Modalitäten	Schlimmer durch Kalttrinken	Schlimmer durch Warmtrinken
Zunge	Hellrot	Schmierige Zungenwurzel, Spitze und Seite rot
Allgemein	Schwitzig, heiß	Kein Schweiß
	Wärme im ganzen Körper	Wärme im Kopfgebiet
	Extremitäten kalt	Körper kalt
	Unruhe, Angst	Zerschlagenheit mit Schwäche

Apis (Honigbiene)

Der Stich der Biene verursacht brennende, stechende Schmerzen und *Ödembildung*.

Örtlicher Befund: Die Schleimhäute sind rot – aber blasser als bei *Belladonna*; starkes Ödem vor allem am Zäpfchen (kann wie ein Wassersack aussehen), am Gaumensegel und an der Rachenhinterwand.

Schmerzcharakter: Stechend, brennend, *schlimmer* durch Wärme und warmes Getränk, durch warmen Halswickel oder Schal, aber lehnt auch kalten Wickel ab, da der Hals sehr berührungsempfindlich ist und alles Beengende als unangenehm empfunden wird (wie *Lachesis*).

Allgemeines: Hitze und Frostschauer wechseln; ohne Durst, nur bei Frostschauer kann Durst vorhanden sein. Urin sehr spärlich mit dunklem Satz. Das Fieber erreicht den Höhepunkt zwischen 16–18 Uhr.

Anginen, die zu *Apis* passen, sind kritischer zu betrachten als *Belladonna*-Anginen. Auf die Niere achten! Tägliche Urinkontrolle.

Anwendung: C 6 (D 12) dil. nach Methode 1

Eiterung

Stippchen

In der *zweiten Phase der Entzündung* mit follikulärer oder lakunärer Eiterung wählen wir *Mercurius solubilis, Mercurius bijodatus* oder *Hepar sulfuris*.

Mercurius solubilis

Die Quecksilbervergiftung erzeugt das Bild der akuten eitrigen Angina mit Belägen und Neigung zu Geschwüren. Die Tonsillen sind *dunkel- bis bläulichrot, geschwollen* und zeigen follikuläre Eiterung, evtl. Ulzerationen und Beläge. Die Zunge ist schmutzig belegt, geschwollen und zeigt Zahneindrücke am Rand. Unangenehmer fauliger Mundgeruch; reichlicher, zäher Speichel mit starkem Durst, obwohl der Mund feucht ist. *Fieber, Schmerz und Unruhe sind schlimmer in der Nacht*. Starke Schweiße, evtl. gelbfärbende Schweiße, die nicht erleichtern. Wärme allgemein und örtlich (Packungen und Trinken) verschlimmert die Schmerzen. Die regionalen Lymphknoten sind schmerzhaft verdickt.

Bemerkung: Nicht tiefer als C 6 oder D 12 anwenden, sonst Gefahr der Abszeßbildung! D 6 ist noch toxisch für die Darmflora.

Anwendung: C 6 (D 12) tabl. nach Methode 1 oder Einzelgabe C 30 (D 30) tabl.

Mercurius bijodatus

Das Arzneibild ist ähnlich wie *Mercurius solubilis*, aber nicht so dramatisch. *Mercurius bijodatus* wirkt milder, ist nicht ganz so zuverlässig in der Wirkung wie *Mercurius solubilis*. Besonders bewährt bei *linksseitiger* Angina.

Anwendung: C 6 (D 12) tabl. nach Methode 1

Hepar sulfuris

Verhindert die Abszeßbildung bei der lakunären Angina. *Hepar sulfuris* ist ein bewährtes Mittel bei eitrigen Schleimhautprozessen. Es wird dann eingesetzt, wenn die Angina sich auf die Umgebung und in die Tiefe fortsetzt – Situation des drohenden Abszesses.

Diese Entwicklung tritt nur dann ein, wenn die Abwehrleistung als Folge konstitutioneller Schwäche gering ist. Diese besondere Form der konstitutionellen Schwäche, die mit *Hepar sulfuris* zu überwinden ist, erkennen wir an folgenden Leitsymptomen:

1. *Stechende Schmerzen*, wie ein Splitter, wie mit einer Nadel gestochen. Alle Schmerzen werden ungewöhnlich stark empfunden.
2. Frostig. Noch im Fieber fröstelig und empfindlich gegen geringsten Luftzug – und paradox dazu:
3. Starke Schweiße, deckt sich nicht auf (wie *Belladonna*).
4. Ist oft kein angenehmer Patient. Alle Menschen seiner Umgebung reizen ihn und erregen sein Mißgefallen. „Der Doktor ist an allem schuld."

5. Halsschmerzen sind schlimmer durch trockene Kälte und besser durch warmes Getränk und warme Anwendungen.

Anwendung: Eitrige Angina mit drohender Ausbreitung C 30 (D 30) tabl. – Beginnender Tonsillarabszeß, kumulativ C 100/200/1000/10000 nach Methode 2 – Reifer Abszeß D 6–D 8 tabl. alle 2 Stunden.

Membranen

Mercurius cyanatus

Indiziert bei Membranbildung auf den Tonsillen. Der Grundcharakter des Mittels entspricht *Mercurius solubilis*. Im lokalen Befunde weicht *Mercurius cyanatus* ab und zeigt die destruktive Quecksilberwirkung noch erhöht durch den nekrotisierenden Effekt der Blausäure. (Mercurius cyanatus ist eine Verbindung von Quecksilber mit dem Radikal der Blausäure.) Dadurch kommt es auf der Schleimhaut des Mundes, des Rachens, der Nase und auf den Tonsillen zur Bildung von Membranen oder Pseudomembranen. Diesem Bild entspricht oft die Diphtherie. In der Zeit vor der Serumbehandlung der Diphtherie haben die homöopathischen Ärzte mit *Mercurius cyanatus* allein gute Erfolge gehabt. Heute empfiehlt sich die kombinierte Anwendung *Serum* plus *Mercurius cyanatus*. Aber auch bei anderen Anginaformen mit Pseudomembranen und Ulzerationen bewährt sich diese Arznei.

Anwendung: C 6 (D 12) tabl. nach Methode 1

Abszeßbildung

Bei Abszessen muß je nach Situation des Patienten und Erfahrung des Arztes die Entscheidung zur operativen oder arzneilichen Behandlung getroffen werden. Die spontane Öffnung des Abszesses läßt sich beschleunigen mit *Myristica*, *Hepar sulfuris* (siehe oben S. 239) und *Silicea*.

Myristica sebifera

eröffnet reife Abszesse. Schlagwort: „Homöopathisches Messer." Das Schlagwort ist vielleicht kühn – mit dem Skalpell geht es schneller (angenehmer?). Bei *reifen* Abszessen kann man das, was *Hepar* reif gemacht hat, oft rascher eröffnen. Behalte das Skalpell in der Hand und beobachte!

Anwendung: D 3–C 3 (D 6) dil., alle 30 Min. 5 Tropfen

Silicea

Langsam verlaufende torpide Abszeßbildungen können durch *Silicea* „etwas Pfeffer kriegen" – sie werden rascher reif und grenzen sich ab, so daß man inzidieren oder die Spontaneröffnung abwarten kann. Bei vorzeitiger Inzision und eventueller Fistelbildung heilt *Silicea* die Eiterung aus.

Silicea ist ein tiefwirkendes Konstitutionsmittel. Menschen mit Schwäche der Abwehrleistung werden mit einem Tonsilleninfekt nicht fertig, so daß es zur Abszeßbildung kommt. Diese für die Heilwirkung der *Silicea* typische Konstitution erkennen wir an folgenden Merkmalen:

1. Mangel an Lebenswärme, immer frostig, friert besonders an Füßen, Händen und Kopf; hüllt deshalb den Kopf warm ein. Verlangt heißen Umschlag auf den entzündeten Hals.
2. Träge, chronische Eiterungsprozesse.
3. Rasch erschöpft – körperlich und geistig. Mager.
4. Schweiß am Kopf; stinkender Fußschweiß, macht wund zwischen den Zehen.
5. Schnell verzagt, ohne Selbstvertrauen. Nach außen erscheint er oft renitent und stur. Und etwas Apartes: Vermeiden Sie – wenn möglich – Injektionen, er fürchtet sich vor Nadeln.

Anwendung: Reihe von C 6 (D 12)–C 1000 bei der konstitutionellen Nachbehandlung.
C 30/200/1000 kumulativ nach Methode 2 bei akutem Abszeß.

Ernstes Krankheitsbild

In Notsituationen und bei ernstem Krankheitsbild sind in der Hand des Erfahrenen die folgenden Mittel außerordentlich wirksam. Die alten Ärzte haben in der vorantibiotischen Zeit ihre Patienten mit gutem Erfolg damit behandelt – bei ausgeprägter Allergie gegen Antibiotika oder Viruserkrankungen sind sie auch heute unentbehrlich.
Die allgemeinen und örtlichen *Zeichen* und *Symptome* der kritischen Situation haben vieles Gemeinsame, auf das man achten muß:
- Unruhe und Erregung geht über in große Schwäche, Stumpfsinn (Stupor), evtl. Delir
- Gesicht wird blaß-bläulich (livid) und kühl, gedunsen oder spitz
- Die Atmung wird schneller und kurz.
- Der Puls wird schnell und klein, oder noch schlechter: klein und langsam
- Fieber sinkt plötzlich ab und steigt im Schüttelfrost wieder rasch an
- Diskrepanz zwischen Fieberhöhe und Pulsfrequenz
- Die Schleimhaut, besonders in der Tonsillengegend, wird schmierig, blaurötlich
- Neigung zu Geschwüren
- Zunge braun und trocken oder hochrot, wie lackiert.

Bei dieser Symptomatik denken Sie an die Notfall-Mittel:

Ailanthus

Die allgemeinen und örtlichen Kennzeichen des oben beschriebenen kritischen Verlaufes entsprechen dem Wirkungsbild von *Ailanthus*. Als Besonderheiten und zur Abgrenzung gegen die anderen Mittel:
- Gesicht oft nicht livid, sondern mahagonifarben (braun-rötlich)
- Auffallende Schwäche (wie *Arsen*)
- Auf der lividen Schleimhaut purpurfarbene Flecke.

Anwendung: D 6 / C 6 (D 12) dil. nach Methode 1

Lachesis

Der ganze Rachen und die Tonsillen sind stark geschwollen und haben blaurotes, purpurfarbenes Aussehen, das sich bis zur zyanotischen Färbung steigern kann. Die linke Seite ist meist schlimmer oder es beginnt links und wandert nach rechts. Angst wird bei *Lachesis* theatralisch geäußert: Angst gegen alles Beengende am Hals, am Körper; Angst beim Einschlafen, erwacht aus unruhigem Schlaf mit Angst; Angst vor Wärme im allgemeinen. Linderung der Schmerzen im Hals durch Eis; alles, was geschluckt werden muß, erhöht die Schmerzen .

Anwendung: C 6 (D 12) dil. nach Methode 1. Nicht tiefer verordnen, ist bis D 8 noch toxisch!

Arsenicum album

Angst, Unruhe, brennende Schmerzen im Hals. Örtlicher Befund: Die lakunäre Eiterung geht in schmierig-dunkle Beläge über, die sich ausbreiten, gangränös und zyanotisch werden können. Fauliger Mundgeruch; trockener Mund, verlangt häufig in kleinen Mengen warmen Tee; kann fast nichts schlucken.
Allgemein: Sehr unruhig, wechselt die Lage, möchte aufstehen, muß sich aber wegen starker Schwäche wieder legen. Angst mit Todesfurcht; will nicht allein sein. Gesicht blaß; Facies hippocratica, Kollaps. Am Körper kalt, verlangt Wärme. Alles *schlimmer* nach Mitternacht 1–3 Uhr.

Anwendung: C 30 (D 30) dil. nach Methode 1

Baptisia

Der hochfieberhafte Zustand mit erregter Unruhe schlägt rasch um in starke Schwäche bis zur Gleichgültigkeit. Diesem Wechsel im allgemeinen Zustand entspricht auch der örtliche Befund: zuerst starke Schlingschmerzen, *später fast schmerzlos*. Die dunkelrote Färbung der Schleimhaut des Mundes und der Tonsillen geht über in stinkende Geschwürsbildung mit Membranen. Kann nur noch kalte Flüssigkeit schlucken. Die Zunge zittert beim Herausstrecken; sie zeigt oft in der Mitte dunklen Streifen und rote Ränder. Besonders indiziert bei Angina pseudomembranacea.

Anwendung: D 6 / C 6 (D 12) dil. nach Methode 1

Pyrogenium

Auffallend ist der stinkende, faulige Geruch aus dem Munde. Zunge sehr trokken, oft rot; starker Durst. Lakunäre Eiterung fließt zu schmierigen dunklen Belägen zusammen. Diskrepanz zwischen Puls- und Temperaturkurve: Puls sehr schnell – Temperatur mäßig oder Puls langsam – Temperatur hoch. Starke Unruhe mit zerschlagenem Gefühl; empfindet das Bett als sehr hart (wie *Arnica*) und wechselt dauernd die Lage. Fieberschübe beginnen mit kaltem Schauer im Rücken, alles schlimmer durch Kälte.

Anwendung: C 6 (D 12) dil. nach Methode 1.

Konstitutionelle Nachbehandlung

Die konstitutionelle Nachbehandlung sichert die endgültige Heilung.
Bei *lymphatischer Diathese* ermittelt die umfassende Fallaufnahme mit personaler Wertung der Symptome oft:
Calcium carbonicum
Calcium phosphoricum
Barium carbonicum
Barium jodatum
Hepar sulfuris
Silicea
Bei den *sykotischen Patienten* benötigen wir oft:
Dulcamara
Silicea
Thuja

Mund

Entzündungen an der Mundschleimhaut und am Zahnfleisch

Der entzündliche Prozeß an Schleimhäuten und am Zahnfleisch läuft in unterscheidbaren Phasen ab. Dieses prozeßhafte Geschehen läßt sich sichtbar am „Bild" der Schleimhaut ablesen. Die Phasen entwickeln sich je nach Schwere der Schädigung und Abwehrleistung des Organismus verschieden weit. Sie reichen von der oberflächlichen akuten Entzündung mit kräftig roter Schleimhaut über die Phase der Stase mit dunkelroter oder blauroter Färbung bis zur Ödembildung. Die sich daran anschließenden Gewebedefekte haben verschiedene Tiefe und Form und werden durch Ausschwitzungen von Pseudomembranen überlagert. Tiefere Eiterungsprozesse mit Abszeßbildung oder Fisteleiterungen folgen manchmal.
Diesen sichtbaren Phänomenen können wir entsprechende Mittel zuordnen, allerdings ist das Gesamtbefinden des Kranken entscheidend. Der örtliche Schleimhautprozeß ist als Teilgeschehen zu betrachten und gewinnt seine Bedeutung nur durch Einordnung in das Ganze.

Übersicht

Oberflächenentzündung

Stomatitis, Gingivitis

Bei der *Entzündung der Schleimhautoberfläche* führt die Beurteilung der Farbe zum passenden Arzneimittel, wenn die wesentlichen Allgemeinsymptome übereinstimmen.

Frische hellrote Farbe

Belladonna

Akuter Beginn einer Entzündung mit hochroter Schleimhaut. Die Mundschleimhaut ist geschwollen, starke Rötung mit Trockenheit und brennenden, klopfenden Schmerzen. Zunge oft glänzend rot (Himbeerzunge). Verlangt kaltes Getränk in kleinen Schlucken, obschon kaltes Getränk die Schmerzen oft verstärkt. Bei stärker gestörtem Allgemeinbefinden, evtl. Fieber, ist der Patient schweißig und hat ein rotes Gesicht mit erweiterten Pupillen und klopfenden Karotiden. Bewährt bei akuter Stomatitis und Gingivitis.

Anwendung: C 6 (D 12) dil. nach Methode 1

Dunkelrote Farbe

Phytolacca

Die *dunklere Farbe* und die stechenden Schmerzen zeigen die fortgeschrittene Entzündung an. Auf den Schleimhäuten sieht man später weißliche Eiterstippchen, die zu Belägen zusammenfließen. Bewährt bei Stomatitis mit beginnender Eiterung und Belägen.

Anwendung: C 6 (D 12) dil. nach Methode 1

Blaurote Farbe

Lachesis

Die purpurrote Färbung, die bis zur Zyanose gehen kann, ist Anzeichen für Entzündung mit Stase in den Gefäßkapillaren und Blutzersetzung. Dies führt zu Ulzerationen.
Schmerzen im Mund werden stärker durch warmes Getränk und warme Speisen – kaltes Getränk, besonders Eis, bessern. Das Allgemeinbefinden ist meist stark beeinträchtigt, evtl. septischer Verlauf, der sich durch Angst, Unruhe und Pulsbeschleunigung anzeigt.
Bewährt bei Stomatitis, Stomatitis ulcerosa, drohendem septischen Verlauf.

Anwendung: C 6 (D 12) / C 30 (D 30) dil. oder injizieren (i. v., i. m.)

Carbo vegetabilis

Livide Färbung der entzündeten Schleimhaut mit brennenden Schmerzen bei verlangsamter Oxydation und Sauerstoffmangel des Gewebes. Neigung zu Geschwürsbildung; Geschwüre bluten leicht; Geschwürsgrund ist livid oder grau. Zunge schmierig belegt. Frostigkeit mit Kälte des Körpers, aber Verlangen nach frischer Luft.
Bewährt bei Stomatitis, Stomatitis aphthosa, Stomatitis ulcerosa, Stomatitis ulcero-membranacea.

Anwendung: C 6 (D 12) tabl., 3–4mal tägl. 1 Tablette, 5–6 Tage lang, dann 1 Tabl. C 30 (D 30)

Bei Ödembildung

Apis mellifica (Honigbiene)

Die Reaktion auf einen Bienenstich erzeugt *hellrote* Schwellung mit glasigem *Ödem* und *brennenden, stechenden Schmerzen*. Diese Phänomene entsprechen dem Arzneibild von *Apis*. Die entzündete Schleimhaut ist durch das Ödem blaßrot. Die Schmerzen werden besser

durch kaltes, schlimmer durch warmes Getränk. Oft wenig Durst.
Bewährt bei Stomatitis mit Ödembildung.

Anwendung: C 6 (D 12) dil. nach Methode 1

Gewebedefekte
Aphthen

Borax

Die Aphthen machen brennende Schmerzen; entwickeln sich rasch und bluten leicht, gehen aber meist nicht tief. Meist trockener Mund. Oft Durchfall. Bewährt bei Stomatitis aphthosa, besonders im Kleinkindalter.

Anwendung: D 6–C 6 (D 12) dil.

Mercurius solubilis

Die chronische Quecksilbervergiftung greift die Mundschleimhaut stark an und verursacht eine reaktive Entzündung von bläulichroter Farbe mit Neigung zu Aphthen und Ulzerationen. Eiterungstendenz mit gelbgrünlicher Absonderung; schmierig-belegte Zunge, Zunge ist geschwollen und zeigt Zahneindrücke am Rande. Starker Speichelfluß, widerlicher Mundgeruch. Die regionalen Lymphknoten werden dick und schmerzen. Die Gingiva ist schwammig, evtl. Lockerung der Zähne. Bei Zahnabszeß und Pulpitis Empfindung, als wären die Zähne zu lang. Die Schleimhaut ist sehr berührungsempfindlich und blutet leicht. Schmerzen sind schlimmer nachts, schlimmer durch Wärme, schlimmer durch warmes Getränk. Bei stärker gestörtem Allgemeinbefinden ölige, evtl. gelbfärbende Schweiße, besonders nachts mit nerviger Unruhe.
Bewährt bei Gingivitis gravidarum, Stomatitis aphthosa oder ulcerosa.

Anwendung: C 6 (D 12)–C 30 (D 30) tabl.
Memo: Nicht tiefere Potenzen anwenden, bis D 6 evtl. toxisch!

Acidum sulfuricum

Die lokale toxische Wirkung der Schwefelsäure reicht von entzündlicher Reizung über Geschwürsbildung bis zur Nekrose. Besonders typisch für *Acidum sulfuricum* ist die *blutige* Absonderung bei Aphthen und Ulzerationen. Das Blut ist dunkel und flüssig. Starker Speichelfluß mit üblem Mundgeruch. Paßt für hastige, entkräftete, frostige, schwache Patienten mit Neigung zu Sodbrennen und saurem Aufstoßen; für Alkoholiker.

Anwendung: C 6 (D 12) dil.; LM VI–XVIII dil.

Acidum nitricum

Die Aphthen und Ulzera bluten leicht und schmerzen sehr stark. Der Schmerz wird beschrieben, als steckten Nadeln oder Holzsplitter an den entzündeten Stellen. Starker Speichelfluß mit stinkendem Mundgeruch. Die rote feuchte Zunge zeigt eine mediane Furche, die Mundwinkel sind oft rissig, Fissuren an den Lippen (und evtl. am After). Die Zähne sind gelblich mit schwarzer Streifung. Neigung zu schwammigem und retrahierten Zahnfleisch (Parodontose).

Anwendung: C 6 (D 12) dil.; LM VI–XVIII dil.

Ulzera

Bei tieferen *Gewebedefekten mit Ulzerationen* können wir von den schon besprochenen Mitteln anwenden: *Lachesis* (siehe S. 244), *Carbo vegetabilis* (siehe S. 244), die beiden Säuren *Acidum sulfuricum* und *Acidum nitricum* (siehe S. 245). Bei tiefen, wie mit dem Locheisen ausgestanzten Geschwüren wirkt oft sehr gut.

Kalium bichromicum

Die Geschwüre sind tief, rund und haben glatte Ränder, die Umgebung ist manchmal kupferrot. Auffällig ist, daß die Geschwüre relativ wenig schmerzen. Das *Se-*

kret ist *sehr zäh*, wie Gelatine, beim Abtupfen ist es klebrig und *zieht Fäden*. Die Pseudomembranen haften auf der Unterlage. Der Speichel ist – ähnlich wie das Sekret – zäh und fädig. Die Zunge ist meist trocken und rotglänzend, manchmal auch gelblich belegt, verdickt mit Zahneindrücken. Im Munde Gefühl der Trockenheit mit viel Durst. Warme Getränke erleichtern. Der Patient ist meist frostig und fühlt sich in Kälte, vor allem bei feuchter Kälte, schlechter.

Anwendung: C 6 (D 12) – C 30 (D 30) tabl.

Ulzera mit Pseudomembranen

Bei diesem Syndrom treten zwei Mittel in Konkurrenz: *Carbo vegetabilis* und *Kreosotum*.
Die therapeutische Wirkung von *Carbo vegetabilis* (siehe S. 244) reicht von der Stomatitis bis zur Bildung von Geschwüren mit Sekretausschwitzung (Stomatitis ulcerosa – pseudomembranacea). Typisch ist in allen Phasen die *blaurote Farbe* der Schleimhaut. Die *örtliche* Symptomatik ist ähnlich wie bei *Kreosotum* (Destillat) von Buchenholzteer). Die gemeinsame Herkunft – Produkte der Verkohlung von Holz – erklärt die Verwandtschaft. In der Gesamtheit der Symptome sind sie verschieden: *Carbo* hat *Verschlechterung* durch *Wärme*, auch die lokale Wärme im Mund ist unangenehm; bei *Kreosotum bessert* die *Wärme*. *Carbo* hat geringe Blutungsneigung der Geschwüre, *Kreosotum*-Geschwüre bluten schon bei geringer Berührung.

Kreosotum

Nash schreibt: „Es gibt vielleicht kein Mittel, welches eine entschiedenere Wirkung auf das Zahnfleisch hat (selbst Mercurius nicht) als Kreosotum." Wir setzen es ein bei chronischen Entzündungen des Zahnfleisches mit Blutungsneigung. Das Zahnfleisch ist bläulichrot; brennende Schmerzen werden durch warmes Getränk gebessert, durch Kalttrinken schlechter. Fauliger Mundgeruch mit reichlich Speichel. Die Zähne neigen zu frühzeitiger Karies; sobald sie beim Kind durchkommen, werden sie schwarz und bröckelig. Diese Kinder haben oft Durchfälle, besonders zur Zeit der Zahnung (wie *Chamomilla*). Sie magern rasch ab und kommen herunter.

Anwendung: C 6 (D 12) – C 30 (D 30) dil.

Mercurius cyanatus

Der Grundcharakter des Mittels entspricht *Mercurius solubilis*. Im lokalen Befund weicht *Mercurius cyanatus* ab und zeigt die destruktive Quecksilberwirkung noch verstärkt durch den nekrotisierenden Effekt der Blausäure, (Mercurius cyanatus ist eine Verbindung von Quecksilber mit dem Radikal der Blausäure.) Dadurch kommt es auf der Mundschleimhaut zur Bildung von Pseudomembranen und Ulzerationen.

Anwendung: C 6 (D 12) – C 30 (D 30) tabl.

Mercurius corrosivus (Sublimat)

Von den Quecksilbermitteln ist Sublimat die radikalste Verbindung. Die Schleimhaut ist düsterrot, geschwollen – sehr rasch bilden sich blutende, brennende Geschwüre mit unscharfen Rändern, die sich in die Umgebung weiterfressen (phagedänische Ulzera). Der Brennschmerz verstärkt sich durch warme Getränke, nachts und durch leichteste Berührung. Die Zunge ist verdickt mit Zahneindrükken, widerlicher Mundgeruch, die regionalen Lymphknoten sind verdickt. Allgemein starkes Krankheitsgefühl mit Schweißen, besonders nachts. Das Zahnfleisch löst sich bei Gingivitis rasch ab.

Anwendung: C 6 (D 12) – C 30 (D 30) tabl.

Tiefe Eiterung
Abszeßbildung, Fistelung

Hepar sulfuris calcareum
(Verbindung von Kalk mit Schwefel)

Hepar sulfuris ist ein bewährtes Mittel bei eitrigen Schleimhautprozessen. Es wird dann eingesetzt, wenn die Eiterung sich in die Tiefe entwickelt: Situation der drohenden Abszeßbildung, oder der Abszeß ist schon da. Stechende Schmerzen wie ein Splitter, wie eine Nadel. Alle Schmerzen werden ungewöhnlich stark empfunden; die Schmerzen im Munde bessern sich durch warmes Getränk. Patient ist frostig, noch im Fieber fröstelig und empfindlich gegen geringsten Luftzug. Schwitzt, besonders nachts.

Anwendung: Niedere Potenzen (bis D 8) bringen den Abszeß zur Reife und schneller zum Durchbruch. Höhere Potenzen, C 30 (D 30)–C 1000, können drohende Eiterungen und Abszesse zurückbilden. Bei rezidivierenden Abszessen wird die C 30 (D 30) in seltenen Gaben (etwa 1 mal in der Woche) die Ausheilung fördern.

Silicea

Neigung zu Eiterungen – kleine Verletzungen entzünden sich und eitern. Sehr kälteempfindlich. Mangel an vitaler Körperwärme (EK 1357), Mangel an Lebenswärme (KK I/462). Friert leicht am Kopf, kalte, aber schweißige Füße; Fußschweiß stinkend, wunde Zehen. Schweiß am Kopf.
Schmerzhafte Schwellung und Verhärtung der Lymphknoten (Hals, Achsel, Leiste); Oberlippe oft verdickt (Skrofulose). Rasch erschöpft; nervlich überempfindlich; schnell entmutigt; wenig Selbstvertrauen. Schüchtern und mild oder im Wechsel dazu eigensinnig und dickköpfig. Angst vor Nadeln. Diese Patienten sträuben sich gegen Injektionen.

Anwendung: Reihe von C 6 (D 12)–C 1000 tabl.

Erkrankungen der Schilddrüse

Struma

Die Erforschung der Schilddrüsenfunktion hat eine Fülle von therapeutisch wichtigen Ergebnissen gebracht. Diese sollten wir in unseren Therapieplan einbauen, wenn wir für unsere Patienten die Entscheidung treffen, ob wir im Einzelfall homöopathisch verordnen können, ob wir substituieren müssen oder eine operative Behandlung durchführen sollten. Diese Entscheidung muß jeder Arzt vor Beginn seiner Therapie sachgerecht treffen.

Die *chirurgische* Behandlung ist notwendig bei maligner Entartung, bei dringlichen, raumfordernden Prozessen (retrosternale Struma) oder bei Kröpfen, die rasch an Größe zunehmen. Eine relative Indikation zur Operation mit Abwägung der Radiojod-Behandlung besteht beim autonomen toxischen Adenom, bei großen Knotenkröpfen, bei schwerem Basedow und Versagen der medikamentösen Therapie.

Die *Substitution* mit jodiertem Salz hat sich bewährt bei endemischem Jodmangel – ebenso die Substitution von Schilddrüsen-Hormonen bei den entsprechenden Indikationen.

Die *homöopathische Behandlung* hat viele Möglichkeiten auch neben Operation und Substitution – aber ihre besten Erfolge erzielt sie bei beginnenden juvenilen und Schwangerschaftsstrumen, bei den vielen basedowoiden Mischformen vegetativ stigmatisierter Patienten, die als Folge von psychischen Traumen oder nach konsumierenden Krankheiten (z. B. schweren Infekten) auftreten, bei Hyperthyreosen und bei der Basedowschen Krankheit, wenn die Therapie früh genug beginnt.

Es ist selbstverständlich, daß keine Therapie – besonders aber die homöopathische Arzneimittelfindung – sich allein nach der „Diagnose" einer Struma richten kann.

Die Vergrößerung der Schilddrüse ist ein pathognomonisches Zeichen in der Vielfalt der individuellen Symptomatik, die zum Teil pathophysiologisch erklärt werden kann durch die hormonale Funktionslage (Hyper-, Hypo- oder Euthyreose).

Die Vergrößerung der Schilddrüse kommt zustande durch Vermehrung des spezifischen Parenchyms und/oder des Bindegewebes und/oder der Blutgefäße. Obschon meist Mischformen vorliegen, gibt die Betastung und Feststellung von Größe, Lage und Konsistenz meist Auskunft, welche Gewebsart *vorwiegend* die Vergrößerung bedingt.

Die Betastung der Schilddrüse gibt uns Auskunft, ob es sich um eine *weiche*, eine *harte* oder eine *knotige* Struma handelt. Diese verschiedenen Grundformen geben auch Hinweise auf den Funktionszustand der Drüse. Damit haben wir in Verbindung mit den biochemischen und sonstigen Untersuchungsbefunden wesentliche Symptome und Zeichen, die durch die homöopathische Anamnese zu der individuell passenden Arznei führen.

Die folgende Zusammenstellung soll eine Anregung geben, an welche Mittel zu denken ist. Sie ersetzt nicht eine genaue Fallaufnahme mit eventueller Repertorisation der wesentlichen Symptome.

Übersicht

Vgl. in den Repertorien
EK 481 (Schwellung, Schilddrüse) K III/308
EK 479 (Kropf) KK III/308 (Struma)

<u>Weiche Struma</u>		
Diffus (mikrofollikuläre parenchymatöse Struma)	S. 251	Jodum und seine Verbindungen: Arsenicum jodatum Ferrum jodatum Kalium jodatum Magnesium jodatum Organische jodhaltige Mittel: Fucus vesiculosus Badiaga Andere: Thyreoidinum Scrofularia
Kolloidkropf (makrofollikuläre Parenchym-Struma)	S. 253	Hedera Helix Spongia
Gefäß-Kropf (Struma vasculosa)	S. 254	Hamamelis Aurum metallicum Aurum jodatum
<u>Hyperthyreose, Jodismus, Basedow-Struma</u>	S. 254	Alle bei diffuser Struma genannten Mittel und Spongia
Bei Begleitsymptomen Vasomotorische Sensationen	S. 255	Aconitum Belladonna Glonoinum Lachesis
Herzsymptomatik	S. 255	Adonis vernalis Cactus grandiflorus Lycopus virginicus Spigelia
<u>Harte Struma (Struma fibrosa)</u>		
Vorwiegend Hypo- oder Euthyreose)	S. 256	Calcium carbonicum Lapis albus Badiaga Barium jodatum Carbo animalis Conium Graphites Silicea
Vorwiegend Hyperfunktion	S. 257	Calcium jodatum Calcium fluoratum Bromum Spongia

Knotenkröpfe (eingeschränkte Indikation)		
Euthyreote Knoten	S. 258	Badiaga Fucus vesiculosus Hedera Helix Spongia Thyreoidinum
Zysten	S. 258	Aurum jodatum Arnica (Blutungszysten) Barium jodatum Conium
Wahrscheinliche Malignität	S. 258	Acidum fluoricum Calcium fluoratum Badiaga

Weiche Strumen
Parenchymstruma

Die weiche *diffuse* Struma entsteht durch Vermehrung des Schilddrüsenparenchyms (mikrofollikuläre Struma). Sie kommt besonders vor bei Adoleszenten, in der Klimax oder Schwangerschaft und nach konsumierenden Krankheiten. Bei diesen Situationen erinnern wir uns an die Arzneimittelbilder von *Jodum*, seine *Verbindungen*, an die organischen jodhaltigen Mittel (*Fucus vesiculosus, Badiaga*), an *Thyreoidinum* und *Scrofularia*.

Jodum

Jod ist, wie Hahnemann es beschreibt[1] eine „heroische Arznei, die alle Vorsicht eines guten homöopathischen Arztes in Anspruch nimmt...". Es produziert vorwiegend weiche, seltener harte Schwellungen der Schilddrüse und regt ihren Stoffwechsel bis zur Überfunktion an (Jodismus). Die Sensibilität gegenüber Jod ist je nach Landschaft sehr verschieden – in Meeresnähe im allgemeinen größer als in den Alpen, im Alpenvorland und Schwarzwald.
Jodmangel des Trinkwassers und vielleicht andere noch nicht sicher erforschte Kropfnoxen verursachen endemische Kropfgebiete. Darüber hinaus ist die Reizschwelle der Jodwirkung von Mensch zu Mensch sehr unterschiedlich. Sie kann so gering sein, daß minimale Mengen schon toxisch wirken. Vorsicht bei jodhaltigen Kontrastmitteln: die therapeutisch günstigen oder überschießenden Wirkungen liegen dicht beieinander. Außer bei Jodmangelstrumen verwendet die Homöopathie deshalb Jod nur in mittleren (ab D 12) bis zu höchsten Potenzen in sehr seltenen Gaben und wartet die Reaktionen ab.

Hinweisende Symptome: Rastlose motorische und psychische Unruhe mit Angst bei reizbarem impulsiven Charakter. Dauernder Hunger (besonders 10/11 Uhr), dabei Gewichtsabnahme trotz reichlicher Ernährung.
Besserung des Allgemeinzustandes durch Essen, durch ablenkende Tätigkeiten, bei kühler Witterung.
Herzsensationen mit ängstlicher Unruhe, Tachykardie, lautem Herzklopfen.
Starrer Blick mit weit offenen Augen; Exophthalmus. Weiche oder harte Schwellung der Schilddrüse. Zittern der Hände, Schlaflosigkeit, Durchfälle am Morgen.
Entzündung und Schwellung mit nachfolgender Verhärtung der Lymphknoten und Atrophie der Drüsenorgane (Ovar, Mamma, Testis, Leber). Scharfe, wundmachende, übelriechende Sekrete.

Anwendung: D 6 (Substitution). C 6 (D 12), C 30 und höher in sehr seltenen Gaben (Hyperthyreose).

[1] Siehe Chronische Krankheiten III/376

Arsenicum jodatum

Starke Abmagerung und Erschöpfung, die über die Schwäche von Jod noch hinausgeht; Abmagerung bei gutem Appetit. Schwellung der Schilddrüse mit Symptomen, die an Arsen und an Jod erinnern: Frostig, Mangel an Lebenswärme, ängstliche Ruhelosigkeit; scharfe, brennende, wundmachende Sekrete (Nase, Haut); starker Durst nach kaltem Wasser; ungeduldig, plötzliche Impulse, jemand zu töten. Heuschnupfen mit Asthma. *Boericke* weist hin auf Beziehung zur Tuberkulose und empfiehlt es außerdem bei ulzerierendem Mammakarzinom.

Paßt oft bei weicher diffuser Struma nach konsumierenden Krankheiten mit der inneren Kälte von Arsen und der Heftigkeit von Jod.

Anwendung: C 30 (D 30) / C 200 / C 1000 tabl. in seltenen Gaben

Ferrum jodatum

Im Arzneibild erkennen wir die ähnliche Symptomatik von *Ferrum metallicum:* schnelle Erschöpfbarkeit blutarmer Patienten; gleichzeitige Übererregbarkeit im psychischen Bereich und im Gefäßsystem; Wechsel von hektischer Röte und Blässe des Gesichtes mit Wallungen und Pulsationsempfindungen. Daneben kommen die Jodsymptome ins Spiel: Entzündung und Schwellung der zervikalen und submandibularen Lymphknoten; Schwellung der Schilddrüse mit extremer Ruhelosigkeit; gesteigerte Pulsfrequenz und hartes Herzklopfen mit nervlicher Unruhe.

Nach Unterdrückung der Periode vergrößert sich die Schilddrüse; dabei deutliches „Glotzauge". Hyperthyreote weiche Struma in der Pubertät mit Zeichen von Skrofulose (Lidrandentzündungen) und schneller Erschöpfbarkeit mit Neigung zu Anämie.

Schwellung der Schilddrüse bei Frauen mit Neigung zu Unterleibserkrankungen: Uterusprolaps, Retroversio uteri, profuse Leukorrhö, Amenorrhö.

Anwendung: C 6 (D 12), C 30 (D 30) tabl.

Kalium jodatum

Die Struma ist sehr *empfindlich gegen Berührung* (wie Spongia) und Druck (*Allen*); im *Kent* einziges Mittel mit diesem Symptom (EK 479, KK III/308). Die Schilddrüse vergrößert sich sehr rasch.

Allgemeinbefinden deutlich *besser* in frischer Luft, auch Verlangen nach frischer Luft; *schlechter* nachts, im Liegen, im warmen Raum. Neigung zu Schwellungen der Lymphknoten, zu Affektionen im Nasen-Rachen-Raum und in den Bronchien, zu rheumatischen Beschwerden an Sehnen, Bändern, Periost, Ischias (besser durch Umhergehen, Ischias ambulatoria).

Anwendung: C 6 (D 12) / C 30 (D 30) tabl. und höher

Magnesium jodatum

Von *Mezger* in die Therapie eingeführt und empfohlen gegen hyperthyreote Struma bei exsudativer Diathese (Lymphatismus) mit chronischer Tonsillitis, Lymphknotenschwellungen, adenoiden Wucherungen.

Für die Arzneiwahl sind die Arzneimittelsymptome von *Magnesium carbonicum* mit zu berücksichtigen: Nervig, gereizt, streitsüchtig, überempfindlich, krampfig (Magen, Darm, Husten, Unterleib). Müde, erschöpft, unerquicklicher Schlaf, beim Aufstehen müder als beim Hinlegen (nach *Allen*, Key Notes).

Beschwerden kommen anfallsweise, verlaufen in einzelnen Krisen (z. B. alle sechs Wochen oder seltener) und wechseln den Ort und die Art ihres Auftretens. „Druckgefühl am Hals, als ob die Atmung behindert wäre. Druck am Hals, als sei das Tuch zu fest gebunden." (*Mezger*)

Anwendung: C 6 (D 12) – C 30 (D 30) tabl. und höher

Fucus vesiculosus

Indikationen: Jodmangelstruma; hypooder noch euthyreote Hormonsituation. Fettleibigkeit mit „hartnäckiger Verstopfung" (*Boericke*).

Eventuell Versuch bei Knotenstruma; gute Wirkung zur Rezidivprophylaxe nach Operation.

Anwendung: θ 10–20 Tropfen tgl. zur Jodsubstitution

Badiaga

Unterschied zu Jod: *Badiaga* paßt besser bei frostigen Patienten; die meisten Beschwerden sind schlimmer durch Kälte und besser durch Wärme.
Indikationen: a) Jodmangelstruma, weich oder hart. b) Versuch bei Knotenkropf, gute Wirkung zur Rezidivprophylaxe nach Operation. c) Hyperthyreote weiche Struma mit vegetativer Erregbarkeit; Herzklopfen bei freudigen Ereignissen, schon bei geringer Erregung, auch in der Ruhe. Herzklopfen schlimmer bei Rechtslage.

Anwendung: bei a) und b) D 1–C 6 dil. bei c) C 6 (D 12)–C 30 (D 30) dil. in seltenen Gaben

Thyreoidinum

Hergestellt aus frischem Schilddrüsengewebe von Schafen oder Kälbern.
Das Arzneimittelbild wird ausführlich beschrieben von *Henry C. Allen* und *Boericke* (Lit.).
Kritisch muß vermerkt werden, daß Prüfungssymptome und Heilwirkungen nicht deutlich unterschieden werden.[1]
Der Wirkungsbereich geht von substitutiver Wirkung der Tiefpotenz bei Myxödem bis zu höheren Potenzen bei Basedow.

Anwendung: Voisin empfiehlt D 1–D 3 bei Hypothyreose, C 4–C 6 bei „Dysthyreose mit Labilität der Wärmeregulation, der Stimmung und der Aktivität, C 9–C 30 bei Hyperthyreose mit Magerkeit, Nervosität, Unruhe, Neigung zum Zittern, erhöhtem Grundumsatz, Tachykardie, Erethismus des Herzens oder des Kreislaufes“. Diese höheren Potenzen bei Hyperthyreose in seltenen Gaben zunächst alle 8–10 Tage bis zur Besserung, dann in noch größeren Abständen.

Scrofularia nodosa

Altes, oft bewährtes Volksheilmittel bei verschiedenen Formen von Kröpfen. Die Arzneiprüfung ergab starke körperliche, besonders muskuläre Schwäche und Unfähigkeit, auch nur eine kurze Strecke zu gehen.
Interessant ist ein Herzsymptom, das exakt zu Jod paßt: Der Herzschlag ist so laut, daß er noch auf größere Entfernung zu hören ist.
Indikation: Weiche oder harte Struma mit allgemeiner Schwäche und schnellem, harten und lauten Herzschlag.

Anwendung: θ 2–3mal tägl. 8–10 Tropfen

D 3 2mal tägl. 5 Tropfen bei größerer Erregung

Kolloidstruma

Bei der Tastuntersuchung fühlen sich manche allseitig vergrößerten Schilddrüsen zwar noch weich, aber *körnig* an. Dabei handelt es sich meistens um makrofollikuläre Parenchymvermehrung, um eine sog. *Kolloidstruma*. Dies gibt uns einen differentialtherapeutischen Hinweis auf *Hedera helix* oder *Spongia*.

Hedera helix

Der Jodgehalt dieser Pflanze wurde von *Mezger* bei der Arzneiprüfung an Gesunden wegen jodähnlicher Symptome vermutet und durch Analyse bestätigt.
Bewährt bei: a) Kolloidstruma mit Engegefühl am Hals, evtl. Exophthalmus mit Herzklopfen und Bangigkeit. Allgemein *besser* in frischer Luft, durch Kaltbaden, durch Essen (wie Jod). b) Hyperthyreose. c) Knotenkropf, besonders zur Rezidivprophylaxe nach Operation.

Anwendung: D 1, D 2 dil. bei Kolloidstruma, bei Knotenkropf und Rezidivprophylaxe; C 6 (D 12)–C 30 (D 30) dil. bei Hyperthyreose

[1] Voisin, Heidelberg 1969

Spongia

Bewährt bei *Kolloidkropf*, auch bei harten, hyperthyreoten Kröpfen und bei Basedow. Schilddrüse sehr berührungs- und druckempfindlich; zusammenschnürendes Gefühl; *stechende Schmerzen* in der Schilddrüse (einziges zweiwertiges Mittel im *Kent* – siehe EK 480; KK III/307).
Allgemein ängstlich und unruhig. Herzklopfen und anfallartige Herzschmerzen mit Blutwallungen. Sehr schwach und erschöpft nach geringen Anstrengungen.

Anwendung: Zur Jodsubstituierung bei Hypothyreose, Knotenkropf und Rezidivprophylaxe D 1 3mal 5 Tropfen
Bei euthyreoten Kröpfen D 6 dil. 2mal 5–8 Tropfen.
Bei Hyperthyreose C 6 (D 12)–C 30 (D 30) dil. in seltenen Gaben

Gefäßstruma

Bei Vermehrung der Blutgefäße (*Struma vasculosa*) bleibt die Struma weich. Sie fühlt sich aber praller an als die Parenchymstruma. Beim Betasten und Auskultieren wird Pulsation wahrnehmbar. Diese Hinweise führen zu *Hamamelis* und *Gold*.

Hamamelis virginica

Bewährt bei Struma vasculosa, evtl. bei Basedow-Struma mit erweiterten Halsvenen. Die organotrope Beziehung zu venösen Stauungen, zur varikösen Erweiterung der Blutgefäße und die Verschlimmerung der davon abhängigen Beschwerden bei feuchtwarmer Witterung ist wesentlicher Hinweis auf diese Arznei.

Anwendung: θ–D 6 dil.

Aurum metallicum

Bewährt bei Struma vasculosa, wenn in der Gesamtheit der Symptome differenzierende Hinweise auf Gold vorliegen. *Kent* führt in seiner Liste der Struma-Mittel *Aurum* zweiwertig an (vgl. EK 479; KK III/308).
Lebhafte, ruhelose, ängstliche Menschen mit Angst vor der Zukunft. Folgen von „Angst, gesteigertem Verantwortungsgefühl" (*Kent*) und von Vermögensverlusten.
Hoffnungslos, mit Selbstvorwürfen, „Verurteilung des eigenen Ichs" (*Kent*); glaubt, daß er alles falsch gemacht hat, daß er seine Pflicht und seine Aufgaben versäumte. Alles macht ihm Verdruß. Er wird reizbar und ärgerlich über Kleinigkeiten und bei Widerspruch; brütet vor sich hin und wird wütend, heftig, gewalttätig, wenn er dabei gestört wird. Lebensüberdruß mit Suizid-Gedanken, sehnt sich nach dem Tode.
Schneller, voller Puls; Herzklopfen mit Angst. Empfindung, als koche das Blut in den Adern (*Boericke*). Pulsationsempfindungen in der Schilddrüse. Blutandrang zum Kopf. Trotz der inneren Hitzeempfindung eher frostig, kalte Hände und Füße bei warmem Kopf.

Anwendung: C 30 (D 30)–C 200 tabl. in seltenen Gaben

Aurum jodatum

Das Arzneibild ist ähnlich wie *Aurum*. Besonders indiziert bei hyperthyreoter Situation und Skrofulose; bei Zysten manchmal erfolgreich.

Anwendung: C 30 (D 30) / C 200 tabl.; bei Zysten C 6 (D 12) tabl. 2mal tägl. 1 Tabl. 2 Wochen lang, dann 1 Woche Pause; diesen Zyklus 3mal wiederholen.

Hyperthyreose, M. Basedow, Jodismus

Die hyperthyreote Drüse und die Basedow-Struma fühlen sich wegen der starken Blutfülle oft so gespannt an wie Gefäßkröpfe. Dazu kommt noch tastbares und auskultierbares Schwirren – ein Zeichen der hohen Hormonaktivität. Dieses ist ein differentialtherapeutischer Hinweis auf die oben besprochenen Mittel (S. 251–253): *Jodum, seine Verbindungen,* die *jodhaltigen organischen Präparate* und *Thyreoidinum*.

Im Wechsel mit diesen Arzneien benötigt man manchmal noch Zwischenmittel bei Begleitsymptomen der Vasomotorik und des Herzens.

Aconitum napellus

Angst und Unruhe mit vasomotorischen Sensationen sind oft typische Begleitsymptome bei Hyperthyreose, Jodismus oder Basedow. Hier wirkt aufgrund seiner Symptomenähnlichkeit unser oft bewährtes *Aconit* als „Sedativum". Voller, harter Puls, Herzklopfen mit Tachykardie, arterielle Kongestion, stechende Herzschmerzen mit trockener Hitze sind Hinweise zur Arzneiwahl.

Anwendung: C 6 (D 12) dil. nach Methode 1

Belladonna

Alles Blut geht zum Kopf; hochrotes Gesicht, mit kalten Extremitäten; bleibt trotz der inneren Hitze lieber zugedeckt. Ängstlich mit hartem, schnellen Puls; Halsschlagadern klopfen, Herzklopfen.

Anwendung: Bei akuter Situation C 6 (D 12) dil. nach Methode 1. Bei schon länger bestehendem Zustand 1mal C 30, dann auflösen und in stündlichem Abstand 1 Eierlöffel voll bis zur Beruhigung der Erregung

Glonoinum

Starke Erregung mit Angst und Furcht, die den Patienten zwingt, unruhig herumzugehen. Blutandrang zum Kopf mit rotem Gesicht, abwechselnd mit Blässe; Pulsationsempfindungen im ganzen Körper; Herzklopfen mit Druckgefühl in der Brust.
Alles *schlimmer* in der Wärme, *besser* im Freien bei kühler Witterung. Oft Folge von Sonnenhitze, Erregung, Schreck, Angst.

Anwendung: C 6 (D 12) dil. nach Methode 1

Lachesis

Oft bewährt bei Hyperthyreose in der Klimax mit Wallungen, Beklemmungen am Hals und am Herzen. Kann nichts Enges und keine Berührung am Hals vertragen; jede einengende Kleidung stört. Ängstlich, mutlos, mißtrauisch, eifersüchtig. Berichtet von ihren Beschwerden in einer sehr mitteilsamen Redelust mit oft theatralischer Gestik; springt von einem Gedanken zum anderen.
Gesicht ist oft etwas gedunsen, heiß, rot mit livider Verfärbung oder blaß, kollapsig, kalt mit kalten Extremitäten.

Anwendung: C 30 (D 30) Amp. *parenteral* alle 8 Tage (wirkt so schneller und sicherer als per os. Memo: Die Schlange „injiziert" ihr Gift dem Beutetier.)

Adonis vernalis

Bewährt bei Hyperthyreose mit Tachykardie. Die in der Pflanze enthaltenen Glykoside sind digitalisähnlich, verlangsamen die Pulsfrequenz und können Ödeme ausschwemmen; leicht sedative Wirkung.
Hinweisende Symptomatik: Tachykardie, Herzklopfen, präkardiale Schmerzen, evtl. irregulärer Herzschlag mit Zusammenschnürungsgefühl und Schwindel. Nagender Hunger. Öliges Häutchen auf dem Urin – beide Symptome wie *Jodum!*

Anwendung: ∅ 2mal tägl. 5–10 Tropfen

Cactus grandiflorus

Bewährt bei Herzsensationen mit dem typischen Zusammenschnürungsgefühl. Herzklopfen, bebender Herzspitzenstoß; Puls schwach, unregelmäßig, schnell. Gefühl, als ob das Herz zusammengepreßt würde – wie von einer eisernen Faust; als ob es sich herumdreht; als ob das Herz aufhörte zu schlagen. Stechende Schmerzen mit Ausstrahlung zum linken Arm. Pulsationen werden im ganzen Körper gefühlt. Verschlimmerungszeit 11 Uhr und 23 Uhr.

Anwendung: D 3–C 6 (D 12) dil.

Lycopus virginicus

Körperliche und psychische Unruhe mit Tachykardie, evtl. Exophthalmus mit Zittern der Hände. Puls schwach, unregelmäßig, zitternd. Präkardialer Schmerz, zusammenschnürend; Herzklopfen ist aus der Entfernung zu hören (wie *Jodum*). Schlaflosigkeit mit überwachem Gefühl.
Anmerkung: *Mezger* beobachtete, daß die Wirkung im süddeutschen Raum weniger deutlich ist als in Norddeutschland. Dies entspricht auch meiner Erfahrung in Freiburg.
Anwendung: C 6 (D 12) dil.

Spigelia anthelmia

Bewährt bei Basedow-Herz mit stürmischem Herzklopfen, schnellem Puls, stechenden Schmerzen mit Ausstrahlung zur linken Schulter und in den linken Arm. Furchtsame, ängstliche Patienten; ruhelos wegen ständiger Angst, Aufregungen und böser Vorahnungen. Herzklopfen ist am Brustkorb sichtbar. Der Kranke hört sein Herz laut schlagen. Empfindung, als seien die Augäpfel zu groß (mit oder ohne Exophthalmus).
Anwendung: D 6–C 6 (D 12) dil.

Harte Struma

Harte, diffuse Strumen entstehen durch Vermehrung des Bindegewebes (*Struma fibrosa*). Meist handelt es sich um Hypothyreosen, gelegentlich besteht aber auch hyperthyreote Funktion.

Vorwiegend Hypo- oder Euthyreose

Calcium carbonicum

In der Kropfbehandlung spielen die Kalksalze eine bedeutende Rolle wegen ihrer Beziehungen zum gesamten Hormonsystem, besonders zu den Keimdrüsen, Epithelkörperchen und zur Schilddrüse. *Calcium carbonicum* ist bewährt bei *harten Strumen* mit Hypo- oder Euthyreose, seltener bei parenchymatösen Strumen. Die Kalksalze machen im allgemeinen eher härtere Strumen.
Meist müde, verlangsamte, pastöse Menschen mit Neigung zur Fettleibigkeit. Körperliche und geistige Anstrengungen erschöpfen schnell; mutlos, furchtsam, ängstlich, ohne Initiative. Empfindlich gegen Kälte mit Neigung zu partiellen Schweißen, besonders an Kopf, Nacken, Füßen.
Anwendung: Reihe von C 6 (D 12)–C 1000 tabl.

Lapis albus

(Calcium-Fluorsilikat, aus Gneis gewonnen bei Bad Gastein)

Bewährt gegen Kropfbildungen bei Bewohnern feuchter Täler (*Voisin*). Die Konsistenz der Kröpfe ist eher elastisch, noch nicht so hart wie bei *Calcium fluoratum* (nach *Dewey*).
Anwendung: D 6, C 6 (D 12), C 9 tabl.
Stauffer empfiehlt die Arzneigabe bei zunehmendem Mond, bei abnehmendem Mond ein passendes jodhaltiges Mittel als Zwischenarznei (z. B. *Badiaga*).

Barium jodatum

Bewährt bei härteren Kröpfen, besonders bei lymphatischer Diathese bei Jugendlichen; bei älteren Patienten mit Neigung zu Arteriosklerose, Hypertonie, vorzeitiger Vergreisung. Vgl. das Arzneimittelbild von *Barium carbonicum – Barium jodatum* ist dagegen lebhafter, aber nicht so frostig.
Anwendung: Reihe von C 6 (D 12)–C 1000 tabl.

Carbo animalis

Bewährt bei harten, indolenten Kröpfen, bei erschöpften älteren Patienten. – Kältegefühl mit starker Frostigkeit, evtl. Nachtschweiße. Kreislaufschwäche, starker Meteorismus, gastrokardialer Symptomenkomplex. Alle Absonderungen sind übelriechend.
Anwendung: C 6 (D 12) / C 30 tabl.

Conium maculatum

Bewährt bei harten Strumen, besonders bei älteren, geschwächten, mürrischen Menschen mit Hypo- oder auch mit Hyperfunktion der Schilddrüse; auch bei Zysten.
Ängstliche, hypochondrische Grundstimmung mit Abneigung gegen Gesellschaft, aber Furcht beim Alleinsein. Erschöpft mit Schwäche der Extremitätenmuskulatur, Koordinationsstörungen bei Bewegungen mit Zittern der Hände. Neigung zu Schwindel beim Hinlegen, beim Seitwärtsschauen, beim Umdrehen im Bett. Sexuelle neurasthenische Beschwerden mit Impotenz bei erhaltener oder gesteigerter Libido.
Mezger empfiehlt bei Hyperthyreose die Anwendung von *Conium*, „wenn Zittrigkeit, Schwäche, Schwindel, Neigung zu Schweißen, mit Besserung aller Beschwerden durch Essen vorliegen. Gegen Tremor bei basedowoiden Typen kann man damit eindrucksvolle Besserungen erzielen“.

Anwendung: D 6–C 30 dil.; LM VI–XVIII dil.

Vorwiegend Hyperfunktion

Calcium jodatum

Bewährt bei harten Strumen (evtl. auch parenchymatösen) in der Pubertätszeit mit Neigung zur Hyperfunktion.
Adenoide Wucherungen, vergrößerte Lymphknoten mit Neigung zu Erkältungen und zum Schwitzen. Milchschorf, exsudative Diathese, Skrofulose.

Anwendung: Reihe von D 6 / C 6 (D 12) – C 200 tabl.

Calcium fluoratum

Bewährt bei harten Strumen mit Neigung zu Hyperfunktion. Kann versucht werden bei Verdacht auf Malignität, wenn invasive Diagnostik oder notwendige Operation auch nach eingehender Aufklärung verweigert wird.
Allgemeine Schlaffheit des Bindegewebes mit überstreckbaren Gelenken (besonders bei Kindern und Frauen).
Neigung zu Varizen, Eingeweidesenkungen. Harte Lymphknotenschwellungen, Neigung zu rezidivierenden Gerstenkörnern, Blepharitis, Chalazion.
Sehr schlechte, weiche Zähne mit frühzeitigem Verfall. Knochenexostosen, Gichtknoten. Vorzeitige Arthrosen, häufige Lumbago mit Bewegungsbesserung.
Oft sehr anpassungsfähige, diplomatische Menschen mit Geschick, ihre Vorteile zu nutzen. Furcht vor Armut.

Anwendung: C 6 (D 12)–C 30; Reihe von C 6 (D 12)–C 200 tabl.

Bromum

Bewährt bei harten Strumen mit Neigung zur Hyperfunktion und Verschlimmerung der Beschwerden durch Wärme.
Meist hellhäutige Menschen mit Neigung zur Korpulenz, die bei Hyperthyreose abmagern und zittrig werden. Unverträglichkeit von Wärme; Schwitzen bei geringer Anstrengung und anschließende Erkältung durch Abkühlung.
Wie alle Halogene (*Brom, Chlor, Jod*) affiziert dieses Mittel die Schleimhäute; scharfer, wäßriger Schnupfen, evtl. mit Krusten und Nasenbluten; innerer Hals rauh, trocken, wie wund, mit Gefühl der Zusammenschnürung, erstickender Husten (besonders im warmen Raum).
Atemnot, asthmatoide Bronchitis, Asthma am Meer besser, schlechter im Land. Schleimrasseln, aber wenig Auswurf. Herzklopfen mit Angst, schlechter bei Linkslage.

Anwendung: C 6 (D 12)–C 30 dil.; LM VI–XVIII dil. – besonders bei Allergikern

Spongia (vgl. S. 253)

Stechende Schmerzen in der Schilddrüse.

Anwendung: Reihe von C 6 (D 12)–C 30 dil.

Knotenkröpfe

Knotenkröpfe müssen differentialdiagnostisch genau abgeklärt werden. Meist reagieren sie *nicht* auf medikamentöse Therapie, weder allopathisch noch homöopathisch. Je nach Fall ist nach der Operation eine Rezidivprophylaxe mit homöopathischen Präparaten erfolgreich oder Substitution mit Schilddrüsenhormon erforderlich.

Bei euthyreoten Knoten kann ein Versuch gewagt werden mit den schon besprochenen Mitteln: *Badiaga, Fucus vesiculosus, Hedera helix, Spongia, Thyreoidinum.*

Zysten haben eine gute Chance mit *Aurum jodatum* (siehe S. 254), *Barium jodatum* (siehe S. 256) oder mit *Conium* (s. S. 257).

Bei Blutungszysten, die plötzlich „über Nacht" entstehen, bewährt sich *Arnica*.

Arnica montana

Die plötzliche Entstehung grenzt diese Zysten gegen andere Formen ab. Die nach einigen Tagen sichtbare bläuliche Verfärbung erhärtet die Diagnose einer lokalen Blutung.
In diesen sehr seltenen Fällen wirkt unser homöopathisches „Blutungsmittel" rasch und resorbiert die Zyste.

Anwendung: D 6–C 30 dil.

Bei Verdacht auf Malignität gibt es gelegentlich Patienten, deren Gesamtzustand jede weitere Diagnostik oder Therapie unmöglich macht – oder sie lehnen auch nach eingehender Aufklärung jede invasive Diagnostik oder notwendige Operation ab. Nach juristisch tragfähiger Absicherung können Sie den Patienten nicht einfach seinem Schicksal überlassen. Im Rahmen der Möglichkeiten einer biologischen Malignomtherapie können Sie – nach umfassender Fallaufnahme – das optimale Simile einsetzen.
Vielleicht finden Sie *Calcium fluoratum* indiziert (siehe S. 257) oder auch die entsprechende Säure:

Acidum fluoricum

Kann versucht werden bei Verdacht auf Malignität. Auch indiziert bei sehr hartnäckigen Strumen (besonders Struma vasculosa oder fibrosa, nach *Stauffer*).
Diese Arznei gehört in die Gruppe der luesinischen dyskratischen Mittel – d. h., die Krankheit muß von vornherein einen destruktiven oder sehr hartnäckigen Charakter haben. Die Patienten sehen gealtert, hinfällig, blaß aus; sie sind unruhig mit Bewegungsdrang, nehmen an Gewicht ab trotz übermäßigen Appetites. Allgemeinbefinden schlechter durch Wärme mit Verlangen nach Abkühlung, kalten Bädern oder Waschungen, kalten Getränken. Extremitäten heiß, nachts werden die Füße aus dem Bett gestreckt. Neigung zu Venenerweiterungen, Varizen, Hämangiomen, Nävi. Frühzeitige Karies, Schmelzdefekte der Zähne.
Entweder gehobene Stimmung mit großer körperlicher und geistiger Aktivität, mit Drang zur Abwechslung, unbeständig, Bewegungsdrang mit fehlendem Interesse an der Familie, oder ängstlich, deprimiert, mit schlechter intellektueller Funktion.

Anwendung: C 6 (D 12)–C 30 / C 200 dil. oder glob.

Magen – Darm

Akute Magen- und Darmstörungen im Kindesalter[1]

Die homöopathische Arzneiwahl erfolgt bei Kindern nach den gleichen Prinzipien wie bei Erwachsenen: Die auffallenden und charakteristischen Symptome unterscheiden den einzelnen von allen übrigen Erkrankten, die an einer ähnlichen, diagnostisch abgrenzbaren Krankheit leiden. Aufgrund dieser individuellen Symptome wird das für den Einzelfall passende homöopathische Arzneimittel ausgewählt.
Die Fallaufnahme muß allerdings verstärkt die vom Arzte beobachteten Zeichen und objektiven Symptome verwerten. Die Schilderung der Mutter (oder anderer Bezugspersonen) sollte man hellhörig, aber kritisch aufnehmen.

Übersicht

Speikinder	S. 259	Aethusa cynapium Antimonium crudum
Azetonämisches Erbrechen Vgl. für beide Rubriken EK 501 ff. – KK III/453 ff.	S. 260	Aethusa cynapium Arsenicum album Ignatia
Blähungskoliken EK 551 (Blähsucht, versetzte) KK III/530 (Blähungen, eingeklemmte)	S. 260	Magnesium carbonicum Magnesium muriaticum Chamomilla Colocynthis Carbo vegetabilis
Nabelkoliken EK 574 / KK III / 562	S. 261	Ignatia Calcium phosphoricum
Akute Gastroenteritis, Brechdurchfall, Ernährungsstörungen EK 612 (Säuglings-Cholera, Krankheit) KK III/606 (Cholera infantum; Cholera nostras)	S. 261	Arsenicum album Colocynthis Camphora Cuprum arsenicosum Veratrum album

Speikinder

Der volkstümliche Ausdruck „Speikinder sind Gedeihkinder" verharmlost das Erbrechen von Milch in den ersten Lebenswochen. Wenn die Untersuchung keinen deutlichen Befund ergibt, kann man mit *Aethusa* oder *Antimonium crudum* oft eine rasche Besserung erzielen.

Aethusa cynapium

Sonderliches Symptom: Das Kind verlangt nach dem Erbrechen bald wieder Nahrung.

[1] Vgl. Imhäuser, Hedwig, Heidelberg 1970; Voegeli, Adolf, Ulm/Donau 1964

Speien oder heftiges Erbrechen der Milch in flüssiger Form sofort nach dem Trinken oder etwa 1 Stunde später als saure Klumpen. Schreikinder! Erbrechen oft begleitet von Schweiß, Schwäche und Kollapsneigung. Dabei grünlicher Durchfall mit Krampfschmerzen, besonders bei warmem Sommerwetter.
Klinische Indikation: Milchunverträglichkeit, Speikinder, Azetonämisches Erbrechen.

Anwendung: D 6 / C 6 (D 12) dil. 1–2 Tropfen Wasser

Antimonium crudum

Erbrechen von Milch und sauren Speisen – weißer Zungenbelag. Milch wird sauer erbrochen.
Nach dem Erbrechen *kein* Nahrungsverlangen. Dicke, widerspenstige Kinder mit viel Luftaufstoßen und Neigung zu Hautausschlägen (nässende Ekzeme oder Impetigo). Gierige Trinker!
Klinische Indikation: Speikinder, Unverträglichkeit von Milch und saurer Nahrung; akute Ernährungsstörung, dabei erschöpfendes Erbrechen, wäßriger Durchfall mit Klumpen.

Anwendung: C 6 (D 12) – C 30 (D 30) trit., eine Prise dieses Pulvers mit einem Eierlöffel seitlich in die Backentasche geben.

Azetonämisches Erbrechen

Bei übersensiblen, vegetativ wenig stabilen und ängstlichen Kleinkindern tritt starkes Erbrechen auf, das zur raschen Austrocknung führt. Das oben besprochene *Aethusa* bewährt sich hier neben *Arsenicum album* oder *Ignatia*.

Arsenicum album

Rascher Kräfteverlust mit Angst und Unruhe. Anstrengendes Erbrechen und Durchfall führen schnell zur Exsikkose. Trockene Zunge, starker Durst; verlangt nach häufigen, aber kleinen Schlucken der Flüssigkeit. Facies hippocratica. Azetonämisches Erbrechen; Brechdurchfall; Ernährungsstörung.

Anwendung: C 6 (D 12) – C 30 (D 30) dil. nach Methode 1

Ignatia

Übersensible, evtl. neuropathische Kinder mit *widersprüchlicher Symptomatik*: Brechwürgen wird besser durch Nahrungsaufnahme, krampfiges Aufstoßen verliert sich durch Trinken. Folgen von Aufregung, Liebesentzug, Strafen, Kummer.
Klinische Indikation: Azetonämisches Erbrechen, Magen-Darmstörungen durch emotionale Einflüsse, Nabelkoliken bei neuropathischen Kindern.

Anwendung: C 6 (D 12) – C 30 (D 30); LM XIV – XVIII dil.

Blähungskoliken

Magnesium carbonicum

Kolikartige Leibschmerzen mit saurem Erbrechen und sauren Stühlen. Bei Milchunverträglichkeit, besonders bei Brustkindern, treten bald nach der Nahrungsaufnahme krampfige Leibschmerzen auf. Die Beine werden angezogen, Krümmen bessert. Das Erbrochene, der Stuhl und das ganze Kind riechen *sauer*. Stuhl ist *meist dünn*, grünlich-schleimig, wie Froschlaich.
Klinische Indikation: Blähungskolik, Milchunverträglichkeit bei Brustkindern.

Anwendung: C 6 (D 12) – C 30 (D 30) trit. (vgl. Antimonium crudum)

Magnesium muriaticum

Das Arzneimittelbild entspricht dem von *Magnesium carbonicum*. Bei *knotigem Stuhl* ist *Magnesium muriaticum* besser angezeigt.

Anwendung: C 6 (D 12) – C 30 (D 30) trit.

Chamomilla

Ungeduldige, ärgerliche, reizbare Kinder; die Schmerzreaktionen (Schreien, Strampeln, unruhiges Hin- und Herwerfen) stehen in keinem echten Verhältnis zur Schwere des Krankheitsbildes. Eine Wange rot – die andere blaß. Heiße oder auch kalte Schweiße. Leib aufgetrieben. Blähungskolik nach Ärger. Galliges Erbrechen. Grüne, schleimige Stühle wie Spinat; Durchfall bei der Zahnung. Das Kind will dieses und jenes – weist es zurück, sobald es seinen Willen erfüllt bekommt; will herumgetragen werden. Zahnschmerzen schlimmer durch warmes Getränk.
Klinische Indikation: Blähungskolik, Magen-Darmstörung *bei der Zahnung*, Folge von Ärger und Zorn.

Anwendung: C 6 (D 12)–C 30 (D 30) glob.; LM XIV–XVIII dil.

Colocynthis

Ärgerliche, reizbare, ungeduldige Kinder mit Angst und Unruhe bei Darmstörungen; oft Folge von Ärger und Zorn. Gasbauch mit Rumoren im Leib; Aufstoßen und Windabgang bessern meist nicht; Nahrungsaufnahme verschlechtert sofort den Schmerz. Der Schmerz wird besser durch festen Gegendruck, Krümmen (Beineanziehen, Bauchlage) und Wärme. Wäßrige Stühle, evtl. blutige Stühle. Klinische Indikation: Blähungskolik, Akute Ernährungsstörung, Gastroenteritis.

Anwendung: D 6 / C 6 (D 12)–C 30 (D 30) dil.

Carbo vegetabilis

Trommelbauch mit kolikartigen Schmerzen und Blähungen. Ängstliche Kinder, die nach zu fetter Nahrung oder durch Milch, besonders bei feuchtwarmem Wetter, mit Magen- und Darmstörungen reagieren. Übelriechende Stühle und Blähungen. Stark gestörtes Allgemeinbefinden: blaß, kalt, Fontanelle eingesunken, kollapsig, Zyanose, kalte Schweiße.
Klinische Indikation: Blähungskolik, akute Ernährungsstörung mit *Intoxikation*.

Anwendung: C 6 (D 12) trit. nach Methode 1

Nabelkoliken

Dieses Diagnose-Etikett sagt nicht mehr als das Zauberwort „Ignoramus". Nach gewissenhafter Untersuchung, die keinen erkennbaren Befund ergibt, können wir uns diesem psychosomatischen Phänomen guten Gewissens zuwenden – und homöopathisch heilen.

Besonders geeignet ist bei übersensiblen Kindern mit Kummer das schon besprochene *Ignatia* (siehe S. 260).
Schlanke, lebhafte Kinder mit lymphatischer Diathese brauchen

Calcium phosphoricum

Die lymphatischen Symptome zeigen sich in vergrößerten Mandeln mit Reaktionen an den Mesenterial-Lymphknoten. Körperlich und geistig schnell erschöpft, unkonzentriert, ängstlich, ungeduldig. Schulkopfschmerz. Kolikartige Leibschmerzen, oft besser durch Essen. Verlangen nach Geräuchertem, nach Schinken und Speck. Durchfall mit grünlichem Stuhl, sehr übelriechend; enthält viel Unverdautes.

Anwendung: Reihe von C 6 (D 12)–C 200 tabl.

Akute Gastroenteritis, Brechdurchfall, Ernährungsstörungen

Für diese akuten bedrohlichen Entzündungen im Magen-Darmkanal benötigen wir Arzneimittel, deren Wirkungsprofil der kritischen Situation des Kleinkindes entspricht: *Arsenicum album* (siehe S. 260) und *Colocynthis* (siehe S. 261) wurden schon oben besprochen.

Camphora

Hahnemann hat *Camphora* bei der Cholera mit gutem Erfolg angewendet. Kälte und kalter Schweiß, blaß, krampfig, evtl. klonische Krämpfe. Kolikartiger Leibschmerz, erschöpft, kollapsig. Durchfall mit starkem Wasserverlust. Unstillbarer Durst, verlangt kleine Mengen kalten Wassers, erbricht es aber.
Klinische Indikation: Akute Ernährungsstörung, Brechdurchfall, *Kollaps*.

Anwendung: D 1–D 3 dil., alle 10 Minuten 1–3 Tropfen pur.

Cuprum arsenicosum

Profuser Durchfall mit starker Erschöpfung. Wäßrige, schleimige Stühle, schneidende Leibschmerzen mit Kollern, rascher Flüssigkeitsverlust, Intoxikation. *Krämpfe* und Konvulsionen. Kälte des Körpers, *zyanotisch*. Erschöpft und unruhig.
Klinische Indikation: Akute Ernährungsstörung, Enterokolitis, Brechdurchfall, Cholera nostras.
Anwendung: C 6 (D 12) dil. nach Methode 1, alle 10 Minuten.

Veratrum album

Kollaps mit kaltem Schweiß auf der Stirn. Intoxikation. Heftiges Würgen und reichliches Erbrechen. Kolikartige Schmerzen, Durst auf kaltes Wasser, das sofort wieder erbrochen wird; nach dem Brechen völlig erschöpft. Durchfall schmerzhaft, wäßrig, nachfolgende starke Erschöpfung.
Klinische Indikation: Brechdurchfall, Gastroenteritis mit Wasserverlust, Intoxikation und Kollaps.

Anwendung: D 4, D 6, C 6 (D 12) dil. nach Methode 1, alle 10 Minuten. Bei starker Angst oder Verwirrung C 30 (D 30) dil.

Erkrankungen des Magens und Zwölffingerdarms

Es gibt kaum ein Teilgebiet der Medizin, wo es so deutlich wird, daß die begrenzte organpathologische Krankheitslehre nicht ausreicht, um davon therapeutische Hinweise abzuleiten. Die Verflechtung von Organ, Funktion und psychischen Impulsen ist eine unlösbare Ganzheit, die mit der homöopathischen Fallaufnahme erfaßt werden kann. Die dabei gewonnenen Zeichen und Symptome, die Befunde und Störungen des Befindens geben uns Hinweise auf die heilende Arznei.
Diese Gedanken gehen diesem Kapitel voran, da ich hier bewußt abweiche von der Einteilung nach diagnostischer Benennung. Ich möchte den Versuch wagen, von der Ätiologie und der Natur der krankhaften Störung[1] ausgehend, die Arznei selbst in den Mittelpunkt zu stellen.

[1] Vgl. Bd.1, S.86.

Übersicht

Vgl. in den Repertorien:

Entzündung (Gastritis)	EK 501	KK III/452
Verdorbener Magen	EK 540	KK III/452
Magenverstimmung, Verdauungsstörung	EK 515	KK III/452
Magenschmerz	EK 517 ff.	KK III/487 ff.
Erbrechen	EK 501 ff.	KK III/453 ff.
Übelkeit	EK 533 ff.	KK III 472 ff.

Akute Magen- und Darmstörungen

Entzündung (Gastritis, Gastro-Duodenitis), Verdorbener Magen, Magenverstimmung, Dyspepsie.

Ätiologie, Folge von . . .

Zu viel, zu schweres Essen	S. 265	Nux vomica Antimonium crudum Bryonia Carbo vegetabilis Pulsatilla Ipecacuanha
Zechgelage . . . Kater am anderen Morgen . . . . Reichlich Biergenuß	S. 268	Nux vomica Kalium bichromicum
Verdorbene Nahrung	S. 268	Nux vomica Okoubaka
Lebensmittelvergiftung	S. 268	Carbo vegetabilis Arsenicum album Veratrum album
Nach Kälte oder kalten Getränken	S. 269	Pulsatilla Dulcamara
Teil eines allgemeinen Infektes	S. 269	Bryonia Nux vomica Pulsatilla
Durch starke Gemütsbewegung Ärger und Zorn	S. 270	Bryonia Chamomilla Colocynthis
Kränkung, Beleidigung	S. 270	Staphisagria
Kummer	S. 270	Ignatia

Chronische Magen- und Darmstörungen

Ätiologie, Folge von . . .

Zu viel und zu schwere Nahrung	S. 271	Antimonium crudum Bryonia Nux vomica Graphites
Alkohol	S. 271	Nux vomica Acidum sulfuricum

Besonders Bier	S. 271	Kalium bichromicum
Medikamentenabusus	S. 272	Nux vomica Sulfur
Nikotin	S. 272	Tabacum Nux vomica
Zu hastiges Essen	S. 272	Acidum sulfuricum Argentum nitricum Hepar sulfuris Lachesis

„Nervöser Magen"
Organneurose, psychosomatische Funktionsstörung bei typischer Verhaltensweise der Person

Der Ärgerliche, der Zornige vgl. Rep. Magenschmerzen nach Ärger EK 518 KK III/488 EK 521 KK III/495 (Verdruß) (Zorn)	S. 273	Bryonia Colocynthis Staphisagria Sulfur
Der Reizbare vgl. EK 518 (Magenschmerzen nach Aufregung) . . . . . . KK III/490 (. . . nach Erregung)	S. 273	Chamomilla Nux vomica Sepia
Der Leidende . . . . vgl. EK 519 (Magenschmerzen nach Enttäuschung) KK III/499 (Magenschmerzen nach Enttäuschung) EK 520 (Kränkung) KK III/492	S. 274	Ignatia Carbo vegetabilis Natrium muriaticum
Der Ängstliche	S. 274	Argentum nitricum Arsenicum album

Magen- und Zwölffingerdarmgeschwür – Ulcus ventriculi et duodeni

vgl. EK 511 KK III/469	S. 275	Argentum nitricum Arsenicum album Natrium muriaticum Anacardium Bismutum subnitricum Cadmium sulfuricum Calcium carbonicum Hydrastis Kalium bichromicum Lycopodium Ornithogalum Petroleum Phosphor Uranium nitricum

Akute Magen- und Darmstörungen

Unter dieser allgemeinen Überschrift fasse ich die meist rasch entstehenden Funktionsabweichungen zusammen, die man als verdorbener Magen, Magenverstimmung, Dyspepsie oder auch wissenschaftlich benennen kann:

Gastritis, Gastro-Duodenitis

Für die Arzneiwahl ist die Feststellung der Ätiologie außerordentlich wichtig und bei der kurzen Zeit der Entstehung einer Krankheit meist auch gut feststellbar. Und wenn es Ihnen bei der Anamnese-Erhebung gelingt, ein vollständiges Symptom[1] zu erfahren, so steht die Arzneifindung auf sehr sicherem Boden.

Für Beschwerden nach einem Festmahl mit zu reichlicher und zu schwerer Nahrung und entsprechenden Mengen von Alkohol haben wir einen treffsicheren Rat (Bleiben Sie das nächste Mal zu Hause!) und eine ganze Reihe von Mitteln.

Die Beschreibung beginne ich mit *Nux vomica* – einem „vielnützigen Mittel" (Polychrest) mit umfassender Wirkung auf Beschwerden, die sich im Magen-Darm-Bereich abspielen.

Nux vomica

Reizbarer, überempfindlicher Patient. Folgen von vorwiegend sitzender Lebensweise mit beruflicher Überlastung des Nervensystemes. Kann sich nicht entspannen. Nimmt seine Aktivität in den Feierabend mit hinein und übertönt die Müdigkeit mit Wein, Weib, Essen, Nikotin.

Stark gewürztes, reichliches, schweres Essen verursacht Völle und Schwere im Magen mit Auftreibung im Oberbauch; verträgt deshalb nichs Enges um den Leib (wie *Lycopodium*). Muß aufstoßen mit saurem und bitterem Geschmack; weißlichgelber Belag der Zunge; Magenschmerzen beginnen etwa eine Stunde nach dem Essen.

Etwa ein bis zwei Stunden nach dem Essen wird er müde, besonders nach dem Abendessen, und schläft im Sitzen ein. Der Nachtschlaf ist nicht sehr erholsam, träumt viel, schnarcht und erwacht gegen 3 Uhr und kann erst nach Stunden wieder einschlafen; schläft in den Morgen hinein; ist dann unausgeschlafen, fühlt sich häßlich und ist in seinem Benehmen auch so: gereizt durch Nichtigkeiten, die Fliege an der Wand ärgert ihn; der Morgen ist seine schlechteste Zeit.

Neigung zu spastischer Obstipation; nach zu reichlichem Essen Übergang zu Durchfall; oft Hämorrhoiden („Staatshämorrhoidarier"); diese bluten selten, machen starken Juckreiz mit klopfenden, stechenden Schmerzen.

Der typische Nux-Patient ist frostig, geringer Luftzug läßt ihn schauern, Wärme ist angenehm.

Hahnemann schreibt, „daß diejenigen Personen sie [die Nux vomica] öfter bedürfen, welche sehr sorgfältigen, eifrigen, feurigen, hitzigen Temperamentes sind oder tückischen, boshaften, zornigen Gemüts" (RAL Bd. 1). Ehrgeizige Menschen, Bauchschmerzen nach enttäuschtem Ehrgeiz und nach Zorn.

Die günstigste Zeit zum Einnehmen ist der Abend, „weil sie ihre häufigsten und stärksten Symptome früh gleich nach dem Erwachen entwickelt" (*Hahnemann*, RAL Bd. 1).

Modalitäten:

Schlimmer	am Morgen
	3 Uhr Erwachen
	durch Kälte
	durch reichliches Essen und Alkohol
	durch Erregung, Ärger, enttäuschten Ehrgeiz
Besser	durch Wärme
	durch Ruhe

Nux vomica ist ein tiefwirkendes Mittel mit vielfältigen Anwendungsbereichen:

[1] Vgl. Bd. 1, S. 45

- Bei verdorbenem Magen nach zu reichlicher, schwerer Mahlzeit
- Als Katermittel, nach Zechgelagen
- Bei dyspeptischen Beschwerden nach verdorbener Nahrung
- Bei allgemeinem Infekt mit Magen-Darm-Katarrh
- Bei Menschen, die das gute Essen zu sehr mögen
- Kann die Alkoholsucht verringern bei Trinkern, die im Rausch randalieren; bessert auf alle Fälle das morgendliche Erbrechen und die Säufergastritis
- Magenbeschwerden nach Medikamentenabusus (besonders Antineuralgika und Laxantien)
- Bei Tabakmißbrauch
- Bei Schwangerschaftserbrechen; hinweisend ist die morgendliche Gereiztheit mit Neigung zu spastischer Obstipation und Sodbrennen
- Sodbrennen mit Hyperazidität, Sodbrennen bei Trinkern
- Bei reizbaren Menschen, denen alles auf den Magen schlägt

Anwendung: Von der organotropen Wirkung mit D 4 bis zur personalen Übereinstimmung C 200–C 1000 tabl. Ich bevorzuge wegen der Reizbarkeit dieser Patienten LM VI–LM XXX dil.

Antimonium crudum

Ein sehr treffendes Kennwort charakterisiert diesen Patienten: „Der mürrische Vielfraß“ (*Voisin*). Neigt zu starkem Appetit bis zur Gefräßigkeit, daraus resultiert: wird zu dick, bekommt akute oder rezidivierende Verdauungsstörungen und schlechte Laune. Er hat einen schwachen Magen, der vor allem *Saures, Gebäck* und *fettes* Schweinefleisch *nicht verträgt.* Säuglinge vertragen Milch nicht und erbrechen.

Gefühl von Völle und Schwere im Magen, Aufstoßen schmeckt nach dem Gegessenen, Übelkeit bis zum Erbrechen, Erbrechen erleichtert nicht. Die *Zunge ist auffallend weiß* – ein sehr charakteristisches Zeichen dieses Mittels.

Die schlechte Laune mit mürrischem Verhalten ist besonders bei Kindern auffallend (wie *Chamomilla!*). Chamomilla-Kinder wollen aber herumgetragen und beruhigt werden, bei *Antimonium crudum* dagegen wollen sie nicht einmal angesehen oder berührt werden. Vor allem sind sie „allergisch“ gegen kalte Bäder. Kaltes Bad löst Kopfschmerz, Husten, Schnupfen, Magenschmerz und Durchfall aus. Und scheinbar paradox dazu: sie vertragen keine Sommerhitze. Heißes Wetter erschöpft, verstärkt die schlechte Laune und löst Durchfall aus: der Stuhl ist flüssig mit festen Brocken.

Starke Hornschwielen auf den Fußsohlen, hornartig gespaltene Fingernägel; wunde, aufgesprungene, schorfige Nasenlöcher und Mundwinkel weisen auf *Antimonium crudum* hin.

Klinische Indikation:
- Verdorbener Magen durch zu vieles Essen
- Chronische Magenstörungen bei Fressern
- Speikinder nach Milch und Saurem
- Blähbauch
- Sodbrennen

Anwendung: C 6 (D 12)–C 30 tabl.

Bryonia alba

Reizbarer, ärgerlicher Mensch; viele Krankheiten sind Folge von Ärger und Verdruß. Stechende Schmerzen im Magen; Verschlimmerung aller Beschwerden durch Bewegung; bei *Verdauungsstörungen* durch zu schwere Nahrung oder Durcheinanderessen kommt *Bryonia* neben *Nux* und *Pulsatilla* oft in die erste Wahl. Alle drei haben das Gefühl, als wenn ein Stein im Magen liegen würde. *Bryonia* grenzt sich ab durch Verlangen, große Mengen kalten Wassers auf einmal zu trinken, *Pulsatilla* ist durstlos, *Nux* hat mäßigen Durst. *Bryonia* hat trockene Schleimhäute, Lippen, Mund und Zunge sind trocken. Übelkeit und Erbrechen werden schlimmer durch die geringste Bewegung.

Der Bryonia-Patient ist ein *starker Esser*. Er bevorzugt deftige Kost, er ist nicht sehr wählerisch, er mag lieber Fleisch, Alkohol, Kaffee, konzentrierte Nahrung. Vegetarier ist er nicht.
Der akute Magen-Darm-Katarrh kann mit *Bryonia* behandelt werden, wenn er Folge von Ärger oder Folge von kaltem Trinken im erhitzten, schwitzigen Zustand ist.
Bryonia-Krankheiten entstehen oft durch Unterdrückung der Schweißabsonderung und durch Unterkühlung; scheinbar paradox dazu leidet der *Bryonia*-Patient bei starker Hitze. Kaltes, trockenes und sehr heißes Wetter bekommen ihm nicht. Wenn es nach kühlen Tagen rasch heiß wird, bekommmt er leicht Durchfall, obschon Verstopfung mit großen, trockenen Stühlen ohne Drang für *Bryonia* charakteristisch ist.
Bryonia hat viele Wechselzustände: Der Patient leidet durch Hitze und durch trokkene Kälte; er verlangt kalte Getränke, wenn er schwitzig ist, und bekommt dadurch Durchfall; obschon sein Husten durch trockenes, kaltes Wetter entstanden ist, hustet er mehr, wenn er von der Kälte in den warmen Raum kommt. Bei Schmerzen verträgt er keine warmen Anwendungen oder einen heißen Raum, obschon viele *Bryonia*-Schmerzen durch Kälteeinwirkung ausgelöst wurden.

Anwendung: Von der organotropen Wirkung mit D 4 dil. bis zur personalen Übereinstimmung mit C 30 (D 30) dil.

Carbo vegetabilis

In der *trägen Magenfunktion* mit *Gasbauch* zeigt sich die erste Phase der *Carbo*-Wirkung. Das volle Wirkungsbild, das Folge der zunehmenden Sauerstoffverarmung mit allgemeiner Kälte und Erschöpfung ist, liegt hier meist noch nicht vor. Entsprechend der klinischen Erfahrung, daß eine beginnende Herzinsuffizienz sich zuerst durch Meteorismus anzeigt, wirkt *Carbo* bei *Atembeklemmung*, die vom geblähten Oberbauch ausgeht; Schwindel, Übelkeit und Ohrenklingen (Vertigo a stomacho laeso) mit starker Flatulenz.
Menschen mit träger Magenfunktion, mit Abneigung gegen Fleisch, Fett und Milch reagieren mit Dyspepsie und Flatulenz, wenn sie nicht strenge Diät einhalten und durcheinanderessen. Auffallend ist hier, daß diese Patienten beim Essen rasch einen roten Kopf bekommen, besonders nach Alkohol.
Bei *Lebensmittelvergiftung mit toxischem Gesamtbild* kommt *Carbo* in die Wahl, wenn Atembeklemmung bis zur Atemnot vom geblähten Epigastrium ausgeht, dabei Kälte des Körpers (besonders Nase, Hände, Füße); Kältegefühl außen und inneres Brennen; brennende, schneidende Magenschmerzen mit stinkenden Durchfällen und stinkendem Mundgeruch.

Anwendung: C 6 (D 12) tabl.

Pulsatilla

Akute *Dyspepsie* tritt auf nach Durcheinanderessen mit Unverträglichkeit von Fett, in Fett gebackenem Gebäck und reichlichem Eis. Dabei ranziges Aufstoßen, trockener Mund, wenig Durst (feuchter Mund und viel Durst *Mercurius sol.*). Schmutzigweiße Zunge. Übelkeit, evtl. Erbrechen; erbricht vor allem warmes Getränk, kaltes wird behalten. Erbrechen von Speise, die schon längere Zeit vorher gegessen wurde.
Bei „nervösem Magen" wird die umfassende *Pulsatilla*-Symptomatotologie deutlich: Sanfter, nachgiebiger, wechselhafter Charakter, schwankt zwischen Lachen und Weinen; eher resignierend als herausfordernd und aggressiv. Steingefühl im Magen (wie *Nux vomica, Antimonium crudum* und *Abies nigra*) mit Magenschmerzen und Frösteln. Viele widersprüchliche Symptome: Im ganzen frostig, aber verträgt Wärme schlecht; fühlt sich wohler an frischer Luft; nach reichlich Eis Magenbeschwerden und Durchfall, verlangt aber kühles Getränk, warmes wird erbrochen; etwas Eis tut gut.

Bei Durchfall gleicht kein Stuhl dem anderen. Bei Frauen gleicht keine Periode der anderen. Periode oft zu spät und zu spärlich, Durchfall bei oder nach Menses.

Anwendung: D 4–C 30 (D 30) dil.; LM VI–XVIII dil.

Ipecacuanha

Die Störungen im Magen-Darm-Kanal (Magenverstimmung, Gastroenteritis mit krampfigem Durchfall) sind begleitet von beständiger Übelkeit, Brechreiz, Erbrechen. Übelkeit wird schlimmer durch Bewegung und starke Wärme; sie bessert sich *nicht* durch oder nach Erbrechen. Die *Zunge* ist dabei *sauber* und feucht; oft viel Speichelfluß. Das Erbrechen erschöpft, Gefühl starker Schwäche und Elendigkeit; eventuell kalter Stirnschweiß (ähnlich wie *Tabacum* und *Veratrum album*). Wenig Durst. Oft Schwindel, migräneartiger Kopfschmerz. Durchfälle sind oft grün; sie entstehen nach heißen Tagen. Die Magenverstimmung tritt auf durch schwer verdauliche Nahrung, Fett, Cremespeisen, Kuchen.

Anwendung: C 6 (D 12) dil.

Bei Beschwerden nach einem Zechgelage, mit Kater am anderen Morgen, bewähren sich *Nux vomica* (siehe S. 265) und besonders bei *Biertrinkern Kalium bichromicum.*

Kalium bichromicum

Paßt besonders bei frostigen, fetten Menschen, die Verlangen nach Bier und säuerlichen Getränken haben, aber nicht vertragen. Bald nach dem Essen (wie *Nux moschata*) haben sie Völlegefühl, brennende Magenschmerzen mit Übelkeit und erbrechen fadenziehenden Schleim. Bei akuten Erkrankungen ist der Zungengrund schmutziggelblich belegt; bei chronischen Prozessen ist die Zunge trocken, glatt oder sehr rot und rissig mit Zahneindrücken.

Bei Alkoholikern, besonders bei Biertrinkern, entwickeln sich runde Magengeschwüre (Ulcera rotunda), wie ausgestanzt; die Schmerzen strahlen zum Rükken aus.
Die Magenbeschwerden werden oft begleitet von rechtsseitigem supraorbitalen Kopfschmerz mit kleiner daumenkuppengroßer Schmerzzone; Sehstörungen vor dem Kopfschmerz (Hemiopie, Flimmern wie *Gelsemium*) verschwinden mit Beginn des Schmerzes.

Anwendung: C 6 (D 12) – C 30 (D 30) tabl.

Bei Folgen von verdorbener Nahrung verordnen wir *Nux vomica* (siehe S. 265), besonders wenn saures, bitteres Aufstoßen und Brechreiz mit *ergebnislosem Würgen* dabei auftreten; möchte erbrechen, aber kann nicht.
Außerdem hat sich ein neues Mittel rasch durchgesetzt.[1]

Okoubaka Aubrevillie

Das Mittel ist noch ungenügend geprüft; es besteht deshalb noch kein klares Arzneimittelbild mit deutlichen Modalitäten. Die Wirkung der homöopathisch potenzierten Arnei ist bei vielen Intoxikationen gesichert bei:
- Akuten Magen-Darm-Störungen nach verdorbener Nahrung
- Toxinbelastungen nach Infekten (Darminfekte, Virusgrippe, Toxoplasmose, Tropenkrankheiten)
- Prophylaktischer Anwendung bei Tropenreisen

Anwendung: D 3 / D 4 dil.

Bei Folgen von Lebensmittelvergiftungen kann es zu lebensbedrohlichen Situationen kommen, da die Toxinüberschwemmung zum Kreislaufkollaps führt. So wundert es uns nicht, daß die entspre-

[1] Wurde durch die Forschungen von Frau Dr. Kunst und Herrn Dr. Wilmar Schwabe 1972 bekannt. Vgl. Lit. Kunst, Magdalena, AHZ 1972/3

chenden Arzneimittelbilder von *Arsen, Veratrum album* und *Carbo vegetabilis* diese Notsituation widerspiegeln.
Carbo vegetabilis wurde schon oben besprochen (siehe S. 267).

Arsenicum album

Bei toxischem Zustand nach Lebensmittelvergiftung mit akuter Gastroenteritis kommt *Arsenicum* in die erste Wahl. Sehr elend, erschöpft, große Angst und motorische Unruhe; Angst vor dem Alleinsein, besonders nachts. Der Körper ist eiskalt; kalter Schweiß; verlangt Wärme am Körper, aber Kühle am Kopf. Im Magen und Abdomen *brennender Schmerz*, der durch warmen Leibwickel besser wird. Schmerzen sind schlimmer nachts, gegen 1 Uhr und 13 Uhr. Sehr starker Durst, trinkt in häufigen kleinen Schlucken. Heftiges Erbrechen mit Übelkeit; Erbrechen wird schlimmer durch Trinken oder Essen, vor allem durch kaltes Getränk; warmes Getränk wird besser vertragen. Durchfall mit übelriechenden, dunklen Stühlen, die am After brennen und wundmachen. Nach Durchfall und Erbrechen völlig am Ende.
Auch indiziert bei ängstlichen und erschöpften Menschen mit periodisch wiederkehrenden „nervösen" Magenbeschwerden; bei Magen- und Zwölffingerdarmgeschwür mit brennenden Schmerzen.

Anwendung: C 30 (D 30) / C 200 dil.; bei sehr ängstlichen und geschwächten Menschen LM XIV–XVIII dil.

Veratrum album

Die akute *Veratrum*-Vergiftung findet ihre bildhafte Ähnlichkeit in der Cholera bzw. Cholera nostras. Bei Lebensmittelvergiftungen kann ein entsprechender Zustand auftreten. Der Körper ist eiskalt; kalter Stirnschweiß; Kältegefühl im Magen und Bauch; Nase kalt und spitz; Gesicht eingesunken. Sehr blaß oder rot im Liegen und sofort blaß beim Aufstehen. Starke Erschöpfung bis zum Kollaps. Trockener Mund mit gierigem Durst auf eiskaltes Wasser, das rasch erbrochen wird. Krampfige Leibschmerzen mit Erbrechen und Übelkeit, schlimmer durch Trinken und geringste Bewegung. Völlig erschöpft nach dem Brechen; vor allem Kollapsneigung nach Durchfall. Stuhl wäßrig, reichlich; Tenesmen im Rektum.

Anwendung: D 4–C 30 (D 30) dil.; bei akuter Erkrankung nach Methode 1

Folge von Kälte oder kalten Getränken

Besonders in der Kinder-Praxis erleben wir im Spätsommer akute Magen-Darm-Störungen, die durch *Abkühlung* am Abend nach einem *warmen Tage* entstehen. *Eiskalte Getränke* aus dem Kühlschrank oder reichlich *Eis* lösen die gleichen Störungen aus. Die schon besprochene *Pulsatilla* (siehe S. 267) und *Dulcamara* haben in ihrem Arzneimittelbild diese charakteristische Modalität.

Dulcamara

Die Magen-Darm-Beschwerden gehen fast immer mit Durchfall einher. Der Leib ist aufgetrieben; Aufstoßen, Übelkeit, evtl. Erbrechen; Frösteln beim Erbrechen. Schneidende Schmerzen, schleimiger Durchfall.

Anwendung: D 4–C 6 (D 12) dil. nach Methode 1

Im Verlaufe eines allgemeinen Infektes treten Magen-Darm-Störungen als Teil des gesamten Krankheitsbildes auf. Hier finden wir oft eine Entsprechung in den Arzneimittelbildern von *Bryonia* (siehe S. 266), *Nux vomica* (siehe S. 265) oder *Pulsatilla* (siehe S. 267).

Auf die psychosomatische Verflechtung von Magen-Darm-Störungen mit starken *Gemütsbewegungen*, besonders durch *Ärger, Zorn, Kränkung, Beleidigung, Kummer* wurde schon hingewiesen. Hier hat die Homöopathie adäquate Mittel, die dem leiblich-seelischen Zustand entsprechen.

Folge von Ärger und Zorn

Bei *Bryonia* (siehe S. 266) stammen der Ärger und der Verdruß oft aus dem Bereich des Berufes, aus der täglichen Arbeit oder bei Kindern aus dem Schulbereich. Trauminhalte spiegeln das Unbewußte wider: *Bryonia*-Patienten träumen, daß sie sehr beschäftigt sind (SR III/250), von Geschäften (SR III/249), vom täglichen Geschäft (SR III/250).

Chamomilla

Ungezügelte Reizbarkeit; die heftigen Reaktionen auf Zorn, Ärger und auf Schmerzen stehen in keinem rechten Verhältnis zum Anlaß. Physiognomisches Zeichen: eine Wange rot, eine blaß. Schmerzen bringen fast zur Verzweiflung; Kinder schreien ungebärdig und werden zornig, wenn man ihren Wünschen nicht nachkommt; sie wollen herumgetragen und gestreichelt werden, sie verlangen dies und jenes (Spielzeug, Essen, Trinken) und weisen beim Bringen das Verlangte barsch zurück.
Als *Folge von Ärger und Zorn* oder bei erschwerter Zahnung treten Magenschmerzen, Dyspepsie oder Blähungskoliken auf. Die Leibschmerzen werden besser durch Zusammenkrümmen (wie *Colocynthis*) und warmen Leibwickel. Stinkende Winde ohne Erleichterung. Durchfall stinkt nach faulen Eiern; grüne, gehackte oder weißlichschleimige Stühle.

Anwendung: C 30 (D 30) dil.; LM XVIII–XXX dil.

Colocynthis

Ärgerlicher, gereizter, ungeduldiger Mensch, der seine Empörung und sein Beleidigtsein zeigt. Zorn und Ärger schlagen auf Magen und Darm. Dadurch werden spastische Schmerzen und Durchfall ausgelöst; Schmerzen werden besser durch Wärme, Vornüberbeugen, Zusammenkrümmen, festen Gegendruck und Abgang von Blähungen.

Anwendung: C 6 (D 12)–C 30 (D 30) dil. nach Methode 1; LM XVIII dil.

Folge von Kränkung, Beleidigung

Staphisagria

Reagiert sehr stark auf Kränkungen, Demütigung, Beleidigung, Tadel, autoritäre Unterdrückung, Schikanen. Kinder antworten mit Zornausbrüchen, Launenhaftigkeit, Reizbarkeit; sie werfen die Dinge in die Ecke (wie *Chamomilla*), Erwachsene fressen eine Zeitlang alles in sich hinein, grübeln über das erlittene Unrecht oder explodieren nach einer Zeit und werfen mit Gegenständen.
Der Magen-Darm-Kanal reagiert mit kolikartigen Schmerzen, mit Völle, Druck, evtl. Durchfall; Empfindung, als ob der Magen schlaff herabhinge (*Ipecacuanha, Tabacum*). Schneidende Schmerzen vor und nach dem Stuhlgang. Hunger noch bei vollem Magen; vertragen Fleisch und kalte Getränke nicht gut.
Sonderliches Symptom: In Gedanken immer mit sexuellen Dingen beschäftigt, Neigung zur Onanie.

Anwendung: C 30 (D 30) dil.; LM VI–XXX dil.

Folge von Kummer

Ignatia

Paradoxe Symptome sind charakteristisch in diesem Arzneimittelbild. Nach Kummer, Sorgen, Trauer und Enttäuschungen treten depressive Verstimmungen auf mit einsilbiger Verschlossenheit, Weinen, Seufzen; stiller Gram, will allein sein, Trost verschlimmert.
Kloßgefühl im Rachen; Stiche im Rachen, die sich durch feste Nahrung bessern; schlimmer durch Leerschlucken oder Trinken, bitterer, saurer Mundgeschmack mit viel Speichelfluß. Oft Gähnen und Seufzen, Verlangen tief durchzuatmen. Magenschmerzen, Leeregefühl im Magen, nicht besser durch Essen. Hungergefühl mit Übelkeit – dabei wird leichte Speise schlechter vertragen oder erbrochen, schwer verdauliche Nahrung wird toleriert. Magenschmerzen und Auf-

stoßen besser durch Essen. Empfindung, als hinge der Magen herab.

Anwendung: LM VI–XXX dil.; C 30 (D 30) / C 200 glob.

Chronische Magenstörungen

Wenn ein Patient trotz gutgewählter Arznei und korrekter Einnahme die akute Störung nicht endgültig überwindet, sollten wir unser Ergebnis der Anamnese und Diagnostik kritisch kontrollieren.
Ehe wir neue und bessere Symptome der Krankheit suchen, müssen wir uns fragen, „was an jedem einzelnen Krankheitsfalle insbesondere zu heilen ist (Krankheitserkenntnis, Indikation ...).[1]
Bemühung um „Krankheitserkenntnis" zwingt den Arzt *und* den Patienten, daß sie sich *gemeinsam* um die „Hindernisse der Genesung" (Organon § 3) kümmern. Diese Hindernisse können veranlaßt sein durch unzweckmäßiges, aber korrigierbares Verhalten (falsche Eßgewohnheiten, Mißbrauch von Alkohol, Nikotin, Medikamenten) – oder sie sind in der *Person* des Kranken *fixiert*. (Organneurose, konstitutionelle Verhaltensweise, psychosomatische Funktionsstörungen). Zwischen diesen zwei Bereichen gibt es selbstverständlich fließende Übergänge, bei Suchtkranken (Freßsucht, Alkoholiker u. a.) sind beide eine untrennbare Einheit.

Ätiologie

Folge von zu viel und zu schwerer Nahrung

Im Kapitel Akute Magenstörungen (siehe S. 265) wurden schon die Arzneimittelbilder von *Antimonium crudum* (siehe S. 266), *Bryonia* (siehe S. 266) und *Nux vomica* (siehe S. 265) besprochen. Die kurzen Charakterisierungen dieser Mittel gelten auch für die chronischen Magenstörungen. Wenn ein Mensch als mürrischer Vielfraß (*Antimonium crudum*) bezeichnet wird und bei *Bryonia* darauf verwiesen wird, daß besonders ärgerliche, reizbare Menschen diese Arznei benötigen oder überaktive Manager oft *Nux vomica* erhalten, so soll das auf die psychophysische Verflechtung bei vielen Magenkrankheiten hinweisen. Dem letzten, noch nicht besprochenen Mittel dieser Gruppe wird etwas überzeichnet und klischeeartig folgende Charakterisierung zugeordnet: Fett, faul, verstopft, gefräßig und traurig.

Graphites

Diese Charakterisierung beschreibt den voll ausgebildeten Graphit-Typ. Durch die Gefräßigkeit in Verbindung mit träger Magen- und Darmfunktion kommt es zu dyspeptischen Beschwerden mit Übelkeit und Erbrechen. Widerwille gegen Fleisch, Süßigkeiten machen Übelkeit, Fett wird schlecht vertragen.
Brennende Magenschmerzen mit Hunger; Sodbrennen; Magenschmerzen zeitweilig erleichtert durch Essen, durch warme Speisen und Getränke, durch warmen Leibwickel. Während und kurz nach dem Essen geht es besser, einige Stunden nach dem Essen aber schlechter (wie *Nux vomica*, etwa ein bis zwei Stunden nach dem Essen).
Völle im Leib mit festsitzenden Winden, muß die Kleidung lockern; vor Abgang von übelriechenden Winden starke Blähungskoliken. Kein Stuhldrang, atonische Obstipation; große, knotige Stühle mit viel Schleim, manchmal auch Durchfall, stinkend, sauer.
Obschon der Patient im ganzen frostig ist, verträgt er große Hitze im Sommer oder in geschlossenen Räumen schlecht.

Anwendung: Reihe von C 6 (D 12)–C 1000 tabl.

Folge von Alkohol

Bei chronischen Störungen, die durch Alkohol ausgelöst werden, sind dienlich *Nux vomica* (siehe S. 265) und *Kalium bichromicum* (siehe S. 268). Außerdem

[1] Organon § 3, vgl. auch Bd. 1 S. 86

Acidum sulfuricum

Alles muß rasch geschehen; diese Patienten haben keine Zeit. Fühlen sich schwach und haben das Empfinden des inneren Zitterns, aber keinen sichtbaren Tremor. Bei Magenstörung der *Trinker* tritt dieses Symptom besonders deutlich auf, aber auch bei anderen entkräfteten Patienten. Starkes, hyperazides Sodbrennen, saures Aufstoßen und Erbrechen wie *Iris* (siehe S. 279) und *Robinia* (siehe S. 279). Kinder riechen im ganzen sauer. Gefühl der Kälte im Magen, schlimmer durch Wasser, aber besser durch Alkohol. Empfindung, als wenn der Magen erschlafft wäre.

Anwendung: C 6 (D 12) – C 30 (D 30) dil.; LM VI – XVIII dil.

Folge von Medikamenten- oder Nikotinabusus können oft ausgeglichen werden durch das schon oft benannte *Nux vomica* (siehe S. 265).
Sulfur gleicht Mißbrauch und Unterdrükkung durch Arzneien aus, während *Tabacum* in tiefen Potenzen isopathisch auf Beschwerden durch Rauchen einwirkt, in hoher Potenzierung manchmal die Sucht beeinflußt.

Sulfur

Schwefel bringt unterdrückte Reaktionen wieder in Gang und scheidet Toxine aus. Wenn in der Vorgeschichte einer Magen-Darm-Erkrankung eine Unterdrückung, d. h. eine fehlgeleitete Therapie, neue Krankheitssymptome produziert hat, muß man an Schwefel denken; besonders nach Mißbrauch von Antineuralgika, Laxantien, Antibiotika, nach äußerlicher Behandlung von Hauterkrankungen. *Sulfur* klärt die Symptome und bringt unterdrückte Ausscheidungen an die Oberfläche durch Ausscheidungskrisen über Haut, Schleimhaut, Bronchien. – Typische Sulfur-Symptome im Magen-Darm-Bereich: Trinkt viel, ißt wenig; Heißhunger mit Schwäche 11 Uhr. Abneigung gegen Fleisch, Milch, Saures; Milch macht Erbrechen. Verlangen nach Süßem (wie *Argentum nitricum* und *Lycopodium*), wird aber nicht vertragen und macht Sodbrennen. Verlangen nach konzentrierten Alkoholika.
Foetor ex ore morgens und schlimmer nach dem Essen; Zunge weiß belegt, Ränder und Spitze rot. Oberbauchbeschwerden mit Kongestion der Leber und Stauungen im Pfortaderkreislauf; Leber druckschmerzhaft, evtl. vergrößert. Übelriechende Winde und Stühle (nach Schwefelwasserstoff). Verstopfung wechselt mit Durchfall; Durchfall treibt am Morgen aus dem Bett, macht After wund. Durchfall und saures Aufstoßen schlimmer durch Milch und Süßes. Hämorrhoiden bluten und brennen; perianales Ekzem; After sehr rot.

Anwendung: Reihe von C 6 (D 12) – C 1000 tabl.; LM VI – XVIII dil.

Tabacum

Als Folge von Tabakmißbrauch treten Übelkeit, Erbrechen, Schwindel und Kältegefühl auf. Chronisch rezidivierende Gastritis bei Rauchern; Magenschmerzen erstrecken sich vom Mageneingang bis in den linken Arm.

Anwendung: LM VI – XVIII dil.; C 30 (D 30) tabl.

Folge von hastigem Essen

Die hastigen Esser benützen gern ein geflügeltes, aber falsches Wort: „Wie man arbeitet, so ißt man." Wenn man lange genug diesem Spruch gefolgt ist und mit hastiger Arbeit und hastigem Schlingen krank geworden ist, kann man es dann auch anders versuchen: „Gut gekaut, ist halb verdaut!"
Die hastigen Schlinger sind oft rastlose, ratlose, ängstliche Menschen – ein Blick auf die Arzneimittelbilder der entsprechenden Mittel zeigt es: Wir hörten eben bei *Acidum sulfuricum* (s. S. 272) von den hastigen, ungeduldigen, schwachen und zittrigen Alkoholikern. Weitere Arznei-

mittel in dieser Gruppe sind: *Argentum nitricum, Hepar sulfuris* und *Lachesis*.

Argentum nitricum

Immer in ängstlicher Unruhe und Eile; Angst vor kommenden Ereignissen. Nervöse Menschen, die hastig essen; Luftschlucker mit quälendem Aufstoßen. Starkes Verlangen nach Süßigkeiten; danach Aufstoßen, Sodbrennen, Durchfälle und Magenschmerzen.
Der Magen ist schmerzhaft aufgebläht; stechender, evtl. splitterartiger Schmerz, krampfig, strahlt nach allen Seiten aus und wird besser durch Krümmen. Zittern und Pulsieren in der Magengegend; stichartiger Schmerz im linken Hypochondrium. Alle emotionalen Belastungen bringen das Magen-Darm-System in Unordnung: Entzündungen bis zur Geschwürsbildung (Ulcus ventriculi, Ulcus duodeni), Durchfälle vor Ereignissen.
Der Patient ist im ganzen frostig, aber verträgt Wärme nicht gut, fühlt sich in frischer Luft wohler.

Anwendung: LM XIV–XVIII dil.

Hepar sulfuris

Heftiger, ungeduldiger, hastiger Mensch mit Überempfindlichkeit gegen Schmerzen und sehr kälteempfindlich. Foetor ex ore mit reichlichem Speichelfluß. Starkes Verlangen nach Reizmitteln (Alkohol, pikante Gewürze, Saures). Abneigung gegen Fette. Starker Durst; nagender Hungerschmerz, fühlt sich dabei elend und leer. Luftaufstoßen, geschmacklos. Schwere und Druck im Magen, auch nach leichter Speise; Auftreibung des Magens, will nichts Enges um den Leib.

Anwendung: Reihe von C 6 (D 12)–C 10000 tabl.

Lachesis

Wenn man jemanden in Gesellschaft sieht, der kaum an sich halten kann beim gemeinsamen Essen und vorzeitig anfängt, dann denken Sie an *Lachesis*. Nagender Druck im Magen, besser durch Essen. Zunge oft rot, rissig, geschwollen, evtl. brennende Empfindung. Magengrube sehr druckempfindlich, kann nichts Enges um den Leib und am Hals vertragen. Starkes Verlangen nach Alkoholika. Traurig am Morgen, lebhaft am Abend. Rededrang, eifersüchtig, mißtrauisch.

Anwendung: LM XIV/XVIII–XXX dil.; C 30 (D 30)–C 200 dil.

„Nervöser Magen"

Organneurose, psychosomatische Funktionsstörung bei typischer Verhaltensweise der Person.

Im vorangehenden Kapitel wurde bei der Beschreibung der Arzneimittel für hastige Menschen, die ihr Essen im Tempo verschlingen, schon auf die psychosomatische Verflechtung bei Magenkrankheiten hingewiesen.
Man kann etwas überspitzt sagen: Nach Ärger bekommt ein zu Ärger und Zorn geneigter Mensch auch besonders „ärgerliche Magenschmerzen" – entsprechend dem Gesetz der Ähnlichkeit müssen diese Menschen auch ein „ärgerliches Mittel" bekommen.

Der ärgerliche, zornige Mensch
Magenschmerzen nach Ärger

Wenn die leibliche Symptomatik dazu paßt, denken wir hier an die schon besprochene Trias der „Ärger-Mittel": *Bryonia* (siehe S. 266), *Colocynthis* (siehe S. 270), *Chamomilla* (siehe S. 270) und *Staphisagria* (siehe S. 270), *Sulfur* (siehe S. 272.

Der reizbare Mensch
Magenschmerzen nach Aufregung

Chamomilla (siehe S. 270), *Nux vomica* (siehe S. 265) passen hier oft, außerdem

Sepia

Typisch sind bei dieser Arznei Wechselzustände: Phasen mit gesteigerter Erregung, Reizbarkeit, Ablehnung und Haß gegen die Familie, gegen Mann und Kinder, wechseln mit trauriger Gleichgültigkeit; Beruf und Familie interessieren nicht mehr; kapselt sich ab, sucht die Einsamkeit, lehnt Trost ab.
Übelkeit mit starker Geruchsempfindlichkeit (besonders in der Schwangerschaft), kann wechseln mit Heißhunger und ohnmachtähnlicher Schwäche. Gefühl von Erschöpfung, von Leere und Schwäche im Magen. Druckgefühl im Magen nach dem Essen – paradox dazu: bessert sich durch Essen. Abneigung gegen fette Nahrung, gegen gekochte Milch, gegen Fleisch. Verlangen nach Wein, nach Essig. Durchfall nach Milch. Verstopfung mit vergeblichem Drang (wie *Nux vomica*), Knollengefühl im Mastdarm, auch weicher Stuhl wird nicht leicht entleert.

Anwendung: LM VI–XVIII dil.; C 6 (D 12)–C 200 tabl.

Der Leidende
Magenschmerzen nach Enttäuschung oder Kränkung

Die psychische Raktion auf Enttäuschungen oder Kränkungen kann je nach der Veranlagung unterschiedlich ausfallen. Die Reizbaren und Zornigen reagieren entsprechend ihrer Anlage (z. B. *Nux vomica*). Hier möchte ich hinweisen auf Menschen, die zu *stillem Gram* neigen (*Ignatia*, siehe S. 270) oder *schwermütig*, *weinerlich*, langsam und *träge* sind (*Carbo vegetabilis*, siehe S. 267).
Zu dieser Gruppe gehören auch Patienten, deren Denken und Fühlen immer wieder um eine alte Enttäuschung und Kränkung herumkreist.

Natrium muriaticum (Natrium chloricum)

Traurig, in sich gekehrt; zeigt nach außen selten seine innere Regung; weint für sich in der Stille; weint, wenn er glaubt, bedauert zu werden (EK 95, KK I/144). Seelische Affekte wirken sehr tief und nachhaltig; kommt nicht darüber hinweg und läßt sich nicht trösten; wird zornig durch Trost.
Viele körperliche Beschwerden nehmen ihren Anfang von emotionalen Einflüssen –: Folgen von Schreck, Ärger, vor allem von Kummer, Sorgen, Kränkungen, Heimweh, unglücklicher Liebe.
Heftiges, saures Aufstoßen mehrere Stunden nach dem Essen; verschlimmert oder ausgelöst durch fette Nahrung oder Milch.
Schmerzen im Leib mit Übelkeit, Ängstlichkeit, Zittern im ganzen Körper; Krämpfe im Leib mit Erbrechen.
Schwächegefühl im Magen mit nervlicher Erschöpfung, Schwere und Völle. Brennende, stechende, drückende Schmerzen; Schmerzen oft ein bis zwei Stunden nach dem Essen; schlimmer durch beengende Kleidung um den Rumpf. Kältegefühl im Magen. Abneigung gegen Brot; Verlangen nach Salz. Gewichtsabnahme bei gutem Appetit.
Nicht nur bei nervösem Magen indiziert – bei psychischer Übereinstimmung sehr gute Erfolge bei Ulcus ventriculi und duodeni, bei Sodbrennen.

Anwendung: LM XVIII–XXX dil.; Reihe von C 30 (D 30)–10000 tabl.

Der Ängstliche

Patienten mit deutlicher Erwartungsangst, mit Angst *vor* Ereignissen oder phobischen Ängsten projizieren ihre Empfindungen oft in den Bauchraum (Schmerzen, Durchfall). Mit *Argentum nitricum* (siehe S. 273) können Sie oft helfen, wenn stechende Schmerzen und Verlangen nach Süßem vorhanden sind. Das zweite wichtige Mittel bei solchen Patienten ist

Arsenicum album (vgl. S. 269)
Brennende, nächtliche Schmerzen mit Angstgefühl in der Magengrube. Ausgeprägte *existentielle* Angst, schlimmer beim Alleinsein; Angst vor dem Tode; Verzweiflung bis zum Suizid (Gas, Erhängen, Messer). Pedantische Ordnungsliebe, sehr korrekt, aber auch geizig, egozentrisch, kleinmütig bis zur Feigheit, evtl. auch boshaft. Motorische Unruhe und Schwäche.
Übelkeit durch den Geruch oder Anblick von Speisen. Viel Durst; verlangt häufiger kleine Mengen zum Trinken, warmes Getränk ist besser. Die Schmerzen sind schlimmer nachts, 1–3 Uhr, und 13–14 Uhr; oft periodische Verschlimmerung alle sieben oder 14 Tage. Vegetarische Ernährung und wäßrige Früchte werden nicht gut vertragen. Abneigung gegen fette und schwere Speisen, gegen Fleisch und Süßigkeiten. Verlangen nach Milch, Brot, Alkohol.
Bei entsprechenden psychischen Symptomen oft indiziert bei Ulcus ventriculi oder duodeni, bei Magenneurose.
Anwendung: LM XIV–XVIII; C 30 (D 30)–C 200 dil.
Memo: Wegen der vorhandenen Schwäche nicht höhere Potenzen geben!

Die Ulkuskrankheit

Ulcus ventriculi et duodeni, Magen- und Zwölffingerdarmgeschwür

Von der Entzündung über die nervösen Magen-Darm-Störungen bis zur Bildung von Geschwüren bestehen gleitende Übergänge und funktionelle ätiologische und therapeutische Gemeinsamkeiten. Das Ulkus ist die Endstufe der gleichen krankhaften Entwicklung.
Wir treffen in diesem Kapitel eine ganze Reihe von Arzneimitteln, die wir schon besprochen haben:
Bei *Argentum nitricum* (siehe S. 273), *Arsenicum album* (siehe S. 269), *Natrium muriaticum* (siehe S. 274) wurde auf den psychosomatischen Hintergrund schon hingewiesen.

Anacardium orientale

Anacardium ist ein Mittel für funktionell-nervlich ausgelöste Magenbeschwerden, deren psychosomatische Ätiologie in einer geistigen Überforderung (mehr wollen als können!) oder in einer Ich-Spaltung zu suchen ist.
Gedächtnisschwäche, kann nichts behalten; nimmt das Gelesene nicht mehr auf; unentschlossen, kann sich nicht entscheiden. Liegen, Essen und Wärme sind der einzige Trost gegen das Gefühl, völlig zu versagen.
Durch egozentrische Abwehrhaltung kommt es zu: Reizbarkeit, Aggressivität, Zornausbrüchen, Grobheit, Bosheit, Fluchen bis hin zur Tätlichkeit gegen Menschen, Sachen und sich selbst. Suizid durch Schußwaffen. Verlust aller moralischen Empfindungen, grausam und herzlos. Ich-Spaltung mit Illusionen und Sinnestäuschungen: empfindet sich als doppelt; hat zwei Willen, die sich widerstreiten; mißtrauisch, ist nur von Feinden umgeben.
Essen ist in dieser Situation der große Tröster – das in die rauhe Welt entlassene „Kind" wird gestillt. Von daher verstehen wir das bedeutende Leitsymptom von *Anacardium*: Essen bessert alle Beschwerden.
Magen-Darm-Symptomatik: Drückende, krampfhafte, ziehende Schmerzen, die während des Essens besser sind und etwa nach 2 Stunden wiederkommen.
Im Enddarm Empfindung, als ob ein Pflock verstopfen würde, selbst weicher Stuhl geht nicht ab (vgl. *Alumina*).
Anwendung: LM VI–XVIII dil.
Bei floridem Ulkus kurzfristig, etwa 6 Tage, zweimal täglich D 6 dil.

Bismutum subnitricum

Unzufriedene, ängstliche, klagende, unruhige Menschen, die Gesellschaft brauchen. Krampfige, brennende Schmerzen im Oberbauch mit Druck auf kleiner Stelle; *Ausstrahlung* von vorn nach hinten zur *Wirbelsäule*. Schmerzen werden *bes-*

ser durch Rückwärtsbiegen; kaltes Getränk bessert nur kurzfristig, führt meist zum Erbrechen; Erbrechen mit Würgen und Schmerzen, behält besser feste Nahrung und erbricht Flüssigkeiten. Übelriechendes Aufstoßen, schmeckt noch nach der Nahrung des Vortages.

Anwendung: C 6 (D 12) tabl. (erst ab D 8 flüssige Potenzen herstellbar)

Cadmium sulfuricum

Tiefwirkendes Mittel bei ulzerierenden Magenleiden mit starker Druckempfindlichkeit des Oberbauches. Große Erschöpfung und Hinfälligkeit mit brennenden Magenschmerzen und allgemeine Eiseskälte (*Arsenicum album*). Der Arsen-Patient ist aber sehr unruhig; dagegen hat *Cadmium* Verlangen, sich ruhig zu verhalten.
Starke Übelkeit, dunkles Erbrechen, saures Erbrechen, Bluterbrechen. Starker Durst, Speichelfluß mit Brechwürgen. Chronische Magenschmerzen bei Alkoholikern. Gutes Palliativ bei Magenkarzinom, bessert den Allgemeinzustand und das Erbrechen.

Anwendung: C 6 (D 12) – C 30 (D 30) tabl.

Calcium carbonicum Hahnemanni

Sehr träge Magen- und Darmfunktion; saures Aufstoßen, saures Erbrechen, saurer unverdauter träger Stuhlgang. Magengegend aufgetrieben, verträgt nichts Enges um den Bauch (vgl. *Lycopodium, Lachesis*). Krampfige Magenschmerzen.
Geringe Diätfehler, vor allem Milch und kalte Getränke, lösen Magenschmerzen und Durchfallkrisen aus. Abneigung gegen Fleisch, gekochte Nahrung, heißes Essen, fette Speisen. Verlangen nach kalten Getränken, die aber nicht gut bekommen. Verlangen nach Eiern, Kinder möchten auch unverdauliche Dinge und Süßigkeiten.
Mangelnde Anpassungsfähigkeit in der rauhen Welt. Träumt von vergeblichen Anstrengungen. Angst, allein gelassen zu werden, Kind will bei der Mutter bleiben. Daraus resultieren psychosomatisch erklärbare Ulzera bei typenmäßiger Übersäuerung.

Anwendung: Reihe von C 6 (D 12) – C 200 tabl.

Hydrastis

Hydrastis gehört in die Reihe der destruktiven Mittel; sie ist eine der wenigen pflanzlichen Arzneien, von denen Krebsheilungen berichtet werden.
Fahlgelbe Gesichtsfarbe mit Schwächegefühl. Bitterer Mundgeschmack mit fadenziehendem Speichel. Hunger mit Vernichtungsgefühl und gleichzeitig Abscheu gegen Nahrung. Saures, stinkendes Aufstoßen, Erbrechen von *fadenziehendem Schleim*; Erbrechen fast jeder Nahrung außer Milch und Wasser.
Brennende, dumpfe, anhaltende Magenschmerzen; Gefühl, als ob ein Gewicht im Magen liegen würde, als ob der Magen ein leerer Sack wäre. Senkungsgefühl. Langsame Verdauung, noch lange nach dem Essen Völlegefühl. Verträgt kein Brot und Gemüse.

Anwendung: C 6 (D 12) – C 30 (D 30) dil.; LM VI – XVIII dil.

Kalium bichromicum

Paßt besonders gut bei frostigen, dicken Menschen, die Verlangen nach Bier und säuerlichen Getränken haben, diese aber nicht vertragen. Bald nach dem Essen (wie *Nux moschata*) haben sie Völlegefühl und brennende Magenschmerzen, Übelkeit und oft saures Erbrechen mit fadenziehendem Schleim. Die Zunge ist an der Basis schmutzig-gelblich belegt oder bei chronischen Prozessen trocken, glatt oder rissig mit Zahneindrücken.
Es können sich runde Ulzera am Magen bilden, wie mit dem Locheisen gestanzt (Ulcus rotundum). Ausstrahlung des Schmerzes zum Rücken (wie *Bismutum subnitricum*). Abneigung gegen Fleisch; appetitlos am Morgen.

Mit den Magenschmerzen tritt öfter ein rechtsseitiger supraorbitaler Kopfschmerz auf.

Anwendung: C 6 (D 12)–C 9 (D 18) tabl.

Lycopodium

Die Magen-Darm-Beschwerden muß man im Zusammenhang mit der ausgeprägten Leberwirkung dieses Mittels sehen.
Auftreibung und Völle sofort nach dem Essen. Starker Hunger, kann sich wegen der Völle nicht sattessen. Oberbauch geschwollen, empfindlich gegen Berührung und enge Kleidung. Druck und Schwere im Magen nach dem Essen mit Behinderung der Atmung; zusammendrückender Schmerz; Empfindung, als ob der Magen von beiden Seiten zusammengedrückt wird, schlimmer durch Vorwärtsbeugen (d. h. durch Beengung) und besser durch Bewegung. Nagende, kneifende, stechende Schmerzen im Oberbauch und Magen; erstrecken sich zum Rücken und zu den Schultern; mit Atembeklemmung, mit Furcht und Angst in der Brust; Seufzen; sehr starke Schmerzen im Oberbauch und in der Brust, als ob es platzen würde, als ob die Speiseröhre gedrückt oder gedreht würde. Schmerzanfälle entstehen durch körperliche Anstrengung, psychische Belastung, Kälte und Essen (nach *Hering*).

Anwendung: Reihe von C 6 (D 12)–C 200 tabl.; LM VI–XVIII dil.

Ornithogalum

Magenschmerzen bei Durchtritt des Mageninhaltes durch den Pylorus. Der Patient hat das Gefühl, als wenn der Magen sich nicht entleeren würde – Auftreibung des Magens; übelriechendes Aufstoßen, evtl. Erbrechen von sauren oder kaffeesatzartigen Massen (vgl. *Kreosotum*); Erbrechen erleichtert. Schmerz und Übelkeit wiederholen sich nachts. Warme Getränke bessern, kalte verschlimmern. Schmerzen strahlen zum Brustraum aus. Bei länger dauerndem Zustand treten Erschöpfung, Depression und Marasmus auf.

Indikationen: Pylorusnahes Ulkus; stenosierendes Ulkus am Pylorus; Pylorus-Ca (als Palliativum).

Anwendung: D 3–D 6 dil.

Petroleum

Weißbelegte Zunge mit üblem Mundgeruch. „Heftige Magenschmerzen, die sich in die Brust ausdehnen, dabei Schweiß und Übelkeit; die Schmerzen kommen nachts, morgens, nach dem Aufstehen, vor dem Essen; nachmittags gegen 17 Uhr; bei regelmäßigem Essen tritt kein Schmerz auf; im Gegenteil, wenn der Schmerz bei leerem Magen auftritt, wird er durch Essen verhindert.“ (nach *Hering*)
Starke Geruchsempfindlichkeit und Übelkeit. Übelkeit besser durch Essen, Heißhunger, muß nachts aufstehen und etwas essen (*Psorinum, Phosphorus*). Abneigung gegen fette Nahrung und Fleisch. Verträgt Kohl und Sauerkraut nicht.

Anwendung: C 6 (D 12)–C 30 (D 30) dil.; LM VI–XVIII dil.

Phosphorus

Zahnfleisch *blutet leicht*; Zunge trocken, weiß oder sehr rot und glänzend mit *brennender* Empfindung. Starker Durst auf kaltes Wasser; wird erbrochen, sobald es im Magen warm geworden ist. Saurer Geschmack, Sodbrennen. *Brennende* Magenschmerzen mit saurem Aufstoßen; besser durch kaltes Getränk, manchmal besser durch Essen. Anfallsweise Heißhunger, muß nachts aufstehen und essen, kann hungrig nicht schlafen.
Dyspeptische Beschwerden nach Übermüdung und Erschöpfung; ist rasch erschöpft, aber kurzer Schlaf erfrischt.
Oft Abneigung gegen Fleisch und zu fette Nahrung. *Phosphor* macht Degeneration und Zerstörung – kann auch dienlich sein bei Leber-Atrophie, Pankreatitis, Magenblutung, besonders bei blutendem Ulkus.

Anwendung: C 6 (D 12)–C 30 (D 30); LM VI–XVIII dil.

Uranium nitricum

Nagender oder brennender Bauchschmerz mit Besserung durch Essen, dabei Gewichtsabnahme und viel Durst. Starke Gasbildung im Bauch (vgl. *Lycopodium*). Trockene Zunge trotz reichlichen Trinkens; Abneigung gegen Fleisch. Trotz guten Appetites kommt es zur Gewichtsabnahme (vgl. *Jodum*). Plötzlich auftretende nagende Magenschmerzen, besser durch Essen, dabei oft Rückenschmerzen (vgl. *Bismutum subnitricum*). Magenblutung, pylorusnahe Ulzera. Stuhlverstopfung, manchmal kolikartiger Stuhldrang. Sehr mürrisch, arbeitsunlustig, besonders am Morgen (vgl. *Nux vomica*).

Anwendung: C 6 (D 12) dil. (zur Zeit bei uns nicht im Handel)

Sodbrennen

Nach *einem* Symptom läßt sich keine klinische Diagnose und keine homöopathische Arznei ermitteln.
Trotzdem sind bei der Ad-hoc-Entscheidung wichtige Leitsymptome manchmal bedeutungsvoll und führen zu einer *Mittelgruppe*. Die Differenzierung der einzelnen Arzneien innerhalb der Gruppe ist ein guter Lernprozeß. Selbst die vordergründig banal erscheinende Trennung in hyperazide und hypazide Formen lehrt uns, daß der *Mangel an Säure* den Meteorismus begünstigt – *diese* Mittel haben in ihrem Arzneimittelbild Völle, Gasbauch (EK 548, Ausdehnung; KK III/527, Flatulenz) und Abneigung gegen Fleisch (EK 483; KK III/417).

Übersicht

Vgl.
EK 532 KK III/471, 472

Hyperazide Form	S. 279	Acidum sulfuricum Antimonium crudum Natrium muriaticum Nux vomica Phosphorus Iris Robinia Natrium phosphoricum
Hypazide Form	S. 279	Graphites Lycopodium Carbo vegetabilis China
Bei Alkoholikern	S. 280	Acidum sulfuricum Nux vomica Daphne indica

Hyperazide Form

Die ersten fünf Mittel sind in den Vorkapiteln schon eingehend besprochen worden. Die beiden pflanzlichen Arzneien *Iris* und *Robinia* sind neben *Natrium phosphoricum* sehr verläßliche Heilmittel; sie enthalten keine säurebindende oder neutralisierende Substanz. Sie regulieren den Säuregehalt.

Iris versicolor

Sodbrennen mit starkem Speichelfluß. *Iris* wirkt auf Magen, Darm, Pankreas, Speicheldrüsen. Gute Wirkung bei saurer Dyspepsie mit Erbrechen von saurem, dickem, *fadenziehendem Schleim*. Der Schleim reizt durch seinen Säuregehalt Schlund, Mund und Zunge, aber *nicht* die Zähne (wie *Robinia*).
Oft verbunden mit migräneartigem Kopfschmerz (Sehstörung, Urina spastica) und habitueller Obstipation. Sonntags-Migräne. Bei akuter oder chronischer Pankreatitis treten Schmerzen im Epigastrium und linkem Hypochondrium auf. Druckschmerz über dem Pankreas (links oberhalb Nabel) mit Übelkeit, saurem Erbrechen und fettigen Stühlen von pastenartiger Beschaffenheit.
Bewährt bei Migräne mit Magen-Darm-Beschwerden, Pankreas-Störungen.

Anwendung: Bei Magen-Darm-Symptomen D 6–C 6 (D 12) dil.; bei Migräne C 30 dil. oder LM XVIII dil.

Robinia pseudacacia

Sodbrennen mit Aufstoßen von saurer Magenflüssigkeit, macht die Zähne stumpf. Hyperazide Magenbeschwerden mit Unverträglichkeit von Fett; Verschlimmerung nachts; mit Stirn- oder Schläfenkopfschmerz. Brennschmerz im Magen mit Ausstrahlung zwischen die Schulterblätter. Bewährt bei Hyperazidität; hyperazide Gastritis; saure Durchfälle bei Kindern mit saurem Körpergeruch.

Anwendung: D 4 / D 6 dil.

Natrium phosphoricum

Sodbrennen mit saurem Aufstoßen, saurem Erbrechen und sauren Stühlen. Milch, Butter, Fett, kalte Getränke und Speisen, saure Nahrung (Früchte und Essig) und Süßigkeiten lösen diese Zustände aus. Paßt besonders bei erschöpften, muskelschwachen Menschen mit Neigung zu gichtisch-rheumatischen Leiden; Hyperurikämie, Oxalurie.
Bei dyspeptischen Beschwerden hat der *Zungengrund*, evtl. auch der Gaumen, einen *gelben*, cremeartigen *Belag*. Bei katarrhalischen Zuständen fällt goldgelbe Absonderung auf (Auge, Nase, Rachen, Tonsillen). Die goldgelbe Farbe und der saure Geruch der Absonderung sind für *Natrium phosphoricum* charakteristisch, selbst Fluor vaginalis kann gelb und sauer sein. Skleren oft gelb, subikterisch; Hautausschläge haben gelbliche Krusten. Bewährt bei Sodbrennen mit saurer Dyspepsie, besonders bei gichtisch-rheumatischer Diathese.

Anwendung: C 6 (D 12) tabl.

Hypazide Form

Graphites (siehe S. 271), *Lycopodium* (siehe S. 277) und Carbo vegetabilis (siehe S. 267) wurden schon ausführlich dargestellt. *China* folgt anschließend.
Im Vorspann wurde schon darauf hingewiesen, daß bei Hypazidität vermehrter Gasbauch auftritt. An dieser Stelle ein praktischer Hinweis und mnemotechnische Hilfe zur Differenzierung von *Lycopodium, Carbo* und *China*: Die Auftreibung des Leibes hat verschiedene Form und Verteilung; bei *China* ist alles dick; bei *Carbo* ist der Oberbauch besonders vorgewölbt; bei Ly*copodium* ist der Unter- und Mittelbauch ausgeprägt voll.

China

Der Leib ist vom Epigastrium bis zum Unterbauch aufgetrieben; sichtbarer Blähbauch. Rumpeln und Kollern im Bauch mit übelriechenden Flatus, oft

festsitzende Winde. Blähungskoliken sind besser durch Krümmen. Schmerzen im Leber- und Milzbereich, der ganze Leib ist sehr berührungsempfindlich. Der Ablauf der Verdauungsfunktionen geht sehr langsam, eine Mahlzeit treibt die andere aus dem Magen. Das volle Gefühl nimmt durch geringe Mengen Flüssigkeit oder Nahrung rasch zu. *Luftaufstoßen*; Aufstoßen schmeckt nach der letzten Mahlzeit; saures Aufstoßen, besonders nach Milch, Obst, Tee; Erbrechen von unverdauter Nahrung. Sodbrennen, besonders nachmittags. Kältegefühl im Magen. Verstärkter Hunger, nachts; oder völlig appetitlos. *Verlangen*: Konzentrierte Alkoholika, süß, sauer, geröstete Kaffeebohnen, kaltes Wasser – oft nur kleine Schlucke, stark gewürzte Nahrung, fast krankhaftes Verlangen nach Schlekkereien. *Abneigung*: Brot, Bier, Butter, Fleisch, fette Speisen, warmes Essen oder Trinken, Kaffee.
Stuhlgang oft weich, trotzdem schwierige Entleerung (wie *Alumina, Platina*). Im Stuhl viel Unverdautes; schaumiger, gelber Stuhl. Sehr bewährt bei Infekten mit entsprechender Darmbeteiligung, bei Leber-Galle-Erkrankungen, bei Gastroduodenitis, bei chronischer Dyspepsie mit Sodbrennen.

Anwendung: D 6 / C 6 (D 12) – C 30 (D 30) dil.

Bei Alkoholikern

ist Sodbrennen ein häufiges Symptom. Die Therapie soll nicht den Leidensdruck verringern und damit den Konsum steigern, sondern durch zentrale Regulation die Sucht beeinflussen.
Bewährte Mittel sind die schon bekannten *Acidum sulfuricum* (siehe S. 272), *Nux vomica* (siehe S. 265) und

Daphne indica (Indischer Seidelbast)

Magenschmerzen und Sodbrennen schlimmer durch Alkohol. Dabei besteht starkes Verlangen nach Rauchen. Übler Mundgeruch; Zunge oft nur einseitig belegt. Auf die Neigung zu Illusionen und späteren dementen Wahngebilden bei Alkoholikern weisen typische Träume von Katzen (schwarze Katzen!). Empfindung, als seien einzelne Teile des Körpers abgetrennt (besonders am Kopf).

Anwendung: C 6 (D 12) – C 30 (D 30) dil.

Colon irritabile

(Reizkolon, spastisches Kolon)

Unter diesem Oberbegriff werden in der klinischen Medizin sogenannte neurovegetative Funktionsstörungen zusammengefaßt, die sich vorwiegend im Dickdarm lokalisieren.
Die umfassende homöopathische Fallaufnahme mit biographischer Anamnese[1] zeigt bei diesen Patienten eine Vielzahl von auslösenden und bedingenden Faktoren:

- Konstitutionelle vegetative Stigmatisierung mit feucht-kalten Händen, Dermographismus, neurotische Veranlagung
- Berufs- und Umwelteinflüsse, sitzende Lebensweise, Überlastungen mit unbefriedigtem Ehrgeiz, seelische Erregung und Konflikte in Familie und Beruf (Ärger, Beleidigung, Kränkung)

[1] Vgl. Bd. I, S. 67

- Fehlernährung, Übermaß an Reizstoffen, Alkohol, Nikotin und Abführmitteln, Arzneimittelmißbrauch
- Unverträglichkeit von Nahrungsmitteln, z. B. Milch, Eier, Käse, (Allergie?)
- Darminfekte mit pathologischer Darmflora.

Das allgemeine klinische Krankheitsbild wird charakterisiert durch
- krampfige Leibschmerzen, die meist mehr im linken Unter- und Oberbauch (Colon descendens), aber auch im Colon ascendens oder transversum lokalisiert sind,
- Tympanie mit Zwerchfellhochstand, Luftaufstoßen, Blähsucht,
- reflektorische Herzbeschwerden,
- Durchfälle wechselnd mit Verstopfung,
- Wechsel und Zusammenspiel von Spastik des Darmes mit vermehrter Schleimabsonderung: gallertartiger Schleim → Colica mucosa, Schleimfetzen mit Membranen → Colica membranacea.

Übersicht

Vgl. in den Repertorien:

Flatulenz, Auftreibung Bauch	EK 548 (Ausdehnung)	KK III/527
tympanitisch	EK 549	KK III/528
Hypochondrien	EK 549	KK III/529
Bauchschmerzen, Modalitäten	EK 562 ff.	KK III/539 ff.
Hypochondrien	EK 568	KK III/553
krampfend	EK 582 ff.	KK III/578
Obstipation wechselt mit Diarrhö	EK 635	KK III/616
Rectum, Schleimhaut, Entzündung	EK 619	KK III/619
Stuhl, Schleimig	EK 644 f.	KK III/662
Membranen	EK 643 (Häutchenartig)	KK III/651
Schleimhautfetzen		KK III/651

Vorwiegend Spastik mit Meteorismus	S. 282	Asa foetida Nux moschata Argentum nitricum Nux vomica
Vorwiegend Schleimsekretion Colica mucosa und . . . . Colica membranacea	S. 282	Aethiops antimonialis Colchicum autumnale Hydrastis canadensis Kalium phosphoricum Magnesium muriaticum

Vorwiegend Spastik mit Meteorismus

Bei diesen Arzneien treten gehäuft Symptome auf, die als viszeroviszerale Reflexe aufgefaßt werden: Roemheld-Syndrom, Angina pectoris falsa, Herzrhythmusstörungen.

Asa foetida

Schnell wechselnde Stimmungslage zwischen Lachen und ängstlicher Traurigkeit. Übertriebene hypochondrische Schilderung der Symptome. „Böse Vorahnungen scheinen vom Bauche aus aufzusteigen." (*Hering*) Meine unqualifizierte Übersetzung dieses neurotischen Erlebnisses: Flatus in cerebro.
Vieles steigt von unten nach oben: vom Darm über Abdomen zu Brust, Herz und Kopf; vom Magen steigt ein Ballgefühl bis in den Hals.
Hartnäckige Verstopfung mit krampfigen Leibschmerzen und aufgeblähtem Leib. Wäßriger Durchfall mit *widerwärtigem Geruch*. Völlegefühl im Oberbauch mit *übelriechendem Aufstoßen*.
(Memo: Deutscher Name dieser Pflanze ist „Stinkasant".)
Nach dem Essen sehr erschöpft mit Druck und Völle im Oberbauch, dabei kurzatmig mit Hitzegefühl im Gesicht; Druck in der Brust und kleiner, schneller, *unregelmäßiger Puls*; Extrasystolie.

Anwendung: C 6 (D 12) – C 30 (D 30) dil.

Nux moschata

Wechselhafter, „hysterischer" Charakter. Lachen und Weinen dicht nacheinander; verwirrt. Nach psychischer Überforderung treten Magenbeschwerden oder Störungen im Darm auf. Beim Stuhlgang ohnmächtiges Gefühl; Stuhl kann nicht entleert werden, obschon er weich ist; dünner, gelber Stuhl wie Rührei, mit unverdauten Nahrungsresten; Durchfall nach kaltem Getränk, nach gekochter Milch. Leib sehr aufgetrieben, besonders nach dem Essen, nach der geringsten psychischen Erregung; Schluckauf; ausgeprägter Gasbauch, entleert sich durch laute Rülpser.

Anwendung: LM XIV, XVIII – XXX dil.

Argentum nitricum

Immer in ängstlicher Unruhe und Eile; Angst vor kommenden Ereignissen; phobische Ängste; „verdeckte irrationale Motive des Handelns" (*Boericke*).
Wäßriger Stuhl, entleert sich geräuschvoll mit vielen Winden; enthält fasrigen Schleim; übelriechend. Verlangen nach Süßigkeiten, aber verträgt sie nicht. *Stuhldrang vor Ereignissen, vor Prüfungen*. Starker Meteorismus mit kolikartigen Schmerzen. Herzklopfen mit unregelmäßigem Puls, schlimmer bei Rechtslage; anginöse Herzschmerzen, schlimmer nachts.

Anwendung: Reihe von C 30 (D 30) – C 1000 tabl.; LM VI – XXX dil.

Nux vomica

Reizbarer, überempfindlicher Patient. Kann nicht entspannen, ehrgeizig und zornig; Magen-Darm-Beschwerden sind oft Folge von *enttäuschtem Ehrgeiz* oder treten *nach Zorn* auf. Spastische Obstipation, Drang ohne Erfolg; Gefühl, als bliebe ein Teil zurück, Verkrampfung im Rektum. Durchfall nach zu reichlichem Essen; Verstopfung mit Durchfall im Wechsel, besonders nach Abführmittelabusus. Leib aufgetrieben; kolikartige Schmerzen mit Druck nach oben, machen Atembeklemmung.

Anwendung: LM VI – XVIII dil.; Reihe von C 30 (D 30) – C 1000 tabl.

Vorwiegend Schleimsekretion

Colica mucosa und Colica membranacea

Diese Sonderform des Reizkolons wird auch als „Asthma des Darmes" bezeichnet. Die übermäßige Schleimproduktion und die Spastik weisen darauf hin. Sicher sind auch hyperergische, allergische Faktoren beteiligt.

Aethiops antimonialis

Bewährte Indikation (nach *Stiegele*); Hauptmittel bei der Colica mucosa und Colica membranacea.
Anfallsweise gallertige, schleimige Stühle mit Schleimfetzen oder Membranen in Nudel- oder Bandwurmform. Nach Diätfehlern, Kälteeinwirkung, besonders aber als *Folge seelischer Erregung oder Konflikte* treten schmerzhafte Anfälle mit Tenesmen auf; dabei kann die Obstipation in Durchfall umschlagen.

Anwendung: D 6–C 6 (D 12) tabl.

Colchicum autumnale

Schmerzhafter Stuhlgang mit gallertartigem Schleim, evtl. weiße nudelartige Schleimfäden, besonders bei gichtisch-rheumatischer Konstitution. Oft erfolgloser Stuhldrang; kann den im Rektum angesammelten Kot nicht entleeren. Der Leib ist aufgetrieben, Kollern im Bauch. Übelkeit mit *Überempfindlichkeit gegen Gerüche*, besonders gegen Küchengeruch oder schon beim Denken an Speisen. Rasch erschöpft mit innerem Kältegefühl und Kollapsneigung, besonders nach Stuhlgang. Verlangen nach Ruhe, Wärme und scharfen alkoholischen Getränken. Auffallend bei diesem Mittel ist die Kollapsneigung nach dem Stuhlgang und die starke Geruchsüberempfindlichkeit.

Anwendung: C 6 (D 12) dil.

Hydrastis canadensis

Traurige, niedergeschlagene Stimmung oder auch reizbar und ärgerlich. Erschöpfte Menschen mit großer Schwäche und Kräfteverfall. Stuhl mit zähklebrigem, *fadenziehenden Schleim*. Entweder harte Stühle mit gelblichem Schleim oder Durchfall, treibt oft um 7 Uhr aus dem Bett. Schmerz bei und noch lange nach dem Stuhlgang. Anus oft rissig, evtl. Prolaps. Oft Folge von Abführmittelmißbrauch.

Anwendung: C 6 (D 12) dil.

Kalium phosphoricum

Depressive, mutlose, schüchterne Stimmung; die leichteste Arbeit erscheint wie eine schwere Aufgabe. Folge von Erregung, Überarbeitung, Sorgen.
Stuhlgang schleimig mit auffallendem, eitrigen Geruch; danach *körperliche Schwäche*. Die akuten Anfälle treten mit Kolikschmerzen auf, die eine große Erschöpfung auslösen; verlangt trotzdem Nahrung.

Anwendung: Reihe von C 6 (D 12)–C 1000 tabl.

Magnesium muriaticum (Magnesiumchlorid)

Wehmütige, weinerliche, ängstliche Stimmung, aber auch reizbar und ruhelos.
Stühle grauweiß, acholisch, bröckelig mit reichlichem Schleim. Paßt besonders bei Frauen mit nervösen „hysterischen" Beschwerden und Leberbelastungen. Leib aufgetrieben mit Leberstauungen, kann nicht auf der rechten Seite liegen. Menses schwarz, klumpig; starke Erregung bei der Periode. Zwerchfellhochstand mit Atemnot und Herzklopfen. Oft Unverträglichkeit von Milch; Heißhunger, weiß aber nicht, was sie essen soll; jede Speise belästigt; Verlangen nach Süßem.

Anwendung: Reihe von C 6 (D 12)–C 1000 tabl.

Colitis ulcerosa

Die Colitis ulcerosa wird definiert als idiopathische ulzerierende Kolitis. Sie ist eine chronisch rezidivierende Entzündung des Dickdarmes mit Hyperämie, Schwellung und Ulzeration der Mukosa und Submukosa des Enddarms.

Ätiologie	Einheitliche Ursache nicht bekannt.
Auslösende Faktoren	Infekte (Pilze, Viren, Bakterien) Nahrungsmittelallergie Immunologische Störungen Autoaggressionen Psychosomatische Störungen
Verlauf	Sehr wechselnd von hochakut über chronisch-rezidivierend bis zur isolierten chronischen Proktitis

Übersicht

Vgl. in den Repertorien

Bauchschmerzen (Kolik) während Durchfall		
EK 562/563	KK III/543	
Diarrhoe	EK 613 ff.	KK III/603 ff.
Diarrhö	EK 613 ff.	KK III/603 ff.
Stuhlbeschaffenheit		
EK 639 ff.	KK III/651 ff.	

Akute und subakute Phase

Das klinische Krankheitsbild und die individuellen Symptome der meisten Kranken decken sich mit dem Arzneimittelbild von *Quecksilber* (Mercurius, Hydrargyrum). Je nach Ablauf der Kolitis werden die folgenden Quecksilbersalze verwendet. In der Schwere der Krankheitsbilder besteht eine Steigerung von *Mercurius solubilis* bis zu *Mercurius cyanatus*.

Mercurius solubilis Hahnemanni

Durchfälle mit Tenesmen und *schleimig-eitrigen* Stühlen; nächtliche Verschlimmerungen, nächtliche Schweiße mit ängstlicher Unruhe. Hastiges, unbeherrschtes, exaltiertes Benehmen. Starke Empfindlichkeit gegen Wärme und Kälte. Foetor ex ore, Zunge zeigt am Rande Zahneindrücke. Nach dem Stuhlgang bleibt das Gefühl, nicht fertig zu sein.

Anwendung: C 6 (D 12) – C 30 (D 30) tabl.
Memo: Quecksilber ist toxisch bis einschließlich D 6!

Mercurius corrosivus (Sublimat, Hydrargyrum bichloratum)

Durchfälle mit Tenesmen und *schleimig-blutigen* Stühlen. Memo: Der Name „corrosivus" deutet auf die stärkere *ulzerierende* Wirkung, deshalb *mehr Blut* im Stuhl.

Anwendung: C 6 (D 12) – C 30 (D 30) tabl.

Mercurius cyanatus

Toxischer Zustand bei hochakuter Kolitis. Durchfälle mit *unerträglichem Schmerz*. Blutige, wäßrige, übelriechende Stühle. Patient ist blaß und kalt, kalte Schweiße; Atemnot; zunehmende Entkräftung, starke Hinfälligkeit. Übrige Symptomatik siehe *Mercurius solubilis Hahnemanni*.

Anwendung: C 6 (D 12) – C 30 (D 30) tabl.

Acidum nitricum

Durchfälle mit schneidendem, splitterartigen Schmerz und/oder Tenesmen. Stuhl ist *schleimig-blutig* oder *rein blutig*, stinkend und brennend; oft heftiger Schmerz *nach* dem Stuhlgang. Leib aufgetrieben mit Kollern und Blähungen, Koliken. After gereizt, nässend; blutende Hämorrhoiden; evtl. Analfissuren.
Traurig, schwermütig, verdrießlich oder sehr reizbar, ängstlich besorgt; Wutanfälle, Zorn und Rachsucht; kann unangenehme Gedanken nicht loswerden; will nicht allein sein.

Anwendung: LM VI – XVIII dil.

Aloe socotrina

Unsicherheit im Sphincter ani – weiß nicht, ob Blähungen oder Stuhl abgehen. Stuhlgang kommt gelbweiß am Morgen, nach dem Essen oder Trinken. Der Stuhl ist dünn, selten Verstopfung; wird heiß empfunden, ist stinkend und macht wunden After. Heiße Blähungen gehen unkontrolliert mit Stuhl ab; Stuhl enthält viel Schleim, evtl. Blut, Vollheitsgefühl im Rektum, „als ob es mit heißer Flüssigkeit gefüllt wäre". Leib zum Platzen aufgetrieben; Schwere mit Völle und abwärts drängendem, kolikartigen Schmerz. Rechter Oberbauch voll und gespannt; Pfortaderstauung; Stechen und Schneiden in der Leber- und Nabelgegend mit Kopfkongestion; Lippen sehr rot. Ruhelos, hypochondrisch, Todesgedanken.
Indikation: Colitis ulcerosa oder auch Colica mucosa mit Unsicherheit des Sphinkters und Pfortaderstauungen.

Anwendung: C 6 (D 12) – C 30 (D 30) dil.

Podophyllum

Der Stuhl entleert sich gußartig, mit Getöse (Hydrantenstuhl); er ist weich, schleimig, stinkend oder auch wäßrig mit gallertartigem Schleim; Durchfall wechselt mit Verstopfung. Lebergegend schmerzhaft, besser durch Reiben der Leber (wie *Ptelea*). Meist sehr niedergeschlagene, trübe Stimmung.
Gute Wirkung auch bei der Colica mucosa (bei M. *Crohn*?).

Anwendung (nach Voisin): Bei starker Gallensekretion und Durchfall C 4/5; bei Wechsel von Durchfall mit Obstipation C 6/7; bei vorwiegender Obstipation C 9 dil.

Chronische Phase

Die biographische Anamnese ist seit *Hahnemann* eine verbindliche Notwendigkeit für die Behandlung jeder chronischen Krankheit. Damit entdeckt man fast immer seelische Konflikte. *Hahnemann* hat 170 Jahre vor der Psychosomatik gefordert, daß die Gemüts- und Gei-

stessymptome den ersten Rang vor den körperlichen Symptomen einnehmen. Er erkannte, daß körperliche Krankheit *Folge* einer Störung der „geistartigen Lebenskraft“ ist.
Angst, Kummer, Gram, Demütigungen, Kränkungen sind ätiologische Faktoren bei der Entstehung der Colitis ulcerosa.
Arsen, Phosphor, Argentum nitricum, Natrium muriaticum, Sulfur haben im Arzneimittelbild sowohl organotrope Beziehungen zum Enddarm, als auch die psychischen Eigenheiten, die wir bei diesen Kranken oft finden.
Diese Mittel müssen in Arzneimittellehren im einzelnen studiert werden. Eine Kurzfassung ist nicht möglich, da die Gesamtheit der Symptome die Wahl entscheidet.

Leber – Galle

Die Verflechtung zwischen krankhaften Störungen und psychischen Belastungen ist im Leber-Galle-Gebiet so deutlich, daß selbst die Umgangssprache dieses *wechselseitige Miteinander* ausdrückt: „Jemand hat sich gelbgeärgert“ – „Ihr läuft die Galle über“ – „Ihm ist eine Laus über die Leber gelaufen“ – „Er hat einen galligen Charakter“. Ärger und Zorn lösen meist *plötzliche* Schmerzen und Entzündungen aus. Kummer und Sorge nagen lange Zeit scheinbar unauffällig und führen eher zu degenerativen Erkrankungen. Der akute Ärger wirkt deutlicher in der ergotrophen Phase der *Gallenabsonderung* – der langanhaltende Kummer, schwere Sorgen und Kränkungen beeinflussen ausgeprägter die trophotrophe Phase der Leberfunktion.[1]
Die alte griechische Temperamentenlehre[2] hat diese Beobachtung sehr lebendig erkannt und spricht von Menschen mit cholerischer oder melancholischer Stimmung (cholé Galle).
Der psychische „Schmerz“ der Galle ist scharf, schnell und wirkt sich mehr als Krampf und Kolik aus (z. B. *Colocynthis*). Der „Schmerz“ der Leber äußert sich als Müdigkeit und Traurigkeit – oder als Entzündung und/oder Zirrhose (z. B. *Chelidonium, Aurum*).

Krankheiten der Gallenwege

Übersicht

Vgl. in den Repertorien EK 572 (Kolik)
KK III/558 (Gallen-Kolik)
Sonstiges verstreut in Kapitel „Schmerzen, Orte“ unter
Hypochondrien EK 569–570, KK III/554–556.
Schmerzen, Empfindungen, Art der Schmerzen“ in der Rubrik
Hypochondrien EK 560–602, KK III/567–602.

Gallenkolik

Behandlung im akuten Anfall
Wie verhält sich der Patient?

Liegt ruhig	S. 289	Bryonia Berberis vulgaris Belladonna
Wirft sich hin und her	S. 289	Chamomilla
Krümmt sich zusammen	S. 289	Colocynthis Magnesium-phosph.
Liegt überstreckt	S. 289	Belladonna
Läuft aufrecht	S. 290	Dioscorea

[1] Literatur: Forsgren, und Bd. I, Modalität Zeit. S. 57
[2] Vgl. Bd. I, S. 175

Völlig erschöpft	S. 290	Antimonium tartaricum
Cholelithiasis, nach Anfällen		
Anregung der Cholerese	S. 290	Chelidonium Podophyllum China
Behandlung der Steindiathese	S. 290	Berberis vulgaris Taraxacum Lycopodium Natrium sulfuricum
Postcholektomiesyndrom		
Stechender Schmerz	S. 291	Chelidonium China
Brennender Schmerz	S. 292	Leptandra
Kneifender Schmerz	S. 292	Chionanthus
Cholezystitis		
Akut	S. 292	Pyrogenium Baptisia
Subakut	S. 292	Mercurius dulcis Berberis vulgaris Bryonia Chelidonium
Rezidivierend	S. 293	Carduus marianus China Leptandra Mercurius dulcis Natrium sulfuricum

Gallenkolik, Dyskinesie

Der Anlaß für krampfige Schmerzen im rechten Oberbauch reicht von der Steinkolik über psychosomatische Dyskinesien durch Ärger und Zorn bis zur malignen Entartung.

Die gute Anamnese und gezielte Untersuchung führen meist zur diagnostischen Klärung.

Bei einer sehr starken Kolik ist die Injektion eines schmerz- und krampflösenden Mittels nicht immer zu vermeiden. Die gekonnte *Neuraltherapie* im Segmentbereich oder über Fernpunkte gibt sehr schnelle Entspannung. Die arzneiliche homöopathische Therapie wirkt manchmal erstaunlich rasch, wenn die anatomischen Veränderungen es zulassen und es gelingt, die treffenden Mittel schnell zu finden.

Bei einer akuten Notfallsituation können wir den Kranken nicht mit einer langen Anamnese quälen. Hier hilft genaue Beobachtung der Verhaltensweise des Patienten und Grundkenntnis der in Frage kommenden Arzneimittel. Dadurch kommen wir rasch und sicher zur Arzneimittelwahl.

Patient liegt ruhig

Wenn Patienten sich in einer solchen Situation nicht bewegen, da jede *Lageänderung den Schmerz verstärkt*, so ist das ein Hinweis auf:

Bryonia

Folge von Ärger, jede Bewegung verschlimmert. Trockener Mund und viel Durst. Ärgerliche, gereizte Stimmung. Liegt ganz still, da jede Bewegung den Schmerz verstärkt. Bauch beim leichten Abtasten schon empfindlich – großflächiger, langsamer Druck wird besser vertragen. Trockener, harter, voluminöser Stuhl.

Anwendung: C 6 (D 12) – C 30 dil.

Berberis vulgaris

Stechende Schmerzen mit Ausstrahlung zum Magen, zur Flanke und Niere; *schlechter* durch Druck und *Bewegung*. Sehr trockener Mund. Häufiger Stuhldrang; Durchfall, lehmfarbige Stühle mit reißenden, brennenden Schmerzen am After.

Anwendung: C 30 glob.

Belladonna

Plötzlich auftretender Schmerz – Folge von Schreck, Ärger, Abkühlung. Schreckhafte, weite Pupillen mit Klopfen in den Karotiden. Gesicht oft rot und schweißig, heiß; Füße kalt. Mund trokken, starker Durst (Atropin macht trokkene Schleimhäute). *Vermeidet jede Erschütterung* und Berührung; empfindet die kleinste Erschütterung im schmerzenden Teil. Die kolikartigen Schmerzen bessern sich durch *Überstrecken nach hinten*; Ausstrahlung zum Rücken und Hals, schlimmer durch Rechtslage.

Anwendung: C 6 (D 12) dil.; Methode 1

Patient wirft sich hin und her

Eine völlig andere Verhaltensweise sehen wir bei Patienten, die sich ruhelos hin- und herwerfen. Verordnen Sie in diesen Fällen

Chamomilla

Überempfindlicher, reizbarer, übelgelaunter Patient, der sich *ruhelos hin- und herwälzt*. Unerträgliche Schmerzen. *Folge von Ärger*.
Durchfall; fauliges Aufstoßen; Zunge gelb; galliges Erbrechen mit gelbem Schleim. Eine Wange rot, heißer Schweiß.

Anwendung: C 30 glob. oder dil.

Patient krümmt sich

Einige Patienten krümmen sich im Schmerz fest zusammen oder liegen im Bett mit angezogenen Beinen, wie ein Hund zusammengerollt.

Colocynthis

Zermalmender, krallender Kolikschmerz, der durch Zusammenkrümmen besser wird. *Folge von Ärger, Schreck* und *Kälte*. Sehr ärgerlich und ungeduldig. Gallenkoliken kommen plötzlich und zwingen zum Zusammenkrümmen; Gegendruck mit den Händen und Liegen auf der rechten Seite und Wärme bessern. Durchfall wäßrig, stinkend. Urin riecht widerlich; Ausscheidung von Uraten (harnsaure Diathese!). Häufig linksseitiger Kopfschmerz, Gelenkbeschwerden und Neuralgien.

Anwendung: C 30 glob. oder auch aufgelöst nach Methode 1

Magnesium phosphoricum

Krampfartige, anfallsweise Schmerzen, die plötzlich beginnen und plötzlich aufhören. Krümmen, fester Druck auf den Leib und Wärme bessern; Kälte verschlimmert. Die Kolik wird oft auch ausgelöst durch Kaltwerden.

Anwendung: C 6 (D 12) – C 30 glob. nach Methode 1, alle 5 Min. einen Eierlöffel voll eingeben.

Patienten liegen überstreckt

Gegen diese gekrümmtliegenden heben sich die *nach rückwärts überstreckten* Patienten deutlich ab.

Belladonna (siehe S. 289)

Liegt überstreckt in einer Opisthotonus-Stellung, aber ganz ruhig im Bett.

Patienten laufen aufrecht

Dioscorea

Die scharfen Schmerzen werden *besser durch Strecken*, Druck und *Laufen*. Dioscorea-Schmerzen strahlen wie bei *Berberis* aus, aber weiter bis in Brust, Rücken und Arme.
Oft starke Hämorrhoiden, die wie rote Trauben beim Stuhlgang vorfallen. Durchfall mit nachfolgender Erschöpfung; Stuhl und Winde werden sehr heiß empfunden.

Anwendung: C 6 (D 12)–C 30 glob. nach Methode 1

Patienten sind völlig erschöpft

Bei schwerem Krankheitsbild mit *Erschöpfung, Kreislaufkollaps*, tödlicher Schwäche mit Übelkeit hilft der *Brechweinstein*.

Antimonium tartaricum
(alter Name: Tartarus emeticus)

Elendigliche Übelkeit mit Brechwürgen; Erbrechen bis zur Erschöpfung, Übelkeit mit Kollaps, kalter klebriger Schweiß. Evtl. Durchfall. Facies hippocratica, ruhelos und ängstlich. Verlangen nach kaltem Wasser; Wärme sehr unangenehm. Krampfartige Schmerzen im Oberbauch mit Völle und Druckgefühl.

Anwendung: C 30 glob., Methode 1

Cholelithiasis (Steingallenblase)

Behandlung in der anfallfreien Phase durch Anregung der Cholerese

Bei Ablehnung oder Unmöglichkeit der Operation können wir Rezidive und die Neubildung oder Vergrößerung von Steinen vermeiden durch Anregen der Cholerese.

Chelidonium

Typisch ist Schmerz am unteren inneren Winkel des rechten Schulterblattes; evtl. Supraorbitalneuralgie rechts. Gelbe Zunge mit Zahnabdrücken; Übelkeit, rasches Erbrechen. Wechsel zwischen Durchfall und Verstopfung; bei Verstopfung runde Bälle wie Schafskot. Starke *Lethargie* und *Müdigkeit*. Subikterische oder ikterische Hautfarbe.

Anwendung: D 4–C 6 (D 12) dil.

Podophyllum

Wäßrige, *gußartige Stühle* mit gallertigem Schleim. Viel Durst auf große Mengen Wasser (wie *Bryonia*); Brechreiz; Leib aufgetrieben mit starkem Schwächegefühl. Leber sehr schmerzhaft.

Anwendung: C 6 (D 12)–C 30 dil.

China

Leib stark aufgetrieben mit innerlichem Kältegefühl. Viel Aufstoßen, aber erleichtert nicht. Bitterer Mundgeschmack. Hungrig, aber kein Appetit. Im ganzen sehr erschöpft und reizbar. Kälteempfindlich.

Anwendung: C 6 (D 12) dil.

Behandlung der Steindiathese

Über die Entstehung von Gallensteinen gibt es viele Theorien – oft ist ein Bündel von Einzelfaktoren verantwortlich, die konstitutionelle Veranlagung ist sehr bedeutungsvoll. Mit homöopathischer Therapie läßt sich diese lithämische Diathese[1] beeinflussen.

Berberis vulgaris

„Steinreiche Patienten" mit stechenden *ausstrahlenden* Schmerzen von der Flanke zur Galle. Harnsaure Diathese. Alle Berberisschmerzen strahlen aus: vom Nierenlager zur Leiste, vom rechten Oberbauch zum Nabel, oft gleichzeitig

[1] Vgl. Bd. 1, S. 195

Schmerzen an Galle, Niere, Gelenken, Schmerzen wechseln rasch den Ort. Wirkt gut bei korpulenten Menschen, die vom guten Leben *etwas halten*.
Klebriger, verminderter Speichel („wie Watte"); Zunge wird wie verbrüht empfunden. Häufiger Stuhldrang, lehmfarbige Stühle mit reißenden Schmerzen am After. Urin enthält viel Schleim mit hellrotem Sediment.

Anwendung: D 3–C 30 dil.

Taraxacum

Typisch ist eine sehr schmerzhafte Landkartenzunge und wundes Gefühl in der Lebergegend; tympanitischer Bauch; Empfindung, als ob im Bauch Blasen platzen würden. Stuhl schwierig zu entleeren oder gallige Durchfälle. (*Carduus* hat mehr Verstopfung – *Taraxacum* eher Durchfall.) Viel Frösteln, schlimmer nach dem Essen oder Trinken. Fieber am Abend mit kalten Händen und kalter Nase; beim Einschlafen Kopfschweiß mit nachfolgender Erschöpfung – viel Durst und häufiger Harndrang; von *Hahnemann* auch bei Diabetes empfohlen.
Stechende und drückende Kopfschmerzen; sonderliches Symptom: Der rechte Kopfwendermuskel (Musculus sternocleidomastoideus) ist sehr berührungsempfindlich.

Anwendung: D 4–C 6 (D 12) dil.

Lycopodium

Muskelschwacher, faltenreicher, trockener Patient; wirkt vorzeitig gealtert. Oft intelligent. Überdeckt sein geringes Selbstvertrauen durch aufbrausende, ärgerliche Reizbarkeit und dogmatische Starre; verträgt keinen Widerspruch; „dauernde Furcht vor Zusammenbruch unter Belastung" (*Boericke*); Leber druckempfindlich, verträgt nichts Enges am Rumpf; starker Meteorismus, besonders im Unterbauch.

Anwendung: Reihe von C 6 (D 12)–C 200 tabl.

Natrium sulfuricum

Leber sehr berührungsempfindlich mit stechenden scharfen Schmerzen, schlimmer durch Linksseitenlage. Leib sehr aufgetrieben; Blähungskolik im Colon ascendens.
Durchfall morgens beim Aufstehen (wie *Bryonia* bei Beginn der Bewegung) oder nach dem Frühstück. Stuhlmenge auffallend groß. Fühlt sich im ganzen besser bei trockenem, warmen Wetter; schlechter bei Regen, an Flüssen, in feuchten Wohnungen. Gemütsmäßig sehr empfindlich – Musik macht traurig.

Anwendung: Reihe von C 6 (D 12)–C 1000 tabl.

Postcholektomiesyndrom

Leider läßt es sich nicht wegdiskutieren, daß einige Patienten – trotz exakter operativer Behandlung – noch Schmerzanfälle haben. Um das passende Mittel zu finden, sollte man die *Art des Schmerzes*, den *Ort* und die *Richtung seiner Ausstrahlung* genau erforschen:

Stechender Schmerz – Chelidonium, China
Brennender Schmerz – Leptandra
Kneifender Schmerz – Chionanthus

Chelidonium

Stechender Schmerz im rechten Oberbauch, strahlt zum Rücken, zur unteren Spitze des rechten Schulterblattes aus.
Oder: Wie ein Druck auf der rechten Schulter
Oder: Gefühl der Zusammenschnürung quer über den Oberbauch, wie mit einem Band
Oder: Supraorbitalneuralgie rechts.

Anwendung: D 4–C 30 dil.

China

Stechender Schmerz im Unterbauch oder rechten Hypochondrium. Leib sehr aufgetrieben mit innerem Kältegefühl.

Anwendung: D 6–C 6 (D 12) dil.

Leptandra

Brennende Schmerzen, ausstrahlend zum Magen und über rechte kurze Rippe oder zur Wirbelsäule.
Schlimmer beim Liegen auf der rechten Seite, besser beim Liegen auf dem Magen.

Anwendung: D 4–D 6 dil.

Chionanthus

Kneifende Schmerzen im Nabelgebiet, als ob eine Schnur eng zusammengezogen würde, die sich nach einer Zeit wieder lockert, oder: viel Stirnkopfschmerzen über der Nasenwurzel.

Anwendung: D 4–D 6 dil.

Cholezystitis

Die akute Entzündung verlangt bei dramatischem Verlauf Arzneimittel, die dem septischen Zustand dieser Kranken entsprechen. Dadurch lassen sich oft Antibiotika vermeiden oder einschränken.

Pyrogenium

Septische Entzündung mit Diskrepanz zwischen Puls und Fieber: Puls sehr schnell – Temperatur mäßig *oder*: Temperatur hoch – Puls langsam. Starke Unruhe mit zerschlagenem Gefühl; empfindet das Bett wie zu hart (wie *Arnica*); wechselt dauernd die Lage. Fieberschübe beginnen mit kaltem Schauer im Rücken, Frieren und Schüttelfrost noch bei hohem Fieber und Schweiß. Zunge sehr trocken, rot, starker Durst. Leib aufgetrieben, tympanitisch. Alle Absonderungen stinken aashaft (Stuhl, Erbrochenes, Mund).

Anwendung: LM VI–XIV dil.

Baptisia

Hochfieberhafter Zustand mit erregter Unruhe schlägt rasch um in starke Schwäche bis zur Gleichgültigkeit. Dumpfe Schmerzen im Leber-Galle-Bereich. Übelriechender Durchfall mit Rumpeln im Bauch. Zunge: in der Mitte dunkler Streifen und rote Ränder. Starkes Hitzegefühl (*Pyrogenium* hat mehr Frost).

Anwendung: C 6 (D 12)–C 30 dil.

Diese beiden Mittel werden bei der septischen Form der Cholezystitis eingesetzt, sie bewähren sich außerordentlich gut auch bei der Cholangitis.

Subakuter Verlauf

Mercurius dulcis (Calomel)

Wurde früher allopathisch als galletreibendes und laxierendes Mittel verwendet.
Typische Symptome: Unangenehmer Mundgeruch, wundes Zahnfleisch, vermehrter Speichelfluß, schleimige grüne Stühle, oft vermehrter Stuhldrang mit wundem brennendem Anus. Müde, erschöpft, schlechter Ernährungszustand. Gute Wirkung bei Cholangitis, rezidivierender Cholezystitis und auch Postcholektomiesyndrom.

Anwendung: C 6 (D 12)–C 30 tabl.

Berberis vulgaris

Sehr trockener Mund, wenig Speichel, bitterer Mundgeschmack. *Stechende* Schmerzen in der Gallengegend, die von dort ausstrahlen zur Niere, zur Flanke. Verstopfung oder Durchfall, lehmfarbige Stühle; brennende Schmerzen am After.

Anwendung: D 3–D 6 dil.

Bryonia

Trockener Mund mit Verlangen nach kaltem Getränk; weißbelegte Zunge; trinkt in größeren Abständen viel auf einmal. Übelkeit mit galligem Erbrechen; Oberbauch aufgetrieben, druckempfindlich. Oft Folge von Ärger, nervlicher Erregung, Kälte. Bei Schmerzen ärgerlich und gereizt.

Anwendung: D 4–C 30 dil.

Chelidonium

Drückende, *stechende* Schmerzen im rechten Oberbauch mit Ausstrahlung zur letzten Rippe, zur rechten Schulter, zum rechten Schulterblatt. – Trockener Stuhl oder hellgelber Durchfall mit Stechen im After. – Kältegefühl mit frostigem Schauer.

Anwendung: D 4–C 30 dil.

Rezidive

Carduus marianus

Völlegefühl im rechten Oberbauch mit krampfartigen Schmerzen; Übelkeit, Brechreiz. Leber gestaut, besonders linker Leberlappen vergrößert und druckschmerzhaft. – Neigung zu Verstopfung oder seltener hellgelber Durchfall.

Anwendung: D 4 dil.

China

Stechender Schmerz im rechten Oberbauch mit starkem Meteorismus. Viel Aufstoßen, aber ohne Erleichterung. – Auffallendes Kältegefühl im Abdomen.

Anwendung: D 6 / C 6 (D 12) dil.

Leptandra

Brennende oder stechende Schmerzen im Oberbauch mit Ausstrahlung über letzte Rippe zur Wirbelsäule; dabei innerliches Frostgefühl. – Oft Stirnkopfschmerz mit Schwindel. Zunge dick gelb oder schwarz belegt. Durchfälle stinkend – manchmal fast teerartig. Auffallendes psychisches Symptom: starke Hoffnungslosigkeit und innere Schwäche.

Anwendung: D 3–C 6 (D 12) dil.

Mercurius dulcis (siehe S. 292)

Natrium sulfuricum (siehe S. 291)

Krankheiten der Leber

Übersicht

Allgemeines	EK 558 – KK III/536
Entzündung	EK 552 – KK III/535
Degenerative Prozesse:	
Atrophie	EK 547 – KK III/535
Zirrhose	EK 551 – KK III/535
Fettige Degeneration	EK 552 – KK III/535
Schwellung	EK 603 – KK III/536
Vergrößerung	EK 606 – KK III/536
Verhärtung	EK 553 (hart) – KK III/536
Schmerzen:	
Ort, Leber	EK 571/72 – KK III/558
Art der Schmerzen	EK 560–602 – KK III/567–602

Diese Angaben sind verstreut in der Unterrubrik „Hypochondrien“.

Hepatitis

Auslösung durch Ärger oder Zorn	S. 294	Bryonia Chamomilla Colocynthis

Bei akutem Verlauf („katarrhalische Form“, oft Typ A)	S. 295	Chelidonium Podophyllum Mercurius dulcis Chionanthus China Digitalis Carduus marianus Dolichos pruriens
Aggressiver Verlauf (oft Typ B, Non A – Non B)	S. 296	Phosphorus Lachesis Crotalus horridus
Leberinsuffizienz	S. 297	Lycopodium Sulfur Sepia Chelidonium Carduus marianus Taraxacum
Leberzirrhose		
Harte, große Leber	S. 298	Aurum metallicum Jodum Magnesium muriaticum Lycopodium Phosphorus China
Atrophische Zirrhose	S. 299	Plumbum
Folge von Alkohol	S. 299	Nux vomica Lachesis
Fettleber	S. 299	Phosphorus Magnesium muriaticum Thuja Natrium sulfuricum Lycopodium
Ohne typische Ätiologie	S. 300	Aqua Quassiae Aqua nucis vomicae Carduus marianus Taraxacum

Hepatitis

Der Volksmund spricht sich mit seiner Formulierung „Jemand hat sich gelb geärgert“ – „ihm läuft die Galle über“ sehr deutlich für die psychosomatische Verflechtung zwischen Ärger, Zorn und Galle-Leber-Erkrankungen aus.
In der Anamnese müssen wir immer wieder die Veranlassung einer Störung erforschen. Die uns bekannte virale Genese sollten wir nicht monoman strapazieren. Zum Angehen der viralen Infektion gehören auch endogene Faktoren. Die homöopathische Arzneiwahl wird durch solche personale ätiologische Symptome (Folge von ...) ausgerichtet.

Folge von Ärger, Zorn

Die drei großen Ärger-Mittel *Bryonia, Chamomilla, Colocynthis*, die wir schon im Kapitel Galle (S. 287) kennenlernten, sind oft Mittel des Anfanges auch bei Entzündungen der Leber.

Bryonia (siehe S. 289)

Leber sehr druckempfindlich bei der abtastenden Untersuchung, besonders wenn man mit der Hand tiefer palpiert und wieder losläßt. In diesem Auf- und Abbewegen findet die typische *Bryonia*-Modalität „Bewegung verschlimmert" ihre lokale Entsprechung. Leberkapselschmerz bei tiefer Aus- und Einatmung ist ein adäquates Symptom.

Anwendung: C 6 (D 12)–C 30 dil. Je deutlicher die ärgerliche Stimmung, desto höher potenzieren.

Chamomilla (siehe S. 289)

Von den oben angegebenen Symptomen ist hier das gallige Erbrechen, der heiße Schweiß und die motorische Unruhe besonders bemerkenswert. Die heftige exaltierte Gemütsverfassung gehört selbstverständlich zu dieser Arznei hinzu.

Anwendung: C 6 (D 12)–C 30 dil.

Colocynthis (siehe S. 289)

Besserung durch Zusammenkrümmen und feucht-heiße Packungen. Ärgerliche, empörte Gereiztheit auf Fragen der Angehörigen oder des Pflegepersonals.

Anwendung: C 6 (D 12)–C 30 dil.

Bei akutem Verlauf handelt es sich meist um die „katarrhalische" Form vom Typ A. Die nicht-alphabetische Reihenfolge der folgenden Mittel soll die besonders häufig gebrauchten Arzneien hervorheben. Die meisten von ihnen sind im Kapitel Galle (S. 287ff.) schon beschrieben worden, so daß hier kurze Hinweise genügen.

Chelidonium (siehe S. 290)

Sehr *gelb belegte Zunge* mit Zahneindrükken. Wechsel von Verstopfung zu Durchfall. Verlangen nach heißen Getränken, oft besser heiße Milch und warme Nahrung. Die bei vielen Hepatitis-Kranken deutliche *depressive* Stimmungslage ist bei diesem Mittel besonders ausgeprägt, geht in ein lethargisches Hindämmern über.

Memo: Chelidonium gehört in die Familie der Papaveraceen – wie der *Schlafmohn* (Opium!).

Anwendung: D 4–C 30 dil. Folgt oft gut nach *Bryonia*.

Podophyllum (siehe S. 290)

Weißbelegte Zunge. Wechsel von Verstopfung und Durchfall; bei weichem Stuhl gußartige Entleerung (Hydrantenstuhl). Liegt bei Leibschmerzen am liebsten auf dem Bauch.

Anwendung: D 6–C 6 (D 12) dil.

Mercurius dulcis (siehe S. 292)

Sehr *dunkelbelegte Zunge*, evtl. sogar fast schwarz. Unangenehmer Mundgeruch mit vermehrtem Speichelfluß, Zahnfleisch oft wund mit schmierigem Belag; Übelkeit mit Brechreiz.
Breiige bis wäßrige Stühle werden in kleinen Mengen mit häufigem Drang entleert. Wundes, brennendes Empfinden am After.

*Anwendung:*C 6 (D 12)–C 9 tabl.
Quecksilber ist noch toxisch bis D 6!

Chionanthus (siehe S. 292)

Verdickte *Zunge mit gelblichem Belag*. Trockener Mund; die Trockenheit bleibt auch trotz Trinkens. Leber vergrößert und schmerzhaft. Stuhl wie feuchter Lehm, pastenartig oder Verstopfung. Kneifende Schmerzen in den Därmen. Dumpfer Kopfschmerz.

Anwendung: D 4–D 6 dil.

China (siehe S. 293)

Dicker, schmutziger Belag auf der Zunge mit Brennen der Zungenspitze und vermehrtem Speichelfluß; bitterer Mundgeschmack. Der ganze Leib ist aufgetrieben; Kältegefühl im Bauch. Das Völlegefühl im Leib wird nicht erleichtert durch

Aufstoßen von Luft oder bitterer Flüssigkeit.

Anwendung: C 6 (D 12)–C 30 dil.

Digitalis

Die allopathische Pharmakologie beschränkt die Wirkung dieser Droge auf den Bereich „Insuffizientes Herz mit schnellem Puls". Um das Herz zu dieser Reaktion zu zwingen, werden erhebliche Dosen verwendet, die je nach Ausgangslage des Patienten dicht an der toxischen Grenze liegen. Das homöopathische Arzneiprüfungsbild zeigt in der minimalen Dosis eine Reihe von Lebersymptomen mit *langsamem Puls*; Übelkeit schon durch Anblick oder Geruch von Speisen; Übelkeit mit Erbrechen – aber keine Besserung nach dem Erbrechen. Fühlt sich elend wie zum Sterben. Leber vergrößert, schmerzhaft, wundes Gefühl in der Leber. Heller, aschenfarbiger, dünner Stuhl. Starkes Hautjucken.

Anwendung: C 6 (D 12)–C 30 dil.

Carduus marianus (siehe S. 293)

Völle im Oberbauch; linker Leberlappen oft besonders empfindlich. Verstopfung, Stuhl verknotet, manchmal wechselnd mit Durchfall. Hautjucken.

Sehr niedergeschlagen und apathisch. Schwindel mit Neigung, nach vorn zu fallen. Neigung zu Hämorrhagien: Nasenbluten, blutende Hämorrhoiden.

Sehr breit wirkendes Mittel auf Leberparenchym und Pfortaderkreislauf, dadurch dienlich bei Virushepatitis, Leberinsuffizienz und Leberzirrhose.

Anwendung: D 2–D 4 dil.

Dolichos pruriens

Der deutsche Name „Juckbohne" weist schon auf die Hauptsymptomatik hin. Wirkt außerordentlich gut bei Jucken hepatischen Ursprunges, besonders ausgeprägt in der Bettwärme. Leib sehr aufgetrieben. Verstopfung; helle, fast weiße Stühle; brennende Hämorrhoiden.

Anwendung: D 4–C 6 (D 12) dil.

Aggressiver Verlauf

Bei länger als zwei Wochen anhaltendem Ikterus, bei hohen Transaminasewerten mit entsprechendem Tastbefund an der Leber und stark beeinträchtigtem Allgemeinzustand sollte man in einer neuen Fallaufnahme die Symptomatologie nochmals überprüfen und ein passendes Folgemittel einsetzen. Hier fällt die Arzneiwahl oft auf *Phosphor* oder ein Schlangengift (*Lachesis, Crotalus*).

Phosphor

Mit toxischer Dosis von *Phosphor* erzeugt man eine gelbe Leberatrophie. Zunge trocken, glatt, rot oder dünn weiß belegt. Zahnfleisch geschwollen, *blutet rasch*. – Leber vergrößert, evtl. Milzschwellung. Leib hart, gespannt. Brennen im Magen, starker Durst, Verlangen nach kalten Getränken. – Appetitlosigkeit wechselt mit gutem Appetit; zittrige Schwäche bei leerem Magen, besser nach Essen. Verstopfung oder Durchfall. Kot dünn, zusammengepreßt auf Bleistiftdicke oder schleimiger Durchfall, besonders morgens; Brennen im After mit Gefühl, als ob der Anus offen stände; Blut im Stuhl; sehr erschöpft nach dem Stuhlgang. – Blutungsneigung; Ekchymosen; Spontanhämatome; Nasenbluten. Palmarerythem. – Herzklopfen bei Linkslage, kann nicht links liegen, Puls beschleunigt und schwach.

Nervlich leicht erregbar und schnell erschöpft.

Anwendung: LM VI dil.; Reihe von D 6–C 30 tabl.

Vorsichtig dosieren bei Tuberkulinikern!

Lachesis

Aus der Toxikologie ist bekannt, daß nach Schlangenbissen langanhaltender, hepatischer oder hämolytischer Ikterus entsteht. Trockene, rissige, geschwollene Zunge, oft mit *roter Spitze*. Unangenehmer Mundgeschmack; Zahnfleisch schwammig, blutet leicht. – Leber sehr druckempfindlich, mag keine enge Kleidung um die Taille und um den Hals. Leib aufgetrieben. – Durchfall mit Gefühl, als ob der After zusammengeschnürt wäre oder pulsierender, hämmernder Schmerz. Blutende, blaurote Hämorrhoiden. Blutungsneigung, Ekchymosen. Ohnmachtähnliche Schwächezustände mit kalten Extremitäten. – Verträgt keine Wärme, heißes Wetter, warme enge Räume. Verlangen nach frischer, kühler Luft. Allgemeinzustand oft schlechter am Morgen, schläft in die Beschwerden hinein. Dienlich bei *Alkoholleber*.

Anwendung: LM VI–XIV dil.; C 6 (D 12)–C 30 dil.
Provoziert evtl. Blutung, wenn es zu tief gegeben wird. Toxische Grenze etwa bei D 8!

Crotalus horridus

Die Basissymptomatik hat viel Ähnlichkeit mit *Lachesis*. – Die Blutungsbereitschaft, das beeinträchtigte Allgemeinbefinden und die Hinfälligkeit sind bei *Crotalus* deutlicher. – Auffallende Schwellung der Zunge oder starkes *Schwellungsgefühl; rote glatte* Zunge, wie lackiert, äußere Partie feucht, die Mitte trocken. – Extreme Übelkeit mit Erbrechen, das Erbrochene enthält Beimengungen von Galle oder Blut.

Anwendung: LM VI–XVIII dil.; C 6 (D 12)–C 30 dil.
Toxische Grenze etwa bei D 8 dil.

Leberinsuffizienz

Diese allgemeine Benennung einer Leistungsminderung der Leberfunktion ist keine pathogenetisch einheitliche Diagnose; sie gibt auch keinen Hinweis für die Therapie, weder für die allopathische noch homöopathische Verordnung.
Bei einem so weit gespannten Syndrombegriff muß die Fallaufnahme sich um die hochwertigen personalen Symptome und die Biographie des Kranken bemühen. Der kurze Weg der Arzneifindung reicht nicht aus (vgl. Bd. I, S. 89).

Aus der Vielzahl der möglichen Mittel habe ich eine bescheidene Auswahl zusammengestellt: Drei große, sehr „vielnützige Mittel" (*Lycopodium – Sulfur – Sepia*) und drei Arzneien mit betonter Lebersymptomatik (*Chelidonium – Carduus marianus – Taraxacum*).

Lycopodium (siehe S. 291)

Muskelschwacher, faltenreicher, trockener Patient; wirkt vorzeitig gealtert. Oft intelligent. Überdeckt sein geringes Selbstvertrauen durch aufbrausende, ärgerliche Reizbarkeit und dogmatische Starre; verträgt keinen Widerspruch; „dauernde Furcht vor Zusammenbruch unter Belastung" (*Boericke*).
Obschon der Patient frostig ist, verträgt er Hitze und warme Räume schlecht und verlangt nach Bewegung in frischer Luft. Obschon der Patient schlecht fasten kann (z. B. Kopfschmerz bei Hunger), ist er nach wenigen Bissen voll und satt.
Leber druckempfindlich, verträgt nichts Enges am Rumpf; trägt lieber Hosenträger als Gürtel, löst den Rock- oder Hosenbund. Starker Meteorismus, besonders im *Unterbauch* (*Carbo* im *Oberbauch*). Gärungen und Blähungen schaffen im Leib „wie von arbeitender Hefe" (*Boericke*). – Allgemeine Verschlechterungszeit 16–20 Uhr – dies ist die Umschaltzeit in der Leberrhythmik (vgl. Bd. I, Sachwortverzeichnis S. 233 Biorhythmik).

Anwendung: Reihe von C 6 (D 12)–C 200 tabl.

Sulfur

Reizbar, ärgerlich oder traurig, mürrisch. Abneigung gegen Arbeit; Neigung zum Spinnen leerer Illusionen; „kindische Launenhaftigkeit bei Erwachsenen" (*Boericke*); sehr egozentrisch, nimmt wenig Rücksicht auf andere.
Schmerzen im Lebergebiet, oft brennende Schmerzen; Leber sehr druckempfindlich. Fühlt sich gegen 11 Uhr schwach und kraftlos und muß etwas essen. Ver-

langen nach Süßigkeiten, die aber Sodbrennen und Übelkeit verursachen. – Durchfall brennend und scharf, übelriechend, treibt oft früh aus dem Bett, oder auch Verstopfung mit erfolglosem Drang. Alle Körperöffnungen sind auffallend rot. After oft wund; brennende Hämorrhoiden.

Anwendung: Reihe von C 6 (D 12) – C 100 tabl.

Sepia

Reizbarer, leicht gekränkter Mensch, traurig, weint beim Erzählen der Symptome (wie *Pulsatilla, Natrium muriaticum*). Gleichgültig gegen die am meisten geliebten Menschen. – Leeregefühl im Magen, nicht besser durch Essen; Übelkeit schon bei Geruch oder Anblick der Speisen, Übelkeit vor dem Frühstück und Neigung zum Erbrechen nach dem Essen. Widerwille gegen Fett, Verlangen nach Saurem. Leber schmerzhaft, besser durch Liegen auf der rechten Seite. Braune Flecken im Gesicht und am Bauch. Gefühl, als ob alles nach unten drängen wolle (ähnlich *Lilium*). Urin hat deutlichen roten Satz.

Anwendung: LM VI–XVIII dil.

Chelidonium (siehe S. 295)

Carduus marianus (siehe S. 293)

Taraxacum

Wundes Gefühl in der Lebergegend. Tympanitischer Bauch – Empfindung, als ob im Bauch Blasen platzen würden. Stuhl schwierig zu entleeren oder auch gallige Durchfälle. *Carduus* hat mehr Verstopfung, *Taraxacum* eher Durchfall. Oft sehr deutliches Mundsymptom: Sehr schmerzhafte Landkartenzunge (EK 420–KK III/256). Anregende Wirkung auf die Gallensekretion und die Harnausscheidung (Hepatonephrotisches Syndrom). – Häufige stechende Gelenkbeschwerden in der Ruhe, die bei Bewegung besser werden; Unruhe in den Beinen. Viel Frösteln, schlimmer nach dem Essen oder Trinken; Fieber am Abend mit kalten Händen und kalter Nase. Beim Einschlafen Kopfschweiß mit nachfolgender Erschöpfung. – Viel Durst und häufiger Harndrang. Von *Hahnemann* bei Diabetes empfohlen. Günstige Wirkung bei chronischen Ekzemen (Urtinktur).

Anwendung: D 2–D 6 dil.

Leberzirrhose

Die folgende Gliederung sollte nicht verstanden werden als absolute Trennung mit Ausschließlichkeitsanspruch einer Arznei für eine bestimmte Form oder Ätiologie der Zirrhose. Ich muß immer wieder betonen, daß die besonderen Symptome eines Patienten allein die Arzneiwahl bestimmen. Jede Teilung und Zuordnung sollte nur als didaktische Hilfe verstanden werden.

Bei harter, großer Leber

Aurum metallicum

Oft vollblütige kongestionierte Patienten mit trauriger Stimmungslage; Selbstmordgedanken, möchten nicht mehr leben, Gedanken an den Tod erfreuen. – Cholerisch, aufbrausend, gereizt, wenn man ihn in seinen dunklen Gedanken stört; Widerspruch reizt. Übler Mundgeruch, bitterer Mundgeschmack. Oberbauch aufgetrieben. Leber vergrößert, hart. Brennende oder schneidende Schmerzen im rechten Oberbauch; krampfige Schmerzen mit reichlichen Blähungen; Schweregefühl im Leib mit eiskalten Händen und Füßen – und Blutandrang zum Kopf. – Abneigung gegen schwere Speisen, besonders gegen Fleisch. Verlangen nach Milch, Kaffee, Alkohol. – Übelriechende Blähungen; entweder nächtliche Durchfälle mit Brennen am After oder Verstopfung mit harten, knotigen Stühlen und sehr großen Stuhlmengen. – Trüber, grünlichbrauner Urin.

Anwendung: Reihe von C 6 (D 12)– C 1000 tabl.

Jodum

Sehr ungeduldige Patienten, finden nirgendwo Ruhe, finden keinen Schlaf, möchten trotz der Schwäche herumlaufen. Mager, unruhig, mit Unverträglichkeit von Wärme und Besserung der nervösen Unruhe durch Essen. Haut braungelb, wie ausgetrocknet.
Leberregion sehr druckempfindlich, schmerzhaft; Schmerzen strahlen zum Schulterblatt aus. Ständige Übelkeit, besonders nach dem Essen. Durchfall wechselt mit Verstopfung. Sehr scharfer, ätzender Urin.

Anwendung: C 6 (D 12)–C 30 tabl.

Magnesium muriaticum

Leber vergrößert mit Meteorismus, evtl. Aszites. Pressender Schmerz in der Leberregion mit Ausstrahlung zur Wirbelsäule und zum Oberbauch. Schmerz verstärkt sich beim Liegen auf der rechten Seite. – Gelbe Zunge; Gefühl, als ob die Zunge verbrannt wäre. – Aufstoßen mit Geschmack nach faulen Eiern. Verträgt keine Milch, Abneigung gegen Milch. – Trockener, krümelnder Stuhl; knotig wie Schafskot. – Funktionelle Herzbeschwerden; Herzklopfen mit krampfigen Schmerzen beim Sitzen, schlimmer in der Ruhe.

Anwendung: Reihe von D 6, C 6 (D 12)–C 200 tabl.

Lycopodium (siehe S. 297)

Phosphor (siehe S. 296)

China (siehe S. 295)

Bei atrophischer Zirrhose

Plumbum

Meist magere, erschöpfte, verstopfte Patienten.
In der Leberregion brennende, stechende, krampfige Schmerzen mit Ausstrahlung zur Wirbelsäule. Reiben der Leber bessert den Schmerz. Empfindung, als ob der Leib nach innen gezogen würde. – Stuhlgang nur jeden dritten, vierten Tag; knollige Stühle, wie Schafskot; Entleerung nur mit großer Anstrengung möglich, dabei Empfindung, als ob der After verkrampft wäre; nach Abgang von hartem Stuhl manchmal noch eine weiche Entleerung. Die chronische Lebererkrankung ist manchmal verbunden mit Hypertonie bei sehr blassem Gesicht.

Anwendung: C 9–C 30 tabl.

Bei der Alkoholleber ist im Anfang oft *Nux vomica* und danch *Lachesis* angezeigt.

Nux vomica

Reizbare, heftige, zornige Patienten mit Verlangen nach Stimulantien.
Nux ist oft indiziert bei Folgezuständen, die durch toxische Stoffe hervorgerufen werden oder durch Unverträglichkeit massiver Arzneireize entstehen.

Anwendung: D 4 im Anfang, wenn die Leberentgiftung im Vordergrund steht. Später C 30–C 1000 dil. in seltenen Einzelgaben, um das Verlangen nach Alkohol und Stimulantien zu reduzieren.

Lachesis

Graugelber Teint, oft livide Lippen. – Leber vergrößert, stark berührungsempfindlich. Leib sehr aufgetrieben, druckempfindlich. Duldet nichts Enges am Leib und am Hals. – Zunge rot, wie lakkiert. Stuhl sehr übelriechend, blaurote Hämorrhoiden.

Anwendung: Vgl. auch S. 296: LM VI–XIV dil.; C 6 (D 12)–C 30 dil.

Fettleber

Die Fettleber benötigt oft *Phosphorus* (siehe S. 296) oder *Magnesium muriaticum* (siehe S. 299). Die diätetische Führung unter Berücksichtigung der Risikofaktoren

(Diabetes, Hypercholesterinämie, Hyperlipidämie, Hyperurikämie) ist unerläßlich für den Erfolg der arzneilichen Behandlung.
Die Kenntnis der *Hahnemann*schen Grundformen der chronischen Krankheiten gibt uns Hinweise, daß diese Risikofaktoren auch bei der *Sykose* (vgl. Bd. I., Sachwortverzeichnis) bestimmend sind. Dadurch öffnet sich uns ein besseres konstitutionelles und therapeutisches Verständnis zu *Thuja, Natrium sulfuricum, Lycopodium* und deren Anwendung bei solchen hypertrophischen Leberkrankheiten.

Wenn wir keine typische Ätiologie bei sehr *symptomarmen* Krankheitsfällen finden, wir also auch keine überzeugende Ähnlichkeit zu einem uns bekannten Arzneimittelbild ermitteln können, dann sind die folgenden Arzneien in tiefer Potenzierung oder Urtinktur nicht zu verachten. Beide wurden von *Rademacher*[1] eingeführt.

Aqua Quassiae

Phytotherapeutisches Mittel, bewährt bei Zirrhose mit verringerter Harnausscheidung, evtl. mit Aszites. Keine homöopathische Arzneimittelprüfung.

Anwendung: 3mal tägl. – maximal 1 Kaffeelöffel voll

Aqua nucis vomicae

Entspricht im wesentlichen dem Arzneimittelbild von *Nux vomica*. In der Kombination mit Aqua Quassiae bewährt bei Zirrhose mit Aszites.

Anwendung: 3mal tägl. 10 Tropfen

Carduus marianus (siehe S. 296)

Die Mariendistel hat durch die Erforschung der Inhaltsstoffe das etwas verspätete, aber allem Anschein lohnende Interesse der pharmazeutischen Industrie gewonnen.

Anwendung: ∅–D 2 dil. oder höher potenziert bei guter Übereinstimmung mit dem Arzneimittelbild

Taraxacum (siehe S. 298)

Der Löwenzahn ist altes bewährtes Pflanzenheilmittel mit Bitterstoffen und ausgezeichneter cholagoger Wirkung.

Anwendung: ∅–D 4 dil. oder höher potenziert bei guter Übereinstimmung

[1] Lit. Rademacher, Johann Gottfried, Erfahrungsheillehre

Harnorgane

Entzündliche Erkrankungen der Harnwege

Eingehende Anamnese und saubere Diagnostik sind Vorbedingungen arzneilicher Therapie. Abflußhindernisse, Mißbildungen, Stoffwechselstörungen müssen erkannt werden. Krankheitsverlauf, Art, Ort und Auslösung der Schmerzempfindungen, Beschaffenheit des Harnes, Häufigkeit und Intensität des Harndranges prägen das individuelle Krankheitsbild.
Für die Arzneiwahl ist es nicht so wichtig, welche Bakterien beteiligt sind. Entscheidend ist das „Terrain“, das den Nährboden für diese Keime abgibt. Ziel der Behandlung ist es, durch Steigerung der körpereigenen Abwehrleistungen dieses Terrain zu ändern. Dazu gehört auch: Regulierung der Darmfunktion (Darmflora!), Beseitigung des chronischen Kaltfußes, Vermeidung der Abkühlung in der Lumbalgegend, Ausschaltung von Störherden im körperlichen und seelischen Bereich.
Eine Reihe von Arzneimitteln, die sich häufig bewähren, habe ich nach Krankheitsverlauf und Ätiologie geordnet.

Übersicht

Vgl. in den Repertorien:

Harnblase		
Urinieren, Entleerung	EK 658 ff.	KK III/670 ff.
Entzündung	EK 649	KK III/685
Katarrh	EK 653	KK III/686
Harndrang	EK 649 ff.	KK III/678 ff.
Harnverhaltung, Lähmung	EK 653 (*Paralyse*)	KK III/683 ff. (*Lähmung*)
Harnröhre		
Entzündung	EK 676	KK III/692
Schmerzen	EK 678 ff.	KK III/706
Urin		
Aussehen		KK III/715
Beimengungen (Blut, Eiweiß, Gallenfarbstoffe, Zucker, Zylinder	EK 686 – 697	KK III/717
Farbe	EK 687	KK III/720
Geruch	EK 689	KK III/723
Sediment	EK 692	KK III/725

Akuter Verlauf

Folgen von Kälte, Allgemeininfekten und Stoffwechselbelastungen, Traumafolgen

Plötzlicher Beginn	S. 302	Aconitum Belladonna
Brennender Schmerz	S. 303	Cantharis Cannabis sativa

Folge von Kälte und Nässe	S. 303	Dulcamara Pulsatilla
Krampfiger Harndrang	S. 303	Colocynthis Nux vomica Mercurius corrosivus
Folge von Verletzungen	S. 304	Arnica Hamamelis Staphisagria
Subakuter Verlauf		
Folgen von Stoffwechselvorgängen mit Ausscheidung von Uraten, Oxalaten, Phosphaten		
Harnsaure Diathese	S. 305	Acidum benzoicum Acidum nitricum Equisetum Berberis
Dysurie, Entleerungsstörung	S. 305	Chimaphila Sabal serrulata Populus tremuloides Pareira brava
Chronisch-rezidivierende Entzündungen		
Im Einzelfall können alle Konstitutionsmittel in Frage kommen, besonders häufig aber Arzneien, die Bezug zur Sykose und zur harnsauren Diathese haben		
Harnsaure Diathese	S. 306	Medorrhinum Thuja Acidum nitricum Lycopodium
Sonstige Mittel	S. 307	Calcium carbonicum Natrium muriaticum Sepia Argentum nitricum

Akuter Verlauf

Folgen von Kälte, Allgemeininfekten und Stoffwechselbelastungen, Traumafolgen.

Bei plötzlichem Beginn einer akuten Entzündung sind *Aconitum* und *Belladonna* die Mittel der Wahl.

Aconitum napellus

Stürmischer Beginn mit Fieber ohne Schweiß, Folge von trocken-kaltem Wind (Ostwind). Unerträgliche brennende Schmerzen am Blasenhals und in der Urethra mit ständigem Harndrang. Nächtliche Verschlimmerung mit Angst und Unruhe. Angst bei Beginn der Harnentleerung.
Urin wird heiß empfunden und ist anfangs spärlich und rötlich, evtl. Harnverhaltung mit Schreien und Unruhe.
Anwendung: C 6 (D 12)–C 30 dil. nach Methode 1

Belladonna

Rascher Beginn mit fiebriger Hitze und Schweiß. Folge von Abkühlung durch Wechsel von warm zu kalt. Roter Kopf mit pulsierenden Gefäßen, weite Pupillen, reichlicher Schweiß am Körper mit kalten Extremitäten; will zugedeckt bleiben, da er sonst friert.

Brennende Schmerzen im Blasenhals, *Blasentenesmen*; evtl. Harnverhaltung oder auch reichlicher Urin. Blasengegend sehr berührungsempfindlich und *schmerzhaft bei Erschütterung* des Körpers.

Anwendung: C 6 (D 12)–C 30 dil. nach Methode 1

Bei akutem Krankheitsverlauf mit starken brennenden Schmerzen:

Cantharis

Unerträgliches Brennen mit dauerndem Harndrang. Schmerzen vor, während und nach dem Urinieren. *Harn* geht nur *tropfenweise* ab. Urin enthält Schleim, reichlich Blasenepithelien, Zylinder, Eiweiß, evtl. Blut.
Kaffee verstärkt die Schmerzen. Öfter brennender Durst mit Abneigung gegen Trinken, aber auch unstillbarer Durst.

Anwendung: C 6 (D 12)–C 30 dil. nach Methode 1

Cannabis sativa (Hanf)
(enthält keine suchterzeugenden Alkaloide wie Cannabis *indica*)

Stechende und brennende Schmerzen, besonders in der Urethra.
Cantharis und *Cannabis* sind ähnlich. Bei *Cantharis* ist der brennende Schmerz deutlicher.
Schmerz am Ende der Miktion, strahlt von der Urethra zur Blase und zum Rükken. Muß beim Urinieren breitbeinig stehen.
Ständiger Harndrang, evtl. spastischer Sphinkterverschluß. Eitriger Schleim. Früher zur Behandlung der gonorrhoischen Urethritis verwendet.

Anwendung: C 6 (D 12) dil.

Folge von Kälte und Nässe

Das Blasen-Nieren-System ist störanfällig durch Kälte, Durchnässung, Liegen auf feuchtkaltem Boden, Abkühlung im nassen Badeanzug. Wenn die Anamnese diese Ätiologie aufdeckt, denken wir zuerst an *Dulcamara* oder *Pulsatilla*.

Dulcamara

Bei Dulcamara bessert sich alles durch Wärme, im warmen Bett. Reizblase bei Kälte (wie *Petroselinum*). Schmerzhaftes Urinieren mit Brennen an der Urethramündung. Urin ist trüb und hat schleimiges, evtl. eitriges Sediment. Harnverhaltung durch Waten in kaltem Wasser.

Anwendung: D 4–C 6 (D 12) dil.

Pulsatilla

Folgen von kalten Füßen und Durchnässung, Druckempfindung oder Kolikschmerz *vor* der Miktion; *nach* dem Urinieren *krampfiger Schmerz* im Blasenhals, ausstrahlend zum Damm und zu den Oberschenkeln. Vermehrter Harndrang auch noch nach dem Wasserlassen.
Pulsatilla ist besonders indiziert, wenn die Gesamtsymptomatik zu diesem Mittel paßt: Wechselnde Symptome, wenig Durst, launisch, rasch weinerlich. Zuspruch und Trost verlangende Charaktere. Sie fühlen sich besser in frischer Luft, obwohl sie frostig sind.

Anwendung: D 4–C 30 dil.

Krampfiger Harndrang

Bei akuten Entzündungen ist der gehäufte Harndrang mit *krampfigen Schmerzen* ein auffallendes und sehr lästiges Symptom: *Colocynthis, Nux vomica*.
Dieses spastische Geschehen steigert sich zum Tenesmus mit schleimig-eitrigem, evtl. blutigem Urin bei *Mercurius corrosivus*, da eine tiefgehende Entzündung der Blasenschleimhaut besteht.
Memo: Quecksilber ist aggressiv!

Colocynthis

Beim Urinieren Schmerzen im ganzen Bauch, *besser durch Krümmen*. Urin riecht sehr stark, stinkend; evtl. roter

Satz. Häufiger Drang, kleine Mengen. Klebrige Absonderung aus der Urethra. Folgen von Kaltwerden, besonders an kühlen Abenden nach warmen Tagen.
Im Charakter heftig und ärgerlich, schnell empört.

Anwendung: C 6 (D 12)–C 30 dil.

Nux vomica

Spastische Beschwerden als Folge von nervlich belastender Lebensweise. Besonders indiziert, wenn die Gesamtsymptomatik auf die typische Konstitution des Nux-Patienten hinweist: rasch, aktiv, nervös, reizbar, heftig. Diese Veranlagung verstärkt sich durch die Reizüberflutung des modernen Großstadtmenschen, sitzende Lebensweise, Hast, zu schwere Nahrung, Genußmittel- und Arzneimißbrauch, unausgeglichenen Tag/Nacht-Rhythmus, mangelnde Warm/Kalt-Anpassung.
Diese Patienten sind sehr kälteempfindlich, besonders gegen Luftzug. Reizblase bei geringer Abkühlung der Füße, nach Bier und Most. Erfolgloser Drang zum Urinieren, Spasmen und Strangurie.

Anwendung: C 6 (D 12)–C 200 dil.; LM VI–XVIII dil.

Mercurius corrosivus

Anhaltender Tenesmus mit schleimig-eitrigem Urin.
Fieber mit nächtlichen lästigen Schweißen. Schleimig-eitrige Absonderung, trüber roter Urin, Albuminurie, Leuk- und Zylindrurie.
Starkes Brennen in der Urethra, Urin heiß, spärlich, unterdrückt oder blutig. *Schweißausbruch nach der Miktion.*

Anwendung: C 6 (D 12)–C 30 tabl.

Folge von Verletzungen

Entzündungen nach Verletzungen im Harnsystem verlangen u. a. *Arnica* oder *Hamamelis*. Erinnert sei auch an *Staphisagria* (vgl. Kapitel Physisches Trauma, S. 343) bei Folgen nach Nierensteinoperationen, nach Entbindungen, nach kleinen Verletzungen der Harnröhrenmündung, vor allen Dingen bei der Frau.

Arnica

Folge von operativen Eingriffen, Katheterisieren, Quetschung, Steinabgang. Die Symptome im Urogenitalbereich sind nicht sehr typisch. Hinweisend ist allein die *Ätiologie der Störung*. So läßt sich oft auch das Nachträufeln von Harn nach Prostata-Operation mit *Arnica* beheben.

Anwendung: C 6 (D 12) dil.

Hamamelis

Kommt es nach Verletzungen zu *Blutungen*, dann ist *Hamamelis* recht hilfreich. Hämaturie und Strangurie. Verstärkter Harndrang.

Anwendung: ∅–D 6 dil.

Staphisagria

Häufiger Harndrang, Entleerung oft erschwert, vergeblicher Harndrang bis zur Harnverhaltung, evtl. nur tropfenweise Entleerung bei Entzündungen nach Nierenstein-Operationen und nach Entbindungen.
In der alten Arzneimittellehre werden dysurische Symptome verzeichnet, die damals bei frisch verheirateten Frauen auftraten.
Entsprechend den Änderungen im Sexualverhalten muß man bei mancher fälschlicherweise diagnostizierten Zystitis und Urethritis an solche dysurischen Symptome auch bei anderer Lebenssituation denken. *Staphisagria* hat in seiner Gesamtsymptomatik: Folgen nach sexuellen Exzessen, schlechter nach Koitus, ist oft mit sexuellen Gedanken beschäftigt.

Anwendung: C 30 und höher dil., LM XVIII dil.

Subakuter Verlauf

Folgen von Stoffwechselvorgängen mit Ausscheidung von Uraten, Oxalaten, Phosphaten
Subakute Entzündungen entstehen, wenn der Organismus keine ausreichende Immunabwehr gegen eindringende Bakterien schafft. Die für solche Zustände passenden Arzneimittel zeigen in ihrer Symptomatologie vermehrte Ausscheidungen von Uraten, Oxalaten, Phosphaten *und* Gelenkbeschwerden

Harnsaure Diathese

Diese Kombination von Symptomen weist auf die *gichtisch-rheumatische* oder *harnsaure Diathese*.
Entsprechende Mittel sind die beiden Säuren *Acidum benzoicum, Acidum nitricum* und die pflanzlichen Arzneien Schachtelhalm (*Equisetum*) und Berberitze (*Berberis vulgaris*).

Acidum benzoicum

Die Störungen im Harnsystem sind Teil der gichtisch-rheumatischen Diathese. Vermehrte Ausscheidung von Uraten und Hippursäure. Dunkler, stinkender Urin – wie Pferdeharn (ammoniakalisch). Urin ist scharf, macht wund. Harnträufeln, Schmerzen in der Nierengegend. Wandernde Schmerzen in Muskeln und Gelenken, an Sehnenscheiden; Gichtknoten; Ganglion Handgelenk.

Anwendung: D 6–C 6 (D 12) dil.

Acidum nitricum

Splitterartiger, stechender Schmerz in der Harnröhre bei übelriechendem Harn (wie Pferdeharn). Harn enthält Eiweiß und Zylinder, oft Erythrozyten. Sonderliche Empfindung bei der Miktion: Harn wird in der Urethra kalt empfunden. – Reichliche, übelriechende Schweiße. Gelenke steif und schmerzhaft, besser durch Erschütterungen beim Fahren. Harnsaure Diathese.

Anwendung: C 6 (D 12)–C 30 dil.; LM VI–XVIII dil.

Equisetum arvense, Equisetum hiemale

Beide Arzneibilder sind gleich.
Gefühl, als sei die Blase zu voll. Dieses Völlegefühl wird oft *nicht* besser nach Urinieren. Stechende, brennende Schmerzen in der Urethra. Imperativer Harndrang. Harn trüb, viel Schleim, Urate; Enuresis bei Kindern.

Anwendung: Tee, ∅–D 4 dil.

Berberis vulgaris

Die ungenügende Funktion der Leber führt zur Überlastung der Nieren und damit zu Steinbildungen und Reizerscheinungen an Blase und Urethra. Lendenschmerz, strahlt längs des Harnleiters in Blase und Urethra aus. Schneidender Schmerz in der Harnröhre mit Ausstrahlung in Hoden und Oberschenkel. Die *ausstrahlenden* Schmerzen sind typisch für *Berberis*. – Vermehrter Harndrang. Urin wechselt oft die Farbe, ist mal wasserhell, mal stark konzentriert mit gelbem oder rotem Sediment und Schleimbeimengung.

Anwendung: D 3–D 6 dil.

Dysurie, Entleerungsstörung

Dieser klinischen Syndrombezeichnung stelle ich eine Gruppe von pflanzlichen Mitteln gegenüber, die als gemeinsam auffallendes Symptom eine *Entleerungsstörung* bei der Miktion haben. (Vgl. Kapitel Prostata, S. 319)
Die klinische Erfahrung zeigt, daß zwar öfter eine mechanische Abflußbehinderung vorliegt, daß aber auch funktionale Wechselwirkungen zwischen Entzündung und Spasmus bestehen. Darüber hinaus gibt es eine Reihe von psychosomatischen Verflechtungen zu diesen Entleerungsstörungen, z. B. Störungen in der Sexualität (*Staphisagria*) oder eigenartige Syndrome, wie z. B. „kann nicht in Gegenwart anderer entleeren" (*Natrium muriaticum*).

Chimaphila umbellata

Heftiger und verstärkter Harndrang, brennende Schmerzen während und nach der Miktion von der Blase zur Harnröhrenmündung. Im Nierenlager dumpfer Druck mit Flattergefühl, vibrierend. Ballgefühl in der Darmregion.
Muß pressen beim Urinieren, entleert besser mit gespreizten Beinen und vorgeneigtem Oberkörper. Dicker, fadenziehender Schleim bei spärlichem Urin.

Anwendung: ∅–D 6 dil.

Sabal serrulata

Stechende Schmerzen beim Urinieren; dabei oft die Empfindung, als sei die Harnröhre zu eng.
Gehäufter Harndrang, besonders nachts mit dem Gefühl, als ob die Blase und der ganze Unterleib zu voll wären. Trüber, schleimiger, evtl. auch blutiger Urin. Sediment: reichlich Urate.

Anwendung: ∅–D 3 dil. bei Prostata-Erkrankungen
D 3–D 6 dil. bei Blasenentzündungen

Populus tremuloides

Nach der Miktion Schmerz hinter dem Schambein. Bei der Miktion starke Schmerzen, oft *brennender* Schmerz. Heftige Tenesmen. Urin: schleimig-eitrig.
Indikation: Zystitis in der Schwangerschaft, bei alten Menschen, bei Prostatavergrößerungen, nach Operation an Blase und Harnleiter.

Anwendung: ∅–D 4 dil.

Pareira brava

Harnentleerung nur nach starkem Pressen, *muß sich* dabei *krümmen* oder sich *kauern*. Empfindung, als ob die Blase überdehnt wäre. Häufiger Drang mit Schmerzen, die in Oberschenkel und Penis ausstrahlen. Jucken in der Urethra. Nachträufeln nach der Miktion.
Urin riecht streng, nach Ammoniak; enthält eitrigen Schleim; reichlich Ziegelmehlsediment.
Indikation: Dysurie bei starker Entzündung, besonders bei Steinleiden. Harnverhaltung nach der Entbindung.

Anwendung: ∅–D 6 dil.

Chronisch-rezidivierende Entzündungen

verlangen tief wirkende konstitutionelle Arzneien, besonders Mittel, die Beziehung zur Sykose und zur harnsauren Diathese haben. (Vgl. Bd. I, S. 196).
Die Arzneiwahl stützt sich bei diesen Zuständen weniger auf die organotrope als auf die personotrope Symptomatik.

Medorrhinum

(vgl. dieses Arzneibild in Bd. I, S. 188)

Hastig, vergeßlich – schlecht am Morgen, besser abends. Entzündungen an Blase, Niere, Prostata, Adnexen – oft kombiniert mit rheumatischen Gelenkbeschwerden. Harndrang vermehrt in der Nacht; schwacher Harnstrahl, evtl. nächtliche Inkontinenz. Enuresis nocturna bei Kindern und alten Menschen.
Urin riecht übel, stinkend, ammoniakalisch; dunkelgelb, direkt nach der Miktion ist der Urin klar, bekommt beim Stehen eine dünne Fetthaut; Albuminurie, Zylinder.

Anwendung: LM VI–XVIII dil. – bei älteren Menschen vorsichtig mit 1–2 Tropfen tgl. beginnen und nur langsam steigern.

Thuja

Häufiger Harndrang, schneidende brennende Schmerzen in der Harnröhre. *Harnstrahl* wird *unterbrochen*, Nachtröpfeln.
Sonderliches Symptom: als ob nach der Miktion noch ein Tropfen von Urin durch die Harnröhre liefe; Kälteschauer beim Urinieren.

Anwendung: C 6 (D 12) dil. bei ausgeprägter organotroper Symptomatik und noch nicht zu langer Erkrankung; C 200 bei deutlicher personaler Übereinstimmung 1 Gabe, frühestens nach 4 Wochen wiederholen.

Acidum nitricum (s. S. 305)

Lycopodium

Obwohl *Hahnemann* dieses Mittel in die Gruppe der psorischen Arzneien einordnet, bewährt es sich bei Störungen, die Bezug zur harnsauren Diathese haben (Bd. I, S. 196).
Klinische Symptome: Hyperurikämie, Hypocholesterinämie. Disharmonie zwischen ergotroper und trophotroper Leberfunktion. Daraus erklärt sich die auffallende zeitliche Verschlechterung (16–20 Uhr) des Allgemeinzustandes und mancher Einzelsymptome in der Umschaltzeit des Leberstoffwechsels von der Tag- zur Nachtphase (vgl. Bd. I, Sachverzeichnis Biorhythmik).
Hepatorenale Insuffizienz und rheumatische Beschwerden. Von den letzten beiden klinischen Begriffen läßt sich die Beobachtung ableiten, daß die rheumatischen Beschwerden und Kopfschmerzen besser werden, wenn der Urin reichlich rotes Sediment enthält, wenn also die renale Ausscheidung von harnpflichtigen Stoffen besser wird.
Organotrope Symptomatik: Häufiger Harndrang, besonders nachts, manchmal vergeblicher Drang.
Harnstrahl langsam, schwach und wird gelegentlich durch Sphinkterkrampf unterbrochen; muß öfter warten, bis es läuft; hilft durch Pressen nach.
Schneidender, stechender, brennender Schmerz bei und während dem Wassermachen. Kinder schreien schon *vor* der Miktion, besonders wenn roter Satz im Urin ist.
Urin übelriechend, scharf; dunkel mit rotem, sandigem Sediment, manchmal schaumig, milchig-getrübt, reichlich Leukozyten.

Anwendung: Reihe von C 6 (D 12)–C 1000 tabl.; LM VI–XXX dil.

Sonstige Mittel

Calcium carbonicum

Kennwort: Verzögerte Entwicklung, dauernd erkältet.
Wird vor allem in der Kinderpraxis benötigt, wenn träge, pastöse, lymphatische Kinder mit kaltem Schweißfuß immer wieder rezidivierende Blasenentzündungen bekommen. Typisch ist: Urin riecht *sauer* und enthält *weißes* Sediment. Reizblase bei kaltem Wetter, Neigung zu Enuresis nocturna.

Anwendung: Reihe von C 6 (D 12)–C 1000 tabl.

Natrium muriaticum

In sich verschlossen – kann sich von altem Kummer nicht lösen. Dieses Mittel hat ein apartes Symptom: kann nicht in Gegenwart anderer urinieren. Dieses kleine urologische Symptom erscheint auf den ersten Eindruck hin etwas unwissenschaftlich – aber es spiegelt deutlich die psychische Gesamtverfassung: gehört nicht zur „Herde"; immer auf Distanz zu anderen Menschen; introvertiert, lehnt Trost ab, da ein anderer sich nicht einmischen soll.

Anwendung: Reihe von C 30–C 1000 dil.; LM XIV–XXX dil.

Sepia

Häufiger plötzlicher Harndrang; muß sofort urinieren, oder: vergeblicher Drang, erschwerte Entleerung; muß lange warten, bis es läuft; muß lange pressen. „Starker Drang zum Harnen mit schmerzhaftem Drängen im Becken..." (*Hahnemann*)
„Nachts träumt es ihm, er harne in das Nachtgeschirr, währenddessen er den Harn ins Bett gehen ließ." (*Hahnemann*)
Urin: trüb, übelriechend, roter Satz.
Allgemeinsymptome: Gefühl von Senkung und Abwärtsdrängen der Baucheingeweide, besonders der Gebärmutter. Venöse Stase.

Chronische Pyelonephritis mit Koliurie, mit trübem, stinkenden Urin (*Voisin*). Enuresis im ersten Schlaf.

Anwendung: C 6 (D 12) – C 30 dil. und höher

Argentum nitricum

Den typischen Argentum-Schmerz finden wir auch im urologischen Bereich: „Geschwüriger Schmerz im mittleren Teil der Harnröhre, *wie von einem Splitter*".
Brennender Schmerz in der Harnröhre beim Urinieren, gehäufter Harndrang, muß manchmal pressen, damit es läuft, oder auch unfreiwillige Entleerung. Vergeblicher Harndrang, aber sobald er aufhört zu pressen, gehen Stuhl und Urin unwillkürlich ab.
Empfindung, als ob *nach* der Miktion noch Tropfen in der Urethra zurückblieben.
Harninkontinenz am Tage und in der Nacht, geteilter Harnstrahl, tropfenweise Entleerung.
Urin: Eiweiß, Epithelien, dunkler, rötlicher Satz, Urate.

Anwendung: C 6 (D 12) – C 30 dil.

Blasen- und Nierensteine

Die Behandlung stellt uns drei Aufgaben:
- Schmerzstillung während der Kolik; dabei soll nach Möglichkeit die Geburt des Steines gefördert werden.
- Beseitigung des Steines (Schlinge, Operation, Zertrümmern, Auflösen, Austreiben)
- Verhütung von Rezidiven. Damit ist die Aufgabe gelöst, die *Hahnemann* der Heilkunst stellt: Wirklich heilen!

Behandlung während der Kolik

Bei starken Schmerzen i. v.-Injektion von Kombinationspräparaten (Spasmolytikum und Antineuralgikum). Je nach Situation läßt sich auch der Schmerz durch Neuraltherapie erleichtern oder beheben:
Intrakutane Quaddelung im Bereich der Schmerzzonen mit *Xylocain 1/2 %* u. a., evtl. kombiniert mit *Berberis D 3 Amp.*.
Zusätzlich oder oft allein beherrscht die sicher ausgewählte homöopathische Arznei den Schmerz und fördert vor allem den Steinabgang.
Am häufigsten bewähren sich hier die allgemeinen *krampflösenden Arzneien*, die auch bei anderen Spasmen dienlich sind (vgl. Gallenkolik, S. 288).

Belladonna

Sehr plötzlich auftretende *klopfende Schmerzen* im Bereich von Nierenlager, Flanke, Harnleiter. Druck auf Nierenlager sehr schmerzhaft, *verträgt keine Erschütterungen*. – Bei Schmerzen Gesicht heiß, evtl. rot, Extremitäten kalt, Puls voll und schnell.

Anwendung: C 6 (D 12) dil.; Methode 1

Colocynthis

Krampfender, heftiger, zermalmender *Schmerz*, der *zum Krümmen* zwingt. – Brennschmerz beim Urinieren; häufiger Harndrang, rotes Sediment, Blasentenesmen.

Anwendung: C 6 (D 12) dil.; Methode 1

Übersicht

Vgl. in den Repertorien:

Blasensteine: EK 658;	KK 685 (Schleimhaut)
Nierensteine: EK 695;	KK III/728 (Sediment)

Behandlung während der Kolik

EK 669 ff.; KK III/697 ff. (Krampfige oder andere vorherrschende Schmerzen)	S. 308	Belladonna Colocynthis Dioscorea Berberis Cantharis Coccus cacti

Behandlung nach der Kolik

Oxalatsteine bzw. Oxalatsediment . . . . . . EK 604 (oxalsaure Kalke); KK III/728 (Oxalate)	S. 310	Asparagus Acidum nitricum Acidum oxalicum Terebinthina
Phosphatsteine bzw. Phosphatsediment . . . EK 694; KK III/728	S. 311	Calcium phosphoricum Acidum phosphoricum Phosphorus Rubia tinctorum Sarsaparilla
Uratsteine bzw. Uratsediment	S. 312	Calcium carbonicum Acidum benzoicum Berberis Lithium carbonicum Lycopodium Solidago

Dioscorea

Krampfschmerz, der zum *Überstrecken* zwingt. „Betäubender Schmerz auf kleiner Stelle am rechten Becken; Schmerzen strahlen aus zur Niere, zum rechten Bein, zum rechten Hoden. Kalter Schweiß.“ (Etwas verkürzt, nach *Hering*)

Anwendung: ∅–D 6 dil., evtl. nach Methode 1

Zusätzlich zu diesen drei allgemeinen Krampfmitteln merken wir uns:

Berberis vulgaris

Typisch ist die *weite Ausstrahlung der Schmerzen*, und zwar nach allen Seiten von der Nierengegend aus über den Harnleiter zur Blase, Harnröhre, Hoden, Oberschenkel, Knie. – Urin enthält dikken Schleim mit rotem Sediment.

Anwendung: ∅, D 3–D 6 dil.

Cantharis

Schneidender, *brennender*, reißender, zusammenziehender *Schmerz* vom Nierenlager zur Blase, zum Penis. Unerträglicher Tenesmus (*Boericke*). Dauernder Harndrang mit blutigem Urin.

Anwendung: C 6 (D 12) dil.

Coccus cacti

Stechender, ziehender, schneidender, krampfiger *Schmerz* vom Nierenlager aus längs des Harnleiters zur Blase und Harnröhre. – Häufiger Harndrang; der Harn ist dick, trüb, dunkel, schleimhaltig, evtl. blutig. – Geruch ammoniakalisch oder aashaft, faulig. Uratsediment.

Anwendung: D 3–D 6 tabl.

Behandlung nach der Kolik

Selbstverständlich diagnostisch abklären: Wo sitzt der Stein, wie groß, wie geformt, woraus besteht er, Komplikationen? Danach Entscheidung über die im Einzelfall erforderliche Therapieform. Wenn konservative Behandlung aussichtsreich erscheint, sollte man einen längeren Versuch mit unserer Therapie wagen. Ich habe danach schon viele Steinabgänge auf natürliche Weise erlebt.
Homöopathische Therapie hat besonders gute Chancen bei der Verhütung von Rezidiven. Heilung der Steindiathese muß das Ziel sein!
Die Sykose nach Hahnemann (vgl. Bd. I S. 195) ist die Grundlage der gichtisch-rheumatisch-lithämischen Diathese. Dies erklärt, warum viele der folgenden Arzneien sowohl im Nieren-Blasen-System als auch auf die Gelenkfunktionen wirken.
Die meisten Steine enthalten Kalksalze – das heißt aber für die Therapie, daß wir den Kalkstoffwechsel in Ordnung bringen müssen, um Rezidive auszuschließen:
Calcium carbonicum (vorwiegend *Urat*-Steine) oder
Calcium phosphoricum (vorwiegend *Phosphat*-Steine)
sind oft wichtige Mittel.
Wenn der Patient einen abgegangenen Stein verwahrt hat, kann man diesen im Mörser verreiben und als *Isopathikum* potenziert von D 3 bis C 6 (D 12) anwenden. Entsprechend kann man durch langes Zentrifugieren das Restsediment gewinnen und daraus ebenso das Isopathikum potenziert herstellen.
Das Harnsediment gibt uns fast immer Aufschluß, welche Kristalle vorwiegend ausgeschieden werden. Nach der Klassifizierung in Oxalat-, Phosphat- oder Uratsteine lassen sich die Diät und die Arzneifindung für den Einzelfall differenzieren.

Oxalatsteine

Asparagus

In tiefer Potenzierung wird die phytotherapeutische Wirkung des Spargels ausgenutzt: *Anregung* der *Harnausscheidung*, Nierendrainage. Besonders günstig bei Pyurie, Leukozyturie, reichlich Schleimbeimengungen.
Auffallende Symptomatik: Schmerzen in der linken Schulter mit Herzklopfen und schwachem Puls bei Blasen-Nieren-Erkrankungen, besonders Steinleiden.

Anwendung: Zur Diurese D 1–D 6, bei Herzbeschwerden D 6 dil.

Acidum nitricum

Spärlicher, dunkler, übelriechender Urin, wie Pferdeharn. Schneidender oder *spitzig stechender Schmerz* in der Urethra mit brennenden Nachschmerzen nach dem Urinieren. Urin enthält reichlich Oxalate.

Anwendung: C 6 (D 12)–C 200 dil.

Acidum oxalicum

Schmerzen in der Nierengegend, häufiges und reichliches Urinieren. Muß sofort urinieren, sobald er daran denkt. Daran erkennen wir die typische Symptomatik von *Acidum oxalicum*: Denken an seine Beschwerden löst diese aus. – Urin enthält reichlich Oxalate.

Anwendung: C 6 (D 12)–C 30 dil.

Terebinthina

Ziehende und brennende Schmerzen in der Nierengegend. Nierenlager sehr druckempfindlich. Harn trüb, enthält oft Blut, Schleim, Albumin. – Veilchenartiger Geruch.

Anwendung: D 3–C 6 (D 12) dil.

Phosphatsteine

Meist alkalischer Urin

Calcium phosphoricum

ist ein oft angezeigtes konstitutionelles Mittel. Dunkler Urin mit durchdringendem Geruch. Starke Schmerzen im Nierengebiet, beim Anheben eines Gegenstandes oder beim Naseschneuzen (= verstärkter innerer Überdruck). – Häufige Urinentleerung mit Schwächegefühl.

Anwendung: Reihe von C 6 (D 12)–C 1000 tabl.

Acidum phosphoricum

Allgemeine Schwäche mit Erschöpfung. Häufiges nächtliches Urinieren. – Reichlich Phosphate im Urin; besonders indiziert bei Diabetikern mit Phosphatsteinen.

Anwendung: D 3–C 6 (D 12) dil.

Phosphorus

Nierensteine mit Entzündungen im Nierenbecken und in den ableitenden Harnwegen. – Urin enthält viele Beimengungen von Sedimenten: grauer oder roter Sand; Blasen- und/oder Nierenepithelien; Schleim, Eiweiß, Blut, Phosphaturie.

Anwendung: C 6 (D 12)–C 200 dil. oder LM VI–XVIII dil.

Rubia tinctorum

Es kann bei Phosphat-, evtl. auch bei Oxalatsteinen ein Versuch gemacht werden, die Steine zu zerbröckeln und auszutreiben.
Methode (nach *Mezger*, etwas modifiziert):

1. Zuerst Harn ansäuern
   Rp. Magnes. borocitric.
   Sacch. lactis
   aa. ad 100.
   S. 2mal tgl. 1 Teelöffel voll in einem Glas Wasser lösen und langsam im Gehen trinken.
2. *Rubia tinctorum* ∅ 3mal tgl. 10–20 Tropfen einnehmen, bis der Urin rot wird, etwa 2 Wochen lang.
3. *Calcium phosphoricum* C 200–1 Tabl., evtl. nach einem Monat 1 Tabl. C 1000
4. 2mal wöchentlich heiße Kompressen auf die Nierengegend für etwa 1 Stunde.
   Während dieser Zeit 3/4 Ltr. heißen Brennesseltee trinken lassen. Am wirksamsten ist dieser Tee, wenn man die Brennessel frisch sammelt und bald (spätestens innerhalb 2 Stunden) mit kochendem Wasser aufbrüht; 20 Minuten ziehen lassen, dann abseihen. Die kleine Brennessel (Urtica urens) ist wirkungsvoller als die große (Urtica dioica).

Diese Kur etwa 2 Wochen durchführen, 1 Woche Pause, mehrmals je nach Erfolg wiederholen.

Sarsaparilla

Besonders indiziert, wenn bei Steinträgern deutliche Pyurie mit Zystitis und/oder Pyelonephritis auftritt. Krampfige, brennende Schmerzen bei und besonders nach der Miktion. Meist magere Patienten oder zumindest Abmagerung des Oberkörpers.
Sonderliches Symptom: Harnentleerung schlechter im Sitzen, besser im Stehen.

Anwendung: D 6–C 6 (D 12) dil.

Uratsteine

Urat-Steine treten besonders gehäuft auf bei Patienten mit harnsaurer Diathese und Hyperurikämie mit entsprechenden Gelenkbeschwerden.
Als Konstitutionsmittel paßt öfter

Calcium carbonicum

In Hochpotenzen von C 30–C 1000 in seltenen Gaben verordnen, nicht oft wiederholen!

Acidum benzoicum

Dunkler, übelriechender Urin, *scharfer Geruch wie Pferdeharn* (wie *Acidum nitricum*) oder intensiver Uringeruch, der an der Wäsche haftet. – Wandernde rheumatische Schmerzen, besonders Lumbalgegend, große Zehe, Achillessehne. – Vermehrte Ausscheidung von Hippursäure.

Anwendung: D 6–C 6 (D 12) dil.

Berberis vulgaris (siehe S. 309)

Deutliche Beziehung zur *harnsauren Diathese* und zum Leberstoffwechsel. – Steinbildung im Nierensystem und/oder in der Gallenblase.

Anwendung: ∅–D 6 dil.

Lithium carbonicum

Krampfige Schmerzen in Blase und Harnröhre, ausstrahlend in die Hoden. – *Uratablagerung an den Gelenken* mit entsprechenden chronischen *Gelenkschmerzen*, oft *Herzschmerzen*.
Sonderliches Symptom: Herzschmerzen morgens, besser durch Harnlassen.

Anwendung: D 3–C 6 (D 12) tabl.

Lycopodium

In diesem Arzneimittelbild erkennen wir die funktionelle Verflechtung der beiden wichtigen Ausscheidungsorgane Leber und Niere. Bei ungenügender Entgiftungsfunktion bilden sich Steine oder es kommt zu Ablagerungen an den Gelenken. Die *Gelenkschmerzen werden besser*, sobald der Harn einen rötlichen Satz enthält, d. h. sobald die Niere vermehrt Stoffwechselschlacken ausscheidet. – Rechtsseitige Nierenkolik.

Anwendung: C 6 (D 12)–C 1000 tabl.; LM XVIII dil.

Solidago

Indiziert bei *geringer Harnausscheidung* mit rötlichbraunem Sediment, Schleim, Eiweiß. Urin riecht übel. Schmerzen im Nierenlager, ausstrahlend zum Bauch, zur Blase oder in die Beine.
Auffallendes Symptom: „Bitterer Mundgeschmack, besonders nachts, belegte Zunge, mit spärlichem, braunen, sauren Urin." (*Boericke*)

Anwendung: ∅–D 6 dil.

Enuresis nocturna

Bettnässen, unwillkürliche Harnentleerung im Schlaf

Die moderne psychosomatische Betrachtungsweise bestätigt die schon von *Hahnemann* vor 180 Jahren ausgesprochene Wahrheit, daß viele krankhafte Störungen „vom Gemüte aus Anfang und Fortgang nehmen, durch anhaltenden Kummer, Kränkung, Ärgernis, Beleidigungen und große, häufige Veranlassungen zu Furcht und Schreck" (aus § 225 Organon).
Die Psychosomatik hat in vielen Fällen von Bettnässen Beweise erbracht, daß frühkindliche Konfliktsituationen ein entscheidendes psychisches Trauma darstellen. Bei entsprechender Disposition kann sich daraus diese Funktionsstörung entwickeln.

Wenn es in der eingehenden Anamnese und Fremdanamnese (Eltern u. a.) gelingt, die Art des psychischen Traumas zu erkennen, so haben wir ein wesentliches und auffallendes Symptom zur Arzneimittelfindung.
Über der psychischen Exploration dürfen wir aber den leiblichen Aspekt und die körperliche Symptomatik nicht vergessen. Deshalb orientiert sich die Arzneiwahl an zwei Fragen:

- Wodurch wurde das Bettnässen in diesem Einzelfall ausgelöst – Ätiologie? Psychischer Konflikt?
- Welche konstitutionellen Besonderheiten bestehen bei diesem Kinde – welche eigenheitliche charakteristische Symptomatik?

Übersicht

Vgl. EK 662–KK III/675

Psychisches Trauma		
Folge von Angst vor kommenden		
Ereignissen	S. 314	Argentum nitricum
Erregung	S. 314	Gelsemium Belladonna
Heimweh	S. 314	Capsicum
Kränkung	S. 314	Staphisagria
Kummer, Enttäuschung	S. 314	Ignatia Natrium muriaticum
Liebesentzug	S. 315	Silicea
mangelnder Anerkennung	S. 315	Causticum
häufigem Tadel	S. 315	Pulsatilla
Konstitutionsmittel		
Lymphatische Diathese Psora	S. 315	Calcium carbonicum Ferrum metallicum Kalium phosphoricum Magnesium phosph. Sulfur
Skrofulöse Diathese Tuberkulinie	S. 316	Tuberkulin-Nosoden: besonders aber Tuberculocidinum Klebs Tuberculinum Koch-Alt
Harnsaure Diathese Sykose	S. 316	Medorrhinum
Dyskrasische Diathese Syphilinie	S. 317	Arsenicum album Kreosotum
Sonstige bewährte Arzneimittel	S. 317	Acidum benzoicum Dulcamara Equisetum Cina

Psychisches Trauma

Folge von Angst vor kommenden Ereignissen

Argentum nitricum

Eilige, hastige Kinder; wirken älter, als es dem Lebensalter entspricht. Öfter Entzündungen im Harnsystem mit Brennen und splitterartigem Schmerz. Geringe Urinmenge, meist dunkel. Nachtröpfeln am Tage und Enuresis in der Nacht. Neigung zu phobischen Ängsten: fürchtet, zu spät zu kommen. Kinder gehen deshalb zu früh aus dem Hause, damit sie pünktlich in der Schule sind. Enuresis *vor* Reisen, *vor* Prüfungen, *vor* Ereignissen.

Anwendung: C 30, C 200 tabl. oder glob., LM VI–XVIII dil.

Folge von Erregung

Gelsemium

Sensitive Kinder mit Lampenfieber; Hände zittern vor *Erregung*. Reichlicher, wasserheller Urin (Urina spastica). Schlaf meist schlecht, am Tage häufiges Gähnen. Schlimmer bei feuchtem Wetter, Nebel, vor Gewitter. Enuresis bei Gefühlserregungen, beim Beginn eines Ereignisses (Startschwierigkeiten) oder auch nach Ereignissen.

Anwendung: C 6 (D 12)–C 30 dil.

Belladonna

Kräftige, leicht erregbare Kinder mit großen interessanten Augen und lebhaftem Wechsel der Pupillenweite. Häufige kleine Entleerungen, oft auch am Tage nicht dicht. Sehr geräuschempfindlich. Schreien im Schlaf.

Anwendung: C 6 (D 12)–C 30 dil.

Folge von Heimweh

Capsicum

Verdrießliche, frostige, schlaffe, gutgenährte Kinder mit roten Wangen. Man sieht ihnen den Kummer und das Heimweh nicht an. Neigung zu Schlafstörungen, Eiterungsneigung. Gehäufter Harndrang mit Brennen vor, während und nach der Miktion. Enuresis bei Heimkindern, bei Kindern mit zerbrochener Familie, im Sommerurlaub in fremder Umgebung.

Anwendung: C 30, C 200 glob.

Folge von Kränkung

Staphisagria

Frißt Kränkungen, wirkliche oder vermeintliche Ungerechtigkeiten und Beleidigungen in sich hinein und reagiert nach einiger Zeit heftig mit Wutausbruch. Ein solcher Protest- und Wutausbruch kann auch die Enuresis sein. Launisch, verdrießlich, verlangt Sachen und wirft sie weg. Gerstenkörner, Neigung zu Onanie. Allgemein besser durch Wärme. Enuresis bei sexuell sehr erregten Kindern.

Anwendung: C 30, C 200–LM XIV / XVIII dil.

Folge von Kummer, Enttäuschung

Ignatia

Kinder mit stillem Kummer. Reizbar, aber in der Stimmung rasch wechselnd. Sehr empfindsam, Seufzen und Schluchzen. Zuckungen im Gesicht und beim Einschlafen. Widersprüchliche Symptome.
Enuresis mit vorwiegend psychischer, etwas verworrener Symptomatik.

Anwendung: C 30, C 200–LM XIV / XVIII dil.

Natrium muriaticum

In sich verschlossene, introvertierte Kinder mit Inkontinenz am Tage, beim Husten und Schnellaufen. Oft traurig, weint nachts, läßt sich nicht trösten; will nicht bemitleidet werden.
Sonderliches Symptom: Kann in Gegenwart Fremder keinen Urin lassen.

Anwendung: C 30, C 200, C 1000 tabl. in seltenen Gaben

Folge von Liebesentzug

Silicea

Frostige Kinder mit übelriechendem Fußschweiß. Charakter: Sanft, nachgiebig, überängstlich, traurig – aber auch eigensinnig; weinen, wenn man freundlich mit ihnen spricht, brauchen Liebe und Halt.
Schwache Blase, vermehrter Harndrang, heller Urin oder rotes, evtl. gelbliches Sediment.

Anwendung: Reihe von C 6 (D 12)–C 200 tabl.

Folge von mangelnder Anerkennung, fehlender Sympathie

Causticum

Sehr mitleidige Kinder, abhängig von Sympathie und Wohlwollen, brauchen viel Zuwendung. Ängstlich nachts, wollen nicht allein schlafen.
Einnässen *im ersten Schlaf*; aber oft auch am Tage nicht völlig dicht, einige Tropfen gehen bei Erschütterungen (Lachen, Springen, Turnen) unbemerkt ab.
Schlechter bei trockenem Wetter und kalter Witterung, besser im Sommer.
Mögen oft nichts Süßes, kein gekochtes Fleisch, aber Geräuchertes gern.
Evtl. auch Einkoten. Stuhlentleerung im Stehen besser! Selbst harter Stuhl geht ohne Kontrolle ab.

Anwendung: Reihe von C 6 (D 12)–C 200 dil.

Folge von häufigem Tadel

Pulsatilla

Wechselnde Stimmung, rasch getröstet; launisch. Fröstelig, aber nicht gern warme Räume; Verlangen nach frischer Luft.
Milde, dicke Absonderungen. Schläft mit Armen über dem Kopf.
Reizblase oder gehäufter Harndrang. Bei kalten Füßen Zystitis, schlimmer nach kaltem Bad.

Anwendung: C 30–C 200 dil.

Konstitutionsmittel

Wenn die Anamnese keine sichere psychische Konfliktsituation ermitteln kann, sollte man über die Gesamtheit der konstitutionellen Symptome und Zeichen das individuell passende Mittel finden.
Die meisten Enuresis-Kinder haben eine lymphatische Veranlagung oder sind tuberkulinisch belastet.
Eine vollständige Beschreibung dieser Arzneimittel würde den Rahmen sprengen – einige Hinweise sollen hier genügen.

Lymphatische Diathese – Psora

Calcium carbonicum

Alles kommt etwas spät: Lernt spät sprechen und laufen, wird spät sauber und zahnt verzögert.
Pastöses, frostiges, lymphatisches Kind mit dickem Leib und großem Kopf; Schweiß am Hinterkopf während der Nacht und bei geringen Anstrengungen.
Starke Mutterbindung, Nesthocker – will gern Kleinkind bleiben.
Angst, daß es *alleingelassen* wird. In dieser Situation ist die Enuresis nocturna ein Hilferuf: Ich bin ja noch so klein, laßt mich nicht allein.

Anwendung: Reihe von C 6 (D 12)–C 1000 tabl.

Ferrum metallicum

Schnell erregt; die Gesichtsfarbe wechselt bei Erregung sehr rasch von blaß bis hellrot mit roten Flecken an der Halspartie. Enuresis am Tage und nachts.

Anwendung: Reihe von D 6–C 1000 tabl.

Kalium phosphoricum

Erschöpfung durch körperliche oder psychische Überanstrengung oder als Folge von langdauernder, zehrender Krankheit.
Apathisch und reizbar im Wechsel. Frostig.

Anwendung: Reihe von C 30–C 200 tabl.

Magnesium phosphoricum

Neigt zu krampfigen oder schneidenden Leibschmerzen, die durch Wärme besser werden.
Nächtliches Einnässen nach Erregung, unruhiger Schlaf. Trinkt viel und entleert große Mengen Urin, oft Phosphate im Sediment.

Anwendung: Reihe von C 6 (D 12)–C 1000 tabl.

Sulfur

Reizbare und verdrießliche Kinder. Rauhe, unreine Haut, sieht ungepflegt aus. Wirres, struppiges Haar. Abneigung gegen Wasser, gegen Ordnung. Enuresis ist bei diesen Kindern oft auch Protest gegen alles, was nach Drill aussieht.

Anwendung: Reihe von C 6–C 1000 tabl.

Skrofulöse Diathese – Tuberkulinie

Tuberkulinische Kinder reagieren häufig auf psychische Konfliktsituationen mit Inkontinenz.
Je nach individueller Symptomatik und differenzierter Kenntnis der Arzneimittelbilder könnten im Grunde alle Tuberkulin-Nosoden in Frage kommen. Am häufigsten werden gebraucht:

Tuberculocidinum Klebs oder **Tuberculinum Koch**

Für *Koch-Alt* ist auffällig, daß die Kinder bei gesteigertem Appetit und sehr hektischem Wesen mit Gewichtsabnahme reagieren. Für alle Tuberkulin-Nosoden gültige Grundsymptomatik: unbeständig mit Heftigkeit; Neigung zu derben Ausdrükken. Nervige Unruhe. Angst vor großen Tieren (Pferde, Kühe), vor Hunden. Beginnt im Spiel alles, führt nichts zu Ende. Schlimmer im warmen Zimmer, bei feuchtwarmem Wetter, vor Gewitter.

Anwendung: C 30, C 200 dil. oder bei starker Unruhe mit Schweiß LM VI–XXX dil.
Memo: Keine Tuberkulin-Nosoden bei noch aktiver Tuberkulose.

Harnsaure Diathese – Sykose

Von den sykotischen Mitteln kommt am ehesten *Medorrhinum* in Frage.

Medorrhinum

Sehr große Urinmengen. Dieses Symptom weist auf die charakteristische Eigenart der sykotischen Patienten: überschießende Reaktionen. Der Urin riecht scharf, ammoniakalisch und ist sehr dunkel. Kinder haben große Furcht im Dunkeln, „als ob jemand hinter ihnen sei“.

Anwendung: C 30, C 200 oder LM XIV–XVIII dil.

Dyskrasische Diathese – Syphilinie

Diese Diathese kommt bei Kindern und jungen Menschen seltener vor. Deshalb finden wir bei diesem Krankheitsbild, das vorwiegend im frühen Lebensalter auftritt, die zugehörigen Arzneimittel seltener indiziert. Aus dieser Gruppe haben sich mir bewährt *Arsenicum album* und *Kreosotum*.

Arsenicum album

Angst mit Ruhelosigkeit und nächtlicher Verschlimmerung Auffallend ist der ruhelose Schlaf mit plötzlichem Aufschrekken durch angstbetonte Träume.

Anwendung: LM XVIII abends 2 Tropfen

Kreosotum

Enuresis im ersten Schlaf; ist im ersten Schlaf kaum wachzukriegen; träumt vom Urinieren; bleierner Schlaf.
Harnmenge sehr reichlich und hell. Harn oft übelriechend. Rasch gewachsene, aber schlecht entwickelte Kinder. Launisch, reizbar, verlangt alles mögliche und wirft es dann weg.
Rascher Zahnverfall; Zähne brechen am Hals ab und werden schwarz. Kleine Wunden bluten stark und lange. Ätzende, brennende und übelriechende Absonderungen.

Anwendung: C 6 (D 12)–C 30 dil.

Sonstige bewährte Arzneimittel

Die folgenden Mittel können wir anhand charakteristischer einzelner Leitsymptome oder bei bestimmten typischen Indikationen anwenden.

Acidum benzoicum

Auffallend dunkler, scharfer, wundmachender Urin; stechender Geruch, wie Pferdeharn, wie Salmiakgeist.

Anwendung: C 6 (D 12) dil.

Dulcamara

Reizblase oder Entzündung als Folge feuchter Kälte. Enuresis tritt nur auf, wenn Kinder auf kaltem, feuchten Boden gesessen haben, nach dem Baden das nasse Badezeug nicht wechselten, oder bei plötzlichem Wetterwechsel von warm zu kalt.

Anwendung: D 6 dil.

Equisetum arvense oder Equisetum hiemale

Arzneiwirkung dieser beiden Mittel wahrscheinlich identisch. Bettnässen ist schon zur Gewohnheit geworden. Bei etwas indolenten Kindern tritt Enuresis im ersten Schlaf auf; auch am Tage häufiger Drang.

Anwendung: D 6–C 6 (D 12) dil.
∅–D 4 wirkt harntreibend, bei Entzündung diese Potenzen verwenden.

Cina

„Wurmkinder", die immer wieder Oxyuren oder Askariden haben.
Hungrige, ärgerliche, reizbare Kinder. Zähneknirschen nachts; wollen geschaukelt aber nicht berührt werden. Verlangen vieles, aber lehnen das Angebotene ab.
Große Urinmengen.

Anwendung: C 6 (D 12)–C 30 dil.

Geschlechtsorgane

Prostata

Dieses Organ hat vielfältige Beziehungen zur Nachbarschaft (Blase, Urethra, Sexualorgane, Enddarm) und ist funktionell abhängig von der hormonalen Steuerung. Deutliche nervale, segmentale Projektionsfelder finden wir am Damm und Sakrum, in der Lumbalregion und an den Beinen. Darüber hinaus ist es für den ganzheitlich beobachtenden Arzt kein Geheimnis, daß chronische Störfelder (Appendix, Darm, Dysbiose, Kieferhöhle, Zähne, Tonsillen u. a.) und psychosomatische Einflüsse für chronische Entzündungen mitverantwortlich sind.
Deshalb muß sich jede Therapie von den Scheuklappen der Organbehandlung lösen. Die Hahnemannsche Anamnesetechnik erfaßt über die Gesamtheit der Symptome viele dieser ätiologischen Beziehungen und kann durch die homöopathische Arznei mit ihrem breiten Wirkungsspektrum manche chronische Entzündung und beginnende Adenombildungen heilen.
Drei abgrenzbare Erkrankungsformen sind besonders wichtig:
- Entzündung der Drüse: bakteriell, viral und als Begleitreaktion einer Entzündung der anatomischen Nachbarschaft oder durch lymphogene, humorale oder nervale Fernwirkung entstanden
- Kongestive Vergrößerung: meist psychosomatische Veranlassung, Organneurose, Disharmonie in der Vita sexualis
- Tumoren: besonders häufig Prostataadenom, seltener Prostatakarzinom

Die differentialdiagnostische Abklärung dieser drei Funktionszustände ist zur Beurteilung der anamnestischen Angaben hier besonders wichtig, weil die organbezogene Symptomatik bei allen drei Formen sehr ähnlich sein kann.
Diagnostik und Gesamtheit der Symptomatik ermöglichen zusammen die Entscheidung der Behandlungsmethode (arzneilich, operativ, verbal) und sind Grundlage für die korrekte homöopathische Arzneiwahl.
Die Endzustände mit mechanischer Behinderung der Blasenentleerung, wie sie vor allem beim Adenom vorliegen, verlangen mechanische, evtl. operative Maßnahmen. In dieser Phase kann arzneiliche Therapie zusätzlich angewendet werden.

Übersicht

In den Repertorien finden Sie folgende hinweisende Rubriken:

Prostata, allgemein	EK 672 – KK III/667 – 668	
Schmerz, Empfindung	EK 672/673 – KK III/700 – 701	
Entleerungsstörung der Blase		
Tröpfeln bei vergrößerter Prostata	EK 661 – KK III/674	
Strahl unterbrochen	EK 664 – KK III/674 (kurzes Spritzen)	
Harnverhaltung:		
alte Männer	EK 665 – KK III/684	
bei vergrößerter Prostata	EK 665 – KK III/684 (Prostatahypertrophie)	
Entzündung, Prostatitis		
Akut	S. 320	Belladonna Mercurius solubilis
Subakut	S. 321	Pulsatilla Chimaphila Sabal serrulata
Kongestive Vergrößerungen		
Benigne Prostatahypertrophie	S. 321	Conium Lycopodium Selenium Sepia Staphisagria Thuja
Tumorbildung		
Prostataadenom Miktionsstörungen	S. 323	Clematis recta Digitalis purpurea Pareira brava Populus tremuloides
Konstitutionsmittel	S. 323	Acidum nitricum Aurum Aurum muriaticum natronatum Barium carbonicum Calcium carbonicum

Entzündung, Prostatitis

Akut

Die heftige *akute*, schnell beginnende Entzündung verlangt *Belladonna* oder *Mercurius solubilis*.
Für *Belladonna* spricht der plötzliche Beginn mit Schwellungsgefühl der Prostata, während der Harntenesmus auf *Mercur* hinweist.

Belladonna

Erstes Mittel bei rasch beginnender Entzündung mit Schwellungsgefühl und klopfendem Schmerz.
Fieber mit Hitze im Kopfgebiet bei kalten Extremitäten. Häufiger Harndrang, evtl. Brennen in der Harnröhre beim Wasserlassen.

Anwendung: C 6 (D 12) dil.

Mercurius solubilis

Bei akuten Entzündungen: Hitze mit Schweiß und Frösteln. Nächtliche Schweiße mit allgemeiner Unruhe. Vermehrter Harndrang bis zum Blasentenesmus. Schneidende, kneifende Schmerzen im Unterbauch mit starkem Zwängen zum Urinieren, es entleeren sich aber nur einige Tropfen. Postgonorrhoische Prostatis.

Anwendung: C 6 (D 12)–C 30 tabl.

Subakut

Etwas weniger dramatisch verlaufende Entzündungen, auch die *subakute* Prostatis und Restzustände lassen sich durch die folgenden pflanzlichen Mittel therapieren:

Pulsatilla

Hitzeempfindung am Damm mit Druckgefühl, häufiger und oft ergebnisloser Harndrang.

Zusammenziehender Schmerz mit Ausstrahlung zur Blase. Druckgefühl „wie von einem Stein“. Akute bis subakute Entzündung. Begleittherapie bei gonorrhoischer Prostatitis. Restzustand nach Antibiotikatherapie.

Anwendung: C 6 (D 12)–C 30 dil.

Chimaphila

Sonderliche Empfindung: als ob man auf einem Ball sitzt oder Kugelgefühl (wie *Sepia*).

Empfindung einer Schwellung oder Vergrößerung im Dammbereich. „Unfähig zu urinieren, wenn er nicht mit gespreizten Beinen steht und den Körper vorwärtsbeugt“ (*Hering*). Beginnendes Adenom mit Entleerungsstörung der Blase.

Anwendung: D 4–C 6 (D 12) dil.

Sabal serrulata

Sehr breite organotrope Beziehung zu den Urogenital-Organen. Nächtliche Pollakisurie, nächtliche schmerzhafte Erektionen. Reduzierte Potenz. Kältegefühl der Geschlechtsorgane. Schmerzen bei der Ejakulation. Kreuzschmerz nach Koitus. Entzündung, Kongestion, Adenom der Prostata. Nebenhodenentzündung, Zystitis, sexualneurotische Beschwerden. Bei Harnsperre: Sabal D 1 und Digitalis D 2 je 8 Tropfen ersetzen manchmal den Katheter.

Anwendung: ∅ bis D 6 dil.

Kongestive Vergrößerungen

Bei der rektalen Untersuchung tastet man das Organ allseitig vergrößert, weich und fast immer sehr druckempfindlich.

Auffallend ist oft das Mißverhältnis zwischen der ausgeprägten subjektiven Mißempfindung und dem objektivierbaren Befund – ein Hinweis, daß es sich um psychosomatische oder nervale Regulationsstörungen handelt (vgl. Vorspann zu diesem Thema).

Die Arzneiwahl stützt sich in diesen Fällen auf die Gesamtheit der Symptome, d. h. auf die Phänomene der ganzen Person.

Conium

„Krankhafte Folgen von Unterdrückung der Libido oder Nichtbefriedigung des sexuellen Verlangens“ (*Hering*). Oder psychoanalytisch formuliert: Das übermächtige Über-Ich verhindert lustvolle, glückliche Liebe. In diesem Spannungsfeld zwischen Wollen, Sollen und Können kommt es zu Störungen mit Impotenz, Benommenheit, Schwindel, Gedächtnisschwäche, Schwermut und Kongestion der Prostata bis zur Verhärtung der Drüse mit Tumorbildung im Senium.

Anwendung: Je nach Breite der homöopathischen Übereinstimmung von C 6 (D 12) bis LM XVIII

Lycopodium

Oft in Verbindung mit Symptomen der harnsauren Diathese (Hyperurikämie, Neigung zu Steinbildung in Gallenblase und Harnsystem) und Leberbeschwerden.

Drückender Schmerz im Perineum, beim Sitzen, während und nach dem Urinieren. Prostata vergrößert, meist noch weich.

Libido verringert mit schwacher Erektion oder starkes sexuelles Verlangen mit Impotenz.
Abneigung gegen Verkehr oder übererregt mit vorzeitiger Ejakulation. Nächtliche Pollutionen. Absonderung von Prostatasekret ohne Erektion.

Anwendung: C 6 (D 12)–C 200 tabl.

Selenium

Schwellung der Prostata mit allgemeiner Schwäche und Müdigkeit.
Erektion langsam, ungenügend. Samenabgang zu rasch mit langanhaltender Erregung. Schwach, mißgestimmt nach Verkehr. Schwächegefühl in den Lenden (*Hering*). Nächtliche Pollutionen. Abgang von Prostatasekret beim Sitzen.

Anwendung: C 6 (D 12)–C 30 tabl.

Sepia

Wichtiges Mittel auch für Männer, besonders bei sexualneurasthenischen Beschwerden mit Schwellung der Prostata. Nebenhodenentzündungen, postgonorrhoische Entzündungen.
Beim Verkehr ungenügende Erektion, verstärkte Libido mit sexueller Schwäche und nur geringe Erregung, danach erschöpft. Nach Verkehr allgemeine Schwäche, Brennen in der Harnröhre, Schwächegefühl in den Knien.
Im Perinealbereich Schwellungsgefühl, als ob man auf einem Ball sitzt (wie *Chimaphila*).

Anwendung: C 6 (D 12)–C 200 dil.

Staphisagria

Verliert schon durch geringe körperliche und seelische Belastungen das Gleichgewicht.
Folge von Kränkung, Beleidigung, Demütigung.
Sexualneurasthenische und hypochondrische Symptomatik. Störungen in der hormonalen und sexuellen Rückbildungsphase des Mannes (sog. Klimakterium virile), aber auch in der Situation der „midlife crisis".
Gehäufter Harndrang mit Entleerung von kleinen Portionen. Empfindung, als sei die Blase nie leer, als fließe ständig ein Harntropfen durch die Urethra (ähnlich wie *Thuja*).
Erregter Geschlechtstrieb mit zeitweiliger Impotenz; ist in Gedanken immer mit sexuellen Vorstellungen beschäftigt. Neigung zu Onanie. Nach Koitus erschöpft, schwach, kalt, dumpfe Schmerzen in den Hoden.

Anwendung: C 30–C 200 tabl.

Thuja

Hauptmittel der Sykose (*Hahnemann*).
Der gutartige Tumor, wie z. B. das Prostataadenom, ist ein deutliches sykotisches Zeichen.
Häufiger Harndrang, *Harnstrahl* öfter *unterbrochen*. Schneidender, brennender Schmerz in der Harnröhre. Empfindung, als ob nach der Miktion Tropfen durch die Harnröhre liefen.
Prostataerkrankung nach ungenügender Behandlung oder Unterdrückung der Gonorrhö.
Übererregbarkeit oder Schwäche der Sexualfunktionen. Absonderung von Prostatasekret; nächtliche schmerzhafte Pollutionen.

Anwendung: C 6 (D 12)–C 200 dil.

Tumorbildung
Prostataadenom

Die korrekte Behandlung der Entzündungen oder der kongestiven Schwellungen kann die spätere Tumorentwicklung verhindern.

Miktionsstörungen

Bei schon bestehendem Adenom können die sekundären Beschwerden, nämlich die *Miktionsstörungen*, erheblich gemildert werden, da sie oft durch Schwellung, Ödem und nervale Dysfunktionen entstehen.

Clematis recta

Funktiotrope Beziehungen zum Nervensystem des Urogenitaltraktes. Neuralgie des Nervus genitofemoralis. Samenstrang- oder Nebenhodenentzündung. Entleerungsstörungen bei Prostataadenom. Harnröhrenstriktur.
Vermehrter Harndrang, stechender, krampfiger, zusammenziehender oder auch brennender Schmerz beim Urinieren. *Harnentleerung* sehr *langsam* und in *dünnem Strahl*, als ob die Urethra verengt wäre. Unterbrochener Harnstrahl (wie *Thuja*). Trotz Anstrengung ist er unfähig, den Harn auf einmal zu entleeren. Nachträufeln. Geringe Libido.

Anwendung: D 6 dil.

Digitalis purpurea

Bei akuter Harnverhaltung: *Digitalis D 2 + Sabal serrulata D 1 je 8 Tropfen* ersetzt manchmal den Katheter. Dazu kann man ein warmes Sitzbad machen und intrakutane Quaddelung mit Xylocain 1/2 %ig durchführen an Akupunkturpunkt Blase 34 (über dem os sacrum, 4. Sakralloch).
Absonderung von Prostatasekret. Empfindung einer Schwellung im Perinealbereich mit Entzündung und Vergrößerung der Prostata, besonders bei älteren Männern. Nachts häufiger schmerzhafter *Harndrang, oft vergeblich*. Empfindung, als ob sich in der Blase und der Harnröhre etwas zusammenzieht.
Amouröse Wünsche mit Unfähigkeit oder Pollutionen mit schmerzhafter Erektion und nachfolgender Erschöpfung.

Anwendung: D 6–C 30 dil.

Pareira brava

Sehr wirksam bei schmerzhafter, anfallsweiser Strangurie und bei Restharn.
Dauernder Harndrang mit starkem Schmerz in Urethra und Glans penis, ausstrahlend zu den Oberschenkeln. Anfallsweise Harnverhaltung mit so starkem Schmerz, daß der Patient aufschreit; muß sich knien und den Kopf tief auf den Boden drücken, nur in dieser Stellung kann er einige Tropfen entleeren.
Urin enthält zähen, weißen Schleim oder roten Sand.
NB. Auch wirksam bei Harnverhaltung nach Entbindungen.

Anwendung: D 3–D 6 dil.

Populus tremuloides

Bei Restharn mit Zystitis bewährt.
Blasentenesmen, brennende Schmerzen in der Harnröhre beim Urinieren; nach der Miktion Schmerzen hinter dem Schambein.
Leukurie, Schleim, Nachtschweiß.

Anwendung: D 2 dil.

Konstitutionsmittel

Die eben besprochenen pflanzlichen Arzneien beeinflussen die Miktionsstörung. Mit den folgenden *Konstitutionsmitteln* gelingt es häufiger, auch schon bestehende Adenome zu verkleinern, zumindest aber das Wachstum zu bremsen.
Hierzu dienen *Thuja* und *Acidum nitricum* bei Patienten mit *sykotischer Symptomatik* (vgl. Bd. I, Synoptik der chronischen Krankheiten, S. 200 ff.).

Acidum nitricum

Sykotisches Mittel. Entzündung oder Verhärtung. Adenom. Folgen nach Gonorrhö.
Häufiger Harndrang, besonders nachts mit schneidenden Schmerzen im Leib. Nadelartiger, stechender Schmerz in der Urethra.
Schwierige Harnentleerung; muß lange stehen und pressen, nach Beginn der Entleerung wird der Harnstrahl nicht mehr unterbrochen.
Harngeruch sehr aufdringlich, wie Pferdeharn.
Libido sehr stark mit schmerzhafter Erektion oder mangelnde Libido mit ungenügender Erektion. Absonderung von Prostatasekret bei hartem Stuhlgang.

Anwendung: LM VI–LM XVIII dil.

Bei Patienten mit *allgemeiner Sklerose*, besonders vorzeitiger Arteriosklerose mit entsprechender Verlangsamung ihrer vitalen Funktionen und geistigen Leistungen, verwenden wir je nach individueller Symptomatik die Salze von Gold, Barium oder Calcium.

Aurum metallicum
Aurum muriaticum natronatum

Wenn die psychische Aurum-Symptomatik fehlt, kann man bei Prostataadenomen *Aurum muriaticum natronatum* bevorzugen. Dieses Doppelsalz ist nach vielfältiger Erfahrung bewährt beim Uterusmyom und auch bei dem männlichen Pendant, dem Prostataadenom.

Anwendung: Aurum C 30–C 1000 tabl. in großen Abständen
Aurum mur. natr. C 6 2mal 1 tabl.

Barium carbonicum

Bei verlangsamten arteriosklerotischen Patienten mit hartem Adenom.

Anwendung: Reihe von C 6 (D 12)– C 30 tabl.
in entsprechenden Abständen (vgl. Bd. I, S. 147)

Calcium carbonicum

Große, breite, füllige Patienten mit blassem Gesicht.

Anwendung: Reihe von D 6–C 1000 (siehe *Barium*)

Dysmenorrhö

Vor jeder Therapie sollte eine diagnostische Abklärung der möglicherweise organisch manifesten Befunde erfolgen. Entzündliche Prozesse, Endometriose, Tumoren u. a., können ähnliche Symptome erzeugen, wie sie bei der funktionellen Dysmenorrhö auftreten.
Früher wurde häufig eine Ante- oder Retroflexio als Ursache der Schmerzen angeschuldigt. Diese Knickung ist fast immer ein Nebenbefund, freilich auch ein für die Arzneiwahl wichtiges Zeichen (vgl. *Kent*, Verlagerung, EK 744, KK III/778).
Die moderne Gynäkologie ist über die Phase der mechanistischen lokalen Betrachtung meist hinaus und psychosomatisch orientiert. Sie holt allmählich das auf, was für die Homöopathie seit fast 200 Jahren selbstverständlich ist.
Deshalb kann es keine Patentmedizin für *die* Dysmenorrhö geben – die schmerzhaften Menses sind *ein* Phänomen, ein *wesentliches* Symptom einer leidenden Person in ihrer leiblich-seelisch-geistigen Ganzheit.
Für die *Arzneiwahl* sind wichtig:
- Wesentliche Allgemeinsymptome
- Begleitsymptome
- Art, Ort und Ausstrahlung, zeitlicher Verlauf, Modalitäten und Ätiologie des Schmerzes
- Art, Ablauf, Stärke, Dauer der Menses

Da die Dysmenorrhö ein vielfältiges Geschehen darstellt, ist folgende *Begleittherapie* wichtig:
- Licht, Luft, Sonne, Wärme, Bewegung
- Stuhlregelung durch Änderung der Nahrungsgewohnheiten
- Vermeidung und Beseitigung des chronischen Kaltfußes
- Gespräch über Sexualität und Lebenseinstellung ist in der eingehenden Anamnese unerläßlich.

Übersicht[1]

In den Repertorien finden Sie folgende hinweisende Rubriken:

Menses schmerzhaft (Dysmenorrhö)	EK 727–KK III/767 und BK III/534–538
Schmerzen Genitalien, weiblich	
Orte: Ovarien, vor/während/nach Menses	EK 732–KK III/790
Uterus, vor/im Beginn/ während Menses	EK 733–KK III/792
Empfindungen, differenzierte Schmerzqualitäten, z. B. brennend u. a.	EK 735–742–KK III/794–805

Im akuten Schmerzanfall	S. 326	Belladonna Chamomilla Gelsemium Magnesium phos. Veratrum album Viburnum opulus
Intervallbehandlung		
Blutung mit Membranen EK 725 (mit Hautfetzen) KK III/765 (mit Membranen)	S. 327	Borax Bromum Chamomilla Magnesium phos. Viburnum Progesteron
Blutung ohne Membranen	S. 328	Caulophyllum Cimicifuga Cocculus Coffea Colocynthis Gelsemium Ignatia Kalium carbonicum Nux vomica Platinum Pulsatilla Senecio aureus Zincum
Nach verspäteter Menarche (Follikulin-Mangel) EK 728–KK III/769 (verzögerte Menarche)	S. 330	Pulsatilla Senecio aureus Folliculin
In der Präklimax EK 727 (schmerzhaft in den Wechseljahren) KK III/767 (schmerzhaft, kurz vor dem Klimakterium)	S. 331	Psorinum

[1] Lit. Schlüren, Erwin, Heidelberg 1977; Kabisch, Max, Ulm/D. 1955

Im akuten Schmerzanfall

bewähren sich Arzneien, die dem krampfhaften Schmerz in dieser Region entsprechen und eine rasche Wirkung haben. Es ist oft erstaunlich, wie schnell sich der Effekt zeigt, so daß man ohne chemisches Spasmolytikum auskommt.
In akuten Schmerzsituationen gilt für die folgenden Mittel die Anwendungsmethode 1 (vgl. S. 15).
Wie so oft ist der erste „Renner" bei akuten, plötzlich beginnenden Erkrankungen:

Belladonna

Blutfülle und krampfartige Schmerzen. Überempfindlich gegen Licht, Geräusch, Geschmack und Erschütterung. *Schmerzen* beginnen plötzlich und gehen plötzlich; sie kommen in Intervallen wieder. Druck nach *unten*, als ob „die Teile zur Scheide hinaustreten". Stiche im rechten Ovar. Krampfige Schmerzen im Unterleib *vor der* Regel, besser beim Strecken, stärker bei Infekten.
Menses zu früh, zu lang, stark, hellrot; Blut wird heiß empfunden und ist oft übelriechend mit dunklen Klumpen. Bei unterdrückter Regel Blutandrang zum Kopf mit kalten Füßen.

Anwendung: C 6 (D 12)–C 30 dil.

Chamomilla

Exaltierte Reaktion auf Schmerzen, die als unerträglich empfunden werden. Jammert ständig. Heftige, krampfige, plötzlich auftretende *Schmerzen* mit Blutandrang zum Kopf. Schmerzen meist *bei Beginn der Periode*, sie strahlen vom Rükken zur Innenseite der Oberschenkel aus. Schmerzen besser durch Wärme und Umherlaufen, dabei psychische und motorische Unruhe.
Menses zu lang, zu stark, schwärzlich mit Klumpen. Zorn löst vorzeitige Menses aus.

Anwendung: C 6 (D 12)–C 30 dil.

Gelsemium

Zittrige Schwäche. Wehenartiger Schmerz; quälend wie bei einer Geburt; ausstrahlend zum Kreuz und zu den Hüften. Menses zu spät, schwach; während der Periode heiser oder stimmlos. Wird stark beeinflußt durch seelische Erregungen, durch schlechte Nachrichten, durch Erwartungsspannung (Prüfungen u. ä.). Phobische Ängste bei öffentlichen Auftritten (Lampenfieber, vor Menschenansammlungen).

Anwendung: C 6 (D 12)–C 30 dil.

Magnesium phosphoricum

Krampfartige, anfallsweise Schmerzen. Dysmennorrhoea membranacea. Plötzlich auftretende, kolikartige Schmerzen, die auch plötzlich wieder aufhören – oft monatelang gar keine Schmerzen bei der Periode. Die langfristige Periodizität ist typisch für Magnesium. Krümmen, fester Druck auf den Leib und Wärme bessern. Schmerzen beginnen oft schon ein bis zwei Tage vor Eintritt der Regel und werden vom zweiten Blutungstag an deutlich besser.
Menses zu früh und zu lang, schwärzlich mit Membranen. Meist schlanke, frostige, nervös-labile Frauen.

Anwendung: C 6 (D 12)–C 30 tabl., Methode 1. „Bei längerem Einnehmen wird man nicht selten eine unfreiwillige Arzneiprüfung vornehmen ... Magnesium phosphoricum kann in den therapeutischen Dosen nicht nur Schmerzen beseitigen, sondern bei fortgesetztem Nachreichen auch hervorrufen." (*Mezger*)

Veratrum album

Gebärmutterkrämpfe mit starkem Frost und Neigung zu Ohnmachtsanfällen, Kreislaufkollaps. Sehr heftige, *kolikartige, krampfige Schmerzen* mit starker Schwäche und Eiseskälte des ganzen Körpers. Besser in der Ruhe und durch Wärme, will warm zugedeckt bleiben. Dabei oft kollapsartige Ohnmacht mit

Blässe des Gesichtes und kaltem Stirnschweiß. Menses zu früh und zu stark. Vor der Regel sexuelle Übererregbarkeit oder Schwermut mit religiöser Verzweiflung, während der Regel Erbrechen mit Durchfall. Bei unterdrückter Periode kann sich die depressive Verstimmung bis zur Psychose steigern.

Anwendung: D 4–C 30 dil. und höher

Viburnum opulus

Schmerzen besser durch Herumlaufen. Dysmenorrhoea membranacea. Sehr heftige *kolikartige Schmerzen* in den Beckenorganen. Schmerz schon vor dem Periodenbeginn, ausstrahlend von Kreuz-Steißbein-Gegend, Lendengebiet, Unterleib, in die Oberschenkel ausstrahlend. *Vor der Regel:* Krämpfe und abwärtsdrängende Empfindung in der Gebärmutter, als ob die Blutung einsetzen würde; vermehrter Harndrang; Obstipation mit starkem Schmerz beim Stuhlgang oder wäßriger Durchfall mit Frieren und kaltem Stirnschweiß. Wenn die Periode beginnt, hören die Schmerzen *vorübergehend* auf. Mit Wiedereintreten des Schmerzes stoppt die Blutung. Herumlaufen, Aufenthalt im Freien und Druck auf den Unterleib bessern die Schmerzen; sie werden stärker im warmen Zimmer, abends und nachts. Menses zu spät, zu kurz und schwach. Paßt vor allem bei schlanken, reizbaren und unruhigen Großstadtkindern.

Anwendung: D 6–C 6 (D 12) dil.

Intervallbehandlung

Die Arzneimittelfindung in dieser Phase nimmt Bezug auf die Symptomatik bei der letzten Periode und differenziert nach zwei Richtungen.

<u>Blutung mit Membranen (Dysmenorrhoea membranacea)</u>

Diese Form der Dysmenorrhö ist besonders *schmerzhaft und krampfig*. Im Repertorium von *Kent* fehlt ein wichtiges Krampfmittel, nämlich *Magnesium phosphoricum*. Tragen Sie dieses Mittel in Ihrem Repertorium noch nach in der Rubrik EK 725–KK III/765.

Wenn ein Mädchen oder eine junge Frau über besonders starke Periodenschmerzen klagt, so denke ich zuerst in drei Richtungen: Niedrige Reizschwelle für Schmerzen? – Psychisch exaltiert? – Oder: Membranöse Blutung? Und dann besinne ich mich auf die völlig wertfreien homöopathischen (sympathischen) Phänomene und komme nach der Fallaufnahme oft auf eines der folgenden Mittel:

Borax

Angst bei *abwärtsführenden Bewegungen*. Ängstlich, übelgelaunt, verdrießlich; schreckhaft bei unerwarteten Geräuschen. Dysmenorrhoea membranacea. Heftige lanzinierende Schmerzen in der Leiste vor und bei Beginn der Periode; schlimmer bei feuchtkalter Witterung, bei Infekten; besser durch Gegendruck. Magenschmerzen bei der Periode. Menses zu früh oder zu spät, stark, mit Membranen. Zwischen den Perioden reichlicher, eiweißartiger Fluor mit der Empfindung, als ob warmes Wasser die Schenkel herabliefe, oft scharf, brennend, milchig, durchsichtig. Neigung zu Aphthen im Mund. Sterilität (durch die reichliche Leukorrhö), nach *Borax* leichtere Empfängnis.

Anwendung: D 6–C 30 dil.

Bromum

Paßt oft besser bei hellhäutigen, blauäugigen, etwas fülligen Frauen. Dysmenorrhoea membranacea. *Zusammenschnürender Schmerz*, besonders in der Gegend des *linken* Ovars, vor und nach der Regel. Linkes Ovar oft vergrößert und hart. Schmerzen durch Bewegung besser. Menses zu früh und stark *mit Membranen*. Tympania uteri mit Gasabgang aus der Scheide. Oft Akne. Eigenartige Illusion: sieht Personen hinter sich beim Umdrehen.

Anwendung: D 6–C 30 tabl.

Chamomilla (siehe S. 326)
Magnesium phosphoricum(siehe S. 326)
Viburnum opulus (siehe S. 327)

Wenn im Einzelfall keines dieser Mittel paßt und trotz Bemühung um eine gute Anamnese und korrekte Verordnung kein Erfolg eintritt, dann gehen Sie mit *Samuel Hahnemann* von Köthen nach – Frankreich!
Die *französische* Schule der Homöopathie[1] verwendet bei Dysmenorrhö auch Hormone in *potenzierter Form.* Dabei wird das zuständige Hormon in *tiefer* Potenzierung bei einer *Mangel*situation gegeben; bei *Überschuß* – entsprechend der Umkehrwirkung – in *höherer* Potenzierung.
Leider sind diese Hormon-Potenzen noch keiner Arzneiprüfung unterworfen worden.

Progesteron

Progesteronüberschuß veranlaßt Dysmenorrhoea membranacea (membranöses Gewebe im Menstrualblut).

Anwendung bei dieser Indikation: *Progesteron* C 9 dil. *eine Gabe* am 21. Tage nach Beginn der letzten Periodenblutung (nach *Voisin*).

Blutung ohne Membranen

Caulophyllum

Je schwächer die Blutung, desto stärker der Schmerz. Wehenartige Schmerzen in der Gebärmutter, die weit ausstrahlen und den Ort wechseln (linke Mamma, Beine, kleine Gelenke, Rektum). Schmerzen unterbrechen zeitweise; sie werden schlimmer durch Kälte, in frischer Luft, durch Kaffee. Kreuzschmerzen vor und Uterusschmerzen vor und während der Regel. Menses meist schwach. Dabei Gefühl von innerlichem Zittern. Foetor ex ore bei der Periode. Oft wandernder Rheumatismus der kleinen Gelenke mit allgemeiner Frostigkeit, Schwäche und Nervosität. Außerhalb der Regelzeit häufiger Kopfschmerz über und hinter dem linken Auge.

Anwendung: D 6–C 6 (D 12) dil.

Cimicifuga

Je stärker die Blutung, desto stärker der dysmenorrhoische Schmerz, aber Besserung der Stimmungslage und der rheumatischen Schmerzen bei Eintritt der Periode. Wehenartiger Schmerz bei Beginn und während der Menses. Nach unten drängender Schmerz im Unterleib; hin- und herziehender Schmerz im Rücken; querverlaufender Schmerz von Hüfte zu Hüfte oder am linken Ovar, linke Mamma. Schmerzen werden überwertig erlebt. Kälte verstärkt die Schmerzen. Zusammenkrümmen bessert. Menses zu früh oder zu spät, stark, dunkel, klumpig. Leicht unterdrückbar durch Gemütsbewegungen oder Kälteeinwirkung. Schlaflosigkeit während der Menses; Kopfschmerz vor der Periode – als sei das Gehirn zu groß, als ob die Schädeldecke sich öffne, ausstrahlend zum Nacken und Hinterkopf.
Arthralgisch-myalgisch-neuralgischer Symptomenkomplex, besser durch die Periode. „Hysterische" Gemütslage: Voller Verzweiflung, Seufzen, Weinen – dabei unruhig und geschwätzig, springt beim Sprechen von einem Gegenstand zum anderen.

Anwendung: C 6 (D 12)–C 30 dil.

Cocculus

Schwach, erschöpft, traurig, krampfig, überreizt. Wehenartiger, krampfiger, auch stechender Schmerz schon vor, bei Beginn und während der Menses. Dabei Leib aufgebläht; Migräne, Schwindel, Erbrechen und *starke Schwäche*; kann wegen Kraftlosigkeit und Schmerzen kaum stehen oder atmen. Nach Periode „völlig fertig" und erschöpft. Menses zu

[1] Lit. Voisin, Henry, Hamm 1969

früh, stark, seltener schwach, dunkel und klumpig.
Sehr wechselndes Verhalten, undiszipliniert, ärgerlich, verträgt keinen Widerspruch, schlechter nach zu wenig Schlaf und sehr reizbar. Neigung zu Kinetose.

Anwendung: D 6–C 30 dil.; LM XIV–XVIII dil.

Coffea

Nervlich leicht erregbar und ruhelos; exaltiert. Schmerzen bringen zur Verzweiflung. Krampfige Schmerzen, „sind nicht auszuhalten"; dabei Furcht vorm Sterben. Schmerzen mit Abgang von schwarzen Blutklumpen. Schlimmer durch emotionale Erregung, auch durch freudige Überraschungen. Menses zu früh, lang, stark, dunkel, klumpig mit Jucken der Haut und an der Vulva.
Ungewöhnliche seelische und körperliche Aktivität in gesunden Tagen, voller Ideen, schnell entschlossen. Überwache Schlaflosigkeit durch Kaffee, besonders durch emotionale Einflüsse, durch freudige Ereignisse; kann nicht abschalten.

Anwendung: C 30–C 200 dil.

Colocynthis

Ärgerlich, reizbar, ungeduldig. Anfallsweise *plötzlich beginnende* krampfige, schneidende, stechende *Schmerzen* im Uterus, am Ovar, besser durch Zusammenkrümmen, Gegendruck und örtliche Wärme; schlechter durch Kälte, nach Zorn, Ärger, Demütigung, Beleidigung. Menses zu früh, kurz, stark.

Anwendung: D 6–C 30 dil.

Gelsemium (siehe S. 326)

Ignatia

Folgen von stillem Kummer, Sorge, Gram, enttäuschter Liebe, Eifersucht. Psychosomatose. Widersprüchliche Symptome. Bei Beginn der Periode treten krampfige, *nach unten drängende Schmerzen* auf mit vermehrtem Harndrang. Menses zu früh, seltener verspätet; lang, stark oder seltener schwach, dunkel, klumpig, übelriechend.

Anwendung: LM VI–XVIII dil.
In Übereinstimmung mit *Mezger* muß diese Arznei häufiger wiederholt werden, da die Wirkung in vielen Fällen nicht lange anhält. Dies läßt sich am besten mit LM-Potenzen durchführen.

Kalium carbonicum

Allgemeine Schwäche und Verlangen nach Wärme. Stechende und wehenartige Schmerzen im Rücken und Uterus vor und während der Periode; schlechter durch Kälte und Kaltwerden, besser durch Wärme und Bewegung.
Menses zu früh, seltener zu spät; lang, selten kurz; schwach oder stark; hellrot, *scharf*, gelegentlich übelriechend. Obstipation vor und während Menses. Schweiß und juckende Haut während der Periode. Abneigung gegen Koitus. Gesicht aufgedunsen vor Menses. Oberlidödeme während der Periode.

Anwendung: D 6–C 30 tabl.

Nux vomica

Harte (maskuline) Physiognomie. Spastische Obstipation. *Krampfige Schmerzen* vor und bei Beginn der Menses, oft vom Kreuz ausgehend mit Übelkeit; nach unten drängende spastische Schmerzen im Uterus; krümmt sich vor Schmerzen zusammen; Kälte verschlechtert, Wärme bessert. Menses oft zu früh, meist zu lang, seltener kurz; meist zu stark, seltener schwach; dunkel; zeitweise unterbrochen, fangen dann wieder an. Allgemeine Schwäche mit verstärkter Reizbarkeit vor und während der Periode. Vor Menses sehr erregt, impulsiv, cholerisch, heftig, hastig, streitsüchtig. Verträgt keinen Widerspruch. Folgen von Arzneimittelabusus, von Reizmittelmißbrauch, von Exzessen. Viele Beschwerden sind schlimmer am Morgen, besonders nach schlechtem Schlaf.

Anwendung: C 30 / C 200 dil.; LM VI–XVIII

Arzneigabe am Abend besser; nicht zur morgendlichen Verschlimmerungszeit geben!

Platinum

Sexuelle Übererregung mit Überempfindlichkeit der Geschlechtsorgane bis zum Vaginismus. *Exaltierte Schmerzüberempfindlichkeit*, muß schreien und weinen wegen der Schmerzen. Schmerzen beginnen allmählich und hören langsam auf. Krampfiger, wehenartiger, nach unten drängender Schmerz. Rechter Unterbauch sehr empfindlich. Menses zu früh, zu stark, schwarz und klumpig. Übersteigertes Selbstbewußtsein, hochmütig, launenhaft. Trost verschlechtert. Bevorzugt grelle, extravagante Kleidung. Wegen krampfiger Überempfindlichkeit ist gynäkologische Untersuchung fast unmöglich.

Anwendung: Reihe von C 30–C 200 tabl.

Pulsatilla

Keine Periode gleicht der anderen. Schon mehrere Tage vor Beginn *Schweregefühl im Unterleib* mit Empfindung, „als ob sie kommen würde". Brüste gespannt, schmerzhaft. *Krampfschmerzen* und nach unten drängender Schmerz vor und während der Menses mit Frostschauern, kalten Füßen und trauriger Verstimmung, Menses sehr unregelmäßig; meist zu spät, zu kurz oder lang; schwach, seltener reichlich; oft dunkel und klumpig, aber auch blaß und dünn. Sehr *wechselnde Beschaffenheit*. Blutfluß nur am Tage oder stärker am Tage; Menses zeitweise unterbrochen, leicht unterdrückbar durch Kälte und Nässe. Rasch wechselnde und veränderliche Zustände; Weinen wechselt mit Lachen, schnell zu trösten. Weinen und Ruhelosigkeit vor und während Menses.

Anwendung: C 6 (D 12)–C 30 dil.; LM VI–XVIII dil.

Senecio aureus

Vor Menses treten entzündliche Reaktionen im Rachen, an Bronchien und an der Blase auf. *Schmerzen im Unterleib mit Eintritt der Regel* – aber *bei Beginn* der Regel bessern sich der *Allgemeinzustand* und die vorhergehenden *Entzündungen*, besonders an der Blase.

Schmerzen besonders während der ersten Blutung nach der Menarche, in der Pubertät. Menses zu früh oder zu spät, zu lang und zu stark, aber auch schwach, oft bleibt die Periode aus. Bei Ausbleiben der Regel treten vikariierend Nasenbluten, Bluthusten, Fluor, nächtliche Rükken- oder Lendenschmerzen auf und vermehrter Harndrang mit Blut im Urin. Regel leicht unterdrückbar durch Kälte. Paßt besonders bei tuberkulinischer Veranlagung.

Anwendung: D 3–D 6 dil.

Zincum

Nervige Unruhe mit Rastlosigkeit, Müdigkeit und Erschöpfung – alles schlimmer in der Periodenzeit. Krampfige Schmerzen im Unterbauch, linken Ovar, Rücken; sie bessern sich oft bei Beginn und während der Mensesblutung. Nervös, unruhig, besonders unruhige Beine vor, bei Beginn und während der Periode. Menses zu früh, seltener spät; langdauernd; reichlich, besonders nachts, selten schwach. Sexualtrieb oft vermehrt. Leeregefühl mit Heißhunger 11 Uhr am Vormittag.

Anwendung: Reihe von C 30 bis höher in Tabl.

Nach verspäteter Menarche

sind die ersten Blutungen oft bescheiden und schmerzhaft. Je nach Gesamtheit der Symptome kommt eine große Zahl von Mitteln in Frage. Aus dieser Gruppe bewähren sich am besten *Pulsatilla* und *Senecio*, die oben schon beschrieben wurden. Zusätzlich geben wir

Folliculin

Die Begründung für die Anwendung von potenzierten Hormonen habe ich bei *Progesteron* (S. 328) schon gegeben. Follikulin*mangel* zeigt sich durch Verzögerung der Reife: Menarche zu spät; Periode zu selten, unregelmäßig, schwach und oft schmerzhaft.

Anwendung: C 3 dil. an 3 aufeinanderfolgenden Tagen, am 6., 7. und 8. Tage nach Beginn der letzten Periode.

In der Präklimax

treten relativ selten Periodenschmerzen auf. Diese reagieren bei passendem Allgemeinzustand gut auf

Psorinum

Frostige Frauen; selbst im Sommer müssen sie warme Kleidung tragen; Furcht vor dem geringsten kalten Luftzug. Stechende, schneidende Schmerzen im Unterleib während der Menses. Menses oft zu früh, zu kurz, schwach, unterbricht für Stunden. Menstrualblut riecht widerlich. Reichlich *übelriechender* Fluor. Brüste gespannt und schmerzhaft.

Anwendung: C 30 / C 200 dil.

Übersicht der Arzneimittel

Besonderheit der Menses und des Schmerzablaufes

	Schmerzbeginn			Intervall		
	vor/	bei/	während	zu früh/	zu spät/	unregelmäßig
1. Belladonna	x			x		
2. Borax	x	x		x od.	x	x
3. Bromum	x		x	x		
4. Chamomilla		x				
5. Caulophyllum	x	x				
6. Cimicifuga		x	x	x od.	x	x
7. Cocculus	x	x	x	x		
8. Coffea				x		
9. Colocynthis			x	x		
10. Gelsemium			x		x	
11. Ignatia		x		x		
12. Kalium carbonicum				x	(x)	
13. Magnesium phosphoricum	x	x		x		
14. Nux vomica	x	x		x		x
15. Platinum				x		
16. Pulsatilla	x	x			x	x
17. Senecio		x		x od.	x	x
18. Veratrum				x		
19. Viburnum	x				x	
20. Zincum	x			x		x

Dauer		Stärke		Farbe		Charakteristika
kurz/	lang	schwach/	stark	hell/	dunkel	
	x		x	x		Schmerz beginnt und endet plötzlich
			x			Membranen
			x			Membranen
	x		x		x	Exaltiert. Membranen
		x				Je schwächer die Blutung, desto stärker d. Schmerz
			x		x	je stärker die Blutung, desto stärker d. Schmerz
		(x)	x		x	Neigung z. Migräne, Schwindel, Erbrechen, Schwäche
	x		x		x	Klumpig, Hautjucken an Vulva
x			x			Krümmen und örtliche Wärme bessern
		x				Zittern und Schwäche
	x	x od.	x			Folge von Sorge, Kummer, enttäuschter Liebe
(x)	x	(x)	x			Gesicht aufgedunsen vor Menses
	x				x	Membranen. Wärme und Krümmen bessern
(x)	x	(x)	x		x	Verkrampfte Physiognomie
			x		x	Weint vor Schmerzen
x /	x	xx	(x)	(x)	x	Keine Periode gleicht der anderen
	x		x			Regel leicht unterdrückbar (durch Kälte)
			x			Kollapsneigung
x		x				Herumlaufen bessert
	x		x			Unruhige Beine vor Periode. Menses stärker nachts

Physisches Trauma – Folgen von körperlichen Verletzungen

Bei Folgen von Verletzungen und chirurgischen Eingriffen kann die homöopathische Arznei entscheidend helfen. Die Arzneiwahl beschränkt sich im einzelnen meist auf wenige Mittel, da die individuellen Reaktionen durch die Art der Traumen begrenzt sind.
Es ist selbstverständlich, daß die notwendige Spezialtherapie nicht vernachlässigt werden kann.

Übersicht

Verbrennungen EK 1412, KK I/452		
Sofortbehandlung	S. 346	Cantharis
Erythem, 1. Grad (auch Sonnenbrand)	S. 346	Arnica Belladonna Cantharis
Blasen, 2. Grad EK 1300, KK II/176	S. 346	Cantharis Rhus toxicodendron Apis Urtica urens
Gangrän, 3. Grad EK 1315, KK II/154	S. 347	Arsenicum album Causticum
Nachbehandlung von Narben	S. 346	Causticum
Verheben Hexenschuß, Lumbago, Diskopathie EK 1353, KK I/502 (Heben) EK 904, KK II/338 (Heben)		
Akut	S. 347	Rhus toxicodendron Bryonia Nux vomica
Immer wieder	S. 348	Calcium fluoricum
Verletzungen		
Allgemein, besonders mit Bluterguß (Quetschung, Zerrung u. a.)	S. 348	Arnica
Auge (Prellung, Schlag) EK 280, KK III/25 EK 264, KK III/39	S. 348	Symphytum
Gelenke (Distorsionen)		
Akut	S. 348	Arnica Rhus toxicodendron
Häufige Rezidive (Bindegewebsschwäche)	S. 348	Calcium fluoricum Silicea
Knochen EK 1412, KK I/453 EK 1363, II I/417 (Langsame Frakturheilung)	S. 349	Symphytum Acidum phosphoricum Calcium phosphoricum
Mamma (Stoß, Prellung) EK 880, KK II/235 (Verhärtung)	S. 349	Bellis perennis Conium
Muskeln, (Muskelriß)	S. 349	Calendula
Nervenreiches Gewebe (z. B. Finger) EK 1412, KK I/453		
Allgemein	S. 349	Hypericum
Nachschmerz nach Operationen	S. 349	Hypericum
Phantomschmerz		Alium cepa Causticum Phosphorus

Schockzustand nach Verletzungen	S. 350	Arnica Camphora Opium Veratrum album
EK 1395, KK I/438		
<u>Trauma der Wirbelsäule</u>		
EK 949, KK II/315		
Verletzung des Rückgrates	S. 350	Arnica Hypericum
Verletzung des Rückenmarkes, der Nervensubstanz (z. B. durch Erschütterung, Fall u. a.)	S. 350	Hypericum
Nachfolgende Harnsperre	S. 350	Causticum
Nervenschmerzen nach Trauma	S. 350	Hypericum Mezereum
Speziell im Zervikalbereich, Schleudertrauma	S. 351	Mezereum Lachnanthes
Steißbein	S. 351	Castor equi Hypericum
<u>Wunden</u>		
EK 1415, KK I/454		
Glatte Schnittwunden (auch Operationswunden)	S. 351	Staphisagria
Schürfungen (Exkoriationen, Oberflächendefekte)	S. 351	Calendula
Stichverletzungen (durch Nadeln, Nägel, auch durch Bisse von Nagetieren, Katzen, Insektenstiche)	S. 351	Apis Ledum
Splitterverletzungen	S. 352	Hypericum Silicea
Wundinfektion	S. 352	Belladonna Hepar sulfuris Lachesis Arsenicum album

Gehirntrauma

Commotio, Contusio, Geburtstrauma

Im akuten Stadium

wenden wir zuerst *Arnica* an – das sehr umfassend wirksame Traumamittel mit organotroper Wirkung auf das Blutgefäßsystem – und danach *Hypericum*, eine Arznei, die sich bei fast allen Verletzungen der Nervensubstanz bewährt.

Arnica

Angezeigt bei Verletzungen mit Zerreißung von Kapillaren und Blutgefäßen, sowie bei Prellungen, Quetschungen, Zerrungen. Dadurch entsteht ein Bluterguß; die verletzte Stelle schmerzt wie zerschlagen, man darf nicht daran rühren.

Bewährte Indikationen der *Arnica*-Behandlung:

- Vor *operativen Eingriffen* und *Zahnextraktionen*. Verhindert Infektion, vermindert Wundschmerz und Gefahr der Nachblutung.
- *Verbrennungen 1. Grades*, dunkelrote Haut; geringste Berührung schmerzt, will keinen Verband. Verbrennungen nur in der Phase des Erythems, keine Blasenbildung.
- Folgen von *Überanstrengungen*: *Muskelschmerzen* nach langen Märschen, Bergtouren bei Untrainierten. Schmerzen in der Brustwand bei *körperlicher Überlastung*. Brustkorb wie zerschlagen – mag keine beengende Kleidung.
  Herzschmerzen bei Überlastung. Sportherz mit Hyperthrophie. Puls langsam
- *Heiserkeit* bei Sängern und Rednern. Kehlkopf sehr berührungsempfindlich.
- *Schmerzen* in *Bauchmuskeln* und Unterleib nach der Geburt, kann dadurch nicht aufrecht laufen. Arnica verhindert postpartale Blutung und Infektion.
- *Keuchhusten* mit Nasenbluten und subkonjunktivalem Hämatom, Unruhe und Weinen vor dem Anfall. Hält sich Hals oder Brust fest, da Gefühl des Zerreißens besteht. Sputum blutstreifig.
- *Fieberhafte Zustände* mit dem Gefühl der Zerschlagenheit. Bett erscheint zu hart. Kann nicht auf einer Stelle liegenbleiben, da es schmerzt. Der Körper ist kalt, der Kopf heiß und dunkelrot, die Nase aber kalt. Benommen, wie betäubt, Stupor. Läßt sich nicht überzeugen, daß er schwer krank ist; schickt Helfer und Arzt weg.

Anwendung: Innerliche Medikation ist besser. Äußere Anwendungen mit Arnikatinkturen (als Umschläge oder in Salben verarbeitet), nicht auf offene Wunden. Nicht tiefer als D 6, macht Blutung; besser C 6 (D 12)–C 30 dil.

Hypericum

Verletzungen und ihre Folgen, bei denen Nerven und nervenreiches Gewebe getroffen wurden. – Heftige, stechende, reißende Schmerzen an der verletzten Stelle mit *Ausstrahlung* ins Versorgungsgebiet des betroffenen Nerves, evtl. Kribbeln und Taubheit im Nervenareal. – Schmerzen werden durch Berührung und Erschütterung schlimmer.

Bewährte *Indikationen*:

- *Gehirntraumen* und ihre Folgen; der Wirkungsbereich geht von der Kopfprellung bis zur Kontusion. Die Anwendung kommt zeitlich meist nach *Arnica* und vor *Natrium sulfuricum*.
- Alle peripheren *Nervenverletzungen*
- *Postoperative Schmerzen*, auch nach Lumbalpunktion und Zahnextraktion
- *Phantomschmerzen* bei hoher wurzelnaher Amputation
- *Schlag auf den Finger* (sehr nervenreiches Gewebe). Schmerzen strahlen in den Arm aus.
- *Wurzelreiz-Syndrom* nach Stauchung der Wirbelsäule. Kokzygodynie
- Auch unabhängig von Kopfverletzungen: *Depressive Verstimmungen*. Patient ist weinerlich, gedrückt, müde, abgespannt, schläfrig. Sehr kälteempfindlich, aber Blutandrang zum Kopf. Schwindel mit Scheitelkopfschmerz, klopfend.
  Bewährt: 8 Tage lang i. m. Injektion von Hyperforst, dann Hyperforat liq. 3mal tgl. 15 Tropfen etwa 14 Tage lang. Weiterbehandlung mit *Hypericum* D 4.

Anwendung: D 4–C 30 / C 200 dil.

Folgen nach Gehirntrauma

Bei *Folgen nach* Kopfverletzungen, auch *Spät-Folgen*, können wir *Arnica* und als Ergänzungsmittel verordnen: *Hypericum – Helleborus – Natrium sulfuricum*.

Helleborus

Folgen von Gehirnerschütterungen und meningeale oder zerebrale Affektionen mit Abstumpfung aller Sinnesorgane. – Bei der Arzneimittelprüfung von *Hahnemann* (Reine Arzneimittellehre Bd. III) treten Ödemsymptome auf (Hautödeme, Schwere in geschwollenen Körperteilen). In der reaktiven Heilungsphase ist die diuretische Wirkung deutlich: Besserung aller Krankheitserscheinungen durch reichlichen Harnabgang. Von dort her kann man den Helleborus-Effekt am Gehirn verstehen: Ausschwemmung des Hirnödems. Dazu kommt in der Arzneimittelprüfung die abstumpfende Wirkung auf das gesamte Sensorium: „Wo man bei gutem Gesicht nur unvollkommen sieht, bei guten Gehörwerkzeugen nicht deutlich hört" (RAL Bd. III).

Bewährte *Indikationen*:

- *Folgen nach Gehirnerschütterungen* in der Reihenfolge:
  Arnica – Hypericum – Helleborus – Natrium sulfuricum
- Nach *Hirnoperationen*
- *Frühkindlicher Hirnschaden*. Folgen nach *Zangenentbindung*
- *Hydrozephalus*
- *Scharlachnephritis*
- *Abstumpfung* und *Verlangsamung* aller *geistigen* und *sensoriellen Leistungen* mit schweigsamer Melancholie bei alten Menschen.

Anwendung: C 6 (D 12) – C 30 dil.
D 4 – D 6 (diuretischer Effekt, optimale Zeit zur Anwendung: 17 Uhr!)

Natrium sulfuricum

Beschwerden nach Kopfverletzungen oder Wirbelsäulentraumen. Als Folge von Kopftraumen treten Kopfschmerzen und Änderungen im seelisch-geistigen Verhalten auf.

Natrium sulf. ist ein Mittel aus der hydrogenoiden Gruppe, d. h. alles Wäßrige verschlechtert die Symptome: Wohnen in feuchter Gegend, an Flüssen, Seen, in sumpfigen Niederungen. Wetterwechsel von trocken zu feucht. Fühlt im voraus die Wetteränderung (wie *Rhododendron*). Essen von Meeresfrüchten und Fisch kann Durchfall auslösen. – Fühlt sich besser in trockenem, warmen Klima. *Kopfschmerz* nach Gehirnerschütterung ist deshalb meist *schlimmer bei* und *vor Wetterwechsel* von trocken zu feucht. Neigung zu Traurigkeit mit periodischer manischer Erregung. Wie alle Natriumsalze stark beeindruckt durch Musik; Weinen beim Anhören von Musik. – Reizbar und schweigsam, schlechte Laune, *schlimmer morgens und bei feuchtem Wetter*.

Bewährte *Indikationen*:

- Kopfschmerzen mit depressiver Verstimmung nach Kopf- und Wirbelsäulentraumen. Schlimmer am Morgen, bei und vor Wetterumschlag von trocken zu feucht.
- Hygrometer-Rheumatismus. Jede Zunahme der Luftfeuchtigkeit verstärkt die Schmerzen.
- Katarrhalische Entzündungen mit gelbgrünlichen Absonderungen aus Nase, Bronchien, Urogenitalsystem.
- Durchfälle morgens, beim Aufstehen, wäßrig, gelblich. Schlimmer durch Meeresfrüchte und wasserreiche Gemüse, Früchte.
- Fluor: scharf, wundmachend, gelbgrünlich, schlimmer durch Waschungen.

Anwendung: Reihe von C 6 (D 12) – C 200 tabl.

Bei postkommotiellem Kopfschmerz

paßt neben *Arnica und Natrium sulfuricum* besonders oft *Belladonna*.

Belladonna

Plötzlicher Beginn mit hochrotem Kopf und klopfendem Kopfschmerz. Die geringste Erschütterung verstärkt den klopfenden Kopfschmerz, der besser wird durch Ruhighalten und Rückwärtsneigung. Schlimmer durch kalte Luft, nach vorn beugen, Bewegung; Gefühl, als wolle der Kopf platzen, als würden die Augen nach außen gepreßt.

Anwendung: C 6 (D 12) – C 200 dil.

Psychische Störungen, einschließlich Schwermut nach Kopftrauma, benötigen oft *Arnica, Hypericum, Natrium sulfuricum.*
Schwindelzustände, die seit einer Kopfverletzung aufgetreten sind, reagieren oft auf *Arnica* oder *Cicuta*.
Bei Konvulsionen nach Gehirntrauma kann man *Arnica, Hypericum* oder *Cicuta* einsetzen.

Cicuta virosa

Neigung zu Spasmen und Konvulsionen. Bei *Schwindelanfällen* nach Kopfverletzungen oft bewährt; bei posttraumatischen Konvulsionen (traumatische Epilepsie?) gelegentlich hilfreich, wenn die Ätiologie deutlich ist. Unter genauer Kontrolle des EEG kann man den Versuch machen, die Dosis der antikonvulsivischen Medikamente behutsam zu reduzieren.

Anwendung: C 6 (D 12)–C 200 dil.

Operationstrauma

Unsere Patienten haben große Vorteile, wenn wir sie bei einer notwendigen Operation vorbehandeln und eine Begleittherapie mit homöopathischer Arznei nach dem Eingriff durchführen. Man kann gewissenhaften Patienten die Arznei auch zur eigenen Verwendung mitgeben, wenn keine Begleittherapie im Krankenhaus durchgeführt wird. Der Hausarzt kann bei entsprechender Einstellung mit dem Klinikarzt die homöopathische Behandlung besprechen. Diese Behandlung kollidiert *nicht* mit anderen Maßnahmen im Krankenhaus.

Vorbereitung zur Operation, zu zahnärztlichen Eingriffen

Alle Patienten erhalten vorher – etwa 4 Tage – *Arnica* C 6 (D 12) 2mal tägl. 5–8 Tropfen.

Bei *Risikofällen* mit *Embolie- oder Thrombosegefahr* (Krampfadern, Klimax, Adipositas) geben Sie *Lachesis* C 6 (D 12) 5 Tropfen abends, wenn möglich schon 2 Tage vor der Operation und bis 10 Tage nach der Operation; *bei Blutungsneigung und Spontanhämatomen am* besten *Phosphorus*!

Lachesis

Bewährt *bei Embolie und Thrombosen*. Lachesis ist ein sehr breit wirkendes Mittel, so daß hier auf differenzierende Beschreibung verzichtet werden muß.

Anwendung: C 6 (D 12) dil. bei Thromboseprophylaxe

Phosphorus

Blutungsbereitschaft zeigt sich durch Neigung zu Nasenbluten und zu gehäuften Spontanhämatomen. – Vor allem indiziert, wenn Patienten berichten, daß auch kleine Wunden stark und lange bluten oder daß bei früheren Zahnextraktionen oder Operationen eine Nachblutung auftrat.

Anwendung: 2 Tage vor der Extraktion oder Operation 1mal C 30 oder C 200 glob.

Begleitende Therapie nach der Operation

Beim Erwachen aus der Narkose sollte der Patient *Nux vomica* erhalten.

Nux vomica (Brechnuß)

Der Name Brechnuß weist schon auf eine wesentliche Wirkung dieser Arznei hin. Bei Patienten mit einer Schwäche der Entgiftungsfunktion der Leber tritt längere Übelkeit nach der Narkose auf.

Anwendung: D 4 dil., Methode 1

Sobald die Narkosebelastung abklingt, mit *Nux vomica* aufhören und die *Arnica*-Behandlung etwa 3–5 Tage lang fortsetzen: 2mal tägl. 5–8 Tropfen.

Für einige Sonderfälle sollten Sie gerüstet sein:
Drohende Infektionen, die postoperativ auftreten können, benötigen nicht immer Penicillin. Bei Allergikern kann man sich in einigen Fällen helfen mit einer Mischinjektion, die sich im klinischen Alltag bewährt hat: *Lachesis* D 12 + *Echinacea* D 4 + *Pyrogenium* D 15.[1]

Bei *postoperativen Schmerzen* wirken *Hypericum, Bellis perennis* oder *Staphisagria* als Antineuralgikum *und* heilen!

Bellis perennis

Wirkt ähnlich wie *Arnica*, übertrifft es aber bei Schmerzen: wunder Schmerz, wie gequetscht; Schmerzen manchmal besser bei vorsichtiger Bewegung. Weichteilverletzungen, auch Operationstraumen und Prellung der Mamma.

Anwendung: D 2–D 6 dil. bei Verletzungen
C 6 (D 12) dil. bei postoperativen Schmerzen in kürzeren Abständen je 8 Tropfen; ∅ lokal Naevus vasculosus.

Staphisagria

Folgen von *glatten Schnittwunden*, Stichwunden. Indiziert bei Schmerzen *von operativ gesetzten Wunden*; nach Laparotomie mit postoperativer Darmlähmung; Entzündung und Schmerzen nach Nierensteinoperationen, nach Steinentfernung mit Schlinge.

Anwendung: C 6 (D 12)–C 200 dil. oder glob.

Nach *Augenoperationen* bewähren sich in vielen Fällen *Zincum* und *Senega*.

Zincum

bei Entzündungen, die von der Konjunktivitis bis zur Iridokeratitis reichen; bei erheblicher Lichtempfindlichkeit und Sehstörung. – Nach Augenoperationen werden Lichtblitze erlebt; Empfindung wie helle, leuchtende Körperchen; farbiger Hof um Lichtquellen. Die Beziehungen von *Zincum* zum Auge sind außerordentlich vielfältig und auch von der Homöopathie noch nicht völlig ausgenutzt.

Anwendung: C 6 (D 12)–C 30 tabl. nach Augenoperationen, vermindert auch die Schmerzen und die illusionären Lichtsensationen.

Senega

Nach Staroperationen: „Fördert Absorption von Resten der Linse nach Operationen." (*Boericke*)

Anwendung: C 6 (D 12) dil.

Nach *Hirnoperationen* bewähren sich *Hypericum* und *Helleborus*; das letztere wirkt besonders auf das postoperative Hirnödem.
Nach einer *Laparotomie* wenden wir außer *Staphisagria* (s. S. 342) auch *Bismutum* oder *Collinsonia* an.

Bismutum

Ausstrahlung zum Rücken, besser durch Beugen nach rückwärts (wie *Belladonna*). Im Arzneimittelbild von *Bismutum* sind fast alle Phänomene versammelt, die wir nach einer Laparotomie oft beobachten: *starke Übelkeit*, Zunge belegt, weiß, geschwollen. Mundgeschmack fad, bitter, evtl. Speichelfluß; Aufstoßen von Luft, stinkendes Aufstoßen; Brechreiz, galliges Erbrechen, Erbrechen sofort nach Trinken oder Essen. Starke *Leibschmerzen*, brennend, drückend. Nach Erbrechen Erschöpfung bis zum Kollaps.

Anwendung: C 6 (D 12) tabl. und höher

Collinsonia

Wirkt bei venösen Stauungen im Beckenraum mit postoperativer Obstipation, evtl. mit Hämorrhoiden. Dafür sprechen folgende Arzneiprüfungssymptome: Im

[1] Lit. Schlüren, Erwin, Homöopathie in Frauenheilkunde, S. 169

Enddarm ein Gefühl der Vergrößerung, der Schwellung und stechende Schmerzen (wie mit Nadeln), dazu Tenesmen. Ähnliche Empfindungen treten auf nach Hämorrhoidenoperationen, aber auch nach Operationen wegen tiefsitzendem Rektum-Ca.

Anwendung: D 3 dil.

Nach *Nierenstein-Operationen* bewähren sich *Arnica* und *Staphisagria* (S. 342)

Sonnenstich

Die Behandlung von Patienten mit Sonnenstich geschieht fast immer in einer *Notfallsituation*. Der homöopathische Arzt muß aus den wenigen sichtbaren Zeichen, die der Patient bietet, rasch zur differenzierten Arzneiwahl kommen.
In der Anfangsphase entscheiden wir zwischen *Belladonna* und *Glonoinum*. Bei meningealen Symptomen ist oft *Apis* das Mittel der Wahl.

Belladonna

Das Gesicht ist rot, heiß, schweißig, weite Pupillen; klopfende Schläfen- und Halsarterien, klopfender Kopfschmerz.

Anwendung: C 6 (D 12) dil., Methode 1

Glonoinum

Plötzlicher Blutandrang zum Kopf mit pulsierendem Kopfschmerz. Gesicht rot oder blaß. – Die Symptome beschränken sich nicht allein auf den Kopf, das pulsierende Gefühl steigt vom Herzen oder vom Brustraum zum Kopf. Bei schweren Fällen des Sonnenstiches stierer Blick, stumpfsinnig. Puls hüpfend mit Dikrotie, dabei Gesicht eher blaß. Gefühl, als ob der Kopf viel zu groß wäre. Schwindelgefühl. Kopfschmerz schlimmer durch Wärme, durch Bücken; besser durch kalte Anwendungen.

Im Unterschied zu *Belladonna* hat *Glonoinum* folgende Besonderheiten:
- Will kalten Lappen auf den Kopf
- Nasenbluten bessert Kopfschmerz
- Pulsierendes Gefühl im gesamten Kreislaufsystem
- Gesicht kann rot oder blaß sein
- Nicht so ausgeprägt empfindlich gegen Erschütterungen

Anwendung: C 6 (D 12)–C 30 dil., Methode 1

Apis

Sieht aufgedunsen aus durch Gesichtsödeme mit gespannter blaßroter Haut. – Bei Sonnenstich besonders indiziert, wenn meningeale Zeichen vorhanden sind: Nackensteifigkeit, bohrt Kopf ins Kissen und rollt ihn hin und her. Bei Kindern besonders schrilles Schreien aus dem Schlaf heraus (Cri encephalitique). Reflexe gesteigert; empfindlich gegen geringste Berührung. *Verschlimmerung* durch Wärme, *besser* durch Kälte. Wenig Durst – wenig Urin.

Anwendung: C 6 (D 12) dil.

Überanstrengungen

Allgemein

Bei vielen Formen der körperlichen Überanstrengung ist *Arnica* hilfreich und auch hier wieder unser erstes Mittel.

Prophylaxe vor Hochgebirgstouren

Für Bergsteigerneulinge und Ungeübte sind *Argentum nitricum* und *Coca* gute Mittel zur besseren Adaptation an ungewohnte Höhen. Die einheimische Bevölkerung der Anden kaut Kokablätter – wir sind mit homöopathisch zubereiteten Globuli zufrieden.

Coca

Bei Höhenkrankheiten: Schwindel, Kopfschmerzen mit Ohrgeräuschen, Herzklopfen, Atemnot, Schlaflosigkeit, Angst. Ähnliche Empfindungen treten auch bei Fluggästen auf.

Anwendung: C 30 Globuli, 3–5 vor der Tour, evtl. unterwegs wiederholen

Coca ist zurzeit wegen Drogenmißbrauchs in der Bundesrepublik nicht erhältlich – aber in fast allen europäischen Ländern!

Argentum nitricum

Kann nicht in Abgründe sehen, wird dabei schwach, zittrig und schwindlig. Leidet an verschiedenen Phobien:

- Fühlt sich nicht wohl im Gebirge, bekommt Kopfschmerz und Schwindel. Impuls, sich in den Abgrund zu stürzen. Psychische Symptome verstärken sich im Gebirge.
- Schwindlig beim Blick in die Tiefe. Hochhaus-Syndrom.
- Lebt immer in Angst und Hast; tut alles hastig, auch das, was nicht eilt. Angst, zu spät zu kommen. Verlangen nach Süßem, was aber nicht vertragen wird; Luftaufstoßen, zuerst schwierig, dann mit Ungestüm und starkem Geräusch.
- Angst vor einem Ereignis oder einer unbekannten Aufgabe (Prüfung, Reise, Theater, öffentliches Auftreten); beim Überqueren großer Plätze; beim Gehen in enger Straße: Fürchtet sich, an Ecken zu stoßen, hohe Häuser könnten zusammenfallen, vorbeifahrende Autos könnten streifen; kann nicht in den Fluß schauen beim Überqueren einer Brücke.
- Vergrößerungsgefühl der erkrankten Körperteile: Kopf bei Kopfschmerzen, Bein bei Ischias. – Schmerzen wie von Splittern (*Acidum nitricum*), besonders im Hals.

Fühlt sich besser im Freien, in frischer, kühler Luft. Schlimmer durch Wärme, Zucker, nachts, Liegen auf der rechten Seite, durch geistige Arbeit.

Anwendung: C 30–C 200 tabl., glob. oder LM VI–VIII.

Augen

Patienten, die trotz gut angepaßter Brille rasch über Ermüdungsbeschwerden der Augen klagen, benötigen oft *Onosmodium* oder *Ruta*.

Onosmodium

Kopfschmerzen bei Überanstrengung der Augen. Auffallend ist, daß die schmerzhaften, schwer und steif empfundenen Augen nicht rot sind. *Ruta* hat rascher rote Augen, dafür keine Kopfschmerzen. Der Schmerz wird in den Augäpfeln empfunden und strahlt meist zur linken Schläfe aus. Die dabei auftretenden Kopfschmerzen lokalisieren sich entweder in der Stirn oder im Hinterkopf, hauptsächlich links. Eigenartig ist, daß der Kopfschmerz oft in der Dunkelheit schlimmer ist, obschon er durch Überlastung der Augen ausgelöst wird.
Diese Patienten klagen häufiger über sexuelle Schwäche mit Libidoverlust (beide Geschlechter); allgemein schwach und müde.

Anwendung: D 6–D 12 dil. bei Augenüberlastung, C 30 bei Libidoverlust.

Ruta

Nach Überanstrengung der Augen (Lesen, Nähen) Rötung, Schmerzen und Brenngefühl in den Augen mit Bedürfnis, die Augen zu reiben. – Hat auch besondere Beziehung zum Handgelenk. Überlastungen bei Büroarbeiten (Schreibmaschine o. ä.), beim Musizieren. Tendinosen und Epikondylitis, Synovitis, Synovialzysten werden gut beeinflußt. Schmerzen im Bereich der Gliedmaßen werden oft besser durch leichte Bewegungen und Lagewechsel; schlimmer bei feuchtkaltem Wetter. Oft rheumatische Veranlagung.

Anwendung: D 3–C 6 (D 12) dil.

Gelenke

Bei vielen Formen der Überanstrengung von *Gelenken, Sehnen, Bändern, Muskeln* ist immer wieder ein bewährtes Mittel

Rhus toxicodendron

Die Wirkung auf Muskeln, Bänder, Sehnen wird ausgenutzt bei der Behandlung aller Zerrungen, Überanstrengungen, Distorsionen der Gelenke, Verheben. Leitsymptom ist hier: motorische Unruhe mit Bewegungsdrang; Schmerzen in der Ruhe schlimmer; Beginn der Bewegung schmerzt noch, fortgesetzte Bewegung bessert. Besserung durch örtliche Wärmeanwendung, besonders durch heiße Bäder.
Anwendung: C 30 dil.

Hände

Bei Schmerzen als Folge von Überlastungen der Hände – sei es bei Handwerkern, beim Spielen von Musikinstrumenten, beim Maschinenschreiben, bei Sportlern – kann man unter den drei folgenden Mitteln wählen: *Rhus toxicodendron* mit der besonderen Lokalisation an den *Gelenken*; *Ruta* mit Schmerzen an der Knochenhaut und an den Sehnen; bei mangelnder *nervaler Koordination* der Bewegungen:

Gelsemium

Sensible, reizbare Menschen. Durch Krampf der Muskulatur tritt Verlust der Kraft und nervalen Kontrolle der Extremitäten ein. Fast alle Gelsemium-Beschwerden werden schlimmer durch Aufregungen, dabei geht die mangelnde Koordination der Hände in Zittern über. Schon geringe Anstrengungen rufen Ermüdungsgefühle in den Extremitäten hervor, Erschlaffung der Muskelkraft bis zur teilweisen oder völligen Lähmung. Dumpfe Schmerzen tief in der Muskulatur oder plötzliche, durchschießende Schmerzen entlang der Nervenbahn. Schwäche der Muskulatur mit Koordinationsstörung und Krämpfen, besonders am Unterarm. Schreibkrampf, aber auch bei Pianisten, Geigenspielern, beim Rebschneiden.
Anwendung: C 6 (D 12)–C 30 dil.

Die besprochenen drei pflanzlichen Mittel können je nach Symptomatologie bei *chronischen Fällen* noch ergänzt werden durch

Magnesium phosphoricum

Bei längerer Beanspruchung durch immer gleiche Bewegungen (Schreibmaschine, Werkzeuge, Musikinstrumente), besonders bei Kälteeinwirkung, treten neuralgiforme, stechende, schneidende, manchmal blitzartige Schmerzen auf, stets verbunden mit Krampf oder Krampfgefühl. Deutliche Besserung durch Wärme und Verschlimmerung durch Kälte. *Magnesium-phosphoricum*-Patienten sind nervlich sehr leicht erregbar, müde, matt, erschöpft. Abneigung gegen geistige Anstrengungen.
Indikationen:
- Krampfige Schmerzen, Krampf im Vorderarm (Schreibkrampf u. ä.)
- Bauchkoliken von Kindern(wie *Colocynthis, Chamomilla*)
- Dysmenorrhö, schlimmer vor Eintritt der Periode, besser mit Beginn der Periode, Periode zu früh
- Gesichtsneuralgie – schlimmer durch geistige Anstrengung, besonders supra- oder infraorbital; häufiger ist die rechte Seite befallen.

Anwendung: C 6 (D 12)–C 30 tabl.

Causticum

Körperliche und nervliche Schwäche. Brennende Schmerzen an der Haut und Schleimhaut mit Gefühl wie wund und roh. Auffallend mitleidig. Krampfneigung bei geschwächten Menschen: Schreibkrampf, Wadenkrampf, Krampf an Zehen und Achillessehne, an Muskeln des Amputationsstumpfes mit reißenden, krampfigen Schmerzen, wie wund und roh. – Gewebe neigt zu Verhärtungen, an Gelenken treten Kontrakturen auf bei chronisch deformierendem Rheuma. Sonderliche Modalität: schlechter bei trockenem, kaltem Wetter; besser bei feuchtem, regnerischem Wetter.

Anwendung: Reihe von C 6 (D 12) – C 200 tabl.

Muskeln

Bei Überanstrengung der Muskeln (Muskelkater) helfen wir mit *Arnica, Bellis perennis* oder *Rhus toxicodendron*.
Bellis wirkt besonders auf die überspannte Bauchmuskulatur bei Schwangeren und auf Muskelschmerzen nach der Entbindung.

Anwendung: C 6 (D 12) dil.

Verbrennungen

In jede homöopathische Hausapotheke gehört zur Sofortbehandlung

Cantharis

Das entscheidende Leitsymptom ist „*brennender Schmerz*": auf der Haut bei Verbrennungen 1. und 2. Grades; bei Sonnenbrand; bei Herpes zoster; bei Ekzem mit erysipelartigem Aussehen; bei Zystitis mit unwiderstehlichem Harndrang, Urin geht nur tropfenweise ab.

Anwendung: C 6 (D 12) – C 30 dil.

Die folgende Übersicht ordnet die Mittel nach ihrer Zugehörigkeit zu den verschiedenen Graden der Verbrennungen. Erythem, Blase und Gangrän sind klar unterschiedene Phasen, die in ihrer phänomenologischen Ähnlichkeit auch bestimmten Arzneimittelbildern entsprechen.

Übersicht über Verbrennungen

1. Grad	Erythem	*Arnica*	Dunkelrot, *will nicht berührt werden*
		Belladonna	Hellrot, *klopfende Empfindung*
		Cantharis	*Brennender* Schmerz
2. Grad	Blasen	*Cantharis*	Große, *helle* Blasen
		Rhus tox.	Blasen werden rasch *eitrig*. Kälte verschlimmert
		Apis	Sulzige Blasen. *Ödematöses* Gewebe. Wärme verschlechtert
		Urtica	Brennen und Jucken. *Kälte verschlechtert*
3. Grad	Gangrän	*Arsenicum album*	*Brennender* Schmerz, schwarze Ränder
Nachbehandlung		*Causticum*	Harte Ränder, Keloid, heilt nicht

Da wir die meisten Mittel schon kennen, skizziere ich nur noch *Urtica* und *Arsenicum album*.

Urtica urens (Brennessel)

Blasenbildung nach Verbrennungen; die Blasen sind oft etwas kleiner und heller als Cantharis-Blasen, sie können in der Mitte eine Eindellung haben. Brennschmerz mit Jucken, schlimmer durch Kälte oder kaltes Wasser.
Indikationen:
- Blasenbildung bei Verbrennung
- Urtikaria mit Fieber und Verdauungsbeschwerden nach Verzehr von Fischen und Muscheln
- Urtikaria mit Gelenkschmerzen
- Gelenkbeschwerden, vor allem bei harnsaurer Diathese (Gicht und Steinbildung in Harnwegen)
- Verminderte Stillfähigkeit (tiefe Potenzen, etwa D 2–D 4). Abnorme Milchsekretion außerhalb der Stillzeit (mittlere Potenzen von C 6–C 7)
- *Frisch* bereiteter *Tee-Aufguß* aus der ganzen Pflanze als Kopfwäsche bei Haarausfall
- Für Gärtner: Brennesseljauche 1:10 verdünnt mit Wasser gegen Schädlinge; bei schlecht wachsenden Pflanzen; auf dem Kompost.

Anwendung: D 2–C 7 dil.

Arsenicum album

Bei destruktiven Hautprozessen mit Brennen und *nächtlicher* ängstlicher Unruhe sollte man immer an *Arsenicum album* denken, besonders wenn es sich um *schwärzliche Geschwüre* oder gangränöse Entzündungen mit übelriechendem Eiter handelt. – Gangrän nach Verbrennung; Verätzung; diabetische oder arteriosklerotische Gangrän.

Anwendung: C 6 (D 12)–C 200 dil.

Verheben

Hexenschuß, Lumbago, Diskopathie

Bei diesen Zuständen denken wir zuerst an *Rhus toxicodendron*. Rhus tox. wird oft ergänzt durch *Bryonia* und *Nux vomica*.

Bryonia

Die gichtisch-rheumatische Veranlagung ist meist der konstitutionelle Hintergrund und erklärt, warum manche Menschen bei geringfügiger Ursache (durch Verheben oder ähnliche mechanische Einflüsse) einen Hexenschuß bekommen, besonders, wenn sie im Rücken kalt geworden sind. *Stechende Schmerzen* bei der geringsten Bewegung und Steifheit der befallenen Partie, alles *besser durch völlige Ruhe* und festen Gegendruck. Obwohl Kälteeinwirkung beim Entstehen eine Rolle spielt, ist Wärme nicht angenehm, weder örtlich (Bestrahlungen, Packungen) noch allgemein (z. B. warmes Zimmer).
Bryonia und *Rhus toxicodendron* ergänzen sich gut. Bei Lumbago wechselt nach anfänglicher Ruhebesserung oft die Modalität, so daß die erste Bewegung sehr schmerzhaft ist, aber fortgesetzte Bewegung bessert. Die Wärmeabneigung geht in Besserung durch Wärme über. Dann *Rhus toxicodendron* verordnen!

Anwendung: D 4–C 30 dil. (besonders bei sehr ärgerlichen Menschen)

Nux vomica

Übererregbare, heftige, frostige Menschen, die schon durch relativ geringe Schmerzen aus der Fassung geraten. Die Toxinbelastung durch ungesunde Lebensweise (Leberinsuffizienz) mit portalen Stauungen und spastischer Obstipation ist der konstitutionelle Hintergrund, warum diese Menschen schon bei geringster Abkühlung oder Sitzen auf nassem Boden oder durch Verheben eine Lumbago bekommen. Sie vertragen nicht den geringsten Luftzug, besonders trockene, kalte Luft verschlechtert. – Leitsymptome sind Erwachen, Schlaflosigkeit und Schmerzen schlimmer 3 Uhr. Heftiger Schmerz, kann sich im Liegen nicht von einer Seite auf die andere wenden; muß sich erst halb aufrichten beim Umdrehen. Schmerzen werden als reißend, krampfig, zusammenziehend empfunden. Sie werden *schlimmer durch Bewegung* und *besser* durch *Wärme* und Warmeinhüllen, sowie durch Schweißabsonderung.

Anwendung: C 6 (D 12)–C 30 dil.

Verletzungen

Allgemein

Auch hier ist *Arnica* das erste Mittel, an das wir denken, besonders dann, wenn es durch Prellung, Quetschung, Zerrungen zu Blutaustritten (Hämatomen) gekommen ist.

Auge

Bei nichtperforierenden Verletzungen des *Auges* (Prellungen), wie sie durch Schlag oder Werfen mit Schneebällen entstehen, ist *Symphytum* ein bewährtes Mittel.

Symphytum

Altes Volksheilmittel. Der deutsche Name „Beinwell" weist auf die Wirkung im Bereiche des Knochensystems hin. Außer bei Prellung des Augapfels auch empfohlen bei Osteoporose alter Menschen. Dient zur Anregung der Kallusbildung und bei Periostverletzungen.

Anwendung: ∅–D 4 dil., auch als Salbe oder Umschlag bei Erkrankung der Extremitäten

Gelenke

Bei akuten Distorsionen sind die wichtigsten Mittel – wir kennen sie schon beide – *Arnica* und *Rhus toxicodendron*.

Rezidive

Wenn bei Menschen mit Bindegewebsschwäche immer wieder Rezidive auftreten, müssen wir uns an Mittel erinnern, die gegen diese konstitutionelle Schwäche angehen können.

Calcium fluoricum

Schlaffe Gelenke und Muskulatur, dadurch Neigung zu Verrenkung und Verstauchung. Ängstliche, unentschlossene, aber diplomatisch geschickte Menschen, „alle Wasser auf eigene Mühlen zu leiten". Lymphatische Kinder mit sehr harten Lymphknoten und überstreckbaren Gelenken (am Daumengrundgelenk nachzuprüfen). Stellunganomalien der Zähne und Schmelzdefekte, evtl. Fisteleiterungen an den Zähnen. Die schlaffen Gelenke führen zur häufigen Distorsion, rezidivierender Lumbago. Lumbago schmerzt *schlimmer in der Ruhe*, im Beginn der Bewegung stärker, bei *fortgesetzter Bewegung aber besser* (wie *Rhus tox.*). Schlimmer durch feuchte Kälte, besser durch örtliche Wärme.

Anwendung: Reihe von C 6 (D 12)–C 200 tabl.

Silicea

Mangel an Lebenswärme. Schwaches Bindegewebe; schwache Gelenke. Das Bindegewebe enthält sehr viel Kieselsäure. Durch Assimilationsstörungen im Kieselsäurehaushalt entsteht die für *Silicea* typische konstitutionelle Schwäche: rasch erschöpft, *schnell entmutigt*. Wechsel zwischen schüchtern, sanft und eigensinnig; reizbar, schreckhaft und obstinat. – Sehr frostig, friert immer. Fühlt sich im Sommer wohl, schlecht im Winter. Allgemein *besser durch Wärme* und örtlich durch Warmeinhüllen (z. B. bei Kopfschmerzen). Kalte, schweißige Füße, stinkende Schweiße. Neigung zu Eiterungen, kleine Verletzungen eitern rasch.

Anwendung: Reihe von C 6 (D 12) – C 200 tabl.

Knochen

Bei Verletzungen der Knochen – von der Periostverletzung bis zur Fraktur – erinnern wir uns an das alte Volksheilmittel Beinwell (*Symphytum*), das schon oben unter Prellung des Auges erwähnt wurde. – Als unterstützende Behandlung verwenden wir bei Frakturen gern *Acidum phosphoricum* oder *Calcium phosphoricum*.

Acidum phosphoricum

Bei Knochenhautverletzungen und Periostitis treten als typische Empfindung Schmerzen auf, „als ob die Knochen abgeschabt würden", evtl. auch reißende Schmerzen.

Anwendung: D 3 – C 30 dil.

Calcium phosphoricum

wirkt durch Aktivierung des Kalkstoffwechsels und beschleunigt somit die Kallusbildung nach Frakturen. *Calc. phosph.* ist ein vielseitig wirkendes Mittel in der Kinderheilkunde wegen seiner organotropen Beziehung zur Entwicklung der Zähne, Knochen und zum Lymphsytem. Bei Kindern sprechen wir von *Calcium-phosphoricum*-Typen, wenn es sich um schlankwüchsige, lebhafte Kinder mit mangelnder Konzentration handelt, die auf nervliche Belastungen rasch ermüden und mit Kopfschmerz (Schulkopfschmerz) und spastischen Bauchschmerzen (Nabelkoliken) reagieren. Sie haben oft Verlangen nach Geräuchertem und Gewürztem, erkälten sich leicht durch Zugluft und Durchnässung.

Anwendung: Reihe von D 6, C 6 (D 12) – C 200 tabl.

Mamma

Bei Folgen von *Stoß, Prellung oder Quetschung* der Mamma kommen *Bellis perennis* oder *Conium* in Frage. *Bellis* ist indiziert, wenn Blutergüsse auftreten und die Mamma *weich* bleibt. Typisch für *Conium* ist die *Verhärtung*.

Conium maculatum

Selbstverständlich sollte bei einer tastbaren Verhärtung ein maligner Prozeß ausgeschlossen werden. Wir können aber – um keine Zeit zu verlieren – schon behandeln, ehe die differential-diagnostischen Untersuchungen abgeschlossen sind. – Stechende Brustwarzen; Mamma vergrößert oder schmerzhaft, vor und während der Menses.

Anwendung: D 3 dil. bei Folgen von Prellung

Muskeln

Bei Verletzungen der Muskeln, auch beim verdeckten *Muskelriß*, setzen wir gern *Calendula* ein.

Calendula

Wundheilmittel für Rißwunden und Quetschungen mit Gewebsdefekten und Ulzerationen. Schlecht heilende Ulcera cruris und Ulzera am Amputationsstumpf; Portio-Erosion. – Beseitigt rasch den Wundschmerz und fördert die Granulation. Sehr bewährt auch bei Muskelriß nach Sportverletzungen.

Anwendung: Lokal: Bei *Portio-Erosion* abends 2 Tabl. D 1 intravaginal einführen. Feuchter Umschlag bei Ulcus cruris Innerlich: D 3/D 4 dil.

Nervenreiches Gewebe

Verletzungen der Nerven und nervenreichen Gewebe finden immer wieder ihr Heilmittel in *Hypericum*. Hypericum ist auch sehr dienlich

- bei Schlag auf den Finger
- bei Nachschmerz von Operationen, bei denen Nerven verletzt worden sind
- auch bei Schmerzen im Kiefergebiet, wenn bei einer Anästhesie zu zahnärztlichen Operationen der Nervus mandibularis verletzt wurde
- bei Phantomschmerzen nach hoher wurzelnaher Amputation; hier ist manchmal eine günstige Reaktion festzustellen.

Bei dieser Indikation denken wir auch an *Causticum* mit seiner Empfindung „wie *roh und wund*" oder an *Phosphor* mit seinen *brennenden Empfindungen*. – Einen feinen *fadenförmigen Nervenschmerz* längs des Ausbreitungsgebietes hat *Allium cepa*.

Allium cepa

Neuralgische Schmerzen nach Verletzungen und Amputationen. Phantomschmerz. Der Schmerz wird fadenförmig längs des Ausbreitungsgebietes des verletzten Nervs empfunden, dünn, ziehend. – Wichtiges Schnupfenmittel mit scharfem, wäßrigem Schnupfen, viel Niesen, Stirnkopfschmerz, Schmerz und Schnupfen besser im Freien, in kühler Luft, schlechter im Zimmer.

Anwendung: D 6 / C 6 (D 12) dil. bei Schnupfen
C 6 (D 12)–C 30 dil. bei Neuralgien

Schockzustand nach Verletzungen

Die Behandlung eines Schockzustandes nach Verletzungen fordert rasche Entscheidungen. Nicht immer ist eine Notfallstation erreichbar. Deshalb ist es auch für den homöopathischen Arzt wichtig, eine Reihe von Notfallmitteln zu kennen.

Nach Blutungen und Blutverlusten ist *Arnica* oft dienlich. Bei einem Kreislaufkollaps mit Krampfsymptomen ist *Camphora* indiziert.

Camphora

Kreislaufkollaps mit *kaltem Schweiß*. Besonders indiziert, wenn mit dem Kollapsgeschehen auch Krampfsymptome auftreten: verzerrtes Gesicht, Augen verdreht, klonische Krämpfe.

Anwendung: ∅–D 3, auf Zucker geben, notfalls alle 5 Minuten 5 Tropfen

Bei Patienten, die benommen sind, kann *Opium* noch helfen.

Opium

Im Schockzustand benommen, kaum ansprechbar. Gesicht aber *heiß und rot*. – Besonders indiziert nach Kopftraumen, auch nach Sonnenstich.

Anwendung: C 6 (D 12)–C 30 dil.

Bei kollabierenden Patienten mit *Blässe und Kälte* ist *Veratrum* angezeigt.

Veratrum album

Kreislaufkollaps mit Facies hippocratica: Kalt, blaß, kalter Schweiß, verfallenes Aussehen.

Anwendung: C 6 (D 12)–C 30 dil. oder glob.

Trauma der Wirbelsäule

Bei *Wirbelsäulenverletzungen* kommt es zu Schäden sowohl am Knochen (Rückgrat) und/oder am nervalen Teil (Rückenmark, Nervenwurzel). Selbstverständlich sind Muskeln, Bänder, Gelenke meist mit verletzt. Deshalb ist *Arnica* das erste Mittel, besonders bei Hämatomen. – Liegt der Schwerpunkt der Verletzung im nervalen Bereich, so kommt *Hypericum* in Frage; bei nachfolgender Harnsperre (Cave Querschnittsparese) *Causticum*. Verbleibende Nervenschmerzen nach Fall oder Erschütterung des Rückenmarks haben *Hypericum* oder *Mezereum* nötig.

Mezereum

Scharfe, stechende, reißende Nervenschmerzen mit Taubheit und Kältegefühl, nach Fall oder Erschütterung. Trigeminusneuralgie. Herpes Zoster, bes. Nachschmerzen. – Bevorzugte Lokalisation: Nacken, Brust, Beine. Patient ist empfindlich gegen kalte Luft und Berührung.

Anwendung: C 6 (D 12)–C 30 dil.

Lokalisiert sich der Schmerz besonders in der Zervikalregion, z. B. Folge nach Schleudertrauma der Halswirbelsäule, steht neben *Mezereum* noch *Lachnanthes* zur Verfügung.

Lachnanthes

Nacken wie verrenkt mit ausstrahlenden Nervenschmerzen über den Hinterkopf zur Schläfe und Nase oder über den Schultergürtel (Trapeziusrand) bis in die Finger.
Indikation: Halswirbelsäulensyndrom; Schleudertrauma; Tortikollis; Spondylarthrose HWS.

Anwendung: C 6 (D 12) dil.

Bei der sehr schmerzhaften Steißbeinprellung bewähren sich unser schon gut bekanntes *Hypericum* und

Castor equi

Dieses Mittel hat organotrope Wirkung auf die Steißbeinregion und heilt lange bestehende Schmerzzustände nach Verletzungen und Prellungen. Kokzygodynie.

Anwendung: C 6 (D 12) dil.

Wundbehandlung

Die Unterstützung der Wundheilung durch *innere* Medikation ist eine Besonderheit der homöopathischen Behandlung, wenn man von der Antibiotikatherapie bei infizierten Wunden absieht. Die individualisierende *Arzneiwahl* richtet sich dabei nach der *Entstehungsursache* und der *Form der Wunden*.

Glattrandige Wunden

wie Schnitt- und Operationswunden verlangen *Staphisagria*, das sich auch bei postoperativem Wundschmerz und nach Laparotomien bewährt.

Oberflächendefekte

Exkoriationen, Rißwunden, wie sie nach Hautabschürfungen, Abreibungen oder Ulzerationen entstehen, verlangen *Calendula*. Dieses Mittel gibt man innerlich in D 2 / D 3 dil., äußerlich als Salbe, Puder oder Lösung (1 Teelöffel auf 1 Tasse Wasser).
NB. In heißen Ländern möglichst keine Salbenverbände, besser Puder oder häufig benetzte feuchte Verbände.

Stichverletzungen

durch Nadeln, Nägel u. ä., auch penetrierende Stichverletzungen in Hohlhand und Fußsohle, aber auch stichartige, punktförmige Bisse von Nagetieren oder Katzen heilen besser durch *Apis*. Dabei ist charakteristisch: starkes Ödem um die Wunde, stechender Schmerz, kühlender Umschlag angenehm. – Als zweites Mittel der Wahl haben wir

Ledum

Indiziert bei Folgen von Stichverletzungen, Insektenstichen, Tierbissen mit punktförmigen Wunden. Charakteristisch ist, daß die verletzten Teile sehr kalt sind und als kalt empfunden werden, daß aber trotzdem warme Anwendungen den Schmerz verstärken. – Gut wirksam bei rheumatischen Erkrankungen. Kennzeichnend und sonderlich ist die oben angegebene Modalität: Obschon der Patient frostig ist und Mangel an Lebenswärme hat, werden die Schmerzen in den Gliedmaßen schlimmer durch Wärme. Besserung durch Aufdecken und Anwendung von kaltem Wasser.

Anwendung: D 6–C 30 dil.

Splitterverletzungen

gehen meist nicht so tief und treffen dadurch besonders das *reval* reich versorgte und besonders schmerzhafte Gewebe. *Hypericum* ist deshalb oft das erste Mittel.

Glassplitterverletzungen eiternde Splitter, auch unter den Nägeln gelegene, reagieren gut auf

Silicea

Es fördert das Abstoßen von Fremdkörpern. Besonders indiziert bei *frostigen* Patienten mit schlechter Abwehrlage; auch geringe Verletzungen *eitern lange*. Neigung zu Fisteleiterungen. – Bei *Glassplitterverletzungen* sollte man an *Silicea* denken, besonders bei Gesichtsverletzungen, um ein gutes kosmetisches Ergebnis zu erreichen – vor allem bei Patienten mit Neigung zu wulstiger Narbenbildung (Keloide!).

Anwendung: C 6 (D 12) / C 30–C 200 tabl.

Wundinfektion

Infizierte Wunden benötigen unsere besondere Aufmerksamkeit, um Gefahren von unseren Patienten abzuwenden und um juristischen Problemen aus dem Wege zu gehen. In dubio pro scola! In der *ersten Entzündungsphase* – heiß, rot, klopfender Schmerz – verordnen wir *Belladonna*; bei *drohender Eiterung*:

Hepar sulfuris

Die körpereigene Abwehr gegen Eitererreger wird hierdurch aktiviert. Typisch ist bei diesen Patienten (ähnlich wie bei *Silicea*) die Frostigkeit, gepaart mit Widerstandslosigkeit gegen Eiterungen.

Anwendung: Bei drohender Eiterung bewährt sich kumulative Medikation nach Methode 2. Bei eingetretener oberflächlicher Eiterung 2mal tägl. 1 Tabl. C 6 (D 12).

Lachesis wenden wir in C 6 (D 12) als Injektion i. v. an, wenn die Gefahr besteht, daß der zunächst begrenzte Wundinfekt sich ausbreitet oder die Wundumgebung bläulichrot aussieht.

Wenn es sehr kritisch wird und Penicillin nicht anwendbar ist, erinnern wir uns auch an die Mischspritze von *Echinacea, Lachesis* und *Pyrogenium*, wie sie im Kapitel Operationstrauma – Drohende Infektion beschrieben ist (s. S. 342).

Arsenicum album ist erforderlich bei Übergang einer Wunde in das Stadium eines *Ulkus* mit *übelriechendem Eiter*, und *schwärzlichen* Rändern des Geschwürs.

Arzneimittelverzeichnis

Literaturverzeichnis

Hier sind nur einige für diesen Band besonders wichtige Quellenwerke gesammelt.
Vgl. auch das Literaturverzeichnis im Band I

Allen, Henry C.: The Materia of the Nosodes. New Delhi 1977 (Nachdruck).

ders.: Keynotes and Characteristics. New Delhi 1979 (Nachdruck).

ders.: Leitsymptome wichtiger Arzneimittel. Deutsche Übersetzung Manfred Freiherr von Ungern-Sternberg. Göttingen 1982.

Allen, Timothy F.: The Encyclopedia of pure Materia Medica. New Delhi 1976 (Nachdruck).

Bauhof, Wolfgang: Die homöopathische Behandlung der Angina. Inaugural- Dissertation Albert Ludwigs-Universität Freiburg 1982.

Beuchelt, Hellmuth: Homöopathische Konstitutionstypen. Ulm/Donau 1956.

Bier, August: Homöopathie und harmonische Ordnung der Heilkunde. Herausgegeben von Dr. Oswald Schlegel, Stuttgart 1949, 2. Aufl.

Bönninghausen, C. von: Therapeutisches Taschenbuch. Münster 1846. Faksimile-Nachdruck Hamburg 1985.

Boericke, William: Pocket Manual of Homoeopatic Materia Medica. New York 1907.

ders.: Homöopathische Mittel und ihre Wirkungen. Übersetzung dieses Werkes durch M. Harms, Leer/Ostfriesland 1972.

Buchmann, Werner: siehe Gawlik, Buchmann.

Curry, Manfred: Der Schlüssel zum Leben. Zürich 1935.

Gawlik/Buchmann: Homöopathie in der Weltliteratur. Berg am Starnberger See 1985.

Gebhardt, K. H. (Hrsg.): Beweisbare Homöopathie. Heidelberg 1980.

Gerd-Witte, Heinrich: Kompendium der homöopathischen Arzneisymptome. Heidelberg 1981.

Hahnemann, Samuel: Organon der Heilkunst. 6. Auflage (3. Nachdruck) Stuttgart 1982. Hippokrates Verlag. Ulm/Donau 1958 (Nachdruck Haug-Verlag).

ders.: Reine Arzneimittellehre. 6 Bände. Ulm/ Donau 1955 (Nachdruck).

ders.: Die chronischen Krankheiten. 5 Bände. Ulm/Donau 1956 (Nachdruck).

Hering, Constantin: The Guiding Symptoms of our Materia Medica. New Delhi 1074 (Nachdruck.

Herz, Walter: Galphimia glauca, ein neues unspezifisches Antiallergicum. In: AHZ Bd. 212/1967, H. 12.

Homöopathisches Arzneibuch, HAB. 1. Ausgabe 1978 mit Nachträgen bis 1985. Deutscher Apotheker Verlag, Stuttgart 1986.

Ide, Dr.: Die Zeiten des Auftretens und der Verschlimmerung der Beschwerden mit ihren vorzüglichen Arzneien. Sonderdruck. Zeitschrift des Berliner Vereines homöopathischer Ärzte, Bd. 5, 293. Berlin 1886.

Imhäuser, Hedwig: Homöopathie in der Kinderheilkunde. Heidelberg 1970.

Jahr, Dr. G. H. G.: Therapeutischer Leitfaden für angehende Homöopathen. Leipzig 1869. Faksimile Nachdruck des Werkes. Hamburg 1985.

Julian, O.: Materia Medica der Nosoden. Heidelberg 1975. 2. Aufl.

Kabisch, Max: Konservative Gynäkologie und Homöopathie. Ulm/Donau 1955.

Keller, Georg von: Kent's Repertorium. Neu übersetzt und herausgegeben. Ulm/Donau 1960.

ders.: Symptomensammlungen homöopatischer Arzneimittel. Heidelberg 1972–1984.

Kent, James Tyler: Repertory of the Homöopathic Materia Medica. Sixth Edition. Chicago 1957 (Nachdruck).

ders.: Repertorium der homöopathischen Arzneimittellehre. Übersetzung von Dr. W. Erbe, 4. Auflage. Hippokrates Verlag, Stuttgart 1986.

ders.: Kent's Repertorium. Übersetzt und herausgegeben: Dr. Georg von Keller und Dr. Künzli v. Fimelsberg. Ulm/Donau 1960.

ders.: Was der Arzt, um erfolgreich verordnen zu können, wissen muß. Deutsche Bearbeitung: Dr. Joachim Zinke. Ulm/Donau 1964.

ders.: Theorie und Philosophie der Homöopathie. Bearbeitung: Dr. Künzli v. Fimelsberg. Leer/Ostfriesland 1976.

ders.: Arzneimittelbilder. Deutsche Übersetzung Ulm/Donau 1958.

Körfgen, F.: Hautbehandlung als Ganzheitsmedizin. Schorndorf 1979.

Kunst, Magdalena: Okoubaka, ein neues homöopathisches Arzneimittel. In: Allgemeine Homöopathische Zeitung. Bd. 217, 1972 H. 3.

Lampert, H.: Heilung durch Überwärmung. Hannover 1967.

Mezger, Julius: Gesichtete Homöopathische Arzneimittellehre. Heidelberg 1981.

Moeschlin, Sven: Klinik und Therapie der Vergiftungen 6. Auflage. Stuttgart 1982.

Mössinger, Paul: Homöopathie und naturwis senschaftliche Medizin. Hippokrates Verlag, Stuttgart 1984.

Müller, Hugbald V.: Psychoanamnese. Heidelberg 1981.
Ortega, Proceso Sanchez: Anmerkungen zu den Miasmen oder chronischen Krankheiten im Sinne Hahnemanns. Deutsche Übersetzung von Ulrich Fischer, Heidelberg 1986.
Pischel, Walter: Toxikologische Beiträge für homöopathische Arzneimittelprüfungen. Kapitel: Fumaria officinalis. In: AHZ, Bd. 215 (1970), H. 9. Haug-Verlag, Heidelberg.
Rademacher, Johann Gottfried: Erfahrungsheillehre. Berlin 1848. Nachdruck Lorch/Wttbg. 1939.
Rost, Jutta: Homöopathisches Kompendium für Zahnärzte. Ein Denkmodell über die Wirkungsweise homöopathischer Arzneien. Sonderdrucke durch: Deutsche Homöopathie-Union, Karlsruhe 1985.
Schettler, Gotthard: Taschenbuch der praktischen Medizin, 9. Auflage. Thieme Verlag, Stuttgart 1980.
Schlüren, Erwin: Homöopathie in Frauenheilkunde und Geburtshilfe. Heidelberg 1977.
Schoeler, Heinz: Die Weiheschen Druckpunkte. Ulm/Donau 1954.
Stauffer, Karl: Homöotherapie. Regensburg 1924.
Voegeli, Adolf: Die rheumatischen Erkrankungen. Ulm/Donau 1961.
ders.: Das Asthma und seine Behandlung. Ulm/Donau 1964.
ders.: Homöopathische Therapie der Kinderkrankheiten. Ulm/Donau 1964.
Voisin, Henri: Die vernünftige kritische Anwendung der Homöopathie. Übersetzt und herausgegeben von Dr. med. Fritz Stockebrand. Ulm/Donau 1960.
ders.: Materia Medica des homöopathischen Praktikers. Übersetzung von Dr. Heinrich Gerd-Witte. Heidelberg 1969.
ders.: Praktische Homöopathie. Übersetzt, verlegt und herausgegeben von Dr. F. und P. Stockebrand. Hamm 1969.
Volk, Georg: Neural-personale Diagnostik. Ulm/Donau 1955.
Wiesenauer, Markus: Therapie als allgemeinmedizinische Forschung: Am Beispiel einer Arzneimittelstudie mit Galphimia glauca zur Behandlung der Pollinosis. Hippokrates Verlag, Stuttgart 1981.
ders.: Praxis der Homöopathie. Kurzgefaßte Arzneimittellehre für Ärzte und Apotheker. Hippokrates Verlag, Stuttgart 1985.
Wolff, Charlotte: Die Hand des Menschen. Weilheim/Obb. 1970.
Zimmermann, Anna Maria: Homöopathie der Augenkrankheiten. Regensburg 1981.
Zimmermann, Walther: Homöopathie der Hautkrankheiten. Regensburg 1979.

Sachverzeichnis